.

生命醫療史系列

宗教與醫療

林富士　主編

目　次

導言
宗教與醫療的糾葛

林富士(中央研究院歷史語言研究所研究員)

一、緣起

即使我們已進入多數知識分子所讚頌的理性昂揚、科學昌明的時代,宗教的幽靈似乎仍然無處不在。即使有不少醫學史家宣稱醫學已打敗宗教,在20世紀的醫療市場上取得壓倒性的勝利,但是,所謂的「醫療布教」與「宗教醫療」依然是不容忽視的社會實況。這在當代台灣社會表現得格外清楚。首先,我們發現,許多宗教團體(如天主教、基督教、佛教的慈濟功德會、行天宮等)都介入醫院的經營。其次,有一些新興的宗教團體,往往以替人治病或教人養生法(或是所謂的氣功)吸引信徒。此外,民眾生病之時,往往求醫也求神,兼用醫藥和宗教療法。身處這樣的情境,我們不禁要問:這是近來才有的、偶然的社會現象?還是根深蒂固、源遠流長的文化習性?宗教與醫療又為什麼會如此緊密相連?

二、解惑之道

為了解決這樣的困惑,我們勢必要採取歷史學的方法,探索各個宗教在中國社會(包括以漢人為主體的台灣社會)的醫療活動及相關的觀念和信仰。至於更具體的問題則包括:

(一)各個宗教是否曾從事醫療活動?其動機為何?

(二)各個宗教是否曾利用醫療活動傳布其信仰?

(三)各個宗教如何看待疾病與醫療?

(四)各個宗教如何解釋病因？如何治療疾病？

(五)「醫療」在各個宗教的信仰體系中占有什麼樣的位置？

(六)各個宗教的「疾病觀」和「醫療法」與「世俗」醫學有何異同？

(七)各個宗教的「疾病觀」和「醫療法」彼此之間有何異同？

上述課題，雖然已有學者進行討論，但大多單純的從個別的宗教(如道教、佛教)著眼，而且很少能全面的考量所有的課題。當然，這也是因為中國和台灣社會的宗教太多，歷史也相當久遠，單憑一人之力確實很難進行較為全面性的研究。因此，我和我的同仁覺得有必要聚集研究各個宗教的專家以及醫學史的研究者，針對存在於中國和台灣社會中的傳統信仰(巫覡信仰、民間信仰、術數信仰)、主要的組織性宗教(道教、佛教、天主教、基督教、伊斯蘭教)，和若干近代的新興宗教，一方面各自進行細緻的個案研究，另一方面則相互對話，進行跨宗教和跨時空的比較研究，期待能尋繹出宗教與醫療之間的各種關係模式。在這樣的考量下，我們以「宗教與醫療」為題，向中央研究院提出一個為期三年(2002年1月1日至2004年12月31日)的整合性研究計畫。

「傳統信仰」的部分，由林富士(專長為巫覡史、道教史和醫療文化史)研究中國的「巫醫」傳統和臺灣「童乩」的療病活動；李宗焜(專長為古文字學)利用殷墟的甲骨材料和遺址，探討殷人宗教中涉及醫療和疾病的儀式和觀念；李建民(專長為術數史和中國傳統醫學史)探討「方術」傳統中的「身體」觀；宋錦秀(專長為台灣史、醫療人類學)分析台灣民間信仰中有關婦人胎產疾病和祟病的觀念與習俗。

「組織性宗教」的部分，則由劉淑芬(專長為佛教史)和康樂(專長為佛教史、宗教社會學)分別探究佛教與中古醫療文化之關係，及佛教對於中國飲食、養生文化的影響；李貞德(專長為性別史、西方基督教史、醫療文化史)、祝平一(專長為科技史、基督教與近代中國、醫學史)、李尚仁(專長為西方殖民醫學史)分別探討基督教在台灣和中國的醫療事業和傳教活動。此外，張哲嘉(專長為中國傳統醫學史)則分析佛、道二教的教義如何影響中國的醫學理論。

上述學者的研究課題雖然不足以包括所有的宗教，也無法涵蓋所有的歷史時期和地理空間，不過，以台灣學術社群的規模和中央研究院的人力，以及計畫

的時限來說，能有這樣的組合，已經頗不容易。具體的分工與合作方式是採雙軌制，一方面由各子計畫的主持人進行其個案研究，另一方面則是以工作會報、討論會的方式，針對共同的課題，提出其專業的意見，以進行各個宗教之間的比較研究。至於不足的地方，則是以聘請博士後研究人員（王文基、Gregoire Espesset），以及培育博士候選人(陳元朋)的方式，並邀請更多相關領域的專家，不定期召開研討會，擴大參與。

三、具體成果

經過三年的工作，十位計畫主持人共撰成四十篇論文，召開了四次學術研討會：一、巫者的形象(2003年8月22日)；二、占卜與醫療(2003年8月29日)；三、基督教與傳教醫學在中國(2003年11月26日)；四、宗教與醫療(2004年11月16至19日)，吸引了國內外數百名學者與研究生與會，也引發廣泛的注意與討論。同時，由於團隊成員積極參與國際學術社群的活動，並獲肯定，因此，「亞洲醫學史學會」（Asian Society for the History of Medicine)兩度與我們合作辦理學術研討會，並在台灣舉行第一次及第二次的年會，讓各國學者了解我們的研究成果。不僅如此，國外學者的參與，也大幅度的補足我們在語文與研究領域上的不足，其中，尤其是有關猶太教、中古基督教、伊斯蘭教、古代近東文明、印度宗教、韓國宗教與醫療文化的關係，更是拓展了我們的研究視野。

四、集結之必要

從計畫執行完畢至今已逾六年，在這段期間內，多數計畫成員以及研討會的論文，都已在學術期刊正式發表，或由計畫成員個別發展為專書或專題論文集，似乎已無必要再次集結相關論文。但我發現，「宗教與醫療」這個課題並未因為我們計畫的結束而銷聲匿跡。相反的，台灣的人文與社會科學界，時至今日，仍對此一課題保有高度的興趣，不少相關的研究論著和學位論文紛紛出爐，類似課題的研討會也還在舉行。因此，我覺得有必要選擇若干當年的研究成果

(包括研討會論文)，集結成冊，藉以呈顯計畫的主要研究成果，並交代當年構思與探索此一課題的經過。

五、主要內容

在這本論文集中，我挑選了十二篇不同時間、空間與宗教的論文：一、李宗焜的〈從甲骨文看商代的疾病與醫療〉，介紹殷人貞卜傳統中的疾病觀與醫療法，其中的核心觀念與作為，如祖先與鬼神譴祟致疾、祭祀與禱告以求癒疾，便是中國傳統宗教解釋病因與治療疾病的基本模式。二、張寅成的〈古代東亞世界的咒禁師〉，說明中古時期咒禁療法的主要內涵、咒禁術的出現，及其在東亞世界(中、韓、日)的流傳。三、林富士的〈醫者或病人：童乩在臺灣社會中的角色與形象〉，說明童乩在近、現代臺灣社會中的醫療者角色，以及其所承繼的中國巫醫傳統的疾病觀與醫療法。四、莊宏誼的〈宋代道教醫療：以洪邁《夷堅志》為主之研究〉，說明道士在中國社會的醫療活動，及其特殊的醫療體系(包括醫藥、養生、法術與儀式)。五、姜生的〈道教與種痘術〉，闡述道教如何結合純粹的醫療技術(種痘術)和宗教信仰(痘神信仰與種痘科儀)。六、陳明的〈漢譯密教文獻中的生命吠陀成分辨析：以童子方和眼藥方為例〉，說明密教的醫療方法除了使用咒語與相關的儀軌之外，還運用源自印度生命吠陀的藥物治療，但一如道教，密教也企圖將純粹的醫療技術(藥方)融入其宗教體系之中。七、劉淑芬的〈戒律與養生之間：唐宋寺院中的丸藥、乳藥和藥酒〉，說明唐宋時期的禪宗如何將當時流行的養生文化(湯藥與各種藥物)，融入寺院生活和宗教儀式，這也是較為少見的世俗醫學影響宗教的例證。八、陳秀芬的〈當病人見到鬼：試論明清醫者對於「邪祟」的態度〉，檢視世俗醫學與宗教傳統對於「邪祟」解釋與療法的異同，以及明清醫者對於「宗教醫療」(祝由術)的看法。九、李尚仁的〈展示、說服與謠言：19世紀傳教醫療在中國〉，探討19世紀西方醫療傳教士在中國的活動，及他們所激起的爭議與衝突，並分析傳教士如何透過宗教儀式與論述，讓他們的醫療活動具有濃厚的宗教意涵。十、祝平一的〈天學與歷史意識的變遷：王宏翰的《古今醫史》〉，探討一位天主教徒如何透過醫學史的寫作，闡揚

自己的宗教信仰和醫學理念，並批判中國醫學中的「異教」成分。十一、王文基的〈癩病園裡的異鄉人：戴仁壽與臺灣醫療宣教〉，說明基督教的醫療宣教在20世紀前半葉台灣癩病防治工作中所扮演的角色。十二、李貞德的〈從師母到女宣：孫理蓮在戰後臺灣的醫療傳道經驗〉，闡述20世紀後半葉基督教在台灣醫療傳道的轉變及其中的性別與政治意涵。

六、結語

　　上述十二篇論文，涉及的宗教傳統有：中國傳統宗教(術數傳統、巫覡文化)、道教、佛教(密教、禪宗)、基督教和天主教；觸及的醫學體系有：中國傳統醫學、祝由醫學、印度傳統醫學(生命吠陀)和西方近代醫學。雖然本書收錄論文的範疇，遠不足以涵蓋所有的宗教傳統和醫療體系，但透過這些例證，我們可以確信：無論是在台灣還是在中國，甚至是在整個東亞世界，也無論古今，幾乎所有宗教都曾涉入醫療事務，從事醫療布教活動，也都具備對於疾病的獨特看法和醫治方法。不過，他們的疾病觀與醫療法和世俗醫學之間的關係，親疏不一，醫學在各個宗教信仰體系中所占有的位置也不盡相同。

　　其中，中國傳統宗教基本上是以「宗教療法」為主，宗教與醫療高度混同，但與世俗醫學的距離較遠，且常飽受醫者抨擊。道教則兼採「宗教療法」與世俗醫學的觀念與技術，並發展出獨特的養生文化，甚至有融混了醫學技術與宗教儀式的療法，同時，道教也高度重視研修醫術並以醫療布教。而中國佛教的情形，雖然與道教頗為相似，但佛教與世俗醫學的關係並不緊密，養生文化也大多採借而來。至於基督教和天主教，其在中國與台灣社會的傳教活動，確實高度仰賴醫療，而其醫療活動雖然也具有某種程度的宗教意涵，甚至也有宗教療法，但相較於其他宗教傳統，這一方面顯得較不發達，而且，其所採用的近代西方醫學與基督宗教信仰本身，通常可以完全切割。換句話說，醫療(尤其是世俗的醫學知識與技術)在基督宗教的信仰體系中並未占據重要的位置。

　　除此之外，經過三年的研討，我們發現，無論是宗教人物從事醫療工作，還是民眾生病時尋求宗教救助，在中國和台灣，都是根深蒂固的文化傳統。有些

宗教，尤其是道教和佛教，還提出了一套有別於世俗醫學的疾病觀和治療方法。他們大多強調，人之所以生病，主要起因於道德上的敗壞和鬼神的責罰，因此，治療方法也偏重於懺悔、祭禱、齋醮、功德這一類的宗教療法，或是以符咒、厭勝為主的巫術療法。此外，他們也採納食療、沐浴、按摩、導引、房中之類的養生術。對於世俗醫學，他們有時會加以貶抑或拒斥，但是，通常都會兼容並蓄。有些宗教，尤其是近代的基督宗教和若干佛教團體(如慈濟功德會)，更幾乎全賴世俗醫學。至於宗教人士或宗教團體介入醫療事務的緣由，主要是基於宗教信仰。有的是為了傳教，有的是為了救人以積累功德，有的純粹是出自慈悲之心。不過，也有人是為了營生或名聲。由於各個宗教積極介入醫療事務，傳揚他們對於疾病的看法，並且提供各式各樣的治療方法，傳統中國及台灣的民眾，生病之時，便可以在多元的醫療系統中抉擇或遊移。因此，患者的就醫行為，有時便被知識分子和專業醫師批評為「信巫不信醫」或「棄醫而就巫」，而「巫醫並用」也的確是長期以來常見的社會現象，治病時「要人也要神」(人的醫技加上神的庇佑)也成為民眾普遍的心態。

　　整體而言，宗教的確常以醫療作為傳教或個人修道的工具，有些宗教甚至將醫療視為其信仰體系的一環，強調習醫以治療或濟世為其天職。不過，宗教與世俗醫學之間也會有互斥的現象。有些宗教認為疾病與壽夭都由天(神)所決定，生病時只能聽天由命或尋求神靈的救助，因此，並不贊同或鼓勵病人尋求醫藥治療。而專業醫師則往往視宗教信仰或宗教療法為「迷信」，不僅無助於治病，甚至會妨害醫療。然而，從實務來看，不管宗教所採取的療法為何，對於其信徒而言，似乎可以緩解病人在心理和道德上的焦慮與不安，甚至強化其對於療癒的信心。而且，傳統中國及台灣社會面對瘟疫流行的因應之道，除了醫療救助之外，往往也會採取政治改革、社會救濟和道德重整。因此，我個人認為，政府可以鼓勵宗教團體投入醫療工作，宗教人士也應一本其傳統及善心，協助社會照護病人之身心；另一方面，醫生則應和宗教界合作，提供病人更全面的醫療服務，至少，應該學習聆聽、理解民眾對於自身病痛的感受、不安和詮釋。

2011年5月16日立夏之後，寫於汐止

在選編這本論文集的論文時，我主要的考量是輯稿與編排上的便利，因此未能輯入所有計畫主持人的研究成果，也未能收容四次研討會的所有論文，為此，謹向所有被遺漏的同仁和朋友致歉，並感謝當年的熱情參與和卓越貢獻。本書得以編成印製，必須感謝王汎森學長在擔任史語所所長任內的敦促、聯經出版公司林載爵和方清河二位先生的厚愛與耐心等候，以及國立臺灣大學歷史學研究所博士生李修平先生的編輯與校訂。最後，還必須感謝本書所有作者的授權和參與，以及內人對我熬夜寫作的寬容與生活上的照料。

第一章
從甲骨文看商代的疾病與醫療

李宗焜(中央研究院歷史語言研究所副研究員)

　　甲骨文發現百餘年來，學者利用甲骨資料研究商代疾病和醫療的文章時有所見，但普遍存在兩個現象：一是材料不夠完備，二是誤釋和誤說甚多。

　　本文充分利用甲骨和其他考古材料，補充前人之所未備，並補正諸多誤說。研究發現，甲骨材料中所記錄的殷代疾病是多方面的，但多屬於患病部位的貞卜，項目雖多，內容往往都很簡單，學者據此簡單記載而多方揣測，多半是沒有根據的猜想。

　　關於疾病的醫療，主要是向鬼神祭祀、祈禱以求病癒。有人利用甲骨字形提出殷代已有針灸等療法，其實可信度不高。考古發掘中，雖有少量簡單的醫藥材料出土，但甲骨文中缺乏這類直接而可信的記載。

一、前言

　　有關中國古代醫學史的論著，陸陸續續發表了不少，但對商代疾病與醫療的論述，卻顯得比較欠缺與瑣碎。1943年胡厚宣發表〈殷人疾病考〉[1]（下文所引胡厚宣說，除特別註明外，即指此文。），比較有系統的利用甲骨文介紹了商代的疾病問題。此後，利用甲骨文討論商代疾病與醫療的文章間有發表。近年所出版的幾本討論商代社會生活的專著，也利用比較多的篇幅，討論商代的疾病和醫療。

---

[1]　胡厚宣，〈殷人疾病考〉，《學思》，3：3 (1943)，後收入氏著，《甲骨學商史論叢》(台北：臺灣大通書局影印，1972)。

　　這些論著的有關內容詳略有別，而且各家說解出入很大，良窳互見，讓人無所適從。本文旨在利用殷墟出土的甲骨文，論述商代的疾病與醫療，對眾所習知而無異說的部分，只述其大略，而把重點放在補充前人所未備的材料，及討論諸家有異說的相關問題。

　　本文所引卜辭儘量採寬式，如「帚」直接寫做「婦」，「且辛」直接寫作「祖辛」等。有些罕用字，在不影響原意的前提下，盡可能採用電腦可以輸入的字，如「蚩」直接寫作「害」。

　　甲骨文「𤕫」字或「𤕫」字，丁山釋為「疾」[2]，為多數學者所接受。楊樹達釋為疒，並引說文「疒，倚也。人有疾病，象倚箸之形」等為證，認為「疒既象人有疾病倚箸之形，自含疾義，疒、疾文雖小異，義實無殊，以之讀卜辭諸文，固無礙隔也」[3]。楊氏之說「於字形辭義無不允當，其說塙不可易」[4]。

　　甲骨文另有「𤕫」字，「象矢著肱下，疒與疾本義有別，但也有時通用，甲骨文的『囚凡有疾』，他辭皆作『囚凡有疒』；毛公鼎的『愍天疾畏』，《詩·雨無正》作「昊天疾威」是其證」[5]。為了行文的方便，我們把疒、疾都直接寫成「疾」。

　　若干卜辭於文末附有參考圖版，並在文中所引卜辭之前加*以別之。

二、研究歷史的回顧

　　胡厚宣的〈殷人疾病考〉，開啓了殷代疾病研究的先聲，該文列出了十六

2　丁山，〈說𤕫〉附錄一「釋𤕫」，《中央研究院歷史語言研究所集刊》，1：2（北平，1930），頁243-245。

3　楊樹達，〈讀胡厚宣君〈殷人疾病考〉〉，收入氏著，《積微居甲文說》（台北：臺灣大通書局，1971），卷下。許進雄以為𤕫所從的𤕫原為某種簡單的運搬工具，可能為病弱者設，以便一旦病危就連人帶擔架丟棄於山。更後來也許病期長，為生活方便又加上短腿，就成了牀的形式。許進雄，〈從古文字看牀與病疾的關係〉，《中國文字》，新10（香港，1985），頁79-91。

4　李孝定，《甲骨文字集釋》（台北：中央研究院歷史語言研究所，1965），頁2522，按語。

5　于省吾，《甲骨文字釋林》（北京：中華書局，1993），〈釋疒·疾〉。

種甲骨文中所見的疾病，並以「今日之醫科分之」，分爲內科、外科等等。楊樹達曾評此文「蓋胡君所見骨文獨爲豐富，故能翔實如此」[6]。就當時而言，胡文確可稱爲「翔實」，但材料日益增多，可以增補的自亦不少，後來學者發表的文章中即多有補充，這是學術發展的必然現象。雖然如此，未爲學者所述及的材料並非無有，隨著材料的增多及研究的不斷深入，胡厚宣所指出的十六種，有不少可以增補的地方；另一方面則有一些不是疾病而被誤列的，應該剔除。胡厚宣之後，有關討論殷人疾病的文章，大多是增補胡文的，對胡文中應該剔除的部分則少見討論。這些增補的文章中，一方面固然增加了一些有關疾病的內容，但同時也大量增入了實際上並不是疾病的材料。

　　首先對胡文提出意見的，是一九四五年楊樹達的〈讀胡厚宣君〈殷人疾病考〉〉，此文只對胡文的某些說法提出不同見解，並未有所增益。增補胡文較早的有陳世輝的〈殷人疾病補考〉[7]，此文比胡文多了臂疾、心疾、癰腫三項，文末附記說「這裡所述，是胡厚宣〈殷人疾病考〉一文所不曾道及者，所以名爲〈補考〉」。按陳文所補確是胡文所不曾道及者，但對有關文字的具體解釋往往並不正確，於是有范毓周的〈〈殷人疾病補考〉辨正〉[8]提出，相當程度的辨正了陳氏的說法。

　　除了對各種疾病的廣泛討論外，也有專就身體某個部位的疾病加以論述的，如任職於北京市口腔醫院的周宗岐，就曾先後發表了兩篇專論口腔疾病的文章[9]，但所討論的內容有相當一部分是跟胡文重複的。

　　徐錫台的〈殷墟出土疾病卜辭的考釋〉[10]列出十八種疾病。文中第一段「殷墟出土疾病字的考釋」，考釋了三十二個「疾病字」，其中可議之處甚多，尤其

6　楊樹達，〈讀胡厚宣君〈殷人疾病考〉〉，收入氏著，《積微居甲文說》，卷下。

7　陳世輝，〈殷人疾病補考〉，《中華文史論叢》，4（上海，1963）。

8　范毓周，〈〈殷人疾病補考〉辨正〉，《東南文化》，1998：3（南京）。

9　周宗岐，〈殷虛甲骨文中所見口腔疾患考〉，《中華口腔科雜誌》，3（北京，1956）；周大成，〈殷虛甲骨文所見口腔疾患續考〉，《中華口腔醫學雜誌》，26：1（北京，1991）。

10　徐錫台，〈殷墟出土疾病卜辭的考釋〉，《中國語文研究》，7（香港，1985）。此文另見《殷都學刊》，1985：1（安陽），題爲〈殷墟出土的一些病類卜辭考釋〉。

把甲骨文中從「𠂤」的字均視爲疾病字，頗難令人認同。而其考釋之後，只列出卜辭而沒有任何說明，其考釋結果與所舉卜辭是否相合，也頗有商榷餘地。

專書中討論到商代疾病的主要有溫少峰、袁庭棟的《殷墟卜辭研究——科學技術篇》[11]（下文以溫少峰爲代表），列了三十四種疾病，並有詳細的卜辭例證和解釋。

以「社會生活史」爲名的著作，也多涉及殷代疾病的討論，如李民的《殷商社會生活史》[12]「簡要談了甲骨文所載商人認識的疾病十六種」，主要選擇了胡文和溫少峰書的一些說法。宋鎮豪的《夏商社會生活史》[13]列了三十九種疾病，但只有非常簡單的解釋，並無甲骨例證及論述。

此外，還有專門論述殷代疾病醫療的著作，如嚴一萍的《殷契徵醫》[14]。

後來發表的這些討論殷代疾病與醫療的主要論著，材料的搜羅比以往更多，實際已遠比胡厚宣所舉更爲「翔實」，但仍有未爲各家所提及的重要材料。而諸多論述中，不盡恰當之說仍然不少。尤其對殷代醫療的部分，甲骨的材料其實少之又少，過度的引申恐怕未必更能窺見其眞相。

下面我們將針對甲骨中所見的材料，參考各家說法，來看看殷代的疾病和醫療。對於沒有爭議的問題，則只述其大要，不多加徵引。

三、甲骨文中所見的疾病

甲骨文中所見跟疾病有關的卜辭，幾乎都出現在第一期，尤其以賓組爲多，少量出現在師組、出組或歷組；武丁以後關於疾病的卜辭幾乎沒有。出組早期的卜辭，其時代約在武丁晚期；師組卜辭多數學者相信它們是屬於第一期的；歷組卜辭也有學者主張應屬第一期。如此說來，關於疾病的卜辭，就都出現在第

---

11 溫少峰、袁庭棟，《殷墟卜辭研究——科學技術篇》（成都：四川省社會科學院出版社，1983）。

12 李民，《殷商社會生活史》（鄭州：河南人民出版社，1993）。

13 宋鎮豪，《夏商社會生活史》（北京：中國社會科學出版社，1994）。

14 嚴一萍，《殷契徵醫》(1951)；後收入《嚴一萍先生全集》（台北：藝文印書館，1991）甲編，第1冊。

一期了。

　　下面我們就來探討卜辭中所提到的疾病。

（一）疾首

　　卜辭的「疾首」主要見於賓組，另有二條比較完整的，見於出組早期的同文卜辭云：

　　　（1）甲辰卜，出貞：王疾首無延。　　　　　　　　24956、24957

相關卜辭參見《殷墟甲骨刻辭類纂》（以下簡稱《類纂》），頁380。

　　「疾首」顧名思義是指頭部的疾患，《孟子》〈梁惠王下〉「疾首蹙頞」，趙注：「疾首，頭痛也。」這樣的解釋簡單明瞭，各家均無異說。當然頭痛的原因有很多種，如嚴一萍所說「若流行性感冒之頭痛」則只是其中之一。「無延」，胡厚宣解釋爲「勿延纏」，可信。

　　有一條爲眾家徵引，而爲《類纂》「疾首」條下失收的賓組卜辭云：

　　　（2）旬〔亡〕田。旬有求。王疾首，中日羽。

　　「中日」爲殷代時稱，或稱「日中」，即正午時分[15]。從辭意看，「王疾首，中日羽」應爲驗辭。「羽」字或釋爲「雪」，如胡厚宣釋此句云：

　　　王病頭且日中降雪。蓋殷代黃河流域氣候較今日爲暖，雪爲不常見之
　　　事，即偶然降雪，亦多於夜間，或昧爽之時。今日中降雪，故殷人以與
　　　殷王武丁患頭病同視爲災禍之事也。

此說楊樹達已不以爲然，楊氏說：

　　15　李宗焜，〈卜辭所見一日內時稱考〉，《中國文字》，新18（香港，1994）。

羽字胡氏釋爲雪，釋中日羽爲日中降雪，以爲災禍之事。余謂雪兆豐
年，古今以爲祥瑞，未聞日中降雪爲災異也。按此字以字形核之，當釋
爲彗。說文三篇下又部云：「彗，掃竹也，從又持丰。」甲文字象掃竹
之形，與篆異者，不從又耳。甲文自有從雨從丰之雪，不必混而一之。
雪字本從丰聲，假丰爲雪，自極可能。釋辭雖必依義，釋字終當據形。
彗爲掃竹，用以掃除，故引申有除字之義。……卜辭蓋謂王病首中日而
除也。

楊氏說較胡氏有理。且胡氏所說「即偶然降雪，亦多於夜間，或昧爽之時」，於
卜辭亦無徵。

　　蔡哲茂曾爲文指出，卜辭中當疾癒講的彗，就是《方言》、《廣雅》的
「愈(癒)也」的意思[16]。裘錫圭引《黃帝內經素問》〈藏器法時論第二十二〉：
「心病者，日中慧，夜半甚，平旦靜。」認爲「日中慧」正與卜辭中的「中日
彗」同義。並引《馬王堆漢墓帛書》〈五十二病方〉所載：

　　以月晦日之丘井有水者，以敝帚騷〔掃〕尤〔疣〕，祝曰：「今日月晦，
　　騷〔掃〕尤〔疣〕北。」入帚井中。

以證明楊樹達說「彗」爲「掃除」之有理，說並可參[17]。

(二)疾目

　　有關眼疾的重要卜辭如：

　　(3)貞：王其疾目。

16　蔡哲茂，〈說羽〉，《第四屆中國文字學全國學術研討會論文集》(台北：大安出
　　版社，1993)，頁81-96。
17　裘錫圭，〈殷墟甲骨文「彗」字補說〉，《華學》，第2輯(廣州：中山大學出版
　　社，1996)。

　　　　貞：王弗疾目。　　　　　　　　　　　　　　　　456正

是關於王的眼疾的貞卜。另如：

　　(4)惟〔祖〕辛害王目。　　　　　　　　　　　　　1748

則是貞卜王的眼疾是否由於祖辛的降禍。

　　還有一些關於王目「𝒮」（下文暫釋為「冐」）的賓組卜辭說：

　　(5)貞：王目冐。　　　　　　　　　　　　　　　11108
　　(6)貞：王目冐。
　　　　王目毋其冐。　　　　　　　　　　　　　　13623正
　　(7)貞：王疾目冐。
　　　　貞：有疾目，不其冐。　　　　　　　　　　13625正

「冐」字諸家異說頗多。柯昌濟曾說：

　　余疑為父字〔「父」當「久」之誤〕，言病不長久之義。

按甲骨文中關於疾病拖的時間久長，慣用「其延」、「不其延」、「亡延」等說法。釋此字為久，跟字形亦顯然不能相合。嚴一萍以為「𝒮」即「𝒮」（旬），讀為眴通瞚即眩，並引〈蒼頡篇〉「眩，視不明也」以證卜辭辭義，但從字形及相關辭例看，二者顯非一字。此外，此字或釋為龍，或釋為冐。各家對此字的解釋，大致可分為兩派。一派從「不好」的方向理解，一派從「好」的方向理解。

　　認為此字代表「不好」的，如張秉權釋為龍，以為「古音與凶同部，假為凶，是問疾病的吉凶之詞」。李孝定以為「讀為矓，目不明也」，曹錦炎以為「用於卜疾之辭，應讀為冐，意指病情加重」。

　　另有從「好」的一方面理解的，如饒宗頤認為：卜辭凡卜疾病之吉語每曰

「龍」，《詩》〈酌〉「我受龍之」，傳曰：「龍，和也。」玉篇：「龍，寵
也，和也。」辭言「疾龍」即謂「疾和」。姚孝遂也以爲：「疾龍」似非「病情
加重，而應是病情好轉」[18]。

　　要解決「昌」字的意思到底是好的或不好，司禮義對卜辭文例的一個發現
很有參考價值。他認爲，在一對正反對貞的卜辭裡，如果其中一條卜辭用「其」
字，而另一條則不用，用「其」的那條所說的事，一般都是貞卜者所不願看到
的。如求雨的卜辭往往以「有雨」與「亡其雨」對貞，因爲貞卜者希望下雨，不
希望不下雨[19]。很多卜辭的文例，可以證明司禮義的說法是對的。

　　依這個規律，我們來看看跟眼睛的疾病有關的對貞卜辭：

　　　(8)有疾目其延。

　　　　有疾目不延。　　　　　　　　　　　　　　　　　　　　13620正

「不延」是貞卜者所希望的，「其延」指疾病延纏不已，當然是貞卜者所不願看
到的。

　　基於這樣的認識，我們再來看看前面提到的那兩條出現「昌」的對貞卜
辭。例(6)「王目昌」和「王目毋其昌」對貞；例(7)「疾目昌」和「疾目不其
昌」對貞。「毋其昌」和「不其昌」是貞卜者所不願意看到的，那麼「昌」字的
意思應該是偏向好的方面。

　　既然已知「昌」的意思是好的，那麼釋爲凶或眩等說法便不必考慮。蔡哲
茂釋爲昌，讀爲瘳，並說「卜辭的疾昌即疾瘳，指的是疾病的痊癒與否」[20]，說
頗可採。

18　以上諸說均見于省吾主編，《甲骨文字詁林》(北京：中華書局，1996)，1838
　　號。

19　司禮義(Paul L-M Serruys)，《Towards A Grammar of the Language of the Shang Bone
　　Inscription》(〈關於商代卜辭語言的語法〉)，《中央研究院國際漢學會議論文
　　集‧語言文字組》(台北：中央研究院，1981)，頁342-349。

20　蔡哲茂，〈釋昌〉，收入周鳳五、林素清編著，《古文字學論文集》(台北：國
　　立編譯館印行，1999)，頁15-34。

有一條賓組卜辭說：

(9) 貞：疾目不閔（下文用「求*」表示）。　　　　　　　　　13628

用「求*」這個字的卜辭，跟疾病有關的還有：

(10) 丁亥卜，貞：疾不求*。　　　　　　　　　　　　　　　13826

(11) 求*疾。　　　　　　　　　　　　　　　　　　　　14022正

(12) 不求*，八月。　　　　　　　　　　　　　　　　　　18676

(13)〔癸〕丑卜□貞☒目其求*□惟☒戉。　　　　　　　　19036

相關辭例參《類纂》1541號。

　　蔡哲茂引島邦男「冐」和「求*」用法相同，以及裘錫圭𢆶字即求（蛷）字，卜辭「旬有求」讀成「旬有咎」等說法，認爲「此字可能是一個從ꞁꞁ求聲的字，如果它的意義和冐字出現在疾病卜辭表示痊癒，那麼此字很可能是讀成瘳的一個假借字」[21]。

　　蔡哲茂認爲求*字從ꞁꞁ求聲可從，但認爲是瘳的假借字則尚有可商。我在討論殷代時稱𡨄昃時曾說：

　　　　𡨄字本作𡨄，𡴋即黃之異體，當是其聲旁，字在此當讀爲黃。……「𡨄昃」當在「昃」之後。此時或在較昃稍晚而接近黃昏的時候。[22]

以𡨄字來說，「黃」應該是個聲兼義的字，讀爲黃，而意爲黃昏，至少是與黃昏關係極爲密切的意思。

　　求*的情況跟𡨄類似，也應是一個亦聲字，求（咎）既示其義，兼表其聲，讀

<hr>

21　蔡哲茂，〈釋冐〉，收入周鳳五、林素清編著，《古文字學論文集》，頁15-34。

22　李宗焜，〈卜辭所見一日內時稱考〉，《中國文字》，新18。

為咎，然則「求*疾」應該是疾病有咎，與病癒的「瘳」正好相反。

　　還有一對對貞的賓組卜辭說：

　　(14)貞：目其求*疾。

　　　　貞：目不求*疾。　　　　　　　　　　　　　　　　　6016反

本辭的求*字《類纂》摹為求，因此在討論求*字時，學者往往忽略此辭，但此辭很能說明問題。我們在前面提到司禮義的說法，用「其」和不用「其」的對貞卜辭，用「其」的情況往往是貞卜者所不願看到的，那麼本辭的「其求*疾」即是貞卜者所不願見的，更可見求*字是咎的意思而不是癒。例(3)「其疾目」與「弗疾目」對貞，「其疾目」為貞卜者所不願見到，亦可為此說之佐證。

　　還有一條可能跟眼疾有關的賓組殘辭：

　　(15)▨疾𠄴▨。　　　　　　　　　　　　　　　　　　　　13629

「𠄴」字郭沫若釋為民，以為「古人民盲通訓」、「以敵囚為民時，乃盲其左目以為奴徵」[23]。如郭說，則本辭辭義是：眼疾嚴重到目盲的程度。

　　一條師組卜辭有「喪明」的記載：

　　(16)戊戌卜，貞：丁▨疾目不喪明。

　　　　喪明。　　　　　　　　　　　　　　　　　　　　　　21037

「喪明」即目盲。「疾目不喪明」是說雖然眼睛有毛病，但還不至於目盲。

　　還有一條也被解釋為「喪明」的卜辭：

23　郭沫若，《甲骨文字研究》，〈釋臣宰〉，收入氏著，《郭沫若全集‧考古編1》(北京：科學出版社，1982)。

*(17)貞：弞其有疾。王固曰：弞其有疾虫丙，不庚，二旬有七日庚申

　　　朡🐇。　　　　　　　　　　　　　　　　　　　　　　　　13752正

胡厚宣讀爲「庚申喪䁀」，並說「䁀讀爲生命之命，急病之侵，至於溢死喪命」。楊樹達則以爲「䁀古音與明同，喪䁀即喪明也」。

　　「🐇」不識，從䁀但不必即是䁀字，釋䁀既無法肯定，則不論「喪命」或「喪明」之說都難確信。朡字作🐇，除見於本辭外，另見於一條賓組卜辭：

　　(18)癸卯卜，殼：于翌🐇酒□燎。　　　　　　　　　　鐵40.2

字的寫法較爲簡省，但無疑是同一個字。「大概是從月喪聲的一個字，可讀爲昧爽之爽。」[24]「朡」如果是一個時稱，相當於金文的「昧喪」和文獻的「昧爽」，則「庚申朡🐇」這條卜辭應該理解爲「庚申這一天昧爽的時候，弞的疾病出現了『🐇』的情況」，與「喪命」或「喪明」無關。

(三)疾耳

　　疾耳即耳有疾之意。如：

　　(19)貞：疾耳惟有害。　　　　　　　　　　　　　　　13630
　　(20)貞：疾耳禦于☑。　　　　　　　　　　　　　　　13632

一條見於《鐵雲藏龜》138.2(合13631)的賓組卜辭，有關於「疾耳」的記載，但各家讀法不同，說法遂亦有異：

　　先是胡厚宣讀爲：

24　裘先生説。有關「喪」的討論，參見李宗焜〈卜辭所見一日內時稱考〉，《中國文字》，新18，頁179。

*⍁隹(唯)㞢(有)疾耳□⍁。

並說：「此貞有患耳病者。□字不識。」

嚴一萍讀爲：

□疾耳惟㞢(有)〔㞢〕。

並說：

□字不識。他辭有言：「癸丑卜，王乎□寇幸，五月」，其爲人名可證。此貞名□者之患耳病也。

嚴一萍補「㞢」(害)字大概即因《合》13630一辭(即上引第19辭)而來，但細查拓片，此處殘存筆劃並非「害」字。

溫少峰等讀此辭爲：

……疒耳，隹㞢(侑)小(？)示？

並解釋說：

卜問是否在「小示」舉行侑祭以禳解求祐。

從拓片看，讀「小示」遠較「害」合理。胡厚宣由左往右讀，雖然「□」字不識，但尚注意到本辭前後尚有缺文，故加⍁以記之。嚴一萍所說「□」爲人名固不乏其例，但完全忽略「□」下尚有文字，在此處是否爲人名尚有疑問。以「有」下爲「害」字更全無可能。

卜辭或言「耳鳴」：

*(21)□巳□既夢□作 俪鳴終□大□。　　　　　　21384（師組）

(22)庚戌卜，朕耳鳴，有禦于祖庚，羊百有用，五十八有母用，祈今
　　日。　　　　　　　　　　　　　　　　　　　　22099（午組）

(21)辭殘泐不全，其義難以確知。溫少峰讀為「……耳鳴冬（終）大」，並
云「當是病情加劇」，按「冬（終）」下尚有一字，雖拓片不清，不能確定為何
字，但「終大」是一定不能連讀的，溫說當須存疑。

關於(22)辭，于省吾說：「耳鳴乃疾病中的一種症狀，是由於聽覺器官有
某種病變而產生的，本來和人事吉凶毫無關係。而商代統治階級迷信鬼神作祟，
竟把耳鳴當作不祥之兆，甚至用百餘羊為祭牲，以乞祐于先祖。」于省吾並列舉
「典籍中關於耳鳴之書和耳鳴的事例」，可以參看[25]。

一條師組卜辭說：

(23)己未卜，惟父庚害耳。　　　　　　　　　　　21377

指的應該也是耳的疾患。

溫少峰尚引有見於《乙》145(合20338)的一辭云：

*……耳萬，以……。

並說「此辭之『萬』當讀為『癘』，《說文》：『癘，惡瘡疾也。』耳癘，當是
耳部生瘡，或是耳疔，或是中耳炎之類」。驗之卜辭，此說亦不可取。溫氏所說
的「耳」，其實作「ℓ」，一般釋為聽，其上殘斷，是否可以「聽萬」連讀不無
問題，且甲骨「萬」字似尚無用為「癘」的例子。

25　于省吾，《甲骨文字釋林》，〈釋「耳鳴」〉。

此外，尚有關於「聽」有災咎的卜辭：

(24)王聽惟田。

　　王聽不惟田。　　　　　　　　　　　　　　　　　808反

(25)貞：王聽惟孽。

　　貞：王聽不惟孽。　　　　　　　　　　　　　　9671正[26]

這大概是指聽力方面的問題。溫少峰說「殷王聽力衰退」，又說是「殷王耳聾，或可能為年老體衰所致，或可能為腎虛所致」。聽力衰退與耳聾當有程度上的差別，上引卜辭當與聽力衰退有關。

甲骨文另有「🜨」字，從耳從蟲，卜辭中一見：

(26)貞：🜨惟其有出自之。　　　　　　　　　　　　1821正

在此處似用為方國名。對照「🜨」為「齲」來看，此字的造字本義應與耳部的疾病有關，可惜沒有相關辭例可以證明。

(四)疾自

甲骨文「自」作🜨、🜨等形。說文解字：「自，鼻也，象鼻形。」甲骨文的「自」字，雖已有多種用義，而其字形則正象鼻形，《說文》所說正是「自」的本義。甲骨文中關於鼻病的卜辭有：

(27)貞：有疾自，惟有害。

　　貞：有疾自，不惟有害。　　　　　　　　　　　11506正

這是僅見的一條關於鼻病的卜辭。貞卜「疾自」是否有害。《類纂》「疾」字下

26　辭例參見《類纂》，689號。

有「疾自」條目(頁1178)，其下所引除本辭外，另有11006正一辭云「貞……
舀……自疾」，看似鼻病之貞卜，其實是誤解。此辭爲對貞卜辭，完整的內容應
爲：

> 丙午卜□貞引□疫□▥自舀。
> 貞□舀自疫。

這裡的「自」，顯然用的不是「鼻」的本義。
　　甲骨文另有「𦣹」字：

*(28)貞：婦好𦣹惟出疾。　　　　　　　　　　　　　　　13633

嚴一萍引此辭字作「𦣹」，云：

> 𦣹王國維釋爲鼻液之涕字。……此因流涕不絕，而名之曰「出疾」。

溫少峰云：

> 「𦣹」字舊不識。按此字從自從肉，會鼻中長肉之意。可隸定爲 胹亦
> 即膿之初文。《方言》：「膿，膿也。」注：「謂息肉也。」集韻：「膿，
> 魚劇切，音劇，膿肉。」此辭大意爲：婦好鼻中長出了息肉，是疾病
> 呢？至今醫學仍稱突出於粘膜表面的增生組織團塊爲「息肉」，鼻息肉
> 在中醫又稱爲「鼻痔」，西醫又稱爲「鼻葺」，堵塞鼻腔，妨礙呼吸，且
> 常伴發鼻炎或鼻竇炎。辭爲武丁時卜辭，乃是世界上關於鼻息肉這一病
> 例的最早記錄，加之患者身分明確，故而甚可寶貴。

對字的解釋有一定的道理，但我們覺得還有可以補充的地方。在武丁時代應該不
會有鼻息肉這樣的概念，而如感冒等偶發性的鼻塞、流鼻涕、流鼻水等，正是

「 」所表示的情況，不限於鼻息肉。溫氏所摹字形正確，但在解釋上，強調了鼻息肉的部分，卻忽略了象「鼻液」的小點。嚴一萍說出了「流涕不絕」的意思，但在字形摹寫上卻遺漏了象「鼻液」的小點。兩說都有其不足之處。

甲骨文另有 、 、 等形，溫氏以爲「象鼻涕不止之形，或鼻中出血之形，乃鼻炎、鼻竇炎、鼻咽癌或鼻衄等症狀」。從字形上分析，此說有幾分道理，但卜辭此字用爲婦名，在辭例上無法驗證。疑此字應「象鼻涕不止之形」，與「 」的差別在有無鼻塞而已，其他各種鼻病之推衍，都屬想像之詞。

（五）疾口

疾口指口腔之疾病。卜辭有：

(29)貞：疾口，禦于妣甲。　　　　　　　　　　　　　　　11460

因口腔之疾病而對妣甲舉行禦祭。

有些「婦女卜辭」卜「亡至口」或「亡口」，如：

(30)癸巳卜，貞：婦妌亡疾。
　　癸巳卜，貞：婦妌亡至口。　　　　　　　　　　　　22249
(31)辛丑卜，亡疾。
　　辛丑卜，亡口。　　　　　　　　　　　　　　　　　22258
(32)甲戌卜，亡口，允不。
　　甲戌卜，亡口。　　　　　　　　　　　　　　　　　22265

溫少峰解釋(30)的第二辭說：

「至」當讀爲「窒」，《說文》：「窒，塞也。」當是婦妌之口腔腫痛，故卜問是否會造成難以開口之「至口」病狀。

從(30)(31)兩辭「口」與「疾」對貞來看,「口」之義應該與「疾」相類。讀至為窒,釋至口為口疾,恐不當[27]。

(六)疾舌

疾舌指舌有毛病,賓組卜辭有關於疾舌的記載:

    (33)甲辰卜,古貞:疾舌惟有害。   13634正

    (34)貞:疾舌求于妣庚。   13635

「疾舌」各家無異說。卜辭別有「匰」字,云:

    (35)貞:王匰疾惟有由。   13641

「匰」胡厚宣以為「疑舌之別體」,溫少峰從之。唯饒宗頤說:

> 胡厚宣謂匰為舌之別體,然其字從石從舌,石古祏字,從示與祏取義相近,則砧殆祏字矣。辭云「砧疾」,亦禳祏之意,不宜逕目為舌字。[28]

「匰」與舌的關係待進一步研究。

饒宗頤另指出甲骨文的「𧮫」字「從舌從虫,隸定宜作蚩,乃動詞,或祜之繁形。此字《類纂》752號摹有𧮫、𧮫二形,虫身變成一直線,字形嚴重變形,姚孝遂據此誤摹的字形而有「此亦當是『龠』字之異體」的說法[29]。我們在前面談到𧮫字時,曾拿𧮫參看,認為它很可能跟耳疾有關;從字形來看,字也可能跟舌疾有關。可惜卜辭太殘無法驗證。

---

27   或以口為災禍之義,見徐中舒主編,《甲骨文字典》(成都:四川辭書出版社,1990),頁87。

28   饒宗頤,《巴黎所見甲骨錄》(香港影印本,1956),頁32-34。

29   于省吾主編,《甲骨文字詁林》,752號,按語。

（七）疾言

有關疾言的卜辭如：

(36) 貞：有疾言惟害。　　　　　　　　　　　　　　　440正

(37) □巳卜□有疾言禦☑。　　　　　　　　　　　　13638

(38) □疾言于祖□。　　　　　　　　　　　　　　　13639

胡厚宣以「疾言」爲喉病，並說「疾言者發音嘶嗄咽喉之病也」。于省吾更進一步指出，言應讀爲音：

> 言與音初本同名，後世以用各有當，遂分化爲二。周代古文字言與音之互作常見。先秦典籍亦有言音通用者。……甲骨文之「言其有疒」、「有疒言」，二言字應讀作音。音其有疒與有疒音，指喉音之臨將嘶啞言之。舊讀如字，失之。[30]

于說於甲骨辭意頗可通解。對於言音何以通用，于省吾曾有「音字的造字本義，係於言字下部的口字中附加一個小橫劃，作爲指事字的標誌，以別乎言，而仍因言字以爲聲」的說法[31]。龍宇純則更從「別嫌」的角度，分析舌、言、音三字的關係，他說：

> 蓋言既不可無舌，而甲骨文舌字作𠮸、𠙽、𠚿諸形，正分別與言字作𠮷、𠚾或𠚿相當，僅其上一橫有無的差異。合理的解釋當爲：言字即取舌形見意，爲其別於舌字，而強加一橫。……甲骨文言音二字同形，金文音字亦或作𠚾；說文吟字或體作訡，又或作䪩，可能亦爲言音二字其始同

---

30 于省吾，《甲骨文字釋林》，〈釋言〉。
31 于省吾，《甲骨文字釋林》，〈釋古文字中附劃因聲指事字〉。

　　形的孑遺。然則舌言音三字，大底形體上起初僅舌言二字有別，言音二
　　字音讀的不同，則由其上下文決定。於「𠮾」內更加一橫爲音字，又屬
　　後起的別嫌方法。[32]

對言音通用的背景做了透徹的分析，讓我們更相信「疾言」即「疾音」，指聲音
嘶啞的說法是有道理的。

　　「疾言」的意義已如上述，而我們從甲骨中所能得到的理解也僅止於此，
不宜再作過多的推論。如《尚書》〈無逸〉：「作其即位，乃或亮陰，三年不
言。」《論語》〈憲問〉：「子張曰：『書云：「高宗諒陰，三年不言。」何謂
也？』子曰：『何必高宗，古之人皆然，君薨，百官總己以聽於塚宰三年。』」
集解引孔安國注曰：「三年喪畢，然後王自聽政。」「亮陰」或「諒陰」舊解爲
「信默」，居喪不言，是儒家孝道的表現，並不是喉嚨有毛病而失聲不能言語，
這本是容易理解的。但有人卻與甲骨文的「疾言」扯上關係，如郭沫若說這是因
爲武丁患有「不言症」，而且是「運動性不言症」[33]。郭說本無可取，但仍有人
附和說：「這和甲骨文的『疾言』正相合拍，可互相驗證。」[34]「郭鼎堂駁說儒
『高宗諒陰，三年不言』，非倚廬守制，而爲病失言症。董彥堂即以疾言諸卜辭
證成之。今知疾言本即疾音(瘖)，再參以武丁所患他病多神經系疾患驗之，則
『諒陰』爲言語障礙之病，實碻然無可移易。」[35]卻未免將錯就錯了。

(八)疾齒

　　卜辭中關於「疾齒」的資料相當多，後世對此疾的討論也較其他部位爲
多。

　　甲骨文齒作「🗔」、「🗔」、「🗔」、「🗔」等形，商承祚解釋爲「象張

32　龍宇純，《中國文字學》(台北：五四書店，1996)，頁203-204。

33　郭沫若，〈駁「說儒」〉，收入氏著，《青銅時代》(北京：人民出版社，
　　1954)。

34　李民，《殷商社會生活史》，頁234。

35　嚴一萍，《殷契徵醫》，頁92。

口見齒之形」。「疾齒」各家均以爲「牙病」，甲骨文有齒無牙。按《說文》的
說法：「齒，口齗骨也，象口齒之形。」「牙，壯齒也，象上下相錯之形。」牙
和齒是有分別的，「門牙曰齒，在兩旁者稱牙」[36]，但一般用法上，牙、齒確實
是通用無別的。

「疾齒」的卜辭很多，它指牙齒的疾病是沒有疑問的。常見的疾病典型文例，如：

> (39) 壬戌卜，亙貞：有疾齒惟有害。　　　　　　　　　　　　　　13644
> (40) 貞：疾齒不惟父乙害。　　　　　　　　　　　　　　　　　　13648正
> (41) 貞：疾齒禦于父乙。　　　　　　　　　　　　　　　　　　　13652

還有一些爭議比較多的例子，如：

> ＊(42) 甲子卜，㲁貞：王疾齒惟□𢏚□。　　　　　　　　　　　　10349
> ＊(43) 甲子卜，㲁貞：王疾齒亡𢏚□。　　　　　　　　　　　　　13643

𢏚字胡厚宣釋爲錫(即賜)，並說：

> 一貞正面，言殷王武丁患牙病，上帝有能錫愈者。一貞反面，言武丁患
> 牙病，不幸而上帝無有能錫愈者。所以知當爲錫愈者，以全文文義推之
> 也。所以知當爲上帝錫者，因由甲骨文觀之，殷人之病或原於上帝之降
> 罰，則錫愈疾病者，亦必爲上帝也。

胡厚宣的說法信從者頗多。楊樹達則釋爲「易」，「易者猶今言換牙也。即《素
問》所謂齒更」。周宗岐說「年老者尚有換牙一說，我們在日常臨床工作中並未
曾遇到過。若有，也就是埋伏齒的晚期萌出罷了」[37]。郭沫若讀「易」爲「難易

36　于省吾，《甲骨文字釋林》，〈釋齒〉。
37　周宗岐，〈殷虛甲骨文中所見口腔疾患考〉，《中華口腔科雜誌》，3；周大
　　成，〈殷虛甲骨文所見口腔疾患續考〉，《中華口腔醫學雜誌》，26：1。

之易」。饒宗頤以為易字當訓平復，亡易猶言不易，多難也。姚孝遂則讀「易」
為「㑥」訓為平安，「商王由於『疾齒』而卜問『佳易』、『亡易』，乃是詢問
是否平安。這和卜辭關於疾病經常所見『有㞢』、『亡㞢』的用法是一致的」[38]。
宋鎮豪則讀為「惟易」、「亡易」的對貞，認為「易有治義，反映了對齒治療的
積極態度」[39]。

　　各家說法令人莫衷一是，亦不敢強作解人。值得一提的是，這兩條卜辭都
有缺文，(43)辭「亡㞢」下的缺文是什麼無法得知，是否可以「亡㞢」為句亦難
確定。(42)辭即《卜辭通纂》第23片，郭沫若的考釋曾有「『惟易』殆言『亡
害』」之說，增補本加了「『惟』與『易』之間有殘字」的眉批[40]，眉批的說法
是對的，所殘為何字無法判斷，胡厚宣補「有」字當係根據(43)辭的「亡」而補
的，即令所補不誤，「惟有㞢」之下仍有缺文，是否能以「惟有㞢」為句，跟
「亡㞢」一樣難以判斷，因此這些解釋都只能存疑。

　　甲骨文有「齲」字，比較完整的卜辭有：

　　　＊(44)貞：勿于甲禦婦𢀛齲。　　　　　　　　　　　　13663正甲

聞一多釋此字為齲：

> 此從𠂤從𦥑，當即齲字。《說文》「㿃，齒蠹也」，重文作齲。《釋名・釋
> 疾病》「齲，齒朽也，蟲齧之齒缺朽也。」

㿃即今所謂的蟲牙或蛀牙。齲齒是由於牙齒受腐蝕造成的，但古人以為蟲蛀，所
以在牙齒中畫上蟲，來表示這種病。因為對這個字形的認識，使齲齒的記載提前
到了商代。周宗岐說：

38　各家說法參于省吾主編，《甲骨文字詁林》，3328號。
39　宋鎮豪，《夏商社會生活史》，頁434。
40　郭沫若，《卜辭通纂》，收入氏著，《郭沫若全集・考古編2》(北京：科學出版
　　社，1983)。

從前都認為我國齲齒的記載始自漢初，多以《史記・倉公傳》：「齊中大夫病齲齒，臣意灸其左太陰脈，即為苦參湯，日漱三升，出入五六日，病已。得之風，食而不漱。」[41]一項以證明這種事實。但現在因為有了本甲骨刻辭，已將齲齒的記載由漢代提到殷代了。

殷王武丁時代的甲骨卜辭為西元前十三世紀的記錄文字，這裡已經有了齲齒的描述，可見我國對齲齒的記載，在世界上是相當早的。

這片卜辭是有關祖國口腔醫學史上的珍貴參考資料。[42]

這種說法是可信的。

卜辭另見「疾齒」跟「蠱」的關係：

(45)有疾齒惟蠱。

不惟蠱。   13658正

《周禮》〈秋官・齊氏〉：「凡庶蠱之事。」鄭玄注：「蠱，蠹之類。」對照《說文》：「𤵜，齒蠹也」的說法，則此亦可作為殷人以為蛀牙是「蠱齧」的另一個證明。

一條賓組卜辭說：

(46)貞：疾齒惟𢇍。

貞：疾齒不惟𢇍。   13648正

「惟」下一字都在殘斷處，第二辭更只殘存上部少數筆劃。李孝定釋為

41　此處引文與《史記》原文略有出入。原文為：「齊中大夫病齲齒，臣意灸其左大陽明脈，即為苦參湯，日嗽三升，出入五六日，病已。得之風，及臥開口，食而不嗽。」

42　周宗岐，〈殷虛甲骨文中所見口腔疾患考〉，《中華口腔科雜誌》，3；周大成，〈殷虛甲骨文所見口腔疾患續考〉，《中華口腔醫學雜誌》，26：1。

喃，以爲人名，其下有缺文[43]。如果有缺文，則此字應爲人名，與同版「貞：疾齒不惟父乙害」文例相同。如果沒有缺文，則可能類似於「疾齒惟蠱」的性質。

　　還有一個「凸」字，應該跟牙齒的疾病有關，但並未引起學者的注意：

　　＊(47)乙酉卜，爭貞：惟父乙降凸。

　　(48)貞：不惟父乙降凸。

　　(49)甲申卜，〔殼〕貞：惟〔父〕乙〔降〕凸。

　　(50)〔甲申〕卜，殼貞：不惟〔父〕乙〔降〕凸。　　　　　　6664正

《殷墟甲骨刻辭摹釋總集》把(48)的凸也摹成(47)的「凸」，《類纂》把這個字形編成944號，《甲骨文字詁林》的944號姚孝遂的按語說此字「當爲災咎之義」，從文例看，此爲災咎無可疑，但究竟是怎樣的災咎，單從「凸」這樣的字形也無從窺知。

　　(48)的凸比(47)的「凸」表現更多的意涵。對照(49)(50)則這些字表示牙齒方面的「災咎之義」甚爲明顯。但《摹釋總集》把(49)(50)二辭「降」下一字均誤摹爲齒，把(48)又誤摹爲「凸」，於是本來很有啓發性的四條卜辭，只剩下一個不可識的「凸」。

　　「凸」從齒從又，是比較完整的寫法，「凸」爲其省寫，「凸」則又爲「凸」之再省。疑此字從齒從又會意，象拔牙之形。或是牙齒病痛至於搖落，遂以手拔之。卜辭的意思，可能是父乙降下齒痛而必須拔牙的災咎。

　　另有一個「峝」（合18138），陳漢平釋此字爲齭[44]，姚孝遂以爲釋齭不可據[45]。此字只出現一次，且全辭只殘存此一字，因此無法斷定其義。此字從齒從夸，王國維以爲「夸字當從說文吟字讀，讀如夸，即天作孽之孽之本字，故訓爲罪辥字」[46]。卜辭從夸諸字，往往有災咎之意，故此字應與牙病有關。

43　李孝定，《甲骨文字集釋》，頁624。

44　陳漢平，〈古文字釋叢〉，《考古與文物》，1985：1（西安），頁107。

45　于省吾主編，《甲骨文字詁林》，2501號，按語。

46　王國維，《觀堂集林》（台北：世界書局，1961），卷6，頁10。

(九)疾ʔ(肱)、疾ʔ(肘)

　　甲骨文有「ʔ」、「ʔ」、「ʔ」等字，大部分的學者把「ʔ」釋爲肘，把「ʔ」、「ʔ」等釋爲肱。《類纂》即是把「ʔ」編爲907號釋爲肘，相關辭例如：

　　　　(51)貞：疾ʔ。　　　　　　　　　　　　　　　　13676正

　　　　(52)貞：疾ʔ，骨。　　　　　　　　　　　　　　13677正

　　　　(53)王ʔ惟有害。　　　　　　　　　　　　　　　11018正

　　　　(54)乎屮ʔ。　　　　　　　　　　　　　　　　　11018正

《類纂》把「ʔ」編爲908號，釋爲肱，相關辭例如：

　　　　(55)禦肱于祖☐。　　　　　　　　　　　　　　　1772正

　　　　(56)貞：王肱，骨。

　　　　　　貞：王肱，不☐骨。

　　　　(57)貞：有疾肱以小屮禦于☐。　　　　　　　　　3679

但同一批作者所編的《甲骨文字詁林》卻把這兩個字都釋爲肘。姚孝遂在907號字條下的按語說：

　　　此均屬第一期卜辭，占問肘疾之事，ʔ或ʔ皆象肘形，其作ʔ或ʔ者，則
　　　爲指事字。

在908號ʔ下的按語說：此亦當是「肘」字。

　　ʔ字究竟是肱或肘容後討論，但ʔ和ʔ應該不是同一個字，加了指事符號的字與原來未加符號的字是有差別的，如𣎴字的兩點指示腋下的位置，大象正面人形，𣎴跟大不是一個字；刀象刀形，刃加一點指出刀刃的部位，刃不等於刀。同理ʔ和ʔ也不會是一個字。

　　按《說文》：「肘，臂節也。」段注：「厷與臂之節曰肘，股與脛之節曰
膝。」是肘爲厷與臂之間的關節。𓏹字的指事符號〻正指出其關節之所在，應該
就是肘字。合集4899號的𓏹，所加的指事符號〻也在關節之處，即肘字。

　　沒有加指事符號的𓏹，應該就是《說文》所說「臂節也」的「臂」。臂有時
也稱肱。《說文》：「臂，手上也。」段注：「又部曰，『厷，臂上也』，此皆
析言之。『亦』下云『人之臂亦』，渾言之也。渾言則厷臂互偁。」《詩》〈小
雅・無羊〉「麾之以肱」，毛傳「用臂曰麾」，可見有時臂亦稱肱。

　　《說文》：「𠃋，古文厷象形。」段注：「象曲肱。」此字自可釋爲肱。
《正字通》「今謂自肩至肘曰臑，自肘至腕曰臂」，臑、臂的分界即是關節所在
的肘。

　　我們所看到的𓏹一類的字形，其指事符號〻均加在關節之處，並不是加在
「自肘至腕」處，因此𓏹應釋爲肘，不應如多數學者釋爲肱。《說文》「𠃋」所
從的「𠃋」應是「象曲肱形」，學者混同於「𓏹」的指事符號「〻」，於是𓏹被釋
爲肱。

　　趙誠亦以𓏹爲厷，恐不可信。但他說「𓏹或𓏻象整條手臂之形，〻指示手臂
上端彎曲之部位，即所謂肱腕，那是指事字」[47]。雖然仍以𓏹爲肱，但「𓏹象整
條手臂之形，〻指示手臂上端彎曲之部位」卻可借來解釋我們的說法。𓏹應該象
整條手臂之形，可釋爲肱。加了指事符號的𓏹，指出「彎曲部位」，即是肘。

　　陳世輝解釋「疾𓏹」說：「《說文》：『肘，臂節也。』這條卜辭是貞問臂
部疾患的。」[48]「臂節」不同於「臂」，因此以肘爲臂疾並不恰當，范毓周已有
文辨正[49]。但范氏以爲「『疾𓏹』非臂部病患而爲肘部病患」，按照我們的分
析，恐怕也是有問題的。「疾𓏹」應該是臂部(或肱)的疾患，而「疾𓏹」才是肘
部疾患。

47　趙誠，《甲骨文簡明詞典》(北京：中華書局，1988)，頁161。
48　陳世輝，〈殷人疾病補考〉，《中華文史論叢》，4。
49　范毓周，〈〈殷人疾病補考〉辨正〉，《東南文化》，1998：3。

(十)疾𠂤(疋)、疾𡕒(脛)、疾𡳫(膝)

《類纂》把甲骨文的「𠂤」、「𡕒」、「𡳫」都視爲同一個字，釋爲疋。從我們上面對𠂤和𡕒的分析，加了指事符號的字，和原來未加的，應該是不同的兩個字，因此《類纂》均釋爲疋的這三個字形，應該是不同的三個字，只有𠂤可釋爲疋。《說文》「疋，足也。上象腓腸，下從止」。甲骨有時也倒書作𠃊。

「疾疋」的卜辭如：

(58)丁巳卜，爭：疾疋禦于妣庚。

　　疾疋勿龜禦于父辛。　　　　　　　　　　　　　　　　775反

見於《乙》8896(合22246)的一條卜辭：「婦妌子疾，不延。」是卜問婦妌之子的疾病，本與疾疋無關，胡文所舉「足病」的唯一例子：「婦妌疾疋不延。」[50]應即此辭的誤讀，不能爲據。

「𡕒」特別指出「疋」的特定部位，即非疋字。陳漢平說：

> 甲骨文有字作𡕒，從肉附於膝關節之處，字當釋劾，字今作膝。……又此字之肉形或可視爲附於小腿旁，字或可釋爲腳、脛、胕。說文：「腳，脛也。」「脛，胕也。」「胕，脛尚也。」[51]

按此字見於《乙》1187(合13693)，辭云：

＊(59)貞：疾𡕒，肙。

50　胡文引此條，但未註明出處，溫少峰亦引此而稱「此辭引自〈殷人疾病考〉」而未詳查其出處。

51　陳漢平，〈古文字釋叢〉，收入文化部文物事業管理局古文獻研究室編，《出土文獻研究》(北京：文物出版社，1985)。

「骨」字略有殘損，但從其殘存筆劃和相關文例看，此字爲骨無疑，陳漢平釋爲「不」是錯的。從拓片看，字的指事符號顯然「附於小腿處」，不是「附於膝關節處」，所謂「附於膝關節」是陳氏對文字的誤摹，因此釋膝不可信。《說文》脛下段注：「䠄下踝上曰脛」，此字應釋脛。《說文》胻下段注：「䯏猶頭也。脛近膝者曰胻。言脛則統胻，胻不統脛。」此字的指事符號不能確定其必指胻，如段注「脛統胻」之說，以釋脛較勝。

還要附帶指出的是，此字所加的✓應該是個指事符號，不是如陳氏所說的肉形。肉形如何附於膝關節處[52]？

另一個「𢓊」字，卜辭云：

(60) 貞：有疾𢓊惟父乙害。　　　　　　　　　　　13695正乙

陳漢平說：「此字造字與𢓊相類，唯字形正反不同。」案此非正反不同，而可能是倒書。如果只是倒書，應爲一字異體。但其指事符號也可能另有所指，從其所指的位置看，也許這個字才是膝字。

陳世輝以爲「疾𢓊」、「疾𢓊」等字所加的「✓」爲「小方形格的符號」，而「小方形符號所表示的就是疾病的所在和形狀。我們根據這種最古老病案可以判定，這記載的是生長在不同部位的癰腫一類的病症」[53]。這種說法並不可取，所加的✓只是一個指事符號，且不一定是方形，它只表示「疾病的所在」，跟疾病的形狀或癰腫全然無關。陳說本無可取，而溫少峰仍以爲𢓊「是在足字上再加一指事符號『✓』，表示脛部前方有腫塊隆起」，並引陳說而認爲「其說是」，並進一步指出「所謂『疾足』，可能是生瘡，也可能是受傷，也可能是腓腸痙攣或關節炎」，而見於《乙》1187的疾𢓊則「乃是癰腫無疑」，其說亦無是處。且其所指出的各種症狀，雖然都有其可能性，但無一能肯定，即使舉出再多的症狀也沒有意義。范毓周的〈辨正〉也指出「這種小方塊符號是一種標示部位所在的

52　裘錫圭以爲這種符號：「既可以認爲是起指示作用的，也可以認爲象其橫斷面。」裘錫圭，《文字學概要》（台北：萬卷樓圖書公司，1994），頁142。

53　陳世輝，〈殷人疾病補考〉，《中華文史論叢》，4。

指事符號，而與癰腫風馬牛不相及」。范氏的結論是對的，但他不認同「癰腫」
的理由卻仍有問題，他說：

> 癰腫多爲局部炎症致使匯膿而起癰包，其形態一般爲半球墳起狀。自古
> 及今均無方形癰腫，故甲骨文中不可能以方格形符號象其形態，如爲癰
> 腫象形，當以半圓形象其形態，故其說不可信。

換句話說，只要這個「指事符號」是半圓形，癰腫之說就並非「不可信」，而實
際上這些字所加的指事符號並不是明顯的小方塊，而頗接近於半圓形。而且甲骨
文爲了契刻的方便，把圓形筆劃刻成方形是常有的事(如「日」刻成方形的情形
比圓形普遍)，因此從符號的方或圓去判斷，終非解決問題的辦法。前面提到的
㐱、㐱，所加的指事符號，更無關方、圓的問題。指事符號的唯一任務只是指示
其位置，跟符號的形狀無關。

范文完全針對陳文而發，對陳文提到的㐱、㐱，卻隻字未提，大概也認爲這
些都是疋字的緣故。

(十一)疾止

止通趾，「疾止」謂趾有疾。卜辭如：

(61)貞：疾止，旨。	7537
(62)□午卜，殼貞：有疾止惟黃尹害。	13682
(63)貞：疾止惟有害。	13683、13684

胡厚宣以爲「疾止」是腳氣病。理由是：「當時之北方，曾有腳氣病之流行，此
在今日則絕鮮。余嘗謂殷代黃河流域之氣候，遠較今日爲暖熱潮濕，大約與今日
長江流域之湖南、江蘇略相若，此亦一證也。」[54]不論胡厚宣所說的氣候變化是

54　胡厚宣，〈殷人疾病考〉，「結論」。

否事實，也不能作爲「疾止」即腳氣病的一證。

有一條卜辭說：

(64)惟𤶋止。 13691

𤶋字姚孝遂以爲「似當讀作疾」[55]，待考。

(十二)疾人

有一條賓組卜辭說：

(65)貞：疾𠆢惟父甲害。

貞：有疾𠆢不惟父甲害。 2123

《殷墟甲骨刻辭摹釋總集》釋第一辭的「人」爲妣；釋第二辭爲「貞：有疾不惟父甲」，顯然所釋不完整[56]。

「疾妣」頗不詞，我們所看到的「疾*惟**害」的卜辭，疾下爲患病的部位。《說文》「人，象臂脛之形。」徐灝《說文解字注箋》：「刀象側立之形，側立故見其一臂一脛。」人既象側立之形，「疾人」當是人有疾，「人」泛指全身，也許是全身不舒服，但沒有特別指明是那個部位有毛病。

(十三)從𠂤諸疾

下面來提一下從𠂤的一些疾病名稱，主要有疾𠂤、疾𠂤、疾𠂤、疾𠂤等項。

1. 疾𠂤(膝)

(66)貞：勿于父乙告疾𠂤。 13670

---

55 于省吾主編，《甲骨文字詁林》，3068號，按語。

56 人、匕的區別參見林澐的說法。林澐，〈甲骨文中的商代方國聯盟〉，《古文字研究》，6(北京，1981)。

　　陳世輝的「瘤腫」誤說中也提到這個例子，並說此字是「在人形的腹部加一個小方格形的符號」。從我們上文對指事符號的分析，這個字應該是在人形的某部位上加指事符號，「疾ᨃ」表示其生病的部位。究竟是指那個部位呢？范毓周和姚孝遂都認為是膝關節[57]。

　　從字形看來，指膝關節部位無可疑，或亦可釋膝。ᨃ概略畫出人形，而指出膝的部位，前述的ᨑ如是膝字，則是「特寫」了。

　　此字陳漢平另有一個說法，他說：「此字從ᨃ作，象側視人身脊柱彎曲之形。人身脊柱側視彎曲象弓形，故ᨃ字當釋為躬。」按陳氏摹寫字形往往並不精確，故其說與字形已有出入。此字本從ᨑ，陳氏摹為從ᨃ，遂有釋躬之說，且其對指事符號ᴗ沒有任何交代，其說顯不可從。

2. 疾ᨑ（項）

　　此疾見於下列卜辭：

　　　　（67）疾ᨑ禦示妣己眔妣庚。　　　　　　　　　　　　　庫283（英97正）[58]

ᨑ字姚孝遂說：

> 乃疾病之名稱，以ᨃ、ᨑ諸字例之，均屬指事字。位置當在頸項之間。
> 至於究為何字，形體已失其演變之聯繫，存疑以俟考。[59]

姚氏對字形的分析非常正確。此辭所指為頸項之間的疾病無可疑。陳漢平即直接釋為領(或項)。《說文》：「領，項也。」「項，頭後也」。

　　這裡要附帶提一下與ᨃ、ᨑ結構方式一樣的ᨃ字。此字於人之臀部加一指事符

57　范說見陳世輝，〈殷人疾病補考〉，《中華文史論叢》，4；姚說見于省吾主編，《甲骨文字詁林》，152號，按語。

58　此條卜辭見於《庫》283，即《英國所藏甲骨集》97正，《殷墟卜辭綜類》誤為《庫》282，溫少峰「雖知筆誤」，但終於未能查實。

59　于省吾主編，《甲骨文字詁林》，27號，按語。

號，學者釋屍，《說文》「屍，髀也」，或體作脾、作臀，姚孝遂改釋尻，引
《說文》：「尻，脾也。」段注「脾今俗云屁股是也」[60]。字形的解釋沒有問
題，但把它視爲疾病的名稱則猶可商榷。

此字用作人名的例子參看《類纂》26號。被解讀爲「病名」的是如下的卜
辭：

(68) □寅卜，古貞： 其有疾。
　　 □貞： 亡疾。　　　　　　　　　　　　　13750正（丙175）

張秉權以爲本辭的 爲人名。但陳漢平指出「此二辭卜貞臀有疾、亡疾」，因其
與「人名」、「地名」並列討論，必是以臀爲疾患之部位。溫少峰也認爲疾臀
「即臀部疾患」。姚孝遂更說：

張秉權以 爲人名，非是。…… 斷非人名，乃疾名。

姚氏進一步指出「如以 爲屍，謂臀有疾，此種可能不大。尻之疾當爲
『痔』」。

我們認爲張秉權的人名之說是對的，可惜他這個意見只在《丙》96的考釋
中附帶提了一下，而沒有任何論證；在本辭所出的《丙》175更無一語及之。我
們在前文曾指出，卜辭的「患病部位」照例都在「疾」字之後，如疾目、疾自
等。此處的「 其有疾」、「 亡疾」顯然與習見的文例不合。其他卜辭在「其
有疾」、「亡疾」之語前面出現的，都是人名。如：

(69) 丁亥卜，殼貞：子漁其有疾。　　　　　　　　　　13722
(70) 丁□貞：子漁亡疾。　　　　　　　　　　　　　　12723

60　于省吾主編，《甲骨文字詁林》，26號。

這一類的例子還有很多。只是 ↑ 正巧表示人體的部位，容易被誤會為即是該部位的疾病罷了。

3. 疾身

「疾身」指身有疾，卜辭云：

    (71) 貞：王疾身惟妣己害。   822正

    (72) 疾身惟有害。

        疾身不惟有害。   13666正

    (73) 貞：禦疾身于父乙。   13668正

「身」字甲骨文作 ㇏、↑、ㇰ、㇏ 等形。關於身字的形義有幾種不同的說法，也影響了對「疾身」的了解。

胡厚宣以為身字象腹形，「王疾身，謂殷王武丁患腹病」。

李孝定以為身字「契文從人而隆其腹，象人有身之形，當是身之象形初字。言疾身蓋亦孕娠之疾也。」高明也有「身本孕字，象形，後來引申為身體之身」的說法。

另有一種說法，認為身字「包括整個軀幹部分，不單指腹」[61]。

單從字形來說，三種說法都有一定的道理，結合卜辭和相關的文字來看，可以進一步釐清真相。

首先是身為孕的說法，從此字作 ㇰ 之形，以及《詩》〈大雅‧大明〉「大任有身」之語來看，此說似乎甚有道理，但上引(71)的卜辭言「王疾身」，王指殷王武丁，則「疾身」絕無可能是孕娠之疾。

身不可能指孕，則只剩下「腹」或「整個軀幹」兩種可能。上面我們提到 ㇰ、↑、↑ 均在 ↑ 形上加指事符號 ∽ 以表明人體的部位，則同樣的結構方式，ㇰ 應是利用指事符號，指出人體腹部之所在，而不是指整體軀幹。我們認為卜辭中「疾人」的「人」才是「整體的軀幹」。

61　各家說法參于省吾主編，《甲骨文字詁林》，14號。

　　甲骨中還有一個跟疾病有關的◖字，卜辭云：

　　(74)貞：有疾◖，弗□。
　　　　貞：有疾◖其□。　　　　　　　　　　　　　　　　　　　　4477正甲

《類纂》把上面的卜辭列在304號◖(巴)字下，意即把◖字混同於◖。從ㄔ與◖或ㄔ與◖等關係來看，可知◖與◖應該不是一個字，《類纂》的處理是有問題的。而《甲骨文字詁林》304號巴字條下，對◖完全沒有討論。

　　溫少峰以為：「◖字是◖異體，如◖為◖之異體。◖即◖，乃膝字初文。」溫說並不可取。◖為◖之異體誠如溫說，但這只能說明◖(巴)與◖偏旁有互通的情形，並不能說明◖為◖的異體，因為◖與◖的字形並不一樣。而且以偏旁互通就認為通用或相同，是非常危險的。

　　我們認為◖有可能是◖的異體，差別只在手形的有無而已，如ㄔ或作ㄔ可為旁證。然則「疾◖」即「疾◖(身)」。

　　附帶談一下跟「疾身」有關的一些字。

　　◖字見於以下卜辭：

　　(75)貞：◖惟害。　　　　　　　　　　　　　　　　　　　　　　3521
　　(76)貞：婦好不延◖。　　　　　　　　　　　　　　　　　　　　13711

這個字還見於《合》13671、《合》13672正的殘辭。此字一般均釋為疾，裘錫圭以為此字「可能是疒身之疒的專字，或疒身二字合文」[62]。《類纂》把這些字逕釋為疾，而在「疾身」條下就不列這種辭例，也許他們只是單純把◖視為疾字。借用前面所引段注《說文》的說法，這兩個字「析言之」則有區別；渾言之則有時通用不別了。見於《合》13431的◖（《類纂》3083號），可能是「疾身」異

62　裘錫圭，〈甲骨文中重文和合文重複偏旁的省略〉，收入氏著，《古文字論集》
　　（北京：中華書局，1992），頁145。

文；而見於《合》3249的𤶠（《類纂》3084號），可能是「疾」的異文。

　　還有兩條這樣的卜辭：

　　　（77）勿𤶠貞。　　　　　　　　　　　　　　　　　　　10948正

　　　（78）貞：𤶠疾，骨。　　　　　　　　　　　　　　　　13673

「𩩲」字《甲骨文字詁林》15號，姚孝遂以爲「用法與身字同，當是身之繁構」。姚孝遂釋𤶠爲疾，然則「𤶠貞」就是「疾身」了。但是(77)辭的「勿」是表示主觀意願的[63]，而疾病顯然不是人們主觀意願所能控制，因此釋爲「疾身」恐仍有可商。

　　有學者認爲𤶠和𤶠都是疾，我們前面也提到渾言之則可通用。甲骨的𤶠和𤶠是一字異體，學者也都沒有異議。在我們所看到的卜辭材料裡，這兩個字形多數用爲人名，少數跟疾病有關。

　　𤶠字或釋疫或釋疛，《說文》：「疫，顫也。」「疛，小腹病。」李孝定以爲「疫疛當是一字」，而其字「象人臥床上，從又象有手撫其腹。又作𤶠，從身；是明繪其腹」[64]，從否定詞「勿」表可以控制的主觀意願來看，此字也許正是要表示「手撫其腹」的形象。

　　還有一條賓組卜辭說：

　　　（79）己酉卜，賓貞：有𤶠多出。　　　　　　　　　　　18654正

𤶠字《摹釋總集》摹爲𤶠，釋爲疾。此字在《合集》不甚清楚，但其從卜仍可見，摹爲𤶠顯然是有問題的。此片即《續》5.6.9，《續》的拓片清楚可見其字形作𤶠。在《類纂》的𤶠字條下，𤶠只作地名用，沒有看到跟疾病有關的用例。本

63　否定詞「勿」的性質，參看裘錫圭，〈說弜〉，收入氏著，《古文字論集》，頁117。
64　李說見李孝定，《甲骨文字集釋》，頁2527。此字屈萬里釋瘕，釋字雖不同，對字形的分析則無二致。屈說見屈萬里，《殷虛文字甲編考釋》，2040片釋文。

辭的正確摹寫，可補其不足。𦝠字姚孝遂說：「為疾病之一種，不知其詳。」[65]陳漢平說：「此字從勹從X，從X即從凶。兇或從肉，今書作胸或臼。此乃胸有疾而卜貞之辭。」[66]「從X即從凶」之說毫無根據。疑此字亦是身字異體，從X亦如𦝠之從丨，從丨或X只是特別強調其所指部位。

　　儘管對字的隸定有所不同，但多數學者主張此字所描繪的是人腹有疾而手撫其腹的景象。不過有一條卜辭卻頗堪玩味：

　　　　(80) 貞：𦝠𡆥弗其克。　　　　　　　　　　　　　　　　4349正甲

𡆥字各家有不同訓釋(詳後文)，但多數學者認為是骨的象形，而跟骨的疾病有關。這就跟表示「小腹疾，以手撫其腹」的「𦝠」頗為鑿枘。這種情況或許跟「𦝠」類似，嚴格區分時指「疾身」，渾用時則與疾無別。𦝠有時也與一般的疾字通用。

　　還有這樣一條卜辭：

　　　　＊(81) 貞：𦡊惟父乙害。　　　　　　　　　　　　　　　　6032反

𦡊《摹釋總集》摹釋為𦡊(疫)。此字必定與疾病有關，但其字形與習見的𦡊(疫)有差別，附記於此以俟後考。

（十四）疾𦡄

　　有一條賓組卜辭說：

　　　　＊(82) 貞：有疾𦡄惟有害。　　　　　　　　　　　　　　　709正

65　于省吾主編，《甲骨文字詁林》，1113號，按語。
66　陳漢平，〈古文字釋叢〉，收入文化部文物事業管理局古文獻研究室編，《出土文獻研究》。

　　相關辭例可以證明，◇字一定是指人體的某個部位，其字從人亦無可疑，但剩下的筆劃不可強解。

　　陳世輝摹爲「◇」，以爲：「◇字從◇從◇，◇即人字，◇象心形，即心字。『有疾◇』就是有心疾，卜辭中的心疾是指精神方面的病症。」[67]溫少峰完全同意此說。

　　范毓周則不以陳說爲然：

> 陳釋從人從心，不甚確。故此字非「心」字。甲骨文中有「心」字，其字作「◇」，正象心形。此字「勹」中之「◇」當爲其省減。此字從◇從心，隸定當爲「匈」，實即「匈」，即後世之胸。……所謂「疾◇」當爲胸部疾患。[68]

釋心不可從已如范說。然而此字從◇既無法肯定，范氏◇字簡省爲◇之說，亦屬想當然耳，甲骨文中未見類似情況，釋胸之說亦不可信。《合》709正即《丙》334，張秉權考釋逕釋爲「身」而無說。此字與身應有差別，存以俟考。

(十五)腹不安

　　賓組卜辭云：

> (83)癸酉卜，爭貞：王腹不安，亡延。　　　　　　　　　5373

溫少峰解釋全辭的大意是「殷王腹部不安，是否會延續不癒？」楊樹達謂：「不安，謂有疾。」說皆可從。

67　陳世輝，〈殷人疾病補考〉，《中華文史論叢》，4。
68　范毓周，〈〈殷人疾病補考〉辨正〉，《東南文化》，1998：3。

(十六)疾役

役字作𠂤。卜辭云：

(84)甲子卜，𣪘貞：疾役不延。

貞：疾役其延。　　　　　　　　　　　　　　　13658正

很多學者把役讀爲疫，謂「疾疫不延」爲傳染病。如饒宗頤說：「疾疫不延，即卜傳染病之蔓延與否也」。李孝定以爲「此似當讀爲疫。疫，許訓『民皆疾』，此貞疫之延否也」，大概也是把役視爲傳染病。徐錫台更指出即瘟疫病[69]。

另有些學者則主張「役」，是身體的某一部位，如陳漢平舉「疾目不延」相對照，以爲「𠂤字于卜辭中所指乃人身肢體之某一部位」；姚孝遂以爲「同版有疾齒之占，此亦當指某種疾病而言」。

我們前面看過許多有關疾病的辭例，凡言「疾*」，疾後一字都是指疾患的部位而言，陳、姚二說是對的。傳染病的說法，大概因於《說文》「疫，民皆疾」，和卜辭的「不延」、「其延」而來的。我們已經知道役指人體的某一部位，就不會是《說文》所說的「民皆疾」的意思。而不延也不是傳染病的蔓延。卜辭中「婦好不延疾」(13711)、「婦好其延有疾」(13713)、「王疾首無延」(24956)，不延應如胡厚宣所說的「不延纏」，不是傳染病的蔓延。

𠂤字究何所指不能確知，宋鎮豪以爲「疑背疾，象人持殳捶人背」[70]，陳漢平以爲臀，存以備考。

(十七)疾𤶈

卜辭云：

69　于省吾主編，《甲骨文字詁林》，83號所引。
70　宋鎮豪，《夏商社會生活史》，頁416。

＊(85)壬戌卜，古貞：禦疾🔲妣癸。

　　　禦疾🔲于妣癸。　　　　　　　　　　　　　　　13675正

此字饒宗頤釋咬，從口從交：「此辭咬爲祭名，謂有災變號呼告神以求福之義。」陳漢平釋腰，以爲「因腰有疾而卜貞禦於妣癸之辭」。徐錫台釋包，以爲「病包即屬於腫瘤病範疇」。

　　姚孝遂以爲釋咬、釋腰均不可據，並且認爲此字是祭名，此辭當讀爲「禦疾，🔲妣癸」，而不得「疾🔲」連讀以爲疾名[71]。姚孝遂雖未言及釋包之正誤，但既主張祭名之說，定亦不以釋包爲然。

　　按此字疑從肉從黃，從辭意上來看，「祭名」之說恐無法成立。(85)辭的「禦疾🔲妣癸」跟「禦疾🔲于妣癸」並見，意思是一樣的[72]，與《合》13668正的「禦疾身于父乙」文例完全相同，「🔲」和「身」一樣，都應該是指疾患的部位，而不是祭名。

(十八)🔲、🔲

　　卜辭云：

(86)壬子卜，爭貞：王🔲惟有害。　　　　　　　　　　　5370

溫少峰說：

🔲字舊無釋，象一人正立，胸前雙乳突出之形，與母字作🔲之意同。「王🔲惟有害」者謂殷王乳房有病，卜問是否鬼神作祟也。

71　各家説並見于省吾主編，《甲骨文字詁林》，268號。

72　沈培説：某些組別的卜辭，如師組、師賓間組卜辭，「神名」前往往不加「于」字。在祭祀卜辭中，是否使用「于」字，帶有很大的隨意性。沈培，《殷墟甲骨卜辭語序研究》(台北：文津出版社，1992)，頁115。

按⬚字所從的⬚爲卣之象形，不得爲「雙乳突出之形」，「乳房有病」之說固無可取。但它指一種疾患的部位或疾患的狀況，應該是無可疑的。⬚字《類纂》未收，但《類纂》182號有⬚字，辭云：

(87)□賓⬚惟有害。 16997

偏旁從大從人每相通，⬚、⬚應爲一字。在「王*惟有害」一類卜辭中，*所指的可以是疾患的部位，如「王⬚惟有害」(11018正)是指王的肱部有疾；也可以是某種官能的問題，如「王聽惟有害」(1773正)，是指王的聽力有了問題。因此「王⬚惟有害」可能是王的身體某部位(很可能是腋下，與⬚關係如何待考)有問題，也可能是王的身體出現了某種不適的情況。

(十九)疾⬚

卜辭云：

(88)疾⬚不惟姘。
　　疾⬚□。 6649反甲

⬚字不識。從辭例理解，應是指身體某部位有了疾患。

(二十)疾⬚

卜辭有「疾⬚」的記載，由下列的卜辭可知，此字應是指人體某個部位。

(89)貞：王其疾⬚。 376正
(90)貞：王□惟其疾⬚。 13700

卜辭屢見禦疾於先祖之例，如「禦疾止于父乙」(合13688正)，另有：

(91) 禦𡆥于妣己。　　　合915正

卜辭有「惟祖辛害王目」(1748)，也有：

(92) 癸丑卜，殼貞：惟祖辛害王𡆥。　　　1747正

鍾柏生也舉出「王𡆥惟蠱」和「疾齒惟蠱」的辭例，證明「𡆥爲疾病的一種」，認爲「可能是一種與骨有關的疾病」，並引《廣韻》的㾓字同膭，以爲「此字即是卜辭的𡆥，其中或骨臼上面的點，則表示骨病」。鍾柏生並引《說文》「膭，厀病也」，認爲𡆥指厀病[73]。

(二十一)疾肩

卜辭中另有「疾𠃉」的記載。「𠃉」象卜用牛肩胛骨之形，徐寶貴根據石鼓文釋此字爲肩[74]，說頗可從。「疾肩」謂肩有疾。其辭例如：

(93) 庚戌卜，亘貞：王其疾肩。
　　庚戌卜，亘貞：王弗疾肩，王固曰：勿疾。[75]　　　709正

(二十二)疾[?]

歷組卜辭中有兩條關於疾病的記載：

(94) 癸未卜，王弗疾[?]。　　　072(《粹》1267)
(95) □午貞：□[?]，肙。　　　34073(《粹》1266)

---

73 鍾柏生，〈說「異」兼釋與「異」並見諸詞〉，《中央研究院歷史語言研究所集刊》，56：3(台北，1985)。
74 徐寶貴，《石鼓文研究與考釋》，待刊。
75 辭例參見《類纂》，頁834。

字不可識，從辭例知其爲疾病部位。郭沫若以爲「從欠從𣥐，𣥐者𦫳之初文」[76]。溫少峰已辨其非。但溫氏釋軟，以爲「所謂疾軟，當是周身疲軟無力之病」，恐亦難以據信。存以俟考。

(二十三)其他

此外，還有一些與疾病有關的記載，如胡厚宣所說的小兒病。其例如：

　　(96)婦妌子疾，不延。　　　　　　　　　　　　　　　　　　　22246

還有婦人病，如「婦好其延有疾」(13713正)等，胡厚宣以爲：「皆言王妃之病，其中固有普通之病症，然亦頗能爲婦人所特具者，是即所謂婦人病也。」此外還有產病。這些疾病因範圍比較廣泛，且其病亦非具體可指，暫時都不討論。

　　附帶提一下可能跟疾病有關的幾個字：

　　(97)貞：□其𤕫。　　　　　　　　　　　　　　　　　　　　　808正

　　(98)惟𤕫止。　　　　　　　　　　　　　　　　　　　　　　　13691

　　(99)丁卯卜，爭貞：有𤕫，肙。

　　　　　貞：有𤕫，不其肙。　　　　　　　　　　　　　　　　13674

　　(100)□子卜，禦□𤕫□母□。　　　　　　　　　　　　　　　21057

　　(101)其□𤕫。　　　　　　　　　　　　　　　　　　　　　　17979

(97)辭的「𤕫」，《摹釋總集》釋爲疾。(98)辭的「𤕫」，姚孝遂以爲「似當讀作疾，疾止即疾趾，謂趾有疾」[77]。(99)辭的「𤕫」，可能跟「疾身」有關。(100)辭的「𤕫」，裘錫圭以爲「疑是禦疒之禦之專文，或禦疒二字之合文」，「應該看作𥙫與𣦵(疒)的合體字，𥙫當即𥙫的省體」[78]。(101)辭的「𤕫」學者或釋

76　郭沫若，《殷契粹編》，1267考釋。

77　于省吾主編，《甲骨文字詁林》，3068號，按語。

78　裘錫圭，《古文字論集》，頁304-305。

爲殷。見於(99)辭和(101)辭的兩個字，胡厚宣皆以爲是治療疾病的方法，詳後文。

此外，還有一個殘辭：

(102)□⿰⿰。

「⿰」字蔡哲茂釋爲「疾羽」，並自註云「或爲合文」[79]。裘錫圭以爲：

> 此辭殘存之字應該是一個字，可隸定爲「癈」，就是當疾蠆講的「彗」的專字，似可看作爲了表示「彗」字的疾蠆這一引申義加「疒」旁而成的分化字。也有可能，造字的人的本意，是想直接用這個字形來表示用彗掃去臥床病人的疾病的意思。[80]

可以參考。

上面介紹了疾病的名稱，也對學者的一些解釋提出了不同的看法，同時補充了一些前人未曾注意到的病例。下面談一下有些學者所認爲的「疾病」，其實不然者。前面我們已經舉過⿰並非臀疾的例子，這裡再舉二個例子來說明：

其一、尿病

卜辭云：

(103)貞：⿰弗其囚凡有疾。　　　　　　　　　　　13887

⿰字唐蘭釋尿，以爲象人遺尿之形。胡厚宣以爲「此貞是否有尿疾也」。但我們所看到的⿰字，多數作人名用，而「囚凡有疾」之前所記錄的，也都是人

79　蔡哲茂，〈說羽〉，《第四屆中國文字學全國學術研討會論文集》，頁81-96。
80　裘錫圭，〈殷墟甲骨文「彗」字補說〉，《華學》第2輯。

名，如「婦好囚凡有疾」、「雀弗其囚凡有疾」等，婦好和雀都是人名。此辭的⚁也應是人名，不是尿疾。楊樹達曾指出：「胡君於其他數例貞字之下字皆釋爲人名，獨於此字則釋爲尿字，不以爲人名，與其解釋歧異。」[81]即對病尿之說不以爲然。

　　嚴一萍也提到「疾尿」，所引的卜辭是：

（104）己巳卜有疾，王尿。八月。　　　　　屯甲1128(即《合》17446)

嚴一萍說此辭記「武丁病尿」[82]。但其所謂的「疾」作「⚁」；嚴氏曾有「⚁既與疾字連文，釋瘝可信」的說法[83]，此處又釋爲疾，顯然自相矛盾。此辭應不是疾病卜辭。

　　有一條⚁與疾同見的卜辭：

（105）癸丑卜，爭貞：旬亡囚。三日乙卯□有單丁人豐⚁于彔□丁巳
　　　　龜子豐⚁□鬼亦得疾。　　　　　　　　　　　　137正

但這一條卜辭的「⚁」，也不是「病尿」，本辭「⚁于彔」的⚁應爲動詞。

　　我們說⚁不是臀疾，⚁不是尿疾，並不表示我們認爲殷商人絕對沒有臀、尿的毛病，而是說甲骨文中並沒有這類記載，而學者所說的臀疾、尿疾是出於對甲骨卜辭的誤解。

其二、奶執

　　溫少峰曾引一條卜辭「貞：钔婦印乃執？」爲證，說：

81　楊樹達，〈讀胡厚宣君〈殷人疾病考〉〉，收入氏著，《積微居甲文說》，卷下。

82　嚴一萍，《殷契徵毉》，頁90。

83　嚴一萍，《殷契徵毉》，頁86。

乃字甲文作「彡」，象婦女乳房突出之側面形。郭老謂「乃即奶之象
形」（金文叢考，卣釋文）其說是。「乃」本「奶」之初文，卜辭中之
「乃」大多借作虛詞。但仍有用其本義者。……「執」有「塞」義（見
《左傳·僖公二十八年》杜注），此辭之「奶執」就是奶頭堵塞不通。
全辭大意爲：婦印的奶塞不通，是否舉行禦祭以求禳解？婦女產後乳塞
不通乃常見之病，故卜辭中有此卜問也。[84]

此說言之鑿鑿，卻無一是處。所引卜辭見《殷契粹編》1241（即《合》802），郭
沫若釋文作「……貞钌婦彑，勿……執」。彑當釋印，這是另一個問題。溫氏所
說的「乃」（奶）拓片不很清楚，但爲「勿」的可能性遠大於「乃」。從字形上來
說，溫氏的解釋已很難站得住腳。從字義上來說更靠不住。

卜辭中印（抑）、執同見一辭的例子頗多，如「其來印，不其來執」（合
800）、「弗克以印，其克以執」（合19779），印（抑）和執都是句末疑問語氣詞。[85]
因此，《粹》1241的卜辭應讀爲：

(106) 貞：禦婦印，勿執。

跟奶頭堵塞不通毫無關係。

上文論述了具體疾患部位的貞卜，當然還有一些沒有具體指明何病的貞
卜。如「有疾」、「無疾」：

(107) 癸酉卜，貞：郭其有疾。 13731

(108) 貞：郭無疾。 13731

或更簡單的：

---

84 溫少峰、袁庭棟，《殷墟卜辭研究——科學技術篇》，頁313。
85 裘錫圭，〈關於殷墟卜辭的命辭是否問句的考察〉，收入氏著，《古文字論
集》，頁251-255。

（109）其有疾。　　　　　　　　　　　　　　　　　　　　　13782

（110）貞：無疾。　　　　　　　　　　　　　　　　　　　　13741

也有卜問「延有疾」而未言具體何病者，如：

（111）貞：婦好其延有疾。　　　　　　　　　　　　　　　13713正

這些都是比較寬泛的疾病貞卜。在有關疾病的卜辭中，這種寬泛的卜向，其數量遠比卜問具體疾病的要多。

四、殷人心目中致病的原因和疾病的治療

(一)疾病的原因

　　殷人迷信，又崇尙鬼神，幾乎到了凡事必卜的地步，疾病自亦不例外。殷人認爲致病的原因，是鬼神降禍。

1. 天帝神祇降禍

　　如卜辭云：

（112）貞：惟帝肇王疾。　　　　　　　　　　　　　　14222正丙

（113）貞：不惟下上肇王疾。　　　　　　　　　　　　14222正甲

（114）丁巳卜，貞：無降疾。　　　　　　　　　　　　　13855

胡厚宣以爲「降疾者，疑即上帝天神所降之疾病」，溫少峰以爲「下上者，謂從地下到天上之鬼神也」[86]。(112)、(113)辭的「肇」字作旰，高島謙一解作「分裂、分開、釋放」，「帝肇王疾」是上帝醫好王的疾病。徐錫台讀爲診，劉釗訓

86　「下上」也可能指下示、上示，如此則是祖先而非神祇。

作啓，姚孝遂以爲「帝肇王疾」是上帝「疏導王疾」[87]。這些說法的「肇王疾」是降福而非降禍。但我們從卜辭看到的現象，大部分是因鬼神降禍而貞卜的，以上各家說法與事實不符。沈培曾有「肇疑可讀爲造」的說法[88]，很有參考價值。

2.祖先降疾

除上帝神祇外，祖先也能降疾。上面所提到的疾病中，就不乏祖先致疾的例子。如：

(115)貞：疾齒不惟父乙害。　　　　　　　　　　　　　　　　13648正

(116)貞：王疾身惟妣己害。　　　　　　　　　　　　　　　　822正

從甲骨文看來，絕大多數關於疾病的卜辭，都是屬於迷信層面的，如把致病的原因，都歸於鬼神所降災禍即是。比較有一點「科學性」的，是關於「蠱」的記載：

(117)有疾齒，惟蠱。

不惟蠱。　　　　　　　　　　　　　　　　　　　　　13658正

(118)貞：王🔲惟蠱。

貞：王🔲不惟蠱。　　　　　　　　　　　　　　　　　201正

《說文》：「蠱，腹中蟲也。春秋傳曰『皿蟲爲蠱』。」胡厚宣以爲：「從蟲從皿會意，言皿中之蟲，即造蓄蠱毒之法。」「以疾病之所生，爲蠱之所致。」溫少峰則以爲蠱是寄生蟲[89]。上文提到的「🔲」、「🔲」、「🔲」，也表示類似的現象。

不論蠱毒或寄生蟲之說，都比鬼神之說實際，但這樣的材料很少，多數記載疾病的卜辭，都會跟鬼神扯上關係，而爲祖先所害的，又遠比天神爲多。嚴一

87　各家說法參見于省吾主編，《甲骨文字詁林》，2397號。

88　沈培，《殷墟甲骨卜辭語序研究》，頁849。

89　宋鎮豪亦持此說。宋鎮豪，《夏商社會生活史》，頁415。

萍《殷契徵醫》中詳列了「鬼神祟禍」的資料，此不具舉[90]。

3.鬼神示警

裘錫圭在考釋甲骨文的「惕」字時，曾引下列兩條卜辭：

(119)貞：王心惕，亡來〔嬉〕自□。一月。二。　　　　　　　12

(120)貞：王〔心〕惕，〔亡〕來〔嬉〕自□。三。　　　　　　18384

裘錫圭釋「惕」字為「蕩」，他說：

從王因「心惕」而卜問是否會有艱險之事發生的情況來看，「心惕」顯然指心臟的一種不正常的現象。把卜辭文義上的這一線索跟字的結構結合起來進行考慮，可以肯定「惕」就是古書中所說的「心蕩」的「蕩」的專字。

並引《左傳・莊公四年》為證：

楚武王荊尸授師孑焉，以伐隨。將齊，入告夫人鄧曼曰：「余心蕩。」鄧曼歎曰：「王祿盡矣。盈而蕩，天之道也。先君其知之矣，故臨武事將發大命而蕩王心焉。若師徒無虧，王薨於行，國之福也。」王遂行，卒於橫木之下。

裘錫圭認為：楚國先君使王心蕩，是給他一個警告。商代人則認為「王心惕」預示可能會有艱險之事發生[91]。據卜辭及《左傳》看，當時人似以為鬼神對王之警告，此為致病之另一因，與鬼神作祟有別[92]。

90　嚴一萍，《殷契徵醫》，頁31-63。

91　裘錫圭，〈殷墟甲骨文考釋四篇・一〉，收入李學勤、吳中杰、祝敏申主編，《海上論叢(二)》(上海：復旦大學出版社，1998)，頁8-10。

92　這是裘先生給我的信中的意見。

(二)疾病之治療

胡厚宣說：

> 殷人既以疾病之原因，係由於天神所降或人鬼作它，故其唯一治療之方
> 法，亦只是希望天神之賜愈，及禱於其祖妣而已。

禱於祖妣則有「禦疾」：

    (121) 貞：疾止于妣庚禦。   13689

    (122) 貞：禦疾身于父乙。   13668正

「禦」是禳除災殃的一種祭祀[93]。有「告疾」：

    (123) 貞：勿于父乙告疾身。   13670

    (124) 貞：告疾于祖丁。   13852

當然對祖先的禱祝還有習見的「㞢」等等。

嚴一萍也認為「藥物療疾之辭，絕不見於貞卜，所見者有祈錫於上帝，有禱祝於祖妣」，說法跟胡厚宣一致。

既然禱祝是唯一治療疾病的辦法，就一定要祭祀，而且必需要有一個溝通人和神鬼的媒介，在原始鬼神崇拜的社會中，就有了巫的產生，而疾病的治療既乞靈於神鬼，巫就扮演了醫的角色。《廣雅》：「醫，巫也。」王念孫疏證：「醫即巫也，巫與醫皆所以除疾，故醫字或從巫作毉。」也說明了巫和醫密不可分的關係。

張光直曾說，三代的王者行為，均帶有巫術和超自然的色彩[94]。陳夢家也

93　楊樹達，《積微居甲文說》，〈釋禦〉。

說：

> 由巫而史，而爲王者的行政官吏，王者自己雖爲政治領袖，同時仍爲群
> 巫之長。卜辭中常有王卜、王貞之辭，乃是王親自卜問，……凡此王兼
> 爲巫之所事，是王亦巫也。……王是卜事最後的決定者，……而王乃由
> 群巫之長所演變而成的政治領袖。[95]

巫既占有這麼重要的地位，疾病又必須通過巫來向鬼神禱祝以治療，可見當時眞
是巫醫不分。

　　殷人患病，所以只禱於祖妣，而無禱於上帝之辭者，胡厚宣認爲是「殷人
以爲上帝之神權至高無上，不能以事先祖之禮事之」。即或碰到不如意事「寧以
爲乃先祖作祟，絕不敢怪罪於帝天」[96]。

　　胡厚宣先是認爲疾病時祈禱鬼神是「唯一治療之方法」，四十年後，胡厚
宣發表了〈論殷人治療疾病之方法〉[97]：「補充前文，資料愈益有所增加。過去
以爲殷人對於疾病，多禱告於先祖，祈求神靈之賜愈，尚不知有什麼治療方法，
於今觀之，則實有不然。」

　　胡厚宣所說的治療方法主要有三，在此先述其說之大要(所引卜辭的釋文完
全依照胡厚宣原文)。

1. 針刺

　　有一這樣的卜辭：

　　　　(125) 其 ￼。

　　　　□□ ￼。　　　　　　　　　　　　　　　　　　　乙276 (合17979)

(續)——————————————

94　K. C. Chang, *Art, Myth and Ritual: The Path to Political Authority in Ancient China*
　　(Cambridge, Mass.: Harvard University Press, 1983).

95　陳夢家，〈商代的神話與巫術〉，《燕京學報》，20 (北平，1936)，頁535。

96　胡厚宣，〈殷人疾病考〉；〈殷代之天神崇拜〉。

97　胡厚宣，〈論殷人治療疾病之方法〉，《中原文物》，1984：4 (鄭州)；後收入
　　《中國語文研究》，7 (香港，1985)。

字左旁從又持↑，又即手，↑在古文字乃矢鏃弋箭之一端，像尖銳器，疑即針，↑者示針之一端，尖銳有刺，字蓋像一人身腹有病，一人用手持針刺病之形。

2.灸療

武丁卜辭云：

(126)丁卯卜，爭，貞出龍。

貞出不其龍。　　　　　　　　　　　　　　丙295(合13674)

甲骨文字，疑即像一人臥病床上，從木，即像以艾木灸療之形。

3.按摩

武丁卜辭說：

(127)今日龍。　　　　　　　　　　　　　　乙964[98](合13864)

(128)丙辰卜，殼，貞婦好龍。　　　　　　　甲2040(合13712正)

與乃是一個字。字正像一人因病仰臥床上，另人以手按摩腹部之形。由甲骨文字看來，殷人治病，亦知按摩之法，則又無可懷疑。由此可見殷人醫學進步之程度。

以上即胡厚宣所論殷人治療疾病之方法。除了祈禱鬼神外，至少還有針刺、灸療、按摩三種。胡氏此說，幾乎被所有探討商代疾病醫療的文章所徵引，也幾乎是廣被信從的，尤其溫少峰的書中，更是用了很大篇幅大加推衍。

其實胡厚宣的說法，主要(甚至可以說唯一)的根據是甲骨字形，有的字形還是只有一見的殘辭，這裡頭想當然耳的成分恐怕相當多。如表示「針刺」的(殷)，金文作等形，甲文也有作的，于省吾「契文鼓字從攴也作」雖可說明殷字從攴的道理，但從文字演變的規律看，從攴才是正體，從攴為訛變的變

98　原稿誤植為2964。

體，即以鼓字而言，異體不下數十見，從攴者只有一見。殷字金文十數見，無一從攴，雖甲骨時代在前，而後期文字較前期文字近古的例子時有所見，從攴的殷字必是變體。以偶然一見之變體，推論出與十數見之正體不能相容的見解，這種推論多半是靠不住的[99]。至於旐「從木像以火艾灸病之形」，姚孝遂已疑其「僅有木無以見灸之義」[100]。

　　胡厚宣的說法，純從字形上推論，並沒有其他的證據，故所言實難令人信從。我們在上引(77)辭「勿旐」中提到，否定詞「勿」指一種主觀意願，從這個角度看，認爲旐應是「小腹疾而以手撫其腹」，人在腹痛時以手撫腹部，是一種很自然的反應，也許正是此字所取意的藍本，未必一定是按摩治病的方法。

　　胡厚宣所說的治病方法，都是從字形上索解。那麼見於《合》808正「其旐」的「旐」和《合》13691「旐止」的「旐」，結構與胡氏所舉的三個字頗爲類似，卻很難比照說出一番道理來。

　　從甲骨文看，所謂針刺、灸療、按摩等說法，多少要持點保留態度。有人說：「如將中國鍼麻術追索到殷商時代，在甲骨文字中有關醫學的記說，其文意雖簡，但對鍼麻及治病的過程，記錄得很爲完整。像殷王朝有人病牙痛，使用鍼麻術拔牙不痛，而病癒好的病例。」[101]這種說法更是言過其實了。

　　我們從甲骨材料上，的確找不出除了祭祀祈禱以外的直接材料，可以證明殷商人治療疾病的其他方法。但這只是從甲骨上說的，並不表示殷代絕無祈禱以外的治病方法。1973年河北省博物館文管處在藁城台西村商代遺址十四號墓發現一件石鐮，學者以爲：

　　在等級懸殊的奴隸制社會中，置於精緻的漆盒內作爲奴隸主獨特殉葬品的這一種石鐮，不可能是奴隸手裡的簡單勞動工具。我們認爲，它是當

99　于省吾以爲殷是「用按摩器以治之」，見其所著《甲骨文字釋林》〈釋殷〉，雖不能必其是，至少在字形上比胡先生「針刺」之說合理。

100　于省吾主編，《甲骨文字詁林》，3072號，按語。

101　萬壽永，〈從甲骨文看中國古代鍼麻術的啓用〉，《中華文化復興月刊》，7：4（台北，1974）。

　　　　時的醫療器具⋯⋯砭石的一種，即所謂砭鐮。[102]

　　此外，還有中藥：「1973年在台西商代房址和文化層中出土的桃仁、郁李仁兩種
種子中藥，反映了我國殷商時期醫藥科學的發展。」[103]十四號墓是商代中期的
墓葬，這時已經有醫療器具和藥物的發現，那麼武丁以後的殷商時代晚期，不應
在醫藥上毫無表現，只可惜我們在甲骨材料上，沒有令人滿意的發現。

　　這裡要特別提一下多數學者所釋的「骨凡有疾」[104]。這個詞主要有以下幾
種說法：

　　其一，郭沫若認為是「游盤」的意思。他把「骨凡」釋為「絲凡」，認為
「絲」字象契骨呈兆之形(後來他放棄了這個說法，把此字改釋為「冎」，認為
它是骨字的初文)。他把「絲」讀為「游」，而把「凡」讀為「盤」，認為「游
盤」的意思就是遊樂。

　　其二，唐蘭認為是「攸同」的意思。「骨」字唐蘭釋為「卣」，認為是象
卣形。他把「卣」讀為「攸」，把「凡」讀為「同」，認為「卣凡」即相當於古
書中的「攸同」。「攸」是「維」的意思，「攸同」意即「維同」。

　　其三，李孝定認為是「骨痛」的意思。這個辭語中的第一個字，李氏從郭
沫若的後一說釋為「冎」，他說：「竊謂冎當讀如字，即骨之古文。」「凡」
字，他釋為「同」，認為「同」應當讀為「痛」。

　　其四，饒宗頤認為是「禍重」的意思。這個詞語中的第一個字，饒氏也從
郭沫若後說釋為「冎」，認為是「骨的初文」，但他讀為「禍」。「凡」字，他
釋為「同」，並讀為「重」。

　　其五，嚴一萍認為是「禍風」的意思。這個詞語中的頭一個字，他也釋為
「冎」，並同饒氏一樣也讀為「禍」。但他認為「凡」即是「風」。所謂「禍
風」，就是伴隨著禍的風，它帶來了疾病。

　　其六，沈寶春認為是「骨骹」的意思。他把頭兩個字釋為「骨凡」，把

102　馬繼興，〈台西村商墓中出土的醫療器具砭鐮〉，《文物》，1979：6(北京)。
103　馬繼興，〈台西村商墓中出土的醫療器具砭鐮〉，《文物》，1979：6。
104　辭例見《類纂》，頁1179。

「凡」讀爲「骪」。他認爲「骨骪」意即骨端之曲折不正。

其七，張玉金信從釋爲「骨」並讀爲「禍」之說，以及讀「凡」爲「盤」訓爲安樂之說。他認爲「禍」字在此應訓爲「毀」（據《釋名・釋言語》：「禍，毀也。」），「骨凡」意思就是毀壞安康、損害健康。「骨凡有疾」是說毀壞安康而有了病[105]。

最近裘錫圭有一個新說法，大意是：一般釋爲「骨凡有疾」的骨，是「肩」字的象形文，可釋爲肩，肩膀能任擔重物，引申有「任」、「克」等義；「凡」讀爲「同」，「肩同有疾」就是能分擔王疾的意思。上古時代的人，多以爲人的疾病生死是由鬼神決定的，尊貴者有疾病時，有些跟他有特殊關係的人就會向鬼神禱告，請求把疾病移給自己，也就是分擔王的疾病[106]。

按照裘錫圭的說法，禱告療疾的方法，就比過去我們所了解的，多了一個未曾被人道及的內容。過去我們對有關疾病卜辭的了解，只是鬼神與病患之間的關係而已，「肩同有疾」則多出了可以分擔疾病的人。

前面討論過的「彗」和「瘱」，義爲用帚掃去疾病，雖然也不是科學性的治療，卻是祭禱之外的一種治病的方式。馬王堆帛書中的「以敝帚掃疣」，或許正是殷人迷信的遺留。

五、結論

殷墟出土的甲骨文中，有一些關於疾病的卜辭，是研究商代疾病和醫療的重要材料。學者利用這些材料，做出了一些成績。由於甲骨文字去今太遠，文字釋讀比較困難，經常眾說紛紜。本文審慎利用甲骨材料，補充了前人未曾注意的一些疾病的記載，並加以論述；另一方面對學者的某些錯誤的說法提出辨正，試圖探討殷代疾病與醫療的情況。

從甲骨記載中，我們介紹了商代的各種疾病，及殷人所認識的致病原因和

---

105 張玉金，〈說卜辭中的「骨凡有疾」〉，《考古與文物》，1999：2（西安）。前面六種說法爲張文所引，本文轉錄時稍加簡略。

106 裘錫圭，〈說「口凡有疾」〉，《故宮博物院院刊》，2000：1（北京）。

治療方法。研究發現，殷代的疾病是多方面的，涵蓋很廣。但我們能用作研究根據的，都只是簡單的關於患病部位的貞卜記錄，並沒有更進一步的材料，我們只能了解一個大概。很多學者以現代的醫學常識加以附會，反而成爲沒有根據的猜想。

殷人迷信又崇尚鬼神，認爲疾病是鬼神降禍的，所以治病的主要方法是祭祀禱告。雖然有人從甲骨文字中，提出殷代已有針刺、灸療、按摩等治病方法，但所根據的只是單一字形，可信度不高。考古發掘中，已有商代中期的砭鐮和藥物出土，甲骨文時代應該也有醫療器具和藥物，但從甲骨文中，缺乏直接而可信的史料。

本文原發表於《中央研究院歷史語言研究所集刊》，第72本第2分，台北，2001，頁339-391。

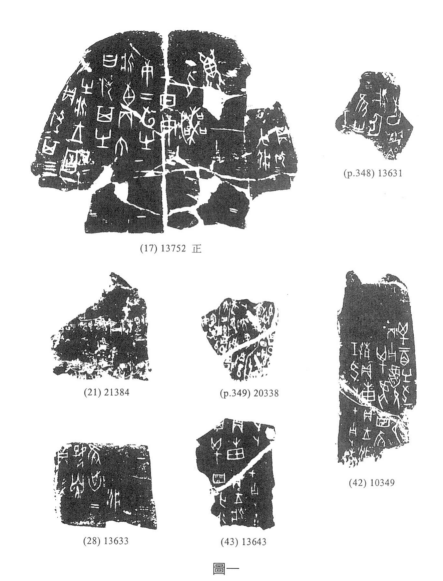

(17) 13752　正

(p.348) 13631

(21) 21384

(p.349) 20338

(42) 10349

(28) 13633

(43) 13643

圖一

說明：括弧內數字為內文所舉例證的順序號或其所在的頁次，括弧後為《合集》
號。

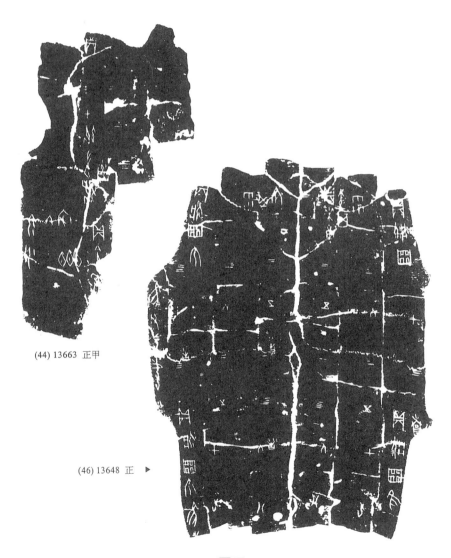

(44) 13663 正甲

(46) 13648 正 ▶

圖二

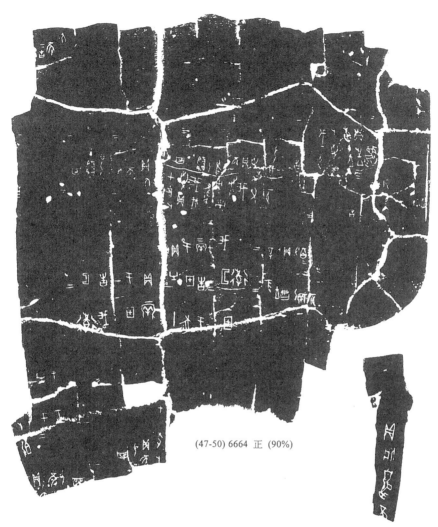

(47-50) 6664 正 (90%)

(59) 13693

圖三

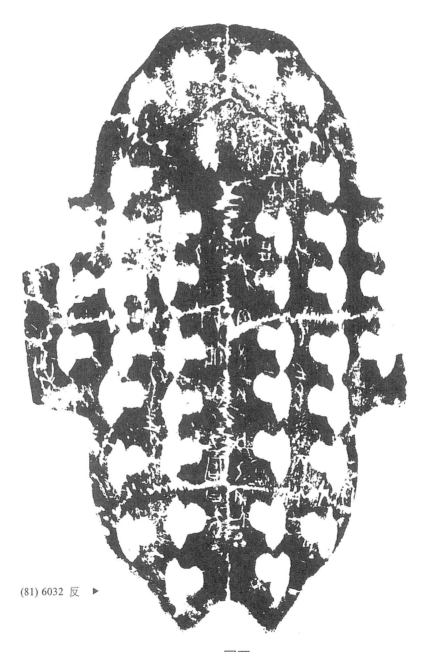

(81) 6032 反 ▶

圖四

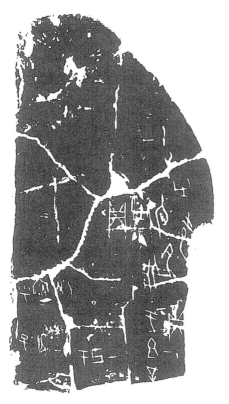

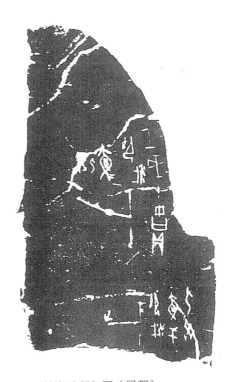

(82) 709 正（局部）　　　　　(85) 13675 正（局部）

圖五

第二章
古代東亞世界的咒禁師

張寅成(韓國國立忠南大學歷史系教授)

　　中國的咒禁術具有相當悠久的歷史,到了隋唐時代,咒禁術始正式納入官方的醫療體系之中,當時的太醫署便設置咒禁師。隨著中國文化的向外傳播,在隋唐帝國出現之前,咒禁術就已東傳百濟。不僅如此,百濟國王在577年,還把咒禁師派遣到日本,日本敏達天皇則把咒禁師安置在難波大別王寺中。從6世紀到7世紀初,中國南朝、百濟與日本的文化交流相當頻繁而且活躍。百濟除了積極接受南朝文化,更將之傳給日本,內容則包含佛教、儒學與各種技藝等。當時有些佛僧在外學方面也具有深厚的知識,他們精通於曆法、天文、遁甲與方術。方術離不開道教,所以從百濟派遣到日本的咒禁師可能是精於各種咒禁術的和尚。

　　後來,根據日本古代律令,日本政府在典藥寮設置咒禁師。在日本,古代咒禁師的活動僅限於7、8世紀的飛鳥、奈良時代。當時活躍的咒禁師,大部分屬於從百濟移民到日本的「渡來人」。根據日本古代律令,咒禁師的官位低於醫師,卻高於針師與按摩師。相對之下,隋唐所重視的順序則為醫、針、按摩、咒禁。隋唐的咒禁師以道教與佛教的咒禁術治療疾病,而日本的咒禁師所使用的咒禁術僅限於道教系統的法術,其內容包括厭符之類。這些法術與巫術容易混淆,而成為政府取締的對象。日本的考古發掘成果證明,法術中使用各種人形模型與符,而咒禁師亦利用人形木製品治療疾病。有些咒符木簡上甚至書寫了與同樣流行於隋唐時代的咒文內容,顯示日本古代人是多麼積極地接受最新的醫療法。與疾病有密切關係的考古發掘品是人面墨書陶器。人面象徵鬼神,所以把災難與疾病放進人面墨書陶器中便可避禍。最近,在百濟的都城扶餘首次發現了人面墨書陶器

的殘片，陶器的底部畫有人面，與日本的人面墨書陶器的人面類似。因此，人面墨書陶器也呈現古代東亞世界道教文化的交流。

9世紀以後，日本古代的咒禁師在歷史上無跡可尋，但是咒禁師所用的道教方術，一方面納入於國家祭祀體系中，另一方面則滲透到民間信仰內。在韓國歷史上，到了高麗時代(918-1391)，咒禁師開始出現於文獻史料中，當時比較重視道教，接受北宋的影響，建立了科儀道教。其後的朝鮮時代則採取崇敬儒教、壓抑道教的政策，使得道教文化轉而滲透到民間信仰之中，咒禁師也在韓國歷史上消失。隋唐以後，中國的咒禁師傳統則一直維持不變，可說與道教有密不可分的關係，這是因為道教在中國傳統社會上扮演了祈福、禳災、治病的角色。咒禁師所用的治病原理離不開道教的治病原理，所以咒禁師也隨著道教的起伏，在歷史上或興或滅。

一、序言

中國的咒禁術具有相當悠久的歷史，到了隋唐時代，咒禁術始正式納入官方的醫療體系之中，當時的太醫署便設置咒禁師。由於咒禁師以道教與佛教的咒禁術治療疾病，因此咒禁師與宗教有著密切關係。隨著中國文化的向外傳播，咒禁術也東傳到百濟。百濟國王在577年把咒禁師派遣到日本，日本敏達天皇則把他安置在難波大別王寺。其後，日本古代律令曾記載典藥寮設置咒禁師，然而，日本的咒禁師所使用的咒禁術，僅限於道教的方術而已。因此，我們可以透過對咒禁師的研究，探討咒禁術等道教文化在東亞世界的傳播與接受過程，以及韓國與日本古代道教文化的內容。

古代的韓國與日本積極接受中國的先進文化，重新組織國家制度與社會結構，加強國家的力量，提高人民的生活水平，從而發展出獨特的文化。到了隋唐時代，這些地區形成了所謂的東亞文化圈，共同的文化內容不外乎漢字、儒教、佛教、律令與科技等。上述的文化內容透過漢字，傳播到韓國與日本等國家[1]。

---

1 〔日〕西嶋定生，〈東アジア世界論〉，收入氏著，《西嶋定生東アジア史論

以漢字爲媒介所傳播的文化內容當中，道教是不可忽略的一支，但是有關道教的傳播歷來不太受重視，這是因爲韓國與日本的古代史料幾乎不見道士、道觀的記載。

有關道教的文獻資料只見於高句麗。高句麗榮留王七年(624)，唐高祖命令道士帶著「天尊像及道法」，前往高句麗爲榮留王及國人講老子。唐太宗應高句麗之請，於高句麗寶臧王二年(643)派遣道士叔達等八人東訪，並且贈送《老子道德經》[2]。除了這兩條文獻記錄外，其餘的文獻見不到任何相關的史料[3]。因此，韓國與日本的道教研究寂寞已久。

但是自1970年代以來，考古發掘使得韓國古代的道教文化逐漸受到重視。1971年，百濟武寧王陵的發現是個非常振奮人心的事件，武寧王陵出土的買地券說明道教文化的存在[4]。至此，韓國古代史家開始注意道教文化。1993年，位於百濟古代都城扶餘的陵山里寺址裡，出土了百濟金銅大香爐，該香爐的造型與各種各樣的圖像，也反映道教文化的影響[5]。

1970年代以後，古代日本的道教研究也開始活躍起來，探討的課題以道教文化的接受、道教文化與民間信仰的關係爲主[6]。尤其自1960年代以來，在平城

(續)──────
　　集》，第3卷第1部(東京：岩波書店，2002)，頁5-177。西嶋定生提出4個要素，對於4個要素高明士加上了科技。高明士，〈東亞文化圈的形成〉，收入氏著，《東亞古代的政治與教育》(台北：喜瑪拉雅研究發展基金會，2003)，頁255-265；〔日〕李成市，《東アジア文化圈の形成》(東京：山川出版社，2000)。

2　〔韓〕金富軾，《三國史記》(首爾：韓國精神文化研究院，1996)，〈高句麗本紀〉，頁204-206。

3　《周書》等中國史料說明在百濟僧尼和寺廟非常多，而沒有道士與道觀。〔韓〕車柱環，《韓國道教思想研究》(首爾：首爾大學校出版部，1993)，頁39-46；〔日〕上田正昭，〈道教と古代文化〉、〈古代日本の道教と朝鮮〉，收入氏著，《古代の道教と朝鮮文化》(京都：人文書院，1989)，頁8-31。

4　國立公州博物館，《百濟斯麻王》(公州：國立公州博物館，2001)。

5　〔韓〕尹武炳，〈百濟美術所見的道教的要素〉，《百濟的宗教與思想》(大田：現代社會問題研究所，1994)，頁230-241；〔韓〕張寅成，〈百濟金銅大香爐的道教文化的背景〉，《百濟金銅大香爐與古代東亞細亞》(扶餘：國立扶餘博物館，2003)，頁84-95。

6　下出積與把道教分爲成立道教與民眾道教，探討民眾道教的傳播與民眾道教跟日本古代文化的關係，得到豐碩的收穫。〔日〕下出積與，《日本古代の神祇と道教》(東京：吉川弘文館，1972)；《日本古代の道教，陰陽道と神祇》(東京：吉

宮等遺址裡出土了咒符木簡、人形鐵製品、人形木製品、人面墨書陶器等，這些發現均引發了學者對道教文化具體內容的研究[7]，主因在於這些發掘品都涉及日本古代的道教文化與咒禁師。

日前，我有機會訪問扶餘文化財研究所，很幸運地看到一片還沒公開的人面墨書陶器。這片百濟泗沘時代(538-660)的人面墨書陶器，出土於2002年韓國古代百濟首都扶餘官北里遺址的第一次發掘。這片人面畫與日本古代的人面墨書陶器繪畫相似。這次考古發掘不但重新呈顯古代東亞道教文化的交流，而且使我發現百濟在古代文化交流上的重要性。百濟不但積極接受中國文化，同時更扮演了把百濟的中國文化傳到日本的關鍵角色。

因此，這篇論文將首先略述中國古代咒禁的出現，以及傳播到百濟與日本的過程；其次，探討日本古代咒禁師的地位、職掌與道教的關係，進而指出日本與隋唐的咒禁師相異之處；最後，則討論日本古代咒禁師消失的原因。

二、中國古代咒禁師的出現與傳播

中國古代咒禁的歷史非常悠久。咒含有禱祝與詛咒的意思，它是從祝分化出來的字，出現於東漢以後。祝是指巫用美好的語言向天求福或消災解難的儀式，與巫關係密切[8]。咒禁的禁本指咒術宗教上的忌諱或厭勝，有時則指壓抑人、獸、邪魅，以及解除災害的咒法，或可稱為「禁術、禁法、禁方、禁氣、禁架、禁呵、禁戒、禁咒、咒禁」等。到了漢代，這些禁大為流行[9]，《後漢書》

(續)————————————

　　　川弘文館，1997）；〔日〕高山繁，〈日本古代の道教〉，《古代史研究の最前線‧文化編(上)》（東京：雄山閣，1987），頁47-68。

7　〔日〕和田萃，〈咒符木簡の系譜〉，收入氏著，《日本古代の儀禮と祭祀‧信仰》，中卷（東京：塙書房，1995），頁151-214；〔日〕金子裕子，〈日本における人形の起源〉，收入〔日〕福永光司編，《道教と東アジア──中國‧朝鮮‧日本》（京都：人文書院，1989），頁37-54；〔日〕水野正好，〈人面墨書土器〉，《古代の顏》（福岡：福岡市立歷史資料館，1982），頁50-55。

8　〔日〕白川靜，《字統》（東京：平凡社，1989），頁403、411；黃意明，《中國符咒》（香港：中華書局，1991），頁2。

9　〔日〕澤田瑞穗，〈禁術考〉，收入氏著，《中國の咒法》（東京：平河出版社，

〈方術列傳〉還把東漢時代實行禁的人特別列出，徐登、趙炳則以禁架治療疾疫：

> 徐登者，……本女子，化為丈夫，善為巫術。又趙炳，……能為越方。時遭兵亂，疾疫大起，二人遇於烏傷溪水之上，遂結言約，共以其術療病。各相謂曰，今既同志，且可各試所能。登乃禁溪水，水為不流，炳復次禁枯樹，樹即生荑，二人相視而笑，共行其道焉。登年長，炳師事之。貴尚清儉，禮神唯以東流水為酌，削桑皮為脯。但行禁架，所療皆除。後登物故，炳東入章安，……百姓神服，從者如歸。章安令惡其惑眾，收殺之。

上述的史料有兩點值得注意。第一，這是以禁術醫療的最早的記載，療效則來自於禁架。所謂的禁架是以氣控制和操縱人或事物[10]，其對象甚至可擴大到超自然的世界，所以以禁術醫療時，咒語的對象並不是患者本身，而是能夠接受語言訊息的動物、鬼怪或神靈。因此咒法一方面是請求神靈賜力，另一方面則為威嚇受禁對象，以達到禁的目的[11]。第二，這樣的禁法與巫術密切相關。徐登雖然崇尚清儉，因為善為巫術，還是舉行「禮神」的儀式，而趙炳師事善為巫術的徐登，在章安得到百姓的擁護及服從。由此可見，禁法與巫術不但關係緊密，而且在社會上容易得到百姓的擁護及服從，甚至形成政治勢力，所以它成為國家權力鎮壓的對象。因此趙炳以「惑眾」的罪名，為章安令所殺。

《後漢書》〈方術列傳〉中又介紹以符醫療眾病、逐出鬼魅的人。費長房有機緣碰見老翁，老翁作符給他，讓他以符治理地上鬼神。但是後來費長房失去了符，反而為眾鬼所殺。因此，以咒禁或符來治療疾病是以鬼神世界為前提，人

（續）─────────────

1990），頁56-60。

10　李建民，〈中國古代禁方考論〉，《中央研究院歷史語言研究所集刊》，68：1（台北，1997），頁148-149。

11　廖育群，〈咒禁療法〉，收入氏著，《醫者意也──認識中國傳統醫學》（台北：東大圖書公司，2003），頁78-79。

與鬼神互相感應、溝通的世界觀，遂成爲咒禁與符盛行於世的背景。

禁架的禁法在醫書裡屬於祝由科。《黃帝內經素問》〈移精變氣論〉說明古人治病的方法只有祝由，祝由是巫術的療法。這種療法到了精氣經脈體系確立後的戰國、秦漢時代，開始以移精變氣解釋祝由的原由[12]。然而，見於《馬王堆漢墓帛書》〈雜禁方〉的祝由法，其內容和方法比較簡單[13]。下逮隋唐時代，孫思邈的《千金翼方》〈禁經〉記載當時盛行的各種咒禁法，醫療的內容與範圍也比以前更爲豐富[14]。從漢到唐，不僅中國傳統醫學相當發達，咒禁療法也跟醫學體系內的科學內容一樣，呈現持續發展的趨勢，咒禁療法的醫療範圍也隨之擴大[15]。咒禁法的發展過程，可說與道教的盛行大有關係。

除道教外，佛教僧侶也通過發揮神異的能力，來擴張佛教對政治、社會影響力。這種表現神異的咒語易被中國人民接受，所以《高僧傳》〈神異篇〉與〈誦經篇〉裡列出了善誦神咒、表現神異、弘揚佛法的眾多高僧。活躍於後趙的佛圖澄具有「善誦神咒，能役使鬼物」的能力，他以燒香咒言展現法術。後趙皇帝石勒每遇國家大事，必問佛圖澄的意見，甚至讓多名幼兒養育在佛寺中，每年四月八日還親自去佛寺灌佛、發願[16]。以誦經表現神異的傳統，可以追溯到東漢時代以誦經驅逐妖異的方士的活動。佛教也繼承中國傳統。誦經不但是佛教徒理解佛經的方法，更是發揮神異的手段。〈誦經篇〉裡提到的佛經，是指強調誦經重要性與效果的《維摩經》、《法華經》[17]。這樣的傳統在佛教流傳到古代韓國與日本時也得到充分的體現。

根據《三國史記》的記載，高句麗小獸林王二年(372)，前秦王符堅向高句

12　杜正勝，〈從醫療史看道家對日本古代文化的影響〉，《中國歷史博物館館刊》，1993：2（北京），頁21。

13　馬王堆漢墓帛書整理小組編，《馬王堆漢墓帛書》，4（北京：文物出版社，1985），頁123-129。

14　〔唐〕孫思邈，《千禁翼方》（北京：人民衛生出版社，1994），頁341-361。

15　廖育群，〈咒禁療法〉，收入氏著，《醫者意也──認識中國傳統醫學》，頁73。

16　〔南朝梁〕慧皎撰，湯用彤校注，《高僧傳》（北京：中華書局，1997），〈神異上〉，頁345-357。

17　〔日〕山田利明，〈道教における誦經の思想〉，收入氏著，《六朝道教儀禮の研究》（東京：東方書店，1999），頁229-247。

麗派遣浮屠順道，並且送來佛像與佛經。百濟枕流王元年(384)，胡僧摩羅難陁從東晉來到百濟傳播佛教。佛教傳播到新羅也相當早，但是到了新羅法興王十五年(528)，法興王才開始尊行佛法[18]。各國國王尊奉佛教與完備國家體制有密切關係。當他們接受佛教時，各國制定律令，設立太學等教育機構，通過這些努力來提高國家的力量，同時向外發展。國王與貴族階層積極接受佛教，因為他們欲借佛教來統一信仰，以建立中央集權的貴族國家[19]。佛教傳播到民間後，密教的咒一方面透過醫療而展現出神異能力，另一方面亦克服自古流傳下來的巫術的挑戰，或是與巫術相結合[20]。

日本欽明天皇十三年(552)，百濟聖王把釋迦佛金銅像、幡蓋、經論送給日本。欽明天皇不能親自決定奉佛與否，便問群臣。群臣意見分歧，接受佛教與否的問題遂成為政治問題。保守陣營想要維持傳統的國神信仰，而改革陣營則希望接受佛教，並且企圖參與東北亞世界的變化。在長期的衝突過程中，日本發生了幾次疫病，而疫病亦成為壓抑佛教的藉口。用明天皇二年(587)，天皇想要恭奉佛教，但大臣之間發生了衝突，結果蘇我馬子討滅以物部氏為首的保守氏族，建立了飛鳥寺(法興寺)[21]。

日本古代佛教的特點是如下：

1. 重視治病養生，以現實利益為重。

2. 隨著國家集權體制的發展，成為納入於國家體系的國家佛教。

3. 佛教本身具有當時最先進的文化，所以把高水準的知識與技術帶給日本[22]。

從6世紀到7世紀初，百濟與日本的文化交流相當頻繁、活躍，佛教的傳播也是其中之一。當時，百濟積極接受南朝文化，其中與梁朝的關係特別密切。梁

18　金富軾，《三國史記》。

19　〔韓〕李基白，〈三國時代佛教受容的實際〉，《百濟研究》，29（大田，1999），頁69-80。

20　〔韓〕徐閏吉，〈三國時代的密教思想〉，收入氏著，《韓國密教思想史研究》（首爾：佛光出版部，1994），頁12-27。

21　〔日〕熊谷公男，《大王から天皇へ》（東京：講談社，2001），頁198-206。

22　熊谷公男，《大王から天皇へ》，頁200-201。

朝從中國去百濟的人數超過南朝各朝代，形成百濟與中國文化交流的高潮[23]。
《梁書》〈諸夷列傳〉記載梁與高句麗、百濟、新羅、日本的政治關係，但是只
有百濟條特別提到如下的文化交流：

> 中大通六年，大同七年，累遣使獻方物，並請涅槃等經義、毛詩博士，
> 并工匠、畫師等，敕並給之。

由此可以看出，在文化交流方面，主要是百濟先主動提出要求。百濟聖王想要的
涅槃等經義，是梁武帝自己對各經所撰的注解[24]，這在中國也是佛教最新的知
識。如果百濟不了解梁朝佛教界的最新動向，如何能夠要求涅槃等經義呢？這可
以從中國回來的和尚身上找到答案。

　　百濟聖王時代是個文化興隆的時期，僧侶的活動也特別引人注目。根據
《彌勒佛光寺事蹟》，百濟僧謙益於聖王四年(526)從中國轉赴中印度，學習竺
語與律部五年之後，於聖王九年(531)帶五部律文回國。回國後，深受國王的歡
迎。國王召集國內有名的翻譯僧二十八名，幫助謙益譯完了律部七十二卷，因此
他被稱為百濟律宗之鼻祖[25]。顯然謙益等百濟僧對梁與百濟的文化交流扮演了重
要的角色。百濟高水準的文化也表現於佛教文化。佛教需要彫像等藝術品和寺廟
等建築方面的技術，所以工匠、畫師等的交流便提升百濟佛教文化的水準。可以
想見，梁朝應把當時最高水準的文化傳授給百濟[26]。百濟聖王十六年(538)，首

23　周一良，〈百濟與南朝關係的幾點考察〉，收入氏著，《魏晉南北朝史論集》
　　(北京：北京大學出版社，1997)，頁551。
24　周一良，〈百濟與南朝關係的幾點考察〉，收入氏著，《魏晉南北朝史論集》，
　　頁554。
25　〔韓〕安啓賢，〈有關百濟佛教的諸問題〉，《百濟佛教文化的研究》(大田：忠
　　南大學校百濟研究所，1994)，頁196-197。最近發現的《觀世音應驗記》也記載
　　百濟僧發正於梁天監年間渡海去梁，學習佛道三十餘年，回國，提高百濟的佛教
　　的水準。
26　《陳書》〈儒林傳〉鄭灼下附陸詡傳云：「陸詡少習崔靈恩三禮義宗。梁世百濟表
　　求講禮博士，詔令詡行。」崔靈恩可能是梁代的禮學大師，陸詡也是禮學名家。
　　周一良，〈百濟與南朝關係的幾點考察〉，收入氏著，《魏晉南北朝史論集》，
　　頁556。

都從熊津遷到泗沘，國號也改稱爲南扶餘，國家整體的實力增強。

百濟與日本的文化交流至6世紀亦達到高峰。根據《日本書記》的記載，文化交流的主要內容如下：

> 繼體天皇七年〔513〕：百濟貢五經博士段楊爾。
>
> 繼體天皇十年〔516〕：百濟別貢五經博士漢高安茂，請代博士段楊爾，依請代之。
>
> 欽明天皇十三年〔552〕：百濟聖明王獻釋迦佛金銅像一軀，幡蓋，經論若干卷。
>
> 欽明天皇十四年〔553〕：遣內臣使於百濟，別敕醫博士、易博士、曆博士等，宜依番上下。又卜書、曆本、種種藥物，可付送。
>
> 欽明天皇十五年〔554〕：百濟……五經博士王柳貴，代固德馬丁安，僧曇惠等九人，代僧道深等七人，別奉敕，貢易博士施德王道良、曆博士固德王保孫、醫博士奈率王有凌陀、採藥師施德潘量豐，固德丁有陀、樂人施德三斤……，皆依請代之。
>
> 敏達天皇六年〔577〕：百濟國王付還使大別王等，獻經論若干卷，并律師、禪師、比丘尼、咒禁師、造佛工、造寺工六人，遂安置於難波大別王寺。
>
> 崇峻天皇元年〔588〕：百濟國遣使并僧慧總、令斤、惠寔等，獻佛舍利，……并獻寺工，……，鑪盤博士……，瓦博士……，畫工。
>
> 推古天皇十年〔602〕，百濟僧觀勒來之，仍貢曆本及天文地理書，并遁甲方術之書也。是時，選書生三四人，以俾學習於觀勒矣。陽胡史祖玉陳習曆法，大友村主高聰學天文遁甲，山背臣日立學方術，皆學以成業。

上引文化交流的內容都離不開佛教、儒學以及各種技藝，把它同百濟和梁的文化交流做比較，就可以發現三國之間的文化交流內容沒有什麼差異。

推古天皇十年(602)來到日本的百濟僧觀勒是當時文化交流的象徵性人物，從他的文化素養與所扮演的角色上，可以發現文化交流的具體含意。根據《日本

書記》，推古天皇三十二年(624)發生有一個和尚「執斧毆祖父」的事件。結果
按照百濟僧觀勒的意見，發布大赦。日本建立僧尼統制機構後，以觀勒爲僧正，
以鞍部德積爲僧都，以阿曇連爲法頭。僧正與僧都制度是中國南朝時代的僧官
制，不見於北朝與隋唐。由此可知，南朝的佛教制度經過百濟傳到日本[27]。

　　百濟僧觀勒在外學方面也具有深厚的知識。他精通於曆法、天文遁甲與方
術，這些學問互有密切關係，而且方術離不開道教。方術也被稱爲數術方技。數
術(術數)是以天道爲主，其內容包含天文、曆法、地理等。方技是以人的生命爲
主，其內容包含醫學、藥學、性學等[28]。在重視天人關係以及天人感應的時代，
方術的內容可以擴大到人所不能見到的鬼神世界，所以方術成爲道教的主要內
容。

　　南朝時代的社會領袖大多精通儒、佛、道的理論，其中以即位之前的梁武
帝與陶弘景爲最具代表性。梁武帝從小開始學儒教，到弱冠之年已深研六經，在
中年時期則念了不少道教書籍，到了晚年才成爲佛教徒[29]。梁武帝不但是多才多
藝、文武雙全的人，還擅長書法、兵學、卜筮占決、音樂、醫方等[30]。從他與陶
弘景的親密關係來看，他雖然崇信佛教，也尊敬道教。陶弘景是南朝道教的集大
成者，而且開創了茅山派道教，他與梁武帝一直關係密切。陶弘景精於陰陽五
行、風角星算、山川地理、方圖產物、醫術本草等，而且他還勸梁武帝把國號定
爲梁。梁武帝每當面臨國家大事便徵詢陶弘景的意見，所以他被稱爲山中宰相。
道士陶弘景「曾夢佛授其菩提記，名爲勝力菩薩。乃詣鄮縣阿育塔自誓，受五大
戒」，顯示當時的道士不太忌諱佛教，而且還能接受佛教[31]，這種風氣可能影響

27　〔日〕速水侑，《日本佛教史——古代》(東京：吉川弘文館，1986)，頁73。《日
　　本書記》推古天皇三十一年條記載觀勒的佛教歷史的理解：「夫佛法自西國至于
　　漢，經三百歲，乃傳之至於百濟國而僅一百年矣。然我王聞日本天皇之賢哲而貢
　　上佛像及內典未滿百歲。」

28　李零，〈數術方技與古代思想的再認識〉，收入氏著，《中國方術考》(北京：
　　東方出版社，2000)，頁19-20。

29　〔日〕鎌田茂雄著，〔韓〕章輝玉譯，《中國佛教史——南北朝的佛教》(首爾：
　　長丞出版社，1996)，頁197-210。

30　顏尚文，《梁武帝》(台北：東大圖書公司，1999)，頁76。

31　〔唐〕姚思廉，《梁書》(北京：中華書局，1978)，〈處士列傳〉，頁743。

到積極接受六朝文化的百濟文化，所以百濟僧觀勒精於天文與方術。從這種百濟文化的背景來看，敏達天皇六年(577)百濟派遣到日本的咒禁師，可能是個精於各種咒禁術的和尚。

三、日本古代咒禁師與道教

下逮7世紀，東北亞地區的國際局勢日漸嚴峻，各國加緊改革權力結構，積極向中央集權國家邁進，尤其是隋唐統一帝國的出現，更加重了這種趨勢。各國採取中央集權的方法有些不同。百濟由義慈王掌握軍政大權，表現出專制君主的性格；在高句麗，泉蓋素文發動政變，殺死國王，在掌握軍政大權後，自稱爲莫離支；新羅雖有國王，但新羅的統治階層卻採取金春秋與金庚信分別掌握軍事與外交權力的方法；日本雖然也有天皇，聖德太子與蘇我馬子則努力建立中央集權國家[32]。

經過大和改新(645)與壬申之亂(672)之後，日本逐漸建立律令體制的中央集權國家。經過內亂而獲得寶座的天武天皇(673-686)開始制訂律令，編寫國史，同時建立飛鳥淨御原宮，還確立天皇的稱號。值得注意的是，在有關天武天皇的記錄中載有道教文化的背景。

在壬申之亂中，經過一個月的軍事衝突，天武天皇打敗近江王朝大友皇子而即位，隨後把他的權力神格化。天武天皇似乎是以道教文化的方術爲權力神格化的手段。在《日本書紀》裡的諸多天皇中，只有天武天皇「能天文遁甲」，此外，在內亂的過程中，他親自以「式占」的結果鼓勵兵士，即位以後，還建立「占星臺」。天武天皇是漢文諡號，日本式的和風諡號是「天渟中原瀛眞人」，其含義是住在海外仙境瀛洲的眞人(神仙)[33]。其後，持統天皇以天武天皇的皇后身分即天皇位，繼承了夫業。

---

32 〔日〕石母田正，〈國家成立史における國際的契機〉，收入氏著，《日本の古代國家》(東京：岩波書店，1971)，頁29-36。

33 〔日〕森公章，〈倭國から日本へ〉，收入森公章編，《倭國から日本へ》(東京：吉川弘文館，2002)，頁99-103。

　　根據《日本書紀》的記載，持統天皇五年(691)十二月，「賜醫博士務大參
德自珍、咒禁博士木素丁武、沙宅萬首銀人二十兩」。這裡所說的咒禁博士在日
本古代史上是第二次出現。咒禁博士跟醫博士一起出現是因為持統天皇三年
(689)實行飛鳥淨御原令。飛鳥淨御原令可能已經具備後來的醫疾令，所以醫博
士與咒禁博士的職位由是出現。咒禁博士木素丁武、沙宅萬首是百濟滅亡時從百
濟移民到日本的「渡來人」[34]。

　　百濟滅亡(660)後，百濟的貴族帶領家族以及大批百姓，亡命於日本。日本
政府按照百濟的官位與階級，把日本的官位授予這些流亡的百濟貴族。此外，日
本政府有時還根據百濟貴族的學問與所掌握的特殊技術，授予日本的官位。特殊
的能力包括法律、五經、兵法、解藥、陰陽等方面的知識[35]。天武天皇時代也仍
然重視百濟人。天武天皇二年(674)，「大錦下百濟沙宅昭明卒。為人聰明叡
智，時稱秀才，於是天皇驚之，降恩以贈外小紫位，重賜本國大佐平位」。咒禁
博士沙宅萬首也可能是沙宅昭明的一族。所以我們推測咒禁博士木素丁武、沙宅
萬首的咒禁術可能來自於百濟的傳統。但是有關百濟醫療機構的記載只有藥部，
但仍無法探索藥部的具體職責。

　　日本聖武天皇時代(724-748)，藤原氏掌握朝廷權力，藤原不比等的長子武
智麻呂(680-737)的生平記載於《武智麻呂傳》[36]。《武智麻呂傳》還記載八世
紀初幫助武智麻呂與他一起治理日本的各領域要人，其中提到「咒禁有余仁軍、
韓國連廣足」。韓國連氏是物部連氏的後裔，曾被派遣到韓國，所以得到韓國連
氏的稱呼[37]，顯然韓國連氏早已接觸過韓國的先進文化。

　　《續日本紀》〈文武天皇紀〉也有關於韓國連廣足的記載：

34　竹內理三等編，《日本古代人名辭典》(東京：吉川弘文館，1973)，第6卷，頁
　　1712；第3卷，頁832。沙宅姓是百濟的大姓，在百濟具有崇高的地位。

35　〔韓〕盧重國，《百濟復興運動史》(首爾：一朝閣，2003)，頁279-285。

36　〔日〕僧延慶，《武智麻呂傳》，收入吉田常吉等編，《古代政治社會思想》(東
　　京：岩波書店，1979)，頁273-277。

37　〔日〕青木和夫等校注，《續日本紀(一)》(東京：岩波書店，1989)，頁281，補
　　注1-114。

〔三年五月〕(699)，役君小角流于伊豆島。初小角住於葛木山，以咒
術稱。外從五位下韓國連廣足師焉。後害其能，讒以妖惑。故配遠處。
世相傳云，小角能役使鬼神，汲水採薪，若不用命，即以咒縛之。

咒禁師韓國連廣足以役君小角爲師，學到咒術。但是以妖惑罪讒言，使役君小角
被流配到伊豆島。這個事件表明咒禁術微妙的角色：民間的咒禁師能夠役使鬼
神，影響社會，因而也容易得到妖惑罪。

　　根據《律令》的〈僧尼令〉，所謂的妖惑是指妖惑百姓，《令義解》對此
做了說明：「妖惑百姓者，以假說之言惑一人以上。」[38]〈賊盜律〉中規定：
「凡造妖書及妖言，遠流，造謂自造休咎及鬼神之言，妄說吉凶涉於不順者。造
妖書及妖言者謂構成怪異之書，詐爲鬼神之語，休謂妄說他人及己身有休徵。咎
謂妄言國家有咎惡，觀天畫地，詭說災祥，妄陳吉凶，並涉於不順者。」[39]由此
可知，役君小角是按〈賊盜律〉接受處罰。這個事件也見於《日本靈異記》。
役君小角就是《日本靈異記》中的賀武役公[40]，他以「傾天皇」的罪名流配於孤
島[41]。這些事實說明，咒禁術猶如一刀兩刃，各有利弊。

　　咒禁師又見於稱德天皇時代(764-769)。稱德天皇把天平神護改元爲神護景
雲，又按照功勳賞賜功臣，「咒禁師末使主望兄」受到從五位下的官位[42]，而末使
主氏則出自於百濟國人津留牙使主[43]。自稱德天皇時代以後，咒禁師不再出現於日
本古代史料中，故此可以推測，日本咒禁師活動的時代，僅限於7、8世紀的飛鳥、
奈良時代而已[44]。如果想要找出奈良時代以後咒禁師制度消失的原因，應該從咒禁
師的職掌開始摸索。有關咒禁師職掌的記載，見於日本古代的律令之中。

38　《令義解》(東京：吉川弘文館，1992)，頁81。
39　〔日〕井上光貞等校注，《律令》(東京：岩波書店，1976)，頁99。這篇論文使用
　　的《律令》是指這本《律令》。
40　竹内理三等編，《日本古代人名辭典》，第1卷，頁273。
41　〔日〕中田祝夫校注，《日本靈異記》(東京：小學館，1975)，上卷，第28，頁
　　119。
42　青木和夫等校注，《續日本紀(四)》，頁176。
43　〔日〕佐伯有清，《新撰姓氏錄の研究》(東京：吉川弘文館，1962)，頁309。
44　下出積與，〈咒禁師〉，《日本古代の神祇と道教》，頁272-273。

　　日本古代的律令制度完成於文武天皇大寶元年(701)發布的「大寶律令」，後代的「養老律令」大部分繼承了「大寶律令」。「大寶律令」現已幾乎散逸，而孝謙天皇天平寶字元年(757)施行的「養老律令」，如果參考各種相關書籍，大體上可以回復原來面貌[45]。

　　日本古代的律令是以隋唐律令爲基礎，同時參考日本的情況制訂而成，所以對兩國的律令做比較的話，就可以知道政治體制以及文化上的不同面貌。這點在宗教與醫療的律令中非常明顯。日本〈僧尼令〉是參考唐代的〈道僧格〉而編寫的[46]，它以約束僧尼的言行爲主要內容，不包括道士、女冠。這一點就反映日本古代佛教與道教的情況。另外，日本的〈醫疾令〉也繼承唐代的〈醫疾令〉[47]，它規定官方的醫療機構和與醫療有關的問題。

　　唐與日本的〈醫疾令〉都把醫療系統分爲醫、針、按摩、咒禁。從官位上來看，醫療系統的重點有一些不同。《唐六典》記載的順序是醫博士(正八品上)、針博士(從八品上)、按摩博士(從九品下)、咒禁博士(從九品下)[48]，而日本《律令》〈官位令〉記載的順序是醫博士(正七位下)、咒禁博士(從七位上)、針博士(從七位下)、按摩博士(正八位下)[49]。由此可知唐的醫療體系所重視的順序是醫、針、按摩、咒禁，而日本所重視的是醫、咒禁、針、按摩，反映日本一方面接受中國的醫療機構與技術，另一方面又按照日本醫療文化的傳統而進行改變[50]。這個問題涉及日本古代醫療知識的內容。

　　中國的傳統醫學認爲生命的本質在於氣，所以雖然講五臟六腑，但是更重視十

45　井上光貞等校注，〈日本律令の成立とその注釋書〉，《律令》，頁743-810。

46　〔日〕諸戶立雄，〈道僧格の復舊〉，《中國佛教制度史の研究》(東京：平河出版社，1990)，頁23-52。

47　〔日〕丸山裕美子，〈日唐醫疾令の復原と比較〉，收入氏著，《日本古代の醫療制度》(東京：名著刊行會，1998)，頁2-19。

48　〔唐〕李林甫等撰，陳仲夫點校，《唐六典》(北京：中華書局，1992)，卷14，〈太醫署〉，頁408-411。

49　井上光貞等校注，《律令》，頁138-145。

50　丸山裕美子，〈日唐醫疾令の復原と比較〉，收入氏著，《日本古代の醫療制度》，頁26。

二經脈。氣透過經脈聯繫內外，縱貫全體[51]。氣在人體內的不調和或邪氣產生疾病，治療方法是本草與針灸。日本〈醫疾令〉所載的醫書大部分是隋代以前的著作，其內容以人體結構、經脈與本草為主[52]。不過，雖然日本古代的醫生與針生所學的是中國正宗的傳統醫學，但是他們還是相當重視固有具備巫術性質的治療法。

　　咒禁師在日本古代醫療機構中的地位相當高，其職掌反映於咒禁生所學的內容：

　　　　咒禁生。學咒禁解忤持禁之法。[53]

《政事要略》九十五所引本條《義解》把咒禁法的具體內容做了如下說明：

　　　　謂持禁者，持杖刀讀咒文，作法禁氣，為猛獸虎狼毒虫精魅賊盜五兵不被侵害。又以咒禁固身體，不傷湯火刀刃。故曰持禁也。解忤者以咒禁法解眾邪驚忤，故曰解忤也。[54]

這些法術都屬於道教系統，見於《抱朴子》。《抱朴子》〈登涉篇〉說明在山中求道時避免危險的方法。在山中避開虎的法術是「以左手持刀閉氣，畫地作方，祝曰，恒山之陰，太山之陽，盜賊不起，虎狼不行。……無所畏也」[55]，〈至理篇〉中則說：「入山林多溪毒蝮蛇之地，凡人暫經過，無不中傷，而善禁者以氣禁之，能辟方數十里上，伴侶皆使無為害者……以氣禁金瘡，血即登止。又能續骨連筋。以氣禁白刃，則可蹈之不傷，刺之不入。若人為蛇虺所中，以氣禁之則

51　杜正勝，〈形體、精氣與魂魄〉，《新史學》，2：3（台北，1991），頁1-65。有關經脈形成過程的文化史的意義，參看李建民，《死生之域——周秦漢脈學之源流》（台北：中央研究院歷史語言研究所，2000）。

52　杜正勝，〈從醫療史看道家對日本古代文化的影響〉，《中國歷史博物館館刊》，1993：2，頁21。

53　井上光貞等校注，《律令》，〈醫疾令〉，頁425。

54　《令義解》，〈醫疾令〉，頁283。

55　王明，《抱朴子內篇校釋》（北京：中華書局，1996），頁313。

立愈。」[56]由此可知，日本古代咒禁法的原理與方法來自於道教。

　　隋唐時代的咒禁法，其內容包含道教與佛教的法術。《唐六典》對咒禁博士的職掌做了如下說明：

> 以咒禁祓除邪魅之爲屬者。[57]

注所說明的具體方法如下：

> 有道禁出於山居方術之士，有禁咒出於釋氏。以五法神之。一曰存思，
> 二曰禹步，三曰營目，四曰掌決，五曰手印，皆先禁食葷血齋戒於壇場
> 以受焉。[58]

可見隋唐時代的咒禁師所使用的法術不僅有道教的道禁，而且有佛教的禁咒。因此只有道教法術的日本古代咒禁是比較特殊的。這牽涉到日本古代政府對於佛教與道教所採取的政策。

　　自接受佛教以後，日本古代政府開始推動中央集權的佛教國家化。佛教國家化的政策表現於《律令》〈僧尼令〉。〈僧尼令〉的特徵是一方面優待僧尼，另一方面又管制僧尼的活動。對僧尼採取的管制範圍包括違反律令秩序與破壞佛教戒律，而對僧尼採取管制的最大的目是讓僧尼維持清淨，以提高佛教的咒術性效果，進而強化天皇的宗教權威[59]。因此〈僧尼令〉一開始便嚴格規定佛教的咒術性問題。〈僧尼令〉第一條中說：

> 凡僧尼，上觀玄象，假說災祥，語及國家，妖惑百姓。……並依法律，
> 付官司科罪。

56　王明，《抱朴子内篇校釋》，頁114。
57　李林甫等撰，陳仲夫點校，《唐六典》，〈太醫署〉，頁411。
58　李林甫等撰，陳仲夫點校，《唐六典》，〈太醫署〉，頁411。
59　速水侑，《日本佛教史——古代》，頁93-97。

第二條中說：

> 凡僧尼，卜相吉凶，及小道巫術療病者，皆還俗，其依佛法，持咒救
> 疾，不在禁限。

〈僧尼令〉明白規定只允僧尼誦讀佛咒、治療疾病的行為，其他咒術性的行為則屬違法。僧尼所不能使用的咒術性行為，包括小道與巫術，這一點頗值得注目。小道與巫術正涉及道教。

對於小道與巫術，《令義解》把小道解釋為「厭符之類也」，把巫術解釋為「巫者之方術也」[60]。《令集解》引用古記解釋小道說：「謂，小厭小符之類。」進而引用穴記說：「謂，符造左道是也。」又說：「咒禁、解除等約小道耳。」又說：「占術厭符之類，約小道之處。」或說：「持咒謂經之咒也，道術符禁謂道士法也。」[61]這些解釋都說明小道巫術是指道教的法術，而咒禁亦屬其中。

這些道教法術在日本古代相當流行，但是它們又是取締的對象，聖武天皇在天平元年(729)四月曾下令禁止各種道教法術：

> 敕，內外文武百官及天下百姓，有學異端，畜積幻術，厭魅咒咀，害傷
> 百物者，首斬從流。如有停住山林，詳道佛法，自作教化，傳習授業，
> 封印書符，合藥造毒，萬方作怪，違犯敕禁者，罪亦如此，其妖訛書
> 者，敕出以後五十日內首訖。若有限內不首，後被糾告者不問首從，皆
> 咸配流。[62]

由於下令的對象包括文武百官以及一般百姓，所以我們從中可以知道道術的流行不分上下階層。日本古代的道術以厭魅咒咀與封印書符為主要內容，而《律令》

60　《令義解》，頁81。
61　轉引自下出積與，〈咒禁師〉，《日本古代の神祇と道教》，頁272-273。
62　青木和夫等校注，《續日本紀(二)》，頁210。

〈賊盜律〉則特別設置「厭魅條」，採取嚴禁的措施：

> 凡有所憎惡，而造厭魅，及造符書咒詛，欲以殺人者，各以謀殺論。減
> 二等。謂，有所憎嫌前人，而造厭魅。厭事多方，罕能詳悉，或刻作人
> 身。繫手縛足，如此厭勝，事非一緒，魅者，或假託鬼神，或妄行左道
> 之類，或咒，或詛，欲以殺人者。[63]

使用厭魅者以謀殺罪處刑。上引文獻介紹一種厭魅的方式，即「刻作人身。繫手縛足」，是一種利用各種人形或圖像陷害人的咒術。此外，咒詛的時候也常用符，日本考古發掘成果確實證明，這樣的人形與符的確廣泛被使用過。

　　日本古代出土的人形模型分為用金、銀、鐵製作的金屬類，另有石器類與木材類，現在已發現的人形木製品，數量相當豐富。日本出土的人形木製品可以追溯到6世紀，出現的原因可能與百濟的文化交流有關[64]。日本出土的人形木製品，用法分為三種，一種用於咒禁師治療疾病，另一種用於咒詛害人，還有一種用於祭祀或祓除[65]。

　　694-709年，日本曾將首都設於藤原京，當地發現的人形木製品，與大寶三年(703)的典藥寮木簡一起出土[66]。值得注意的是，這個人形木製品的眼睛部位用毛筆畫成黑色，因此我們可以推測咒禁師曾用它來治療眼疾。1984年，在平城京也發掘了具有這種功能的人形木製品，約有十一公分長，身上用毛筆書有「左目病作今日」字樣，可能意味「左眼今天生病」。我們推測，這個人形木製品亦為咒禁師所用[67]。

63　井上光貞等校注，《律令》，〈賊盜律〉，頁97。
64　和田萃，〈咒符木簡の系譜〉，收入氏著，《日本古代の儀禮と祭祀・信仰》，中卷，頁181-183。
65　和田萃，〈咒符木簡の系譜〉，收入氏著，《日本古代の儀禮と祭祀・信仰》，中卷，頁186。
66　泉武，〈律令祭祀論の一視點〉，收入福永光司編，《道教と東アジア——中國・朝鮮・日本》，頁65-66。
67　〔日〕金子裕之，〈日本における人形の起源〉，收入福永光司編，《道教と東アジア——中國・朝鮮・日本》，頁38-39。

1961年，在平城京發現在兩眼與胸部插上木製釘子的人形木製品，其上寫有「□部秋□」的名字，還有插鐵釘的人形木製品。這些人形木製品可能用於咒詛，但是人形木製品大部分則使用於大祓祭祀[68]。

大祓開始舉行於天武天皇五年(676)，爲了解除罪穢、災害與疾病，每年六月與十二月分兩次於宮城的朱雀門前舉行。大祓的程序是由中臣、東、西文部等誦讀祝詞，而屬於神祇官的卜部施行解除。東、西文部把銀人奉上解除，把橫刀奉上誦讀祈求天皇長生的咒文[69]。東文忌寸部獻橫刀時的咒如下：

> 謹請。皇天上帝，三極大君，日月星辰，八方諸神，司命司籍，左東王父，右西王母，五方五帝，四時四氣，棒以銀人。請除禍災。棒以金刀。請延帝祚。咒曰。東至扶桑，西至虞淵，南至火光，北至弱水，千城百國，精治萬歲，萬歲萬歲。[70]

從咒文的內容來看，這個咒文與道教的世界觀有密切關係[71]。大祓時所用的銀人等金屬品則爲天皇與東宮所用的祭祀品。

最近發掘的人形金屬品大多集中在飛鳥、藤原與平城京等地，而在奈良石神遺址中出土的銅製人形約有兩、三個，高有3公分左右，由於形態相同，所以可能使用於一次祭祀活動中[72]。

平城京舉行大祓時所使用的人形木製品，是以兩個形成一組爲最小單位，

68　金子裕之，〈日本における人形の起源〉，收入福永光司編，《道教と東アジア ——中國·朝鮮·日本》，頁37-54。

69　金子裕之，〈佛教·道教の渡來と蕃神信仰〉，收入〔日〕金關恕、〔日〕佐原真編，《古代史の論點5——神と祭り》(東京：小學館，1999)，頁183-184；金子裕之，〈考古學からみた律令的祭祀の成立〉，《考古學研究》，47：2(東京，2000)，頁49-50。

70　轉引自泉武，〈人形祭祀の基礎的考察〉，收入齋藤忠編，《日本考古學論集3 ——咒法と祭祀·信仰》(東京：吉川弘文館，1986)，頁151-152。

71　福永光司，〈道教における醮と章〉，收入福永光司編，《道教と東アジア—— 中國·朝鮮·日本》，頁23-29。

72　〔日〕小池伸彦，〈銅人形の新例について〉，《奈良文化財研究所紀要》，2004 (奈良)，頁16-17。

通過對平城宮壬生門遺跡的發掘，可以證明上述看法。在壬生門的二條大路北面的遺跡裡，共發掘二百零七個人形木製品，伴出的遺物包括馬形、鳥形、刀形等木製祭祀品。這些祭祀品可能使用於8世紀中期的臨時大祓。大祓時，舉行解除儀式。解除祭祀品的木簡說明，解除儀式已經在8世紀初傳到地方。1999年，福岡縣元岡遺址出土了解除法木簡，木簡上具體寫出人方(形)、馬方、水船、弓、矢等祭祀品。從這些例子可以推測，日本古代政府已經把道教的方術引進到國家的祭祀儀式中。

近年來，陸續發現了在道教方術方面占有重要地位的咒符木簡。1995-1996年，在藤原京西方官衙地區出土了完整的咒符木簡，其年代大概屬於7世紀末到8世紀初。四十公分長的咒符木簡上畫了符。

有的咒符木簡寫有各種咒文，尤其是平城宮附近的二條大路發掘的木簡最值得注意。木簡的內容如下：

> 南山之下有不流水其中有
> 一大蛇九頭一尾不食餘物但(表)
> 食唐鬼朝食三千暮食
> 八百　急急如律令(裡)

這樣的咒文也見於孫思邈的《千禁翼方》〈禁經〉。〈禁經〉上有禁瘧病的咒瘧鬼法，與木簡的咒文非常類似，其文如下：「登高山望海水，水中有一龍三頭九尾，不食諸物，唯食瘧鬼，朝食三千，暮食八百，食之不足，差使來索，……急急如律令。」〈禁經〉上還有幾個類似的咒文。所以二條大路發掘的木簡肯定接受了在中國當時流行的禁法。二條大路木簡的內容反映天平九年(737)流行的疫病[73]，這條木簡在疫病流行時可能爲咒禁師所使用。

二條大路發掘的木簡不寫瘧鬼，就寫唐鬼，反映木簡咒文所對付的對象非

---

73 〔日〕大形徹，〈二條大路木簡の咒文〉，《木簡研究》，18（奈良，1996），頁246。

常清楚。日本首先透過朝鮮半島的加耶國積極接受大陸文化。加耶也被稱為加羅，對於日本古代人來說，カラ(加耶)是對外國的稱呼。不僅後來韓被稱為カラ，而且中國唐朝也被稱為カラ[74]。因此唐鬼是指從唐進來的鬼，等於說是從外國進來的鬼。

聖武天皇天平元年，當時掌握權力的長屋王被藤原不比等的四個兒子剝奪了權力，而不得不自盡。之後，成立了藤原四個兒子的政權。但是到了天平九年藤原四個兒子相繼被流行的疫病奪取生命，疫病影響到整個政治局勢。這次發生的疫病是現在所說的天然痘，在天平五年(733)八月從日本西部的大宰府開始流行，在天平五年冬天流行到平城京，很多大臣以及人民因疫病而死，如前所述，藤原四個兒子也因之相繼病死[75]。面臨如此嚴重的疫病，當時日本古代人所使用最新的醫療方法，可能就是寫有南山之下的咒符木簡吧！

與疾病有密切關係的考古發掘品是人面墨書陶器。8世紀中葉，在平城京裡人面墨書陶器與人形木製品一起出土。人面墨書陶器是在小型的陶器上畫上人面的特殊陶器[76]，大概用於祭祀，具體的用法則要考慮時間、空間以及文飾等因素，這是因為找不到適當的人面墨書陶器的文獻資料。到目前為止，人面墨書陶器的出現可以追溯到8世紀初左右，但是到了9世紀數量銳減。出土的地方幾乎涵蓋整個日本列島，然而還是以宮都為主要分布地。人面象徵鬼神，所以把災難、罪惡與疫病等放進陶器中，並將陶器放在河裡使其順水而下，就可以避開災害與疫病[77]。這種習俗也可能來自於百濟。2002年，在百濟的都城扶餘首次發現人面墨書陶器的殘片，陶器的底部畫有人面，與日本的人面墨書陶器的人面相似，因此日本人面墨書陶器的年代可以追溯到更早的時期。這些日本的人面墨書陶器則利用於道教式的祓祭。

74　熊谷公男，《大王から天皇へ》，頁20-21。

75　〔日〕渡邊晃宏，《平城京と木簡の世紀》(東京：講談社，2001)，頁146-190。

76　泉武，〈律令祭祀論の一視點〉，收入福永光司編，《道教と東アジア——中國・朝鮮・日本》，頁71。

77　近二十年來人面墨書陶器的研究成果與動向，參看〔日〕高島英之，〈東國集落遺跡出土の人面墨書土器〉，收入氏著，《古代出土文字資料の研究》(東京：東京堂出版，2000)，頁431-436。

咒禁師所用的人形木製品與咒符，有時候為巫覡所用，所以國家把道教的方術誤認為巫術，而列入被禁止的對象。光仁天皇寶龜十一年(780)十二月十四日敕曰：

> 比來無知百姓搆合巫覡，妄崇淫祀。芻狗之設，符書之類，百方作怪，填益街路，託事求福，還涉厭魅，非唯不畏朝憲，誠亦長養妖妄，自今以後，宜嚴禁斷，如有違犯者，五位已上錄名奏聞，六位已下所司科決。但有患禱祀者，非在京內者，許之。[78]

又平城天皇大同二年(807)九月二十八日敕曰：

> 巫覡之徒好託禍福，庶民之愚仰信妖言，淫祀斯繁，厭咒亦多，積習成俗，虧損淳風，宜自今以後一切禁斷，若深崇此術，猶不懲革，事覺之日，移配遠國，所司知之不糾，鄰保匿而相容，並准法科罪。[79]

巫覡使用厭咒等方術吸引百姓，所以非法的淫祀盛行起來，使得國家社會的秩序變得不穩定，這種狀況促使國家採取嚴禁的措施。

嚴禁的措施影響咒禁師的生存，因為咒禁師所用的方術具有咒詛、治病與國家祭祀等多重功能，然而咒詛卻很容易被認定為巫術。尤其是日本古代政府積極推行律令制度的宗教政策，使得傳統的巫覡變成受壓迫的對象。咒禁的祭祀部分一方面逐漸被陰陽寮吸納進取[80]，另一方面神祇官的卜部漸漸擴大角色，不僅舉行祓祭，並且解除各種疫鬼，替代咒禁師的角色。咒禁師至此終於在日本歷史上消失。

78　青木和夫等校注，《續日本紀(五)》，頁164。

79　〔日〕黑板勝美、國史大系編修會編輯，《類聚三代格》(東京：吉川弘文館，2000)，卷19，〈禁制事‧應禁斷兩京巫覡事〉，頁590-591。

80　〔日〕村山修一，《日本陰陽道史總說》(東京：塙書房，1981)，頁46-47。

四、餘論

9世紀以後，日本古代的咒禁師在歷史上無法找到其蹤影。但是咒禁師所用的道教方術被納入國家祭祀體系中，爲陰陽寮或神祇官的卜部所用。一些民間信仰也接受了道教方術，使信仰的內容變得更爲豐富。

由於大部分的日本古代咒禁師都屬於百濟系統的「渡來人」，所以我們可以推測百濟可能也有咒禁師。最近考古發現的人面墨書陶器，也間接說明咒禁師的存在。隨著搶救性考古發掘的增加，百濟考古成果日新月異，因此能夠直接證明咒禁師的木簡類的發現也是指日可待。

在韓國歷史上，到了高麗時代(918-1391)，咒禁師才開始出現於文獻史料中。高麗文宗(1046-1082)首次在太醫監設置咒禁博士、咒禁師、咒禁工來治療疾病。咒禁師所學的不是有關咒禁術，而主要的是《脈經》、《劉涓子方》、《瘡疽論》、《明堂經》、《針經》、《本草經》等醫書。從這些醫書可以看出，高麗的咒禁師扮演的是治腫治瘡的外科醫生的角色[81]，但是咒禁師的名稱本身顯示咒禁師有可能以咒禁治療疾病。設置咒禁師的背景可能與道教有關。高麗在儒、佛、道並重的政策之下重視道教。高麗太祖在924年設立九曜堂，舉行齋醮，祈福禳災。設置咒禁師的文宗也曾親自參加，並且舉行十四次的齋醮。這樣的趨勢繼續發展，至高麗時代中期接受北宋的道教，建立了科儀道教[82]。晚至朝鮮時代，朝鮮推行崇敬儒教、壓抑道教的政策，使道教文化逐漸滲透到民間文化之中，咒禁師也在韓國歷史上消失，但是咒禁的傳統卻融合在其他民間宗教與信仰之中。這也是將來有待開拓的領域。

隋唐以後，中國的咒禁師傳統一直維持不變，然而名稱則略有變化。宋代稱爲書禁，元、明兩代則改稱爲祝由科。對於這種傳承綿延不絕的背景，不得不

---

81 〔韓〕孫弘烈，《韓國中世的醫療制度研究》（首爾：修書院，1988），頁93-97；
　　〔日〕三木榮，《朝鮮醫學史及疾病史》（自家出版，1962），頁73。

82 〔韓〕梁銀容，〈道教思想〉，《韓國史 16‧高麗前期的宗教與思想》（首爾：國史編纂委員會，1994），頁279-301。

提及道教的發展，這是因爲道教在中國傳統社會上扮演了祈福、禳災、治病的角色。咒禁師所用以治病的原理，離不開道教治病的原理，所以咒禁師也隨著道教的起伏，在歷史的長河上或興或滅。

本文原發表於《古今論衡》，第14期，台北，2006，頁47-69。

第三章

醫者或病人：

童乩在台灣社會中的角色與形象

林富士(中央研究院歷史語言研究所研究員)

「童乩」(dang-gi)意指一種能「降神」以替人祈福解禍的靈媒。他們在台灣社會中既扮演醫療者的角色，卻又被型塑成病人的形象。因此，本文傳統文獻的記載、前人的觀察記錄，以及近年來的田野調查資料，論述童乩在台灣社會中從事醫療工作的情形，分析他們的疾病觀念和醫療方法，並探討他們被指稱為病人的緣由。

根據方志作者和其他士人對於台灣「習俗」的描述，從16世紀中葉一直到19世紀末葉，台灣民眾生病之時通常會請童乩以禳除、祭禱、賜藥之法治病。到了日治時期(1985-1945)，從日本殖民政府的官方檔案及來台日本學者的研究可以知道，童乩依然扮演著醫療者的角色。1945年之後，台灣雖然脫離日本的統治，但是，童乩在台灣社會中的角色並沒有太大的變化。根據人類學家、民俗學家、醫師、醫學研究者，以及基督教宣教師的調查和研究，童乩仍持續在社會中替人治病。

童乩大多將病因歸咎於鬼神或超自然力量。他們認為，鬼神(尤其是瘟神與疫鬼)降禍、「厲鬼」作怪、沖犯凶神惡煞、祖先作祟、符咒與巫術的力量，以及靈魂受驚，都是人生病的主要原因。不過，童乩也不否認，人的「道德」瑕疵和行為過錯也會引發因果報應或鬼神譴祟而招致疾病。此外，他們也接受中國傳統醫學或現代西方醫學的若干說法，從生理和心理的層面解釋病因。至於治療的方法，基本上都是仰賴神明或儀式(法術)的力量，可以稱之為「儀式治療」(ritual healing)，包括：禳除、祭禱、歸依、藥方、按摩和指示轉診。

　　童乩雖然以醫療為主要職能，但是，也被一些傳統的士大夫、近代的官員、心理學家、精神科醫師、基督教的宣教師、人類學家和民俗學者視為一種「病人」。他們認為，童乩在宗教儀式中的奇特舉止，包括降神的方式、神靈附體說話、以利器自傷等，都是一種「催眠」的後續反應或是「人格解離」後的現象。同時，他們也認為，不少童乩在成乩之前就有先天性的精神或人格缺陷、精神異常，或是曾罹患精神疾病。

　　根據最近幾年的田野調查資料來看，在台灣童乩的成乩（initiation）過程中，疾病的確扮演了一個非常重要的角色，但是，並非人人都有罹病的經驗，而且，更重要的是，其所罹患的疾病，只有少部分才是精神疾病。

　　不過，若從社會的角度來看，童乩的確很容易被歸為「病人」或「異常者」。他們通常被視為傷風敗俗、違法亂紀、欺惑百姓、蠹壞財物的「不良」分子，是有害之人，是某些社會弊病的源由，是台灣邁向「現代文明」之路的一種障礙。而多數童乩在現實社會中則是生活「艱苦」。他們在成乩之前，除了疾病的折磨之外，通常還經歷過不少挫折和苦痛，身心俱疲，生活困頓。在成乩之後，童乩除了健康獲得改善之外，經濟方面大多並不寬裕，必須接受家人、親友的救助和供養。再加上他們又大多是低學歷者，因此，可以說是台灣社會的「弱勢」族群。

　　無論如何，就像其他社會的巫者（shaman）一樣，對於童乩來說，挫折、創傷或痛苦的經驗是他們成巫過程中的必經之路，而在自我醫治（或接受神療）的過程中，他們也逐漸獲得醫療他人的能力，因此，也有人稱呼他們為「受創的醫者」（wounded healer）。

一、引言

　　在台灣的各種宗教人物之中，童乩似乎最具爭議性。童乩的信徒大多視其為神明的「代言人」，具有神異的能力，可以降神以替人祈福解禍。但是，知識分子、異教徒、政府，以及大眾傳播媒體，則往往稱之為「神棍」，視之為無恥、低賤、邪惡、瘋狂之人，指斥其信仰、活動及儀式為迷信、邪術、殘忍、陋

習、騙術，並且主張必須加以根除。雖然也有部分曾深入研究童乩的學者肯定其正面的社會功能，但他們大多不免也會批判其負面作為[1]。

　　為了能比較充分的了解童乩在台灣社會中引起爭議的緣由，從1999年歲末開始，我便和一群年輕的學生展開一項名為「台灣童乩基本資料」的調查工作，截至2003年12月底為止，共計完成五百九十六名童乩的初步訪談工作[2]。在調查的過程之中，我們發現，多數童乩的「服務」（營業）項目之中，幾乎都有「治病」這個項目，信徒也大多是因為疾病才尋求童乩的救助。然而，我們同時也注意到，有若干童乩在受訪的過程之中，主動的反覆強調自己不是「瘋子」（「神經病」），沒有「精神病」，似乎深怕被訪談者及外人視為精神異常者。這種恐懼似乎和童乩長期以來被形塑成病人的形象有關，而這種形象卻又和他們在台灣社會中所扮演的醫療者的角色有些衝突[3]。

1　林富士，〈「童乩研究」的歷史回顧〉，收入氏著，《小歷史——歷史的邊陲》（台北：三民書局，2000），頁40-60；〈臺灣童乩的社會形象初探(二稿)〉，發表於中央研究院歷史語言研究所、中央研究院亞太研究計畫主辦，「巫者的面貌」學術研討會(台北：中央研究院歷史語言研究所，2002年7月17日)；陳藝勻，〈童乩的社會形象與自我認同〉(台北：輔仁大學宗教學研究所碩士論文，2003)。

2　參加這項調查工作的學生，先後有丁元君、王雯鈴、吳育娟、李偉菁、林坤磊、林東鴻、林峰立、林梅雅、林群桓、洪肇苡、范淑玲、張育芬、張育峰、陳立斌、陳雅惠、陳漢洲、陳藝勻、黃琦翔、楊婷雅、謝家柔、龔瑞祥等21位同學。他們大多是我近年來在輔仁大學宗教學研究所開授「宗教人物」、「巫覡文化」專題研究等課程時選修或旁聽的學生，部分則是透過在大學任教的朋友介紹的學生，因個人興趣及地緣關係而加入工作行列。他們是利用課餘時間及假日協助我進行訪談和記錄的工作，主要的調查程序是：一、由我設計「童乩資料調查表」；二、由我向負責調查的同學講解「調查表」的填寫方式及調查工作的要領和守則；三、由調查的同學赴各地查訪童乩，完成「調查表」的建檔工作；四、由我審閱「調查表」的內容，若有疑問或不詳之處，便請調查人員再次確認，必要時則由我親自再次查訪。這項調查工作從1999年底開始進行，到2003年12月底暫告一個段落，共進行4年左右，完成了596個童乩的初步訪談工作。過程之中，由於不少童乩對於訪談都抱持排拒的態度，因此，工作並不是進行得很順利，而且，負責調查工作的同學在校所受的訓練不一，同時大多缺乏這一類的工作經驗，因此，其所繳交的調查報告在品質上也參差不齊，地域的分布也不平均。然而，透過這一次的調查工作，我們對於台灣童乩的現況仍有不少新的認識。正式的調查報告及分析，將另文處理。

3　這種近乎矛盾的現象，在若干學者的論著中其實也有所反映，例如，《大學雜誌》，192 (台北，1986)曾推出「瘋子與社會」的專輯，其中便收錄張珣，〈民

　　因此，本文擬結合傳統文獻的紀載、前人的觀察記錄，以及近年來的田野調查資料，敘述童乩在台灣社會中從事醫療工作的情形，分析他們的疾病觀念和醫療方法，並探討他們被形塑為病人形象的緣由。

二、「童乩」釋義

　　由於本文所憑藉的資料跨越了相當長的時間範圍，屬性也相當歧異，因此，在展開相關的論述之前，擬先約略界定本文使用的「童乩」一詞所指涉的對象。

　　「童乩」是近代閩南語的口語詞彙，讀為dang-gi。dang這個音有時又寫作銅、僮或獞，可能是外來語，有人推測其語源可能是南亞語系的越語。這個詞似乎不見於任何一種傳統的漢籍文獻，事實上，在台灣一般的書寫習慣大多寫作「乩童」，但即使是「乩童」這個詞彙，也要晚至19世紀下半葉才出現在文獻中。不過，這並不意味著在這之前並沒有這種人存在。傳統的知識分子大多以「巫(巫覡)」這個古老的詞彙稱呼他們。雖然早期士人在使用巫這個詞彙時，有時會採取較寬廣的定義，將所謂的「瞽師」、「法師」、「王祿」、「尪姨」(紅姨)都包括在內，甚至連道士也被混為一談，但是，若就巫的原義與童乩的特質來看，兩者都是專精於「降神」(令鬼神降附於身而口談)，以替人祈福解禍之人，因此，與台灣有關的傳統文獻，凡是提到巫，無論就廣義或狹義而言，大致都會包括童乩在內 [4]。至於「尪姨」，雖然名稱與童乩(乩童)不同，且大多由女性擔任，其主要的儀式也和童乩有所出入，但其特質也是「降神」(牽亡)，而且，近年來，兩者的界限也愈來愈模糊，因此，本文採取劉枝萬的意見，將尪姨視為廣義「童乩」的一種 [5]。

(續)───────────

　　俗大醫生・童乩〉一文(頁16-26)，此文雖然強調童乩的醫療功能，但也不忘提示「童乩大都先天的精神不很穩定」(頁19)。

4　林富士，《孤魂與鬼雄的世界───北臺灣的厲鬼信仰》(台北：臺北縣立文化中心，1995)，頁155-172、230-231；〈清代臺灣的巫覡與巫俗：以《臺灣文獻叢刊》為主要材料的初步探討〉，《新史學》，16：3(台北，2005)，頁23-99。

5　劉枝萬，〈臺灣之Shamanism〉，《臺灣文獻》，54：2(台北，2003)，頁1-31。

三、童乩的醫療者角色

假如不拘泥於「童乩」這個詞彙，不要將考察的對象局限於「語言」而轉向其所指涉的人，那麼，我們會發現，這種人很早便在台灣社會中活動，成為早期台灣最主要的宗教人物之一。不僅如此，從有歷史記錄以來，直到現在，他們主要的職事之一就是醫療工作。

（一）1895年之前

例如，台灣廩生董夢龍（fl. ca. 1747）〈台灣風土論〉提到明鄭至清初的台灣居民時，便說：

> 好鬼好巫，婦女好遊。[6]

其次，18世紀初，周鍾瑄《諸羅縣志》（1717）論台灣漢人之風俗時也說：

> 好巫、信鬼、觀劇，全臺之敝俗也。[7]

此外，王必昌（fl. 1757）的〈台灣賦〉也指出：

> 群尚巫而好鬼，每徵歌而角投。[8]

這種信鬼、好巫的習俗，基本上是由其原鄉閩、粵一帶傳入台灣[9]。

6　董夢龍，〈臺灣風土論〉，收入六十七輯，《使署閒情》（南投：臺灣省文獻委員會，1994），頁220。

7　周鍾瑄，《諸羅縣志》（南投：臺灣省文獻委員會，1993），卷8，〈風俗志〉，頁136。

8　王必昌，〈台灣賦〉，收入氏著，《重修臺灣縣志》（南投：臺灣省文獻委員會，1993），卷13，〈藝文志〉，頁479。

巫風熾盛主要表現於民眾生病時延巫醫治。例如，周鍾瑄《諸羅縣志》便
說台灣居民：

> 尚巫，疾病輒令禳之。[10]

其後，劉良璧的《重修福建臺灣府志》(1741)[11]、范咸的《重修臺灣府志》
(1747)[12]、王必昌的《重修臺灣縣志》(1752)[13]、余文儀的《續修臺灣府志》
(1760)[14]、周璽的《彰化縣志》(1830)[15]、柯培元的《噶瑪蘭志略》(1837)[16]、
陳淑均的《噶瑪蘭廳志》(1852)[17]、倪贊元的《雲林縣采訪冊》(1894)[18]、闕名
者所撰的《嘉義管內采訪冊》(ca. 1897-1901)[19]，都有非常類似的記載。此外，
胡建偉的《澎湖紀略》(1771)則說：

> 澎湖之人信鬼而尚巫；凡有疾病，不問醫藥，只求神問卜而已。[20]

(續)—————

9　林富士，〈清代臺灣的巫覡與巫俗：以《臺灣文獻叢刊》為主要材料的初步探
　　討〉，《新史學》，16：3，頁23-99。

10　周鍾瑄，《諸羅縣志》，卷8，〈風俗志〉，頁147-148。

11　劉良璧，《重修福建臺灣府志》（南投：臺灣省文獻委員會，1993），卷6，〈風
　　俗〉，頁96。

12　范咸，《重修臺灣府志》（台北：臺灣銀行經濟研究室，1961），卷13，〈風
　　俗〉，頁401。

13　王必昌，《重修臺灣縣志》，卷12，〈風土志·風俗〉，頁402。

14　余文儀，《續修臺灣府志》（南投：臺灣省文獻委員會，1993），卷13，〈風
　　俗〉，頁499。

15　周璽，《彰化縣志》（南投：臺灣省文獻委員會，1993），卷9，〈風俗志〉，頁
　　293。

16　柯培元，《噶瑪蘭志略》（南投：臺灣省文獻委員會，1993），卷11，〈風俗
　　志〉，頁111。

17　陳淑均，《噶瑪蘭廳志》（南投：臺灣省文獻委員會，1993），卷5，〈風俗〉，頁
　　191。

18　倪贊元，《雲林縣采訪冊》（南投：臺灣省文獻委員會，1993），〈斗六堡·風
　　俗〉，頁29。

19　闕名，《嘉義管內采訪冊》（南投：臺灣省文獻委員會，1993），〈打貓西堡·雜
　　俗〉，頁13。

20　胡建偉，《澎湖紀略》（南投：臺灣省文獻委員會，1993），卷7，〈風俗紀〉，頁

謝金鑾的《續修臺灣縣志》(1807)也說：

> 居臺灣者，皆內地人，故風俗與內地無異。……俗信巫鬼，病者乞藥於
> 神。[21]

林焜熿的《金門志》(1882)也說：

> 惑鬼神、信機祥，病雖用醫，然扶鸞擡神問藥、延巫覡禳符燒紙，至死
> 不悟；誣蔽甚矣。[22]

由這些方志的記載來看，從18世紀初一直到19世紀末，台灣各地的病人通常會請
巫者以禳除、祭禱、賜藥之法治病。

　　上述方志提到的治病之巫，其實兼指許多不同類型的宗教人物，其中相當
重要的一種是所謂的「客仔師」（客師、紅頭師），但童乩也是要角之一[23]。例
如，陳培桂《淡水廳志》(1871)論當地「雜俗」時便說：

> 又信鬼尚巫，蠻貊之習猶存。……有為客師，遇病禳禱，日進錢補運。
> 金鼓喧騰，晝夜不已。有為乩童，扶輦跳躍，妄示方藥。[24]

（續）——————————————————————
　　　149。
21　謝金鑾，《續修臺灣縣志》(南投：臺灣省文獻委員會，1993)，卷1，〈地志・風
　　俗〉，頁51。又見李元春(1769-1854)，《臺灣志略》(台北：台灣銀行經濟研究
　　室，1958)，卷1，〈風俗〉，頁35-36。
22　林焜熿，《金門志》(南投：臺灣省文獻委員會，1993)，卷15，〈風俗記〉，頁
　　396。
23　林富士，〈清代臺灣的巫覡與巫俗：以《臺灣文獻叢刊》為主要材料的初步探
　　討〉，《新史學》，16：3，頁23-99。
24　陳培桂，《淡水廳志》(南投：臺灣省文獻委員會，1993)，卷11，〈風俗考〉，
　　頁304。

此外，沈茂蔭的《苗栗縣志》(1893)[25]、蔡振豐的《苑裡志》(1897)[26]、林百川和林學源的《樹杞林志》(1898)[27]、鄭鵬雲和曾逢辰的《新竹縣志初稿》(1898)[28]，提到當地的「雜俗」、「習俗」時也都有幾乎完全相同的描述。值得注意的是，根據這些文獻，當時童乩替人治病的方法主要是用「方藥」，也就是由童乩憑降神明之後，開示方藥給病人。

除了帶有官方色彩的方志之外，當時士人的詩文中對此也有一些記述。例如，清初沈光文(1613-1688)〈平臺灣序〉描述鄭成功治下之台灣的幅員地理、「民情土俗、山川出產」時便說：

> 伏臘歲時，徒矜末節；冠婚喪祭，爭好虛文。病則求神而勿藥，巫覡如狂；貧則為盜而忘身，豺狼肆毒。[29]

其次，孫爾準(1772-1832)在〈臺陽雜詠〉「病來煩米卦」一句之下自注云：

> 俗尚巫，病，輒延客子師攜撮米占之，曰「米卦」。[30]

這應該是他在清道光四年(1824)擔任福建巡撫渡台「巡閱」時的作品。而丁紹儀《東瀛識略》(1873)也說：

25　沈茂蔭，《苗栗縣志》(南投：臺灣省文獻委員會，1993)，卷7，〈風俗考〉，頁119-120。

26　蔡振豐，《苑裡志》(南投：臺灣省文獻委員會，1993)，下卷，〈風俗考〉，頁89。

27　林百川、林學源，《樹杞林志》(南投：臺灣省文獻委員會，1993)，〈風俗考〉，頁103-104。

28　鄭鵬雲、曾逢辰，《新竹縣志初稿》(南投：臺灣省文獻委員會，1993)，卷5，〈風俗〉，頁186。

29　范咸，《重修臺灣府志》，卷23，〈藝文〉，頁704-705。

30　臺灣銀行經濟研究室編，《臺灣詩鈔》(台北：臺灣銀行經濟研究室，1970)，卷4，頁63。

南人尚鬼，臺灣尤甚，病不信醫，而信巫。有非僧非道專事祈禱者曰客
師，攜一撮米往占曰米卦；書符行法而禱於神，鼓角喧天，竟夜而罷。
病即不愈，信之彌篤。[31]

這都是對於台人「信巫不信醫」的印象。此外，佚名者所撰之《臺遊筆記》（ca.
1877-1897）也提到：

風俗尚樸。惟男子大半食鴉片。……人有疾病，不用醫而用巫；巫謂禱
告某神、某鬼，謂病立可愈。病愈之後，另請齋公謝神。齋公者，猶內
地之道士也；所穿袍服不倫不類，與戲中之小丑相似。……每年五月十
三日，迎觀音像遊行街市，甚為熱鬧；……惟與人治病之巫祝，以利刃
刺腦門或用鐵鍼穿入脣內，嬉笑自如，隨於神後。[32]

由此可見，從明末（16世紀中葉）到19世紀末葉，台人治病一直有用巫不用醫的情
形。至於治病之巫，根據《臺遊筆記》的描述，至少包括童乩在內，而和童乩合
作的「齋公」，以及所謂的「客師」、「客子師」，或許就是現在習稱的「法
師」[33]。

　　以上所引的材料都是針對「習俗」所做的概括性描述。除此之外，有一些
比較具體的個案。例如，彰化舉人陳肇興（1831-？）《陶村詩稿》（1878年初刻）
有〈觀我〉一詩，自述其對「生、老、病、死」的感受，其中，〈病〉云：

靈苗毒草強支持，藥性多從此日知。幾度驚疑防飲食，一家奔走為巫

31　丁紹儀，《東瀛識略》（台北：臺灣銀行經濟研究室，1957），卷3，〈習尚〉，頁
　　35。
32　佚名，《臺遊筆記》，收入臺灣銀行經濟研究室編，《臺灣輿地彙鈔》（台北：
　　臺灣銀行經濟研究室，1965），頁101-102。
33　關於台灣的「客師」，參見李豐楙，〈臺灣中部「客仔師」與客家移民社會〉，
　　收入宋光宇編，《臺灣經驗（二）——社會文化篇》（台北：東大圖書股份有限公
　　司，1994），頁121-157。

醫。茂陵秋雨相如賦，禪榻茶煙小杜詩。別有煙霞防痼疾，餐英茹菊到期頤。[34]

這應該是他中、老年罹病之時，家人為他奔走，延請巫醫的記實之作。

其次，林占梅(1821-1868)《潛園琴餘草簡編》中有一首清咸豐四年(1854)所作的〈赴郡苦熱，得雨偶作〉之詩云：

酷暑風來亦為咳，暖風熛怒幾爍石；惡氛翃復逐征塵，白晝道傍鬼捉客。嘆我南行當其時，健夫十人九喪魄；徹夜傳呼巫與醫，身心交瘁莫安席。想見武侯渡瀘時，精誠在抱消癘疫；古今無數匡濟才，許國御微敢自惜！捧檄我亦奉命來，旅次焦勞熱反劇；欲逃樂土苦無從，救兵一夜來風伯。大塊噫氣夾雷鳴，俄頃滂沱勢漂麥；此時消盡胸中愁，旱魃成群接辟易；吁嗟乎！安得王師如此雨，露布一朝傳遐僻！[35]

這應該是咸豐三年(1853)林恭之變(台南、鳳山一帶)或是咸豐四年(1854)小刀會之亂(基隆一帶)時，林占梅助官軍平亂之時的詩作[36]。由詩中可以知道，當時正值暑熱的季節，軍中或許正流行「癘疫」，或是有這一方面的恐慌，因此才會有「徹夜傳呼巫與醫」的情形。

另外，日人鷹取田一郎《臺灣孝節錄》(1916)載有清光緒十八年(1892)廖天維的事蹟云：

孝子廖天維，南投廳包尾莊人廖士朝子也。家世業農。⋯⋯明治二十五年〔光緒十八年〕，父罹於病。天維憂心不已，晝耕隴畝，夜侍藥爐，懇問其所望，⋯⋯無不必侑之。⋯⋯病漸革，不離席間，日夜侍側。及

---

34 陳肇興，《陶村詩稿》(南投：臺灣省文獻委員會，1994)，頁45。

35 林占梅，《潛園琴餘草簡編》(南投：臺灣省文獻委員會，1993)，頁48。

36 參見徐慧鈺，〈林占梅年譜〉(台北：國立政治大學中文研究所碩士論文，1990)；林文龍，《林占梅傳》(南投：臺灣省文獻委員會，1998)。

死，擗俑慟哭。三十八年〔光緒三十一年〕八月，南投廳長褒賞厚眖。
父歿之年，母林氏〔字險〕亦患眼，醫藥巫祝，無方不試，遂失明，天
維深傷之。爾來移床於母側，以窺安否。……湯藥不必使人奉之。……
大正四年五月，內田民政長官接引於廳，厚眖賞恤。越十二月二日，特
賜欽定綠綬褒章。[37]

這是日本殖民政府所褒揚的一名台灣孝子，但他侍奉雙親的方式，其實和傳統中
國的「孝子」非常類似，一方面「醫藥巫祝，無方不試」，另一方面又親奉湯
藥。無論如何，由這則孝子故事也可以知道，並非所有人都棄用醫藥，但在求醫
用藥之時，往往也會同時求助於巫者。

　　總之，無論是從方志作者或其他士人對於台灣「習俗」的描述，或是從士
人對於個人或旁人經驗的敘述來看，在日本治台(1895-1945)之前，台灣民眾生
病之時確有「信巫不信醫」或「巫醫並用」的情形[38]。這種社會習尚應該和移民
原鄉的習俗同源。舉例來說，全祖望(1705-1755)所撰的〈大理悔廬陳公神道碑
銘〉曾說陳汝咸(1657-1713)：

出知漳浦縣。漳浦最健訟，胥吏能以一訟破中人產。……俗尚巫，民有
病，舁諸妖師狂祈謬祝，費不貲。藥食皆卜之，食其吉者；食而死，則
曰：「神所不佑也！」公開陳曉諭，巫風以息。[39]

陳汝咸出知閩省漳浦縣是在清康熙丙子歲(1696)，前後達十三年之久(1696-

37　〔日〕鷹取田一郎，《臺灣孝節錄》，收入吳德功，《彰化節孝冊》(南投：臺灣
　　省文獻委員會，1992)，附錄，《臺灣孝節錄》，頁81-82。

38　詳見林富士，〈中國六朝時期的巫覡與醫療〉，《中央研究院歷史語言研究所集
　　刊》，70：1(台北，1999)，頁1-48；〈試論傳統中國社會中的巫醫關係〉，發表
　　於中央研究院歷史語言研究所、中央研究院蔡元培人文社會科學研究中心「亞太
　　區域研究專題中心」主辦，「巫者的形象」學術研討會(台北：中央研究院歷史
　　語言研究所，2003年8月22日)。

39　臺灣銀行經濟研究室編，《碑傳選集(三)》(南投：臺灣省文獻委員會，1994)，
　　頁400-401。

1708)。任期之內，主要工作都在「改良」當地「風俗」，禁毀各種宗教(包括天主教、佛教、無爲教等)，獎掖儒學[40]。在各種風俗之中，求巫治病的「巫風」便是他要禁絕的要項之一。雖然「碑銘」說當地在他「曉諭」之後「巫風以息」，但實情恐怕不是如此。清代台灣移民有不少來自漳浦一帶，無論是在祖居地或是新住地，以巫治病之風似乎始終不息。

(二)日治時期(1895-1945)

1895年，中國將台灣割讓給日本，但是，童乩在台灣社會中所扮演的角色，似乎不曾隨著政權的移易而改變，日本殖民政府及來台的日本學者，也很快的注意到這種人的存在及重要性。

事實上，日本人和台灣童乩的接觸甚至還早於「乙未割臺」(1895)。例如，參與「牡丹社事件」(1874)的日本軍醫落合泰藏，便曾撰寫《明治7年征蠻醫誌》一書，以日記的方式記錄該年日軍在台和蕃人交戰的經過，描述軍醫病院和戰地醫務的情形，同時也記載了他對台灣風土、習俗的若干調查和了解[41]。值得注意的是，他記載了當地人延巫醫病的儀式過程：

> 我曾看到一名「土人」〔當地人〕罹患此病〔腹加太兒、腹炎〕。病患的親戚朋友相集，招來女巫祈禱。焚燒紙錢，燃放爆竹，鳴擊銅鼓，吹奏竿笛，神巫拔劍飛舞於神〔像〕之前。忽然之間，女巫昏倒於地，旁人將她扶起後，女巫的臉色神情奇異，彷如鬼魂、魔魅附體一般。其後，神巫喃喃低語，旁人則肅耳敬聽。女巫說，此病是由於因爲日本人來到我們這個地方，胡亂鑿地開溝，以致觸怒「土神」〔土地公〕，而「土人」〔當地人〕和日本人親睦者，便會蒙受其譴責而致病。「土人」〔當

40　詳見蔡世遠，〈大理寺少卿陳公汝咸墓誌銘〉，收入臺灣銀行經濟研究室編，《碑傳選集(三)》，頁396-399。

41　〔日〕落合泰藏著，〔日〕下條久馬一註，《明治7年征蠻醫誌》(台北：臺灣熱帶醫學研究所「抄讀會」，1944)。關於本書之介紹及中文譯文，參見賴麟徵譯，〈明治七年牡丹社事件醫誌(上)、(下)〉，《台灣史料研究》，5 (台北，1995)，頁85-110；《台灣史料研究》，6 (台北，1995)，頁107-129。

地人〕恐怖，因而向神巫謝罪。[42]

這不僅是少見的19世紀巫者(疑爲漢人之童乩)療病儀式的目擊描述，而且也是巫者「反殖民主義活動」(反威權)的一項歷史佐證。日本人在這個事件過程中所遭遇的「反抗」，無論是疾病、原住民，還是巫者，都成爲其日後治理台灣時所要對付的主要目標[43]。

　　以巫者來說，早在1901年，人類學家伊能嘉矩便已注意到以童乩爲核心的台灣「迷信」勢力及其對治安的影響，同時，也提到童乩替人治病之事及「自殘」式的儀式活動。隨後，又在1903年再度以「戴萬生之亂」，具體說明童乩與政治叛亂之間的緊密關係[44]。其後，明治四十一年(1908)，台灣總督府頒布了「臺灣違警例」，其中有若干條文很明顯是爲了禁絕童乩的活動[45]，這很可能是受到伊能嘉矩意見的影響。

　　不過，眞正具有關鍵性影響的研究報告，是由擔任台灣總督府編修官兼翻譯官的丸井圭治郎在1919年所完成。在他的報告中，童乩和法師、符法師、尪姨同被歸類爲巫覡，而有關童乩的守護神、法術、儀式、職能、出身、相關用語和社會影響，首度有系統的被記錄下來。根據他的看法，當時民眾崇信童乩的主要原因是爲了求其治療疾病，至於療法，則不外乎開示藥單(處方箋)，或以祓禳之

42　〔日〕落合泰藏著，下條久馬一註，《明治7年征蠻醫誌》，頁27-28。中文譯文，參見賴麟徵譯，〈明治七年牡丹社事件醫誌(下)〉，《台灣史料研究》，6，頁118。

43　參見林子候，〈牡丹社事件及其影響〉，《臺灣文獻》，27：3（台北，1976），頁33-58；Paul R. Katz, "Germs of Disaster: The Impact of Epidemics on Japanese Military Campaigns in Taiwan, 1874 and 1895," *Annales de Démographie Historique* (Paris, 1996), pp. 195-220.

44　〔日〕梅陰生著，王世慶譯，〈乩童之由來〉(1901)，收入臺灣省文獻委員會編譯，《臺灣慣習記事》(台中：臺灣省文獻委員會，1984)，1：7，頁36；〔日〕伊能嘉矩，〈利用迷信的戴萬生之亂〉(1903)，收入臺灣省文獻委員會編譯，《臺灣慣習記事》，3：7，頁31-33；〈迷信之勢力及影響〉(1901)，收入臺灣省文獻委員會編譯，《臺灣慣習記事》，1：4，頁115-116。

45　黃有興，〈澎湖的法師與乩童〉，《臺灣文獻》，38：3（台北，1987），頁133-164；林富士，〈臺灣童乩的社會形象初探(二稿)〉。

術逐除作祟的妖邪[46]。

　　在此之後，多數研究台灣童乩的日本學者或政府官員，如片岡巖[47]、鈴木清一郎[48]、國分直一[49]、池田敏雄[50]、增田福太郎[51]、飯沼龍遠等人[52]，莫不有類似的記載，論述的內容和基調也相當一致。

　　唯1937年由臺南州衛生課所完成的一份調查報告，由於是利用當地警務部所取締的數百名童乩的檔案撰成，因此，能比較廣泛且深入的探討和童乩有關的各項課題，其內容主要是：(1)童乩的檢舉和取締；(2)童乩的定義；(3)童乩由來的傳說；(4)童乩的人物調查(精神狀態、人格、性別、年齡、教育程度)；(5)童乩的修養及開業方法；(6)童乩的祈禱方法(即各種儀式和法術的描述)；(7)神明的種類；(8)童乩藥物的研究方法；(9)童乩常用藥物的種類；(10)處方；(11)藥物的服用方法；(12)童乩信徒支付的費用；(13)童乩和通譯的收入；(14)童乩和通譯間的計謀；(15)童乩、通譯和藥商的關係；(16)童乩、通譯和雜貨商的關係；(17)童乩的社會地位；(18)童乩盛行的原因及其對策[53]。這雖然是一份官方的報告，卻是首度透過有系統的「偵訊」數百名童乩所獲得的資料，即使到了現在，以「材料」取得的方式和規模來看，仍然無人能超越。這項報告也首度具體

46　〔日〕丸井圭治郎，《臺灣宗教調查報告書第一卷》(台北：臺灣總督府，1919)，頁102-103。

47　〔日〕片岡巖，《台灣風俗志》(台北：臺灣日日新報社，1921)；中譯本：片岡巖著，陳金田譯，《台灣風俗誌》(台北：眾文圖書公司，1990)，頁525-531。

48　〔日〕鈴木清一郎，《台灣舊慣·冠婚葬祭と年中行事》(台北：臺灣日日新報社，1934)；中譯本：馮作民譯，《臺灣舊慣習俗信仰(增訂本)》(台北：眾文圖書公司，1989)，頁67-78。

49　〔日〕國分直一，〈乩童的研究〉，《民俗台灣》，1(台北，1941)；中文譯文：周全德譯，《南瀛文獻》，8(台南，1962)，頁90-102；國分直一，〈台灣のシャマニズム──とくに童乩の落嶽探宮をめぐって〉，收入氏著，《壺を祀る村：台灣民俗誌》(東京：法政大學出版局，1981)，頁310-338。

50　〔日〕池田敏雄，〈關三姑〉，《民俗台灣》，1；中文譯文：黃有興、簡俊耀譯，《臺灣文獻》，38：3(台北，1987)，頁28-31。

51　〔日〕增田福太郎，〈東亞法秩序序說〉，收入增田福太郎著，黃有興譯，《臺灣宗教論集》(南投：臺灣省文獻委員會，2001)，頁108-109。

52　〔日〕飯沼龍遠著，林永梁譯，〈關于臺灣的童乩〉，《南瀛文獻》，2：3&4(台南，1955)，頁83-85。

53　臺南州衛生課，《童乩》(台南：臺南州衛生課，1937)。

的披露童乩如何扮演其醫療者的角色。

(三)1945-2003年

1945年，日本因戰敗投降，台灣的政權再度易手，重回中國的版圖。但是，童乩在台灣社會中的遭遇和角色並沒有太大的變化。

台灣「光復」初期，童乩尚未受到太多人的注意，但在1970年代之前，僅有的幾篇論著，依然提及童乩持續在社會中替人治病[54]。

從1970年代開始，關於台灣童乩的研究逐漸增多，課題也紛歧不一，不過，多數學者的焦點仍然放在童乩的醫療者角色及醫療活動上[55]。相關的研究不少，以下僅舉較具代表性者略述其主要論述。

1. 人類學家

1971年，在李亦園的指導下，王志明以〈台北市基隆路的一個民俗醫生和他的信徒們〉為題，撰成他在國立臺灣大學考古人類學系的學士論文。這雖然只是一篇始終不曾正式出版，甚至只有四份抄繕稿的手寫學士論文，但其重要性卻不可低估。因為，該文似乎是首度以人類學的田野調查方法進行童乩及宮廟(聖皇宮)的個案研究，而且將童乩定位為一種醫者。在此之後，李亦園和他其他的學生，幾乎都是在這個基本架構下展開一系列的童乩研究，聖皇宮也成為他們主要的田野地點之一。例如，出身臺大人類學系的宋和與張珣，都曾以聖皇宮的醫療活動做為研究的對象[56]。

事實上，從1970-1980年代，有關台灣童乩的重要研究，大多是由人類學家所完成，他們基本上是從「醫療人類學」(medical anthropology)的角度出發，以

54　何聯奎，《台灣省通志稿・卷二・人民志禮俗篇》(台北：臺灣省文獻委員會，1955)，頁58-61；吳瀛濤，〈台灣的降神術：關於觀乩童的迷信〉，《台灣風物》，9：5&6 (台北，1959)，頁25-27；，《台灣民俗》(台北：眾文圖書公司，1975)，頁168-171。

55　林富士，〈童乩研究的歷史回顧〉，收入氏著，《小歷史——歷史的邊陲》，頁40-60；陳藝勻，〈童乩的社會形象與自我認同〉。

56　宋和，〈台灣神媒的社會功能——一個醫藥人類學的探討〉(台北：國立臺灣大學考古人類學研究所碩士論文，1978)；張珣，〈民俗醫生——童乩〉，收入氏著，《疾病與文化》(台北：稻鄉出版社，1989)，頁73-82。

田野調查的方式，針對個案，探討童乩的疾病觀念和醫療方法，及其在台灣醫療體系和文化脈絡中的地位。他們幾乎無不承認，即使在所謂「醫學」（科學）「發達」的現代台灣社會中，童乩仍然是重要的醫療者[57]。

從1990年代開始，不知是何緣故，人類學家對於童乩的醫療活動似乎不再投注那麼多的心力，但是，以最近一、二十年來的調查報告來看，童乩在台灣社會的主要職事之一仍然是醫療，有些乩童甚至是以專擅治病聞名或自豪[58]，而我

57 David K. Jordan, *Gods, Ghosts and Ancestors: Folk Religion in a Taiwanese Village* (Berkeley: University of California Press, 1972), pp. 67-84;〔日〕鈴木滿男，〈臺灣の祭禮における男性巫者の登場——民間道教に對する巫術の位相——〉，收入氏著，《マレビトの構造》（東京：三一書屋，1974），頁161-196；Bruce Holbrook, "Chinese Psycho-Social Medicine, Doctor and Dang-ki: An Inter-Cultural Analysis," *Bulletin of the Institute of Ethnology, Academia Sinica*, 37 (Taipei, 1975), pp. 85-111; Emily M. Ahern, "Sacred and Secular Medicine in a Taiwan Village: A Study of Cosmological Disorders, " in A. Kleinman et al. eds., *Medicine in Chinese Culture* (Washington, D.C.: U.S. Government Printing Office, 1976), pp. 91-113; K. Gould Martin, "Medical Systems in a Taiwan Village: The Plague God as Modern Physician, " in A. Kleinman et al., eds., *Medicine in Chinese Culture*, pp. 115-141; Yi-yüan Li, "Shamanism in Taiwan: An Anthropological Inquiry, " in W. Lebra, ed., *Culture-Bound Syndromes, Ethnopsychiatry, and Alternate Therapies* (Honolulu: Hawaii University Press, 1976), pp. 179-188；宋和，〈童乩是什麼〉，《健康世界》，5（台北，1976），頁35-41；宋和，〈台灣神媒的社會功能——一個醫藥人類學的探討〉；李亦園，〈是真是假話童乩〉，收入氏著，《信仰與文化》（台北：巨流圖書股份有限公司，1978），頁101-115；A. Kleinman, *Patients and Healers in the Context of Culture* (Berkeley: University of California Press, 1980); Richard C. Kagan and Anna Wasescha, "The Taiwanese *Tang-ki*: The Shaman as Community Healer and Protector, " in S. L. Greenblatt, R. W. Wilson and A. A. Wilson, eds., *Social Interaction in Chinese Society* (New York: Praeger Publishers, 1982), pp. 112-141；張恭啟，〈多重宇宙觀的分辨與運用——竹北某乩壇問乩過程的分析〉，《中央研究院民族學研究所集刊》，61（台北，1986），頁81-103。

58 Lawrence Scott Davis, "The Eccentric Structure of Shamanism: An Ethnography of Taiwanese Ki-Thông, With Reference to the Philosophical Anthropology of Helmuth Plessner," (Cambridge: Ph.D. Dissertation, Harvard University, 1992); Shin-yi Chao, "A Danggi Temple in Taipei: Spirit-Mediums in Modern Urban Taiwan," *Asia Major*, third series, 15:2 (Taipei, 2002), pp. 129-156；梅慧玉，〈承繼、創造與實踐：綠島社會的乩童研究〉（台北：國立臺灣大學人類學研究所碩士論文，1992）；Chung-min Chen(陳中民)，〈What Makes dang-ki So Popular?〉，發表於行政院文化建設委員會主辦，「社會、民族與文化展演國際研討會」（台北：國家圖書館，1999年5月

們在1999-2003年所完成的596名童乩調查資料也顯示，至少有214名(35.9％)宣稱自己擅長替人治病。

2. 醫學研究者與心理學者

　　其次，從1970年代開始，有一些醫師和醫學研究者，尤其是精神醫學方面的專家，也投身童乩的研究。他們也注意到了童乩的醫療活動，並且承認童乩的醫療方法的確對某些病人或某些疾病(尤其是心理方面的問題)產生療效[59]。

　　他們有些是根據臨床醫療時問診所得的資料，有些則是以醫療社會學或流行病學的角度，進行較大規模的訪談和調查。例如，精神科醫師文榮光便曾根據若干樣本統計指出，台灣的精神病患初步發病時，高達76％曾求助於童乩[60]。事實上，童乩是台灣精神科醫師最主要的競爭對手之一。

　　此外，從1990年代開始，也有一些心理學者注意到，童乩(及尪姨)在心理

(續)————————————

　　28-30日)；蔡佩如，《穿梭天人之際的女人：女童乩的性別特質與身體意涵》(台北：唐山出版社，2001)；陳杏枝，〈台北市加蚋地區的宮廟神壇〉，《臺灣社會學刊》，31 (台北，2003)，頁93-152；王貞月，〈臺灣薩滿信仰現狀及其民俗醫療作用：以問卷調查結果為中心〉，《輔仁國文學報》，17 (台北，2001)，頁281-325；〈シャーマニズムとその民俗醫療の役割——臺灣シャーマン・タンキーを中心に——〉，《文學研究論集》，21 (福岡，2002)，頁85-123；〈臺灣シャーマンの民俗醫療メカニズム——歷史傳承による治療手法を中心に——〉，《九州中國學會報》，41 (福岡，2003)，頁122-139。

59　曾炆煋，〈社會文化與精神醫學〉，《中央研究院民族學研究所集刊》，32 (台北，1971)，頁279-286；Wen-hsing Tseng, "Psychiatric Study of Shamanism in Taiwan," *Archives of General Psychiatry*, 26 (Chicago, 1972), pp. 561-565; "Traditional and Modern Psychiatric Care in Taiwan," in A. Kleinman et al., eds., *Medicine in Chinese Culture*, pp. 177-194; 鄭信雄，〈乩童之形成〉，《台灣臨床醫學》，8：4 (高雄，1972)，頁519-523；〈從精神醫學論乩童及個案報告〉，《南杏》，22 (高雄，1975)，頁70-73；蔡瑞芳，〈從中國的醫學演變談乩童的由來〉，《南杏》，22，頁63-65；〈從台灣民間信仰探討今日乩童存在〉，《南杏》，22，頁66-68；王溢嘉，〈神諭與童乩〉，《健康世界》，5 (台北，1976)，頁42-45；文榮光、林淑玲、陳正宗、周文君、黃曉玲，〈靈魂附身現象：台灣本土的壓力因應行為〉，發表於中央研究院民族學研究所「中國人的心裡與行為」科際學術研究會(台北：中央研究院民族學研究所，1992)。

60　文榮光、林淑玲、陳正宗、周文君、黃曉玲，〈靈魂附身現象：台灣本土的壓力因應行為〉，頁2。

及情緒治療方面的特殊表現[61]。

3. 宣教師與民俗學者

在職業上和童乩有競爭關係的，還有各種宗教的專家和傳教者，不過，他們之中，似乎只有基督教的宣教師曾經從事和童乩有關的研究。可惜的是，他們的論著之中，議論與批判往往多於客觀的描述，立論也大多基於前人的研究和媒體的報導，或是其信徒的輾轉傳述。然而，他們也大不否認，童乩仍在台灣社會中扮演著醫療者的角色[62]。

此外，有一些民俗學者，則是以其自身的經驗或社會觀察爲主要依據，注意到童乩的醫療活動[63]。

四、童乩的疾病觀與醫療法

童乩在台灣社會中一直扮演醫療者的角色，因此，他們對於疾病的看法以及治療疾病的方法，格外引人注意。

61　陳志賢，〈台灣社區輔導的省思：由乩童的助人行爲談起〉，《諮商輔導文粹》，2（高雄，1997），頁63-80；余德慧、彭榮邦，〈從巫現象考察牽亡的社會情懷〉，收入余安邦主編，《情、欲與文化》（台北：中央研究院民族學研究所，2003），頁109-150。

62　董芳苑，〈台灣民間的神巫——「童乩」與「法師」〉，收入氏著，《台灣民間宗教信仰》（台北：長青文化事業股份有限公司，1984），頁246-266；小靈醫，《童乩桌頭之研究》（台南：人光出版社，1977）；廖昆田，〈薩滿——民俗醫療的心理輔導者〉，收入氏著，《魅力——中國民間信仰探源》（台北：宇宙光，1981），頁90-103。

63　劉枝萬，〈臺灣的靈媒——童乩〉，《台灣風物》，31：1（台北，1981），頁104-115；劉枝萬，〈台灣のシャーマニズム〉，收入氏著，《台灣の道教と民間信仰》（東京：風響社，1994），頁143-172；劉枝萬，〈臺灣之Shamanism〉，《臺灣文獻》，54：2，頁1-31；宋龍飛，〈手之、舞之，足之、蹈之——假託神意替說話的童乩〉，收入氏著，《民俗藝術探源》（台北：藝術家，1982），頁516-529；劉還月，〈神靈顯附乩童身〉，收入氏著，《台灣民俗誌》（台北：洛城出版社，1983），150-155；周榮杰，〈閒談童乩之巫術與其民俗治療〉，《高雄文獻》，30&31（高雄，1987），頁69-122；鄭志明，〈「乩示」的宗教醫療〉，發表於輔仁大學宗教學系主辦，「第三屆信仰與儀式：醫療的宗教對話」學術研討會（台北：輔仁大學，2004年3月19日）。

(一)疾病觀

　　關於童乩的疾病觀念，似乎以人類學家最感興趣，不過，台灣的童乩並未構成一個組織性的團體，也大多不經由師傅而成乩，而且也沒有共同奉行的經典或教義[64]，所以，他們對於人生病緣由的解釋便有相當大的歧異性和個人色彩。因此，如何找出他們之間的共相，並予以適切的分類，可謂見仁見智。例如，同樣出身臺灣大學考古人類學研究所的幾位學者，便根據不同的田野對象和學術觀點，歸納出許多不同的類型[65]。其中，李亦園利用童乩所治療的二百二十個病例所做的研究最常被學界引述。他將童乩所解釋的病因歸納為：

　　　　(一)死去親屬的鬼魂作祟(27%)

　　　　(二)風水問題引起麻煩(36%)

　　　　(三)非親屬鬼魂作祟(14%)

　　　　(四)被人做巫術(3%)

　　　　(五)八字不對(18%)

　　　　(六)其他(2%)[66]

其中，(一)(三)都是「鬼魂」，合占41%，(二)(四)(五)其實也不全然和「鬼魂」、「鬼神」無關，而「鬼魂」(鬼神)的種類似乎也不宜簡單的分為「親屬」(祖先)和非親屬兩類。例如，1937年的調查便指出，童乩認為會作祟而令人生病的鬼神至少有無主家神、遊路將軍、前世父母、山神土地、把心婦人、青驚婆姐、天狗、白虎、煞神、五鬼等[67]。此外，他們令人生病的緣由也有許多不同的狀況，值得進一步探討。因此，本文擬結合文獻的記載和田野的訪查，參酌前人

64　林富士，〈臺灣童乩的社會形象初探(二稿)〉。

65　張恭啓，〈多重宇宙觀的分辨與運用——竹北某乩壇問乩過程的分析〉，《中央研究院民族學研究所集刊》，61，頁83。

66　李亦園，〈是真是假話童乩〉，收入氏著，《信仰與文化》，頁108-109。

67　臺南州衛生課，《童乩》，頁34-35。

的記述，不以單一或少數的個案為依據，將童乩對於致病原因的解釋歸納為下列
八種。

1. 鬼神降禍

大約從16世紀中葉以來，瘟神(疫鬼)信仰便傳入台灣社會，在台灣民間宗
教中非常興盛的「王爺」信仰便是具體代表。這個信仰的核心觀念認為，瘟疫
(流行病、傳染病)是由瘟神、疫鬼定期或不定期的降災所造成。至於降災的原
因，則或歸之於人類(宇宙)注定之劫難，或認為和人類集體的道德敗壞有關，或
以為肇因於觸冒其禁忌(如漂流之「王船」)[68]。台灣童乩的主祀神明便是以「王
爺」占最多數[69]。

2. 厲鬼作怪

「厲鬼」是指「不正常」、「非自然」死亡之鬼魂，通常是橫死(自殺、意
外、戰死等)、冤死或是死後乏嗣、乏祀者，一般又稱之為孤魂野鬼、「好兄
弟」。他們或是為了「掠交替」[70]，或是為了復仇[71]，或是為了洩憤、求祀，因
而傷害生者，令其生病[72]。一般童乩解釋精神病人或是病症不清楚的病患時，常

---

68 詳見劉枝萬，〈台灣之瘟神信仰〉，〈台灣之瘟神廟〉，收入氏著，《台灣民間
信仰論集》(台北：聯經出版公司，1983)，頁225-234、235-284；李豐楙，〈東港
王船和瘟與送王習俗之研究〉，《東方宗教研究》，新3 (台北，1993)，頁229-
265；〈臺灣送瘟、改運習俗的內地化與本地化〉，收入許俊雅編，《第一屆臺灣
本土文化學術研討會論文集》(台北：國立臺灣師範大學文學院國文學系，
1994)，頁829-861；〈行瘟與送瘟——道教與民眾瘟疫觀的交流與分歧〉，收入
漢學研究中心編，《民間信仰與中國文化國際研討會論文集》(台北：漢學研究
中心，1994)，頁373-422；林富士，《孤魂與鬼雄的世界——北臺灣的厲鬼信
仰》，頁140-154；Paul Katz, *Demon Hordes and Burning Boats: The Cult of Marshal
Wen in Late Imperial Chekiang* (Albany: SUNY Press, 1995).

69 詳見鈴木滿男，〈臺灣の祭禮における男性巫者の登場——民間道教に對する巫
術の位相——〉，收入氏著，《マレビトの構造》，頁169-176；林富士，《孤魂
與鬼雄的世界——北臺灣的厲鬼信仰》，頁173-178；〈臺灣童乩的社會形象初探
(二稿)〉。

70 「掠交替」意指鬼魂找替身以便投胎轉世，這以意外死亡者為主。

71 這一類的鬼魂俗稱「冤親債主」。

72 詳見小靈醫，《童乩桌頭之研究》，頁90；宋和，〈台灣神媒的社會功能——一
個醫藥人類學的探討〉，頁29-35；林富士，《孤魂與鬼雄的世界——北臺灣的厲
鬼信仰》，頁11-19。

說「卡到陰的」、「孤魂」、「亡魂」、「無主家神」作祟，便是指此而言[73]。晚近則又有所謂的「嬰靈」(主要是指墮胎、流產的胎兒鬼魂)作祟之說[74]。

3. 沖犯凶神惡煞

最晚從漢代開始，中國社會便普遍認為，個人的生命、時間和空間都由特定的鬼神所掌控，而且，每個人都有可能在某些特定的時日、場所，和這些鬼神產生衝突而受到傷害、產生疾病[75]，台灣的漢人社會基本上也承繼這一套有關「流年」(八字、命運)、時日和居處(風水)的禁忌觀念。

事實上，童乩也常用風水(包括陰宅、陽宅)、「八字」、「流年」、「運途」這些語詞來解釋病因[76]，或是明確指出是由所謂的遊路將軍、山神土地、青驚婆姐、太歲、天狗、白虎、煞神、五鬼作祟所致[77]。

4. 祖先作祟

祖先作祟也是童乩常用來解釋生病緣由的主因之一。有時是因其墳墓的風水不佳所致，有時則是因為絕嗣或子孫不依禮俗祭拜所致[78]。這也是先秦兩漢以

73　丸井圭治郎，《臺灣宗教調查報告書第一卷》，頁102；臺南州衛生課，《童乩》，頁35；張珣，〈民俗醫生——童乩〉，收入氏著，《疾病與文化》，頁80-81；林富士，〈臺北市「此乃宮」訪查筆記〉(2004年7月10日)。

74　參見Marc L. Moskowitz, *The Haunting Fetus: Abortion, Sexuality, and the Spirit World in Taiwan* (Honolulu: University of Hawai'i Press, 2001).

75　林富士，〈試論漢代的巫術醫療法及其觀念基礎〉，《史原》，16 (台北，1987)，頁29-53；《漢代的巫者》(台北：稻鄉出版社，1999)，頁105-110。

76　丸井圭治郎，《臺灣宗教調查報告書第一卷》，頁102；李亦園，〈是真是假話童乩〉，收入氏著，《信仰與文化》，頁109；張珣，〈民俗醫生——童乩〉，收入氏著，《疾病與文化》，頁80-81；王雯鈴，〈台灣童乩的成乩歷程：以三重童乩為主的初步考察〉(台北：輔仁大學宗教學研究所碩士論文，2004)，頁25-26、64。

77　臺南州衛生課，《童乩》，頁35；張恭啓，〈多重宇宙觀的分辨與運用——竹北某乩壇問乩過程的分析〉，《中央研究院民族學研究所集刊》，61，頁87-92；張珣，〈社會變遷中仰止鄉之醫療行為——一項醫藥人類學之探討〉(台北：臺灣大學考古人類學研究所碩士論文，1981)；頁127-134；Lawrence Scott Davis, "The Eccentric Structure of Shamanism: An Ethnography of Taiwanese Ki-Thông, With Reference to the Philosophical Anthropology of Helmuth Plessner," pp. 202-301.

78　丸井圭治郎，《臺灣宗教調查報告書第一卷》，頁102；李亦園，〈是真是假話童乩〉，收入氏著，《信仰與文化》，頁109；Gary Seaman, "In the Presence of Authority: Hierarchical Roles in Chinese Spirit Medium Cults," in A. Kleinman and Tsung-yi Lin eds., *Normal and Abnormal Behavior in Chinese Culture* (Dordrecht, Holland: D.

來的日者、巫者常用的解釋[79]。比較特殊的是，這種「家鬼」有時會和「外鬼」勾結，返家傷害自己的子孫[80]。

5. 符咒與巫術

傳統中國社會一直相信，有些人能以符咒、巫術(尤其是所謂的巫蠱)害人，而巫者就是主要的施術者之一[81]。在台灣，無論是原住民還是漢人，也都有類似的信仰。若干19世紀的文獻還顯示，當時台灣北部地區盛傳有些巫者能以「符咒殺人」[82]，在近人所編的符咒書中仍收錄了不少「害人」的巫術和符咒[83]。李亦園所調查的童乩以「被人做巫術」解釋其信徒的病因[84]，可能和這樣的傳統信仰有關。我在台北市「廣信府」從事田調時，也目睹一名疑似罹患精神病的年輕男子，在母、舅的陪同下前往廟中，向鄭姓童乩求助，據降乩後的診斷指出，這名男子是因服食過被人「作法」的食物才會「精神失常」，導致無法入眠，精神恍惚，神智不清[85]。

6. 靈魂受驚

傳統漢人的生命觀認為，人的生命是由有形的身體和無形的靈魂(神)所構成，若魂魄(神)不存於形體，則會生病，甚至死亡[86]。台灣的童乩、道士及其他

(續)————————————

　　　Reidel Publishing Co., 1981), pp. 61-74, esp. pp. 69-70; 張珣，〈民俗醫生——童乩〉，收入氏著，《疾病與文化》，頁80-81；蔡佩如，《穿梭天人之際的女人：女童乩的性別特質與身體意涵》，頁66-67；〈女童乩的神靈世界〉，《兩性平等教育季刊》，18 (台北，2002)，頁37-50。

79　林富士，〈試論漢代的巫術醫療法及其觀念基礎〉，《史原》，16，頁29-53；林富士，《漢代的巫者》，頁108-110。

80　林富士，〈臺北市「此乃宮」訪查筆記〉。

81　林富士，《漢代的巫者》，頁71-80。

82　丸井圭治郎，《臺灣宗教調查報告書第一卷》，頁101-102；林富士，〈清代臺灣的巫覡與巫俗：以《臺灣文獻叢刊》為主要材料的初步探討〉，《新史學》，16：3，頁23-99。

83　詳見峨嵋居士編，《道壇作法》(台北：逸群圖書公司，1984-1985)。

84　李亦園，〈是真是假話童乩〉，收入氏著，《信仰與文化》，頁109。

85　林富士，〈臺北市「廣信府」訪查筆記〉(2004年5月19日)。

86　杜正勝，〈形體、精氣與魂魄〉，《新史學》，2：3 (台北，1991)，頁1-65；林富士，〈試論《太平經》的疾病觀念〉，《中央研究院歷史語言研究所集刊》，62：2 (台北，1993)，頁225-263。

術士也常用這個觀念來解釋病因，尤其是對於嬰兒、小孩的疾病，便常以「著驚」(受到驚嚇因而部分魂魄離體)解釋病因[87]。

7. 道德與因果

上述解釋都是將病因歸咎於鬼神或超自然力量，然而，童乩也不否認，有些時候人本身也要負責任。他們認為，人的「道德」瑕疵和行為過錯會引發因果報應或鬼神譴祟而招致疾病[88]。不過，若和佛教、道教比較，則童乩(巫者)顯然較少採取這樣的解釋[89]。

8. 身心與生活失常

除了宗教觀點的解釋之外，童乩也和常人一樣，多少具備一些傳統中國醫學或現代西方醫學的「常識」，在釋病時也會運用「臟腑有病」、「情緒」、「壓力」、飲食、起居不當這些觀念，也不反對或駁斥其信徒前往中、西醫院所受的治療，有時甚至會協助、指示病人前往中、西醫處接受診療[90]。

上述這些觀念，基本上都是漢人社會淵遠流長的通俗信仰，也是童乩和其

87　張恭啓，〈多重宇宙觀的分辨與運用——竹北某乩壇問乩過程的分析〉，《中央研究院民族學研究所集刊》，61，頁89；張珣，〈臺灣漢人收驚儀式與魂魄觀〉，收入黃應貴編，《人觀、意義與社會》(台北：中央研究院民族學研究所，1993)，頁207-231；〈道教與民間醫療文化：以著驚症候群為例〉，收入李豐楙、朱榮貴主編，《儀式、廟會與社區：道教、民間信仰與民間文化》(台北：中央研究院中國文哲研究所籌備處，1996)，頁427-457；王雯鈴，〈台灣童乩的成乩歷程：以三重童乩為主的初步考察〉，頁22-23、62、65；李豐楙，〈收驚：一個從「異常」返「常」的法術醫療現象〉，收入黎志添主編，《道教研究與中國宗教文化》(香港：中華書局，2003)，頁280-328。

88　張恭啓，〈多重宇宙觀的分辨與運用——竹北某乩壇問乩過程的分析〉，《中央研究院民族學研究所集刊》，61，頁90；王雯鈴，〈台灣童乩的成乩歷程：以三重童乩為主的初步考察〉，頁22，個案57。

89　詳見林富士，〈東漢晚期的疾疫與宗教〉，《中央研究院歷史語言研究所集刊》，66：3(台北，1995)，頁695-745；〈中國六朝時期的巫覡與醫療〉，《中央研究院歷史語言研究所集刊》，70：1，頁1-48；《疾病終結者：中國早期的道教醫學》(台北：三民書局，2001)，頁63-85。

90　張珣，〈社會變遷中仰止鄉之醫療行為——一項醫藥人類學之探討〉，頁127-129；張恭啓，〈多重宇宙觀的分辨與運用——竹北某乩壇問乩過程的分析〉，《中央研究院民族學研究所集刊》，61，頁87-90；林富士，〈臺南市「保安宮」訪查筆記〉(1994年12月15日)；王雯鈴，〈台灣童乩的成乩歷程：以三重童乩為主的初步考察〉，頁63-65。

他社會成員共創、共享的文化架構。換句話說，台灣的童乩針對疾病的緣由，並未提出一套嶄新而獨特的解釋系統，他們在診斷時所使用的「語言」，雖說是以「神」之名而發聲的「神話」，但其實質內容不曾超越「常民」已有的認知體系[91]。

(二)治療法

大多數的醫學體系，醫療的方法都會和其對於病因的解釋相符應。若歸咎於道德，則以懺悔、行善化解。若認為生活起居的方式有害，則由此加以改善。若生理機能異常或受病菌之害，則會以藥物或其他相關手段治療。但是，童乩的治療法和病因說之間的確不是完全符應[92]。事實上，無論童乩如何解釋病因，他們所專擅的療法通常都只有二、三種，很少人是「全能」的醫者。

不過，無論是採取什麼方法，他們的醫療活動通常都是在宗教儀式(降神)的進行過程中施行，都是仰賴神明或儀式(或法術)的力量，因此，都可以稱之為「儀式治療」(ritual healing)。若細加區分，則大致有下列六種：

1.禳除

清代多種方志都指稱，台灣居民「尚巫，疾病輒令禳之」[93]，可見在當時人的認知裡，童乩這一類的巫者是以禳除作為治病的方法。而所謂的「禳」(禳除)，就是以某種力量強制那些困擾病人的鬼神、精怪停止作祟，甚至是將他們驅離、消滅。從清代以來一直在台灣社會中盛行的「王醮」、「貢王」儀式，便

91　Bruce Holbrook, "Chinese Psycho-Social Medicine, Doctor and Dang-ki: An Inter-Cultural Analysis," pp. 85-111; 宋和，〈台灣神媒的社會功能──一個醫藥人類學的探討〉，頁83-87；A. Kleinman, *Patients and Healers in the Context of Culture*, pp. 203-258;李亦園，〈現代化過程中的傳統儀式〉，收入氏著，《文化的圖像：宗教與族群的文化觀察》(台北：允晨文化，1992)，下冊，頁95-116；張珣，〈台灣漢人的醫療體系與醫療行為：一個台灣北部農村的醫學人類學研究〉，收入氏著，《疾病與文化》，頁101-147。

92　張珣，〈台灣漢人的醫療體系與醫療行為：一個台灣北部農村的醫學人類學研究〉，收入氏著，《疾病與文化》，頁142。

93　林富士，〈清代臺灣的巫覡與巫俗：以《臺灣文獻叢刊》為主要材料的初步探討〉，《新史學》，16：3，頁23-99。

是一種「逐疫」的禳除儀式。在這種集體性的醫療活動中，童乩通常是不可或缺的要角之一[94]。

另外，在一些個人性的治療活動中，童乩有時也會以符咒、兵器和各種法器，進行「斬妖除魔」、「驅邪捉精」的儀式[95]。

2. 祭禱

對付作祟的鬼神，有時不能以強制性的手段，尤其是對於病人的祖先，更不宜加以驅除或斬殺。因此，以「祭禱」的方式求取人和鬼神之間的和解，也是童乩常用的治病方法。

祭禱的核心是獻祭，主要是「燒紙錢」，另外，大多會同時獻上一些其他的祭品(尤其是「牲禮」和酒)。這些祭品的種類和數量通常是由童乩和鬼神交涉，由病人出資或準備，至於表達願意「和解」的方式，則可以由童乩代達或由病人親自稟明。所謂的「上天庭」、「落地府」(落嶽探宮)、「進花園」、「脫身」、「做法事」等儀式，基本上，都是這個類型的治療方法[96]。

3. 歸依

有些病被認為是神靈對其可能的「乩身」所進行的考驗和磨練，這也就是人類學家所說的「巫病」(shamanic illness)[97]，或童乩自稱的靈病(靈學病)[98]。

94　臺南州衛生課，《童乩》，頁70-72；黃有興，〈澎湖的法師與乩童〉，《臺灣文獻》，38：3，頁133-164；黃有興、甘村吉，《澎湖民間祭典儀式與應用文書》(澎湖：澎湖縣文化局，2003)，頁308-417；林富士，〈清代臺灣的巫覡與巫俗：以《臺灣文獻叢刊》為主要材料的初步探討〉，《新史學》，16：3，頁23-99。

95　丸井圭治郎，《臺灣宗教調查報告書第一卷》，頁102-105；董芳苑，〈台灣民間的神巫──「童乩」與「法師」〉，收入氏著，《台灣民間宗教信仰》，頁253-257；黃有興，〈澎湖的法師與乩童〉，《臺灣文獻》，38：3，頁133-164。

96　丸井圭治郎，《臺灣宗教調查報告書第一卷》，頁103-105；臺南州衛生課，《童乩》，頁22-25、38-74；〔日〕國分直一著，周全德譯，〈乩童的研究〉，《南瀛文獻》，8，頁94-99；國分直一，〈台灣のシャマニズム──とくに童乩の落嶽探宮をめぐって〉，收入氏著，《壺を祀る村：臺灣民俗誌》，頁310-338；〔日〕吉元昭治著，楊宇譯，《道教與不老長壽醫學》(成都：成都出版社，1992)，頁110-118；林富士，〈臺北市「此乃宮」訪查筆記〉。

97　所謂「巫病」，是指巫者在「成巫」之前或在「成巫」的過程中所經歷的病痛。最常見的疾病是所謂的「鬼附」(possession)或醫家所說的精神疾病，而這種疾病常以幻聽、幻覺為主要表徵。此外，這種疾病往往也和病者在生活上所遭遇的挫

童乩治療這種病，幾乎都是要病人許諾擔任神明的靈媒，並接受「訓乩」。通常會指示病人在神壇、宮廟中「靜坐」，甚至是住在神廟中，睡在神桌下，接受神明的護佑、訓練和治療[99]。

其次，有些小孩的不明疾病，所獲得的指示則是當神明的「契子」，佩戴神明的符令、香火，以接受護佑。至於成人的病，若不是太嚴重，或只是「運途」差別所引起的，也會利用神明的符水加以治療[100]。

無論是接受「訓乩」，當「契子」，還是服用神明的「符水」，佩戴其符

(續)————————————

　　折與痛苦連結在一起，其中最常見的是喪親之痛、感情受創和事業失敗。在這種情形之下，有些病人因祈禱或其他因緣，開始和神靈有所接觸，並接受其「召喚」（calling）、指導和治療，而在接受「神召」、「神療」之後，病人不但得以痊癒，而且還擁有療病的能力。其後，或經由神授，或經由其他巫者的傳授，終致獲得相關的知識和技術，並成為一名巫者。在這樣的情境之中，疾病被視為神靈給予人的啟示、召喚和試煉，是一個巫者「成巫」的必經之途，而這也是世界各地的巫者最常有的「成巫」模式。參見Mircea Eliade, *Shamanism: Archaic Techniques of Ecstasy*, translated by Willard R. Trask (Princeton: Princeton University Press, 1972), pp. 23-44; I.M. Lewis, *Ecstatic Religion: A Study of Shamanism and Spirit Possession* (London and New York: Routledge, 1989), pp. 59-89; Joan Halifax, *Shaman: The Wounded Healer* (New York: The Crossroad Publishing Company, 1982), pp. 16-21; Michael Taussig, *Shamanism, Colonialism, and the Wild Man: A Study in Terror and Healing* (Chicago and London: The University of Chicago Press, 1987), pp. 447-467;朝鮮總督府編，《朝鮮の巫覡》（東京：國書刊行會，1972），頁52-164；〔日〕櫻井德太郎，《東アジアの民俗宗教》（東京：吉川弘文館，1988），頁26-29、97-102、299-303；林富士，〈中國六朝時期的巫覡與醫療〉，《中央研究院歷史語言研究所集刊》，70：1，頁13-14；〔日〕中村治兵衛，〈宋代の巫の特徵〉，《中國シャマニズムの研究》（東京：刀水書房，1992），頁107-138（131-136）。

98　雲林地區有多位童乩在接受訪談時，以「靈學病」、「靈病」稱述自己在成乩過程中不明原因的病痛或突發性的昏厥。

99　張珣，〈民俗醫生——童乩〉，收入氏著，《疾病與文化》，頁79-81；林富士，〈臺北市「此乃宮」訪查筆記〉；王雯鈴，〈台灣童乩的成乩歷程：以三重童乩為主的初步考察〉，頁38-45。

100　林富士，〈臺南市「尊王壇」訪查筆記〉（1994年11月15日）；〈臺南市「保安宮」訪查筆記〉；〈臺北市「廣信府」訪查筆記〉；黃文博，〈下願做義子——台灣民間的契神信仰〉，收入氏著，《台灣風土傳奇》（台北：臺原出版社，1989），頁35-139；游謙，〈神明與收契子：以宜蘭地區為例〉，收入中央研究院民族學研究所編，《閩台社會文化比較研究工作研討會》（台北：中央研究院民族學研究所，1994）。

令，基本上都可以說是一種「歸依」療法——因成為神明之虔誠信徒而可以免除病痛。

4. 藥方

　　清代方志屢屢批評台灣的童乩在降神之後「妄示藥方」，可見提供藥方曾經是童乩用來治療信徒疾病的主要方法之一[101]。這種情形，到了日據時代仍然如此。雖然丸井圭治郎在1919年的報告不曾著墨於此，但1930年代臺南州衛生課的調查卻指出，開示藥方是當時童乩相當常見的治療方法，而且所使用的藥物種類(主要是本草)及對治的病症也相當多，他們和藥商之間有非常緊密的往來和合作關係[102]。

　　不過，在日本殖民政府及其後的國民政府立法禁絕和嚴格取締之下，童乩在儀式中開示藥方的情形似乎有逐漸減少的趨勢。在田野調查中，雖然不乏年紀稍長的童乩仍然有用藥物的案例，但已不多見，至少，很少童乩是以此作為主要療法[103]。

　　無論如何，必須注意的是，治病的藥方以及服用的方法，是在降神之後，以神明的名義開示而得，給藥者通常是中藥房的藥商或醫師。這和「藥籤」的使用模式很接近[104]。不過，隨著「西醫」逐漸成為台灣的主流醫學之後，有些童乩也會開出「西藥」的處方箋[105]。

5. 按摩

　　有些童乩在治療儀式中會有拍打、按壓病人肢體的動作[106]，有的甚至是以此為專長。例如，台南縣歸仁鄉「懿旨無極皇龍宮」的蔡姓童乩(悟能師)，奉濟公為主神，便以「佛手顯化」、「酸痛專科」為號召，以手替病人進行全身性的

101　林富士，〈清代臺灣的巫覡與巫俗：以《臺灣文獻叢刊》為主要材料的初步探討〉，《新史學》，16：3，頁23-99。

102　臺南州衛生課，《童乩》，頁78-113、122-123。

103　林富士，〈臺南市「尊王壇」訪查筆記〉；〈臺南市「保安宮」訪查筆記〉；〈臺北市「廣信府」訪查筆記〉。

104　吉元昭治著，楊宇譯，《道教與不老長壽醫學》，頁56-78。

105　林瑤棋，《透視醫療卡夫卡》(台北：大康出版社，2004)，頁86-87。

106　林富士，〈臺北市「廣信府」訪查筆記〉。

按摩治療。這雖然有點近似坊間的按摩、指壓和氣功療法，但童乩大多宣稱，這是神明透過他們的手在治療病人[107]。

6. 轉診

多數的童乩不曾也不敢宣稱自己(神明)是「萬能」的，開壇「濟世」時，面對信眾的疑難雜症，他們有時也會承認自己「束手無策」，天命無法改變，而且，也常要求其信徒，在神明的護佑之外要「自立」救濟[108]。

在醫療事務方面，這種情形也不罕見。例如，有些童乩有時會說這是「肉體」或「精神」方面的毛病，要信徒到醫院診治[109]。有些時候，童乩則指示信徒應到某個地方(通常只指示方位或區域)尋訪某位醫師(通常只指示性別或姓氏)診療，或是裁定是否要「開刀」(動手術)及在何時進行。有時則只做病人在醫院接受治療的「預後」判斷[110]。

就此而言，童乩其實並不拒斥世俗的醫療體系，有時甚至還扮演輔助性的角色，而民眾在尋求醫療時也大多相信「要人也要神」，同時尋求多種醫療體系的救助[111]。

然而，必須注意的是，上述病因觀念或醫療方法並未形成一套具有系統性的論述或醫技，每個童乩都會因其存活的時代、處身的社會文化網絡、個人的知

---

107 林富士，〈雲林縣「安西府」訪查筆記1〉(2004年7月25日)。

108 林富士，〈臺南市「保安宮」訪查筆記〉。

109 林富士，〈臺南市「保安宮」訪查筆記〉；王雯鈴，〈台灣童乩的成乩歷程：以三重童乩為主的初步考察〉，頁64；《中國時報》，2004年8月1日，〈A8‧社會脈動版〉。

110 參見張珣，〈台灣漢人的醫療體系與醫療行為：一個台灣北部農村的醫學人類學研究〉，收入氏著，《疾病與文化》，頁134-138。

111 Emily M. Ahern, "Sacred and Secular Medicine in a Taiwan Village: A Study of Cosmological Disorders," in A. Kleinman et al. eds., *Medicine in Chinese Culture*, pp. 91-115; K. Gould Martin, "Medical Systems in a Taiwan Village: The Plague God as Modern Physician," in A. Kleinman et al., eds., *Medicine in Chinese Culture*, pp. 115-143; A. Kleinman, *Patients and Healers in the Context of Culture*, pp. 179-203; 宋和，〈台灣神媒的社會功能──一個醫藥人類學的探討〉，頁78-87；張珣，〈台灣漢人的醫療體系與醫療行為：一個台灣北部農村的醫學人類學研究〉，收入氏著，《疾病與文化》，頁143-146；宋光宇，〈二十世紀台灣的疾病與宗教〉，《佛光人文社會學刊》，1(宜蘭，2001)，頁27-45。

識背景，而採取不同的論述方式和治療對策，而且，由於欠缺「普查」式的資料，我們也很難知道上述的疾病觀及醫療法的時代變遷及地域差異。

五、精神異常與人格解離

無論如何，根據以上的敘述可知，從有歷史記錄以來，童乩在台灣社會中始終扮演著醫療者的角色。但是，童乩卻不曾因此而享有和其他醫者一樣的政治、社會地位和社會聲望。相反的，他們不斷受到政府官員和知識分子的壓制、責難和蔑視。即使是深受民眾仰賴的醫療行爲，也常被安上「妄示藥方」、「陋習」、「騙術」、「愚妄」之類的污名，甚至受到法律的制裁[112]。更奇特的是，以醫療爲其主要職能的童乩，最晚從日治時代開始，反而逐漸被認爲是一種「病人」。

(一) 從傳統士人到心理學家的觀點

童乩被貼上「病人」的標籤，並非無跡可尋。早在19世紀，清代的士人就已注意到童乩宗教儀式的主要特徵，在於能讓鬼神附體說話，並且在公眾之前以各種利器割剖、砍刺自己的身體，造成鮮血淋漓的情景。不過，當時人似乎只當這是一種異常、奇怪的舉動而加以記錄，並未做太多的評論[113]。唯連橫(1876-1936)說：

> 乩童，裸體散髮，跳躍曲踴，狀若中風，割舌刺背，鮮血淋漓，神所憑依，創而不痛。[114]

---

112 林富士，〈臺灣童乩的社會形象初探(二稿)〉；陳藝勻，〈童乩的社會形象與自我認同〉。

113 林富士，〈清代臺灣的巫覡與巫俗：以《臺灣文獻叢刊》爲主要材料的初步探討〉，《新史學》，16：3，頁23-99。

114 連橫，《臺灣通史》(南投：臺灣省文獻委員會，1992)，卷22，〈宗教志〉，頁576。

其中，「狀若中風」一語，似乎隱指童乩和病人有相似之屬。

在日治時期，學者及官員也大多注意到童乩的這種儀式特徵，他們還進一步以「失去知覺」、「失神」、「狂想」、「自我催眠」這一類的名詞，形容童乩在儀式中的舉止[115]。而由官方出版的《童乩》一書，不僅將童乩降神附體的模樣形容為「夢遊病」，更直言有十分之二、三的童乩多少有精神方面的「欠陷」、「變質」[116]。這也是文獻之中首度將童乩和精神病人等同視之。

其後，心理學家飯沼龍遠進一步指出[117]：

> 童乩的神明附體狀態是一種催眠狀態，就是人格變換現狀。……大概他們的感覺都脫落了，五官的作用也呈異常，或休止一時作用，所以他們橫在鐵釘床也不感覺痛疼，而揮劍傷身也不感覺痛疼，這樣一來，沒有智識的人，看為非常不可思議的神秘現象。[118]

他又說：

> 童乩以自己的武器劍傷自己的身體，使之流血，展出淒然的場面。……這樣過激的動作，是在普通的精神狀態下做不到的，在變態心理的狀態下失了知覺，才能平然做到這樣場面。……童乩的動作是基於變態心理的現象，……但人格變換的狀態深度，須看童乩的素質或練習的程度，如果變態狀態愈深度，他們的動作就愈酷行。……童乩的暴行自虐，一方面童乩可加強自己的信念，……又一方面依賴者看到這不可思議的神秘事，也自信童乩的確能夠治療病人。……就是說，童乩的自虐行

---

115 梅陰生，王世慶譯，〈乩童之由來〉，收入臺灣省文獻委員會編譯，《台灣慣習記事》，頁36；丸井圭治郎，《臺灣宗教調查報告書第一卷》，頁104-107；鈴木清一郎，《臺灣舊慣習俗信仰》，頁84-85。

116 臺南州衛生課，《童乩》，頁9、28。

117 飯沼龍遠畢業於日本東京大學，曾於1928年至1941年擔任台北帝國大學「心理學講座」教授。臺大心理學系「系史」：http://www.psy.ntu.edu.tw/alumni/l.history.htm。

118 飯沼龍遠，〈關于臺灣的童乩〉，《南瀛文獻》，2：3&4，頁83。

　　動使祈禱鞏固自信，使被祈禱者絕對信賴，而符合精神療法上的本質要
素。[119]

　　這是首度以心理學或精神醫學的角度，針對童乩在儀式過程中的舉止及其醫療活
動所做的「科學」性的解釋。飯沼龍遠似乎不曾將童乩視爲精神或心理異常之
人，但他的確認爲，在儀式中，童乩進入了一種「人格變換」、「變態心理」的
狀態。

(二)從心理學家到精神科醫師的看法

　　日治時期學者的看法，到了1970年代又獲得若干台灣的心理及精神醫學研
究者進一步的闡述。他們大多認爲，多數的童乩和精神病患非常類似，具有「歇
斯底里」（hysteric）及「偏執」（paranoid）的人格特質。例如，1972年，曾炆煌醫
師曾利用兩名童乩個案的生命史[120]，分析其成乩歷程中的生活情境及心理因
素。他認爲，超過一半的童乩在成乩之前，都曾有過人格解離（dissociation）或身
心症（psychophysiological manifestation）方面的問題，而成乩也是他們因應壓力或
困境的一種方式。他認爲童乩在情感上的確有可能是個病人或是比較容易精神崩
潰，但他並不認爲所有擔任神媒的童乩就是精神病患[121]。

　　雖然有人並不主張將童乩和精神病患等同視之，但仍有不少人斷言，有些
童乩先前曾「害過精神病」，而且，其降神附身的狀態其實就是「解離型歇斯底
里症」（hysterical dissociation）的表現。例如，1975年，醫學雜誌《南杏》刊載了
四篇從醫學角度談論童乩的文章，其中，王興耀在〈乩童的形成〉一文中便說：

　　　　乩童的形成有的先害過精神病，有的開始就有變成類似解離型歇斯底里
　　　　亞病（hysterical dissociation）的精神恍惚狀態而被認爲被神鬼附身，之後

---

119 飯沼龍遠，〈關于臺灣的童乩〉，《南瀛文獻》，2：3&4，頁84-85。
120 其中一名因精神崩潰而送醫。
121 Wen-hsing Tseng, "Psychiatric Study of Shamanism in Taiwan," *Archives of General Psychiatry*, 26, pp. 562-564.

由自己揣摸或在別人指點下慢慢訓練而自成一格。[122]

可惜他不曾交代其論點的根據。另一位精神科的鄭信雄醫師，則是根據其臨床醫療所碰到的一名女性乩童病患進行個案研究，這名女童乩的症狀被診斷爲「hysterical psychosis with hypomanic picture」。根據這個個案及相關的資料，他說：

> 精神恍惚狀態(trance state)或狂奮狀態(ecstatic state)中的乩童，和精神醫學上的解離型歇斯得里亞症狀(hysterical dissociation)，有很多相類似的地方。不僅有人格的改變，精神意識上的改變，同時均爲過一般時間就可恢復原來狀態的變化。至於乩童被鬼神所憑依的行爲(possessed state)在多種精神疾病中常可見到，並非獨特的現象。但童乩是依情況須要而自行引導進入精神恍惚狀態，這是職業上的運用，正常情況下能毫不影響日常生活；相反地，解離型歇斯底里症狀，常因心理上受刺激或遇到困難才引起。……有許多乩童在開業之前，有類似歇斯底里的暈倒或解離的經驗，也有些是患過精神疾病好轉以後，被解釋或認爲有被鬼神依附過。物色乩童候補者及訓練過程，實際上是選擇易接受暗示性(high suggestibility)及高度解離性的個性的人，來做乩童。……在個人具有對暗示感受性及易解離性的氣質，和心理因素傾向於當乩童時，乩童很自然地從這種社會環境中訓練產生出來，所以乩童並不是與生俱來或被神指定而當的。[123]

這是從儀式特徵和成乩過程兩方面，說明童乩的精神狀態及人格特質和精神病患之間的相似性，他甚至認爲，有些童乩確實曾經是精神病患，而且，也容易成爲精神病患。

---

122 王興耀，〈乩童的形成〉，《南杏》，22，頁69。
123 鄭信雄，〈從精神醫學論乩童及個案報告〉，《南杏》，22，頁72。

　　其次，1982年，高雄療養院的醫師江英豪和黃正仁，則是以高雄旗津地區的二十五名童乩爲對象，進行五項與智能、性格相關的「測驗」，完成了一份名爲〈童乩之人格研究〉的研究報告。他們認爲：

> 乩童的知覺、腦部功能都比較差。他們容易出現錯覺，處事衝動，行事不按邏輯進行。……各種測驗可以證實，乩童的人格的確屬於不成熟的，富有戲劇性歇斯得里及妄想型人格類型。[124]

　　此外，1992年，高雄醫學院精神科的文榮光醫師及其研究團隊，則是針對一名女性精神病患進行個案研究。這一名病患曾擔任過童乩，被診斷爲「共有型妄想症」。他們認爲這名童乩的「通靈」和「靈魂附身現象」（spirit possession phenomena），其實是一種因應壓力的方式。他們似乎暗指該名童乩並非眞正的神媒（medium）。同時，他們也認爲，眞正的童乩、尪姨在宗教儀式中的「靈魂附身現象」是「正常、正統、典型、自制、被群體期待、受眾人肯定」，「具有維護社會既有體制」之功能[125]。

　　上述這些研究報告，大多出自臨床的精神科醫師或是心理、精神醫學相關領域的研究者之手，他們大多抱持著「除魅」、「覺民」心態，企圖以「科學」、「理性」的工具揭露宗教的「神秘」世界。從他們所參考的文獻也可以知道，他們的研究事實上深受歐美學者以心理學、精神醫學研究薩滿（shaman，即巫者）的影響，企圖解開這種神媒擁有醫療能力的謎團，並「合理」的解釋巫者的「附身」（possession）現象，究竟是正常的文化行爲，還是異常的精神病變或人格違常[126]。可惜的是，他們的研究大多只根據極少數的個案，而且，通常是

---

124 轉引自宋龍飛，〈手之、舞之，足之、蹈之——假託神意替說話的童乩〉，收入氏著，《民俗藝術探源》，頁520-521。

125 文榮光、林淑玲、陳正宗、周文君、黃曉玲，〈靈魂附身現象：台灣本土的壓力因應行爲〉。

126 關於歐美學界對於這項課題的研究，參見I.M. Lewis, *Ecstatic Religion: A Study of Shamanism and Spirit Possession*, pp. 160-184; Jane Monnig Atkinson, "Shamanisms Today," *Annual Review of Anthropology*, 21 (Palo Alto, 1992), pp. 307-330.

已被診斷為精神病患的童乩。因此，其說法仍有不少值得商榷的地方。

(三)人類學家及民俗學家的援引

不過，自從精神醫學方面的專家發言之後，不少人類學家及民俗學家便大加引述。例如，針對前述江英豪和黃正仁醫師的〈童乩之人格研究〉報告，曾受過人類學訓練的民俗研究者宋龍飛便認為，這是：

> 近年來最具科學基礎研究的論文，很具學術價值，它不僅用科學的測驗方法，揭開了乩童的奧秘，同時將乩童跨越陰陽兩界與神鬼相通的讕言拆穿，神鬼附身的說法，祇是由於他們本身智力低、易衝動、人格不夠成熟，而產身神鬼附身的宗教妄想。[127]

他甚至因而斷定自己一位擔任童乩的王姓朋友「一定有妄想症」[128]。

其次，李亦園曾綜合性的援引人類學家、心理學家及精神科醫師的觀點說：

> 從科學的立場而言，童乩作法時的精神現象是一種習慣性的「人格解離」（personality dissociation），在這一精神狀態下，童乩本人平常的「人格」暫時解離或處於壓制的狀態而不活動，並為另一個「人格」所代替，這另一人格也就是他所熟識的神的性格，因此並非真正是神降附在他身上的！
> 人類精神狀態差距的幅度相當大，大部分正常的人精神與行動都具整體性，但是有一些人的精神則不是很穩定的，而是很容易接受刺激或暗示即產生人格與精神意識的變化。這種精神不穩定的人在受到刺激與暗示

---

127 宋龍飛，〈手之、舞之，足之、蹈之——假託神意替說話的童乩〉，收入氏著，《民俗藝術探源》，頁521。
128 宋龍飛，〈手之、舞之，足之、蹈之——假託神意替說話的童乩〉，收入氏著，《民俗藝術探源》，頁523。

時，其中樞神經系統對內外資料與訊息處理的方法，暫時失去以往的統一整合性，對思想及所表現的行動以及器官感覺的輸入都行高度的選擇性與壓制性，因此有人格解離與不同程度的意識上改變，同時在很短的時間內分離的狀態也隨時可復原。童乩作法時進入精神恍惚或狂奮（ecstasy）的狀態就是同一類的精神解離。[129]

他又說：

> 童乩這一類現象通稱爲神媒或薩滿，薩滿（shaman）一詞是來自通古斯族。實際上通古斯族是出產神媒的正宗，最典型的神媒正是來自這一東北亞洲的民族。在通古斯族中假如有一個少年人很早出現精神萎靡多病，常會昏睡做幻夢的情形，即認爲是神指定他做薩滿的徵象，他的家人就要特別保護他，並送到老薩滿那裡去學習，過了一段時間之後他就可以自己成爲薩滿爲人治病了。
>
> 從很多不同民族的比較，我們了解最早神媒的型式，應該就是這種先天性具有精神異常狀態的人，他們因爲精神易進入恍惚或狂奮狀態，並且易於幻夢，所以認爲是神所託請的人，可以爲神與人之間作溝通，並爲人服務。一旦在社會中神媒被大家所認可，並成爲社會所賴以治病解難的人，慢慢地這就會成爲文化的一部分。[130]

由此可見，在他的觀念裡，至少有部分童乩是「先天性具有精神異常狀態的人」，而其宗教儀式中的降神附體現象也只是一種「人格」或精神「解離」[131]。

此外，民俗學者周榮杰則是結合了民俗、「靈學」及心理學的觀點說：

---

129 李亦園，〈是眞是假話童乩〉，收入氏著，《信仰與文化》，頁104-105。

130 李亦園，〈是眞是假話童乩〉，收入氏著，《信仰與文化》，頁111-112。

131 類似的看法又見Yi-yüan Li, "Shamanism in Taiwan: An Anthropological Inquiry," in W. Lebra, ed., *Culture-Bound Syndromes, Ethnopsychiatry, and Alternate Therapies*, pp. 179-188.

能擔任童乩的，民間認為是「八字」（生庚）較輕者，或説是因為他的「靈波」（每個人都有）和神靈的「靈波」一致。心理學家則認為是精神異常者。體質上，他們必定比常人更易接受暗示，或較敏感，有異於常人的性格，而具有「被神附體」的特質。……一般説來，他們的精神狀態很不穩定，很容易接受刺激或暗示，而使其中樞神經系統對內外資料與訊息處理的方法，暫時失去以往的統一整合性，……因此，有人格解離與不同程度的意識上改變，同時，在很短的時間內分離的狀態也隨時可復原。[132]

這個說法的基調是認為，童乩是一種「先天性」的「異常」之人。黃文博則著眼於童乩的儀式特質，指出：

乩童不管是代神發言抑或玩刀弄劍，都得經過精神恍惚、昏迷忘我的「跳神程序」，首由閉目晃腦、空嘔作呵的「神感」接觸，繼而手腳顫動，渾身發抖的虛幻冥思，終至活蹦亂跳、飛奔狂舞的「脫魂」境界，這種身不由己、宛若中邪一般的現象，精神醫學稱之為「人格解離」；質言之，乩童人格必先「自我真空」之後，他我的神靈才能進入而「借身發言」！[133]

總之，人類學家及民俗學家對於童乩的基本看法大多如Gary Seaman的觀點，亦即認為童乩的「精神狀態」（psychic state）是「異常的」（abnormal），但其「社會角色」（social role）則是正常的[134]。

---

132 周榮杰，〈閒談童乩之巫術與其民俗治療〉，《高雄文獻》，30&31，頁75-76。

133 黃文博，〈忘了我是誰──乩童巫器揮祭汩鮮血〉，收入《台灣信仰傳奇》（台北：臺原出版社，1989），頁14-26（頁17）。

134 Gary Seaman, "In the Presence of Authority: Hierarchical Roles in Chinese Spirit Medium Cults," in A. Kleinman and Tsung-yi Lin eds., *Normal and Abnormal Behavior in Chinese Culture*, p. 71.

(四)基督教宣教師的闡述

　　基督教的宣教師在研究或談論童乩的時候，似乎也很喜歡引述心理學家和精神科醫師的說法。例如，董芳苑牧師便說：

> 一般的「童乩」自常人狀態進入「上童」的失神狀態，都要經過所謂「觀童乩」的手續。「觀童乩」時，必須先由「法師」敲桌唸請神咒，或「調神」請軍，口吹角鼓、手打法索，並獻上「鼓仔紙」，……這些動作足以擾亂「童乩」的視聽覺，容易使他進入催眠狀態，以致人格失常。[135]

這是從「暗示」、「催眠」、「人格失常」的角度來解釋童乩的「降神」儀式。他又說：

> 並非人人都可以做「童乩」。能夠擔任「童乩」角色者，都與他先天性的條件或後天的環境有關。就後天的環境論，「童乩」都是漁夫、農民或低級職業者，又都是文盲或小學程度的人。因缺乏因果觀念與判斷力，故容易著迷於巫術氣氛當中。從先天條件言，「童乩」都呈現神經質，容易在宗教狂熱的氣氛中被催眠，以致人格失常。民間俗言「八字輕」的人才能做「童乩」，所謂「八字輕」正是「神經質」(Hysterical)或是有神經病體質者(Neuropath)的最好說明。此一病態使其善觀異像，陷入宗教狂熱，做出常人所不敢去嘗試的巫術來。宗教心理學家韋廉・詹姆士(William James, 1842-1910)把這類神經不穩症狀及心理變態症狀者視為宗教天才(Religions geniuses)，因為他們常常陷入失神(Ecstasy)幻覺(Illusion)與昏迷(Trance)狀態，看異像聽神界的言語，表現一些被認為心理病態的特殊行為。[136]

---

135 董芳苑，〈台灣民間的神巫——「童乩」與「法師」〉，收入氏著，《台灣民間宗教信仰》，頁252。

136 董芳苑，〈台灣民間的神巫——「童乩」與「法師」〉，收入氏著，《台灣民間

由此可見，在他眼中，童乩是「先天的」具有「神經質」或「神經病體質」者。
他還說：

> 像「童乩」這種以刺球擊背，以鯊劍砍額和背，以釘棍劈身的流血激烈
> 之動作，是在正常的心理狀態所辦不到的。他們的變態心理愈深，動作
> 愈殘酷，信徒見之便愈信以為真，以為神靈真正的附在其身。如此一
> 來，也就收到心理治療的功效。也就是說，「童乩」的自虐行為先強化
> 自己的信心，也鞏固「法師」的信念去解釋乩示，更因之獲得求問者的
> 信賴，而達到心理治療的目的。當然無知的施法者不懂這個道理，反而
> 委諸神明的醫治。[137]

這是從「變態心理」及「心理治療」的角度，解釋童乩在儀式中的「自傷」行為
及治病的能力，其觀點宛如已故的飯沼龍遠「憑附」而言。

其次，戴吉雄牧師在研究童乩時，也坦承前引鄭信雄醫師的研究是「較有
深度的看法」[138]，他還說，「童乩之產生與形成」所必須具備的條件是：

> 「八字」(出生之時辰)輕的人。一般相信，八字輕的人容易作夢，會見
> 到鬼神，用現代的話，是神經衰弱，易接受暗示，或較敏感的人，而具
> 有「被神附身」之特質。[139]

針對法師(桌頭)唸咒「調神」以使神明降附於童乩身上的儀式，他則說：

(續)
　　宗教信仰》，頁252-253。

137 董芳苑，〈台灣民間的神巫——「童乩」與「法師」〉，收入氏著，《台灣民間
　　宗教信仰》，頁253。

138 小靈醫，《童乩桌頭之研究》，頁5。按：此書作者雖以「小靈醫」為名，但根
　　據其序言及內容來看，應該是戴吉雄依據其臺南神學院神學碩士論文，〈童乩桌
　　頭之治病〉(台南，1975)改寫而成。

139 小靈醫，《童乩桌頭之研究》，頁30。

這種念咒調神降童，是一種心理作用。童乩會自己感到好像真的有神來
附身。吾人認為這是一種暗示心理作用（Suggestion）。如同催眠作用一
樣。一直不停地念，可增強他的觀念（Re-enforcement），故會感到似有
神附身一樣。本人曾與徐鼎銘教授討論過童乩現象。他說，他曾在廣州
做一次實驗破除迷信。他找來十位學生，施以催眠術，使他們跳起童
來，宛如童乩上童一樣，他們向廟前的群眾說：「神明說，這些童乩都
是假的，不要信他……」由此可知T先生這種解釋是可接受的。[140]

看來，他幾乎完全信從心理學的解釋。

　　此外，曾修習過人類學的廖昆田牧師則是接受其老師李亦園的說法，認為
童乩形成的三個途徑之一是：

具有先天性精神異常狀態的人，他們因為精神易於進入恍惚或狂奮的精
神狀況，能迅速進入夢幻。在其文化背景就被認定是神靈所託付的人
選，作為神與人之間的溝通，為人服務的對象。[141]

針對童乩降神之事及儀式中的「自傷」行為，他也說：

按心理學學者的分析，乩童作法時精神恍惚的現象，是一種習慣性的
「人格分離」（Personality dissociation）。人類的精神狀態差距的幅度很
大，一般正常人的精神與行為反應都具整體性；少部分的人就不是很穩
定，很容易接受外來的刺激或暗示，即刻產生人格與精神意識變化。自
我意識逐漸減弱，生理上體內的血糖快速降低，最後其人格完全分解，
感官上會產生各種幻覺。所以用刀劍、釘球砍擊自己的身體，或用鐵筋
穿鑽兩頰，或用刀割舌，亦不覺得非常疼痛。在廟神誕辰或村中賽會

140　小靈醫，《童乩桌頭之研究》，頁53。

141　廖昆田，〈薩滿──民俗醫療的心理輔導者〉，收入氏著，《魅力──中國民間
　　　信仰探源》，頁94。

時，這些乩童用巫術性的法器如鯊魚劍、狼牙棒、刺球、月眉斧、七星
劍，砍傷自己的身體，流血滿身。這些「特技」表演目的是在顯示乩童
本身有其守護神的守護，令觀眾信者信服。[142]

值得注意的是，這幾位牧師都受過良好的學術訓練，都擁有碩、博士學
位，而且主要的研究領域都是台灣的民間宗教，甚至也有或多或少的田野調查經
驗。當然，從行文之中也處處可見，他們針對童乩所進行的研究，並不純粹出自
學術上的興趣，而是體認到童乩是台灣民間信仰的「靈魂人物」，是他們傳教時
最強勁的對手之一。因此，除了透過學術研究了解這種人的面貌、儀式及特質之
外，他們也處處採取一種批判的態度，有意或無意的貶抑童乩的地位[143]。而在
刻畫童乩負面形象的過程之中，心理學和精神醫學針對童乩所做的「科學」解
構，便成為最有力的武器。

(五)不同的解讀

雖然不少學者都臣服於心理學和精神醫學針對童乩所做的剖析，但仍有人
提出異見。例如，民俗、宗教學者劉枝萬便說：

> 童乩是村落守護神之代言人，可比擬地域社會日常生活之精神鎮定
> 劑。……童乩往往被誤認為性格異常，加以有時遭到禍害……等因，精神
> 狀態易變，終於導致失格。惟童乩做法，近乎瘋狂，其人卻絕非瘋子。[144]

這是反對精神醫學研究者的流行論調。不過，他也承認「賦有易受神靈憑附之先
天的秉性者」，是一個人成為童乩的「前提條件」。換句話說，他也認為，童乩

---

142 廖昆田，〈薩滿——民俗醫療的心理輔導者〉，收入氏著，《魅力——中國民間
　　信仰探源》，頁95-96。

143 林富士，〈臺灣童乩的社會形象初探(二稿)〉。

144 劉枝萬，〈臺灣之Shamanism〉，《臺灣文獻》，54：2，頁9。

有異於常人的先天秉賦[145]。此外，針對童乩的降神儀式，他則說：

> 憑依現象，必呈失神與狂態，故如果看做一種疾病，則可指摘一些症
> 狀。當然，如同罹病，症狀因人而異，個人差異頗大，且未必有所症
> 狀，全部出現。……綜而言之，入神狀態之未盡相同，歸根結底，在於
> 個人差異與地域差異。正如俗諺：「熟童快關」，意指對於老練童乩，神
> 靈容易憑依。……反言之，便是「生童離關」，則對門外漢，儘管神靈
> 難以附身，然而一旦入神，不但喪失知覺，呈現狂亂狀態，而且一直瘋
> 狂下去，不易收場了結。固然神靈附體，纔算 Shaman，然而真正憑
> 依，完全進入他界，則無從當起 Shaman，完成職務。……雖然有人認
> 為靈媒進入 Trance 狀態，便起一過性人格變換，可是鑑於台灣實況，此
> 說無從遽信。……童乩自認，正在入神，也保有一半理智。[146]

這也是對於流行說法的批駁。總之，他不認為儀式中的童乩曾經產生所謂「人格
解離」的現象。

此外，在訪問、觀察眾多精神病患、童乩及宗教專家之後，醫療社會學的
學者林淑鈴也認為，儀式性(ritual)、神媒(童乩)的正常「附身」(possession)和
邊緣性(peripheral)、精神異常者的「附身」，必須加以區別看待[147]。

六、巫病與成乩

學者將童乩和精神病人或心理(體質)異常者牽連在一起，主要是從兩方面
著眼，一是童乩在宗教儀式中種種奇異的舉止，包括降神的過程、神靈附體說

---

145 劉枝萬，〈臺灣之 Shamanism〉，《臺灣文獻》，54：2，頁9。
146 劉枝萬，〈臺灣之 Shamanism〉，《臺灣文獻》，54：2，頁16-19。
147 林淑鈴，〈關於台灣本土靈魂附身現象的修正性看法〉，《台灣史料研究》，4
　　(台北，1994)，頁36-150。

話、以利器自傷等[148]，這些都被認為是一種「催眠」的後續反應或是「人格解離」後的現象[149]；另一方面則是認為不少童乩在成乩之前就有先天性的精神或人格缺陷、精神異常，或是曾罹患精神疾病。

這兩種論述，前者純粹是學理上的推測和詮釋，很難說對錯，但後者則可透過童乩的生命歷程檢證。可惜的是，前述學者所掌握或探究過的童乩個案並不多，而且大多是因罹患精神病送醫才成為調查的對象。因此，其說法尚待進一步驗證。

事實上，根據最近幾年的田野調查資料來看，在台灣童乩的成乩過程中，疾病的確扮演了一個非常重要的角色，但是，並非人人都有罹病的經驗，而且更重要的是，其所罹患的疾病，只有少部分才是精病疾病。

(一)三重經驗與台灣經驗

以王雯鈴於2001-2003年間在台北縣三重地區所進行的訪查結果來看，當地72位童乩之中，便有23位在成乩過程中有類似宗教及人類學家所說的「巫病」(Shamanic illness)現象，約占全體人數的三分之一。他們的疾病包括：

1、陳先生(個案25)：工作時腳部意外受傷。

2、黃仔(個案33)：車禍受傷(手臂外傷)。

3、楊女士(個案46)：高血壓及足部酸痛。

4、孫女士(個案47)：先天性心臟病。

5、阿輝(個案48)：體弱多病，肺炎。

---

148 關於台灣童乩的「自傷」行為，詳見Robert Hegel, "Of Men Possessed and Speaking Gods," *Echo*, 1:3 (Taipei, 1971), pp. 17-23; Mitsuo Suzuki, "The Shamanistic Element in Taiwanese Folk Religion," in A. Bharati ed., *The Realm of the Extra-Human: Agents and Audiences* (The Hague and Paris: Mouton Publishers, 1976), pp. 253-260; Donald S. Sutton, "Rituals of Self-Mortification: Taiwanese Spirit-Mediums in Comparative Perspective," *Journal of Ritual Studies*, 4:1 (Pittsburgh, 1990), pp. 99-125; 黃文博，〈忘了我是誰——乩童巫覡揮祭泅鮮血〉，收入《台灣信仰傳奇》，頁14-26。

149 關於台灣童乩的「降神」儀式，參見〔日〕藤崎康彥，〈台灣の降神巫儀〉，收入〔日〕諏訪春雄主編，《降神の秘儀——シャーマニズムの可能性》(東京：勉誠出版，2002)，頁26-57。

6、棲伯(個案49)：頭昏無法工作(症狀、病因不明)。

7、阿柱(個案50)：膽裂開刀。

8、許元(個案51)：腰部扭傷。

9、金水仔(個案52)：體弱多病。

10、阿內(個案53)：「飛蛇」(濾過性病毒，帶狀泡疹)。

11、李大嫂(個案54)：無名病痛。

12、阿勇伯(個案55)：長年感冒，不停打噴嚏。

13、柯先生(個案56)：心臟病。

14、烏姨(個案57)：腿疾(不明原因)。

15、阿本(個案58)：發燒、昏迷(不明原因)。

16、簡文(個案59)：無名病痛。

17、王馨(個案63)：體弱多病。

18、阿純姨(個案66)：無名病痛。

19、林足(個案67)：昏迷(不明原因)。

20、靜緣(個案68)：頭昏、昏迷(不明原因)。

21、游師姐(個案69)：車禍手受傷。

22、妙蓮師姐(個案70)：無名病痛。

23、阿雲姨(個案71)：體弱多病、子宮癌[150]。

歸結來看，其中有四位是車禍或意外所造成的肢體外傷[151]；有三位是心臟、血管方面的病[152]；有一位是帶狀泡疹[153]；有一位是長年感冒、打噴嚏[154]；有一位膽囊破裂[155]；有一位得了子宮癌[156]；另外十二位則或是長期體弱多病，健康狀況不佳；或是突然被無名的病痛纏身；或是突然發燒、頭昏或陷入昏迷，至醫院

---

150 王雯鈴，〈台灣童乩的成乩歷程：以三重童乩為主的初步考察〉，頁18-27。

151 個案25、33、51、21。

152 個案46、47、56。

153 個案53。

154 個案55。

155 個案50。

156 個案23。

檢查卻都查不出病因；或無法判斷歸屬於什麼疾病[157]。有人或許會認為，這種查不出病因的無名病痛，或自覺「體弱多病」者，可能有「身心症」、「慮病症」，或是有情緒、心理方面的困擾，但是，在臨床診斷上，卻不曾有人被判定為精神病患。當然，這些受訪者也有可能隱匿其就醫時真正的診斷結果。不過，無論如何，他們都只占全體調查人數的六分之一。

至於疾病和他們成乩之間的關係，也有以下四種不同的模式。

一、至醫院診療無效後，突然和神明「靈通」（以附身、夢遇、見神等方式），被動的讓神明治療，並允諾痊癒之後成為其靈媒[158]。

二、至醫院診療無效後，轉而求助於神明，許諾痊癒後成乩[159]。

三、求助於童乩、神明，在治療的過程中，以靜坐、符咒、祈禱等方式，逐漸獲得「靈通」的能力，並在痊癒後成為童乩[160]。

四、在重病昏迷中突然獲得靈通的能力，痊癒後成為童乩[161]。

前兩者都是以「治病」作為人、神之間的契約，神明替人治病，人則以擔任神明之媒介作為回報。基本上，人顯得比較被動、無奈。後兩種模式，則神明並未提出任何要求，人也無任何允諾，純粹是在醫療過程中或重病之時，人無意間獲得了靈通的能力，而在病癒之後，能力並未消失，因此，自然而然或基於感恩之情，便開始擔任靈媒的工作。值得注意的是，前兩種模式的病人占較大多數（15/23），而且，他們大多表示，自己帶有「成乩」以服務神明、濟世救人的「天命」。生病似乎成為神明向其揭示「天命」難違而強制其「認命」的手段。至於後兩種模式，則生病(尤其是重病、昏迷之時)似乎成為神明為了帶領其進入靈界而創造的情境[162]。

---

157 個案48、49、52、63、54、57、58、59、66、67、68、70。
158 個案25、48、51、55、58、67、70。
159 個案33、46、52、11、57、63、66、71。
160 個案47、49、53、56、59、69。
161 個案50、68。
162 王雯鈴，〈台灣童乩的成乩歷程：以三重童乩為主的初步考察〉，頁18-24；
  David K. Jordan, *Gods, Ghosts and Ancestors: Folk Religion in a Taiwanese Village*
  (Berkeley: University of California Press, 1972), pp. 67-84.

　　總之，無論是什麼樣的模式，從這一些個案來看，疾病的確是不少台灣童乩「啓悟」(initiation)過程中相當關鍵的契機[163]。

　　三重地區的情形並不是特例。根據我們從1999-2003年在台灣各地(包括三重)所完成的五百九十六位童乩的訪談資料來看，便有九十三人(占15.6%)在成乩過程中有所謂的「巫病」現象，而爲了「治病」(包括自己及家人)而和神靈有所接觸因而成乩者也有八十九人(占14.9%)。此外，陳藝勻自2000年11月到2001年11月在台北縣新莊地區所完成的二十五名童乩訪談資料也顯示，有六位(約占24%)是因病而成乩[164]。其他零星的調查報告，也透露出類似的訊息。例如，前述台北市基隆路「聖皇宮」的張姓童乩，便是個典型的例子。根據張詢的訪談記錄，他是因爲：

> 身體常不舒服，一天胸悶，心頭難受，到木柵指南宮靜坐，回來便可
> 「辦公」，替人問神，以後每天再到指南宮訓練，功力天天長進。[165]

而他替人治病時，往往宣稱：

> 某神是你師父(娘)，你的病是神用來考驗你，要你來宮裡接受訓練。[166]

訓練成功，自然也就能成乩。

　　有一些神壇的童乩的確是以「訓乩」作爲療病的方法。通常是要求病人住在宮廟中(晚上就睡在神桌或神龕之下)，一方面接受神明的護佑，另一方面則接受童乩的「靜坐」訓練，以產生「靈動」或「靈通」現象，袪除疾病或邪氣。例如，台北市「天心慈育堂」的許姓女童乩，便宣稱曾以「神明訓體」的方式治癒

163　事實上，早在1970年代，David K. Jordan就已在田野工作中注意到這種情形。David K. Jordan, *Gods, Ghosts and Ancestors: Folk Religion in a Taiwanese Village*, pp. 70-77.

164　陳藝勻，〈童乩的社會形象與自我認同〉。

165　張珣，〈民俗醫生——童乩〉，收入氏著，《疾病與文化》，頁78-79。

166　張珣，〈民俗醫生——童乩〉，收入氏著，《疾病與文化》，頁81。

令群醫束手的病患[167]。最近，我在台北市「此乃宮」也觀察到類似的情形。吳姓女童乩告訴一位疑似「中邪」（或精神疾病）的年輕人，必須允諾替神明服務（成乩），才能獲得神的醫療。那位年輕人事實上已在「此乃宮」的神桌下睡了十天左右[168]。

(二)瘋狂與神召

雖然在三重地區並未發現任何精神病患成爲童乩的例子，但是，這並不表示其他地方或其他人的訪查中也全然不見。例如，住在高雄縣林園鄉的黃姓童乩，成乩之前，便曾被家人送醫，並被診斷爲精神病患，後來在童乩(神明)的「治療」之下轉換身分，成爲一名童乩[169]。這類例子在田調資料中並不多見，此一情形所反映的可能是事實，但也有可能是當事人隱晦不談所造成的結果。

有一些接受訪談的童乩常會強調自己不是「神經病」[170]，有時也意識到有些人會把他們當成「瘋子」[171]。因此，當他們獲得「神召」之後，有些人會強烈抗拒，其主要的原因之一就是害怕被人當做「瘋子」[172]。

事實上，在成乩過程中，在「訓乩」的階段，種種「靈通」的現象，如在清醒或夢中看見鬼神，聽見神明的指示，無緣無故的昏厥，肢體不由自主的顫動等，往往和民俗所認爲的「中邪」、「邪病」，或是傳統中醫所說的「癲狂」，現代醫學所指稱的「精神病」，有相當多的雷同之處。因此，當事人及其家屬通常也會懷疑自己是否有病。當然，這種恐懼也和童乩被塑造成「精神病人」或「異常人」的社會形象有關。在此情形之下，他們即使曾經因疑似精神病而就醫，或被醫生斷定爲精神病人，大概也不願意承認或告訴陌生人。

---

167 陳漢州，〈臺北市「許姓童乩」調查表〉(2002年9月7日)。
168 林富士，〈臺北市「此乃宮」訪查筆記〉。
169 林坤磊、張育芬，〈高雄縣林園鄉「黃姓童乩」調查表〉(2001年7月22日)。
170 丁元君、陳藝勻，〈臺北縣新莊市「李姓童乩」調查表〉(2000年11月6日)。
171 丁元君、陳藝勻，〈臺北縣新莊市「洪姓童乩」調查表〉(2000年12月8日)。
172 王雯鈴，〈臺北縣三重市「汪姓童乩」調查表〉(2002年7月5日)。

七、另一種病人

　　任何社會，健康與疾病之間的區隔都有一些模糊的空間。狹義和廣義的「病」所包含的範圍也會有很大的出入。例如，中國道教的早期經典《太平經》，便將由「不和」之氣所引起的天災、地變、人禍等「異常」現象都稱之為「病」[173]，佛教經典所說的「病」，往往也及於一切的煩惱和痛苦[174]。台灣閩南語口語中所說的「艱苦」(gan-kou)，一方面指身、心方面的疾病，另一方面則是指工作、生活、事業上的艱辛、挫折和壓力。

　　而且，任何社會，也都會將某些人視同為生理、健康方面有障礙或「缺陷」的「病人」。例如，智能較低者(或俗稱的白痴、智障)、罪犯、鰥寡孤獨或窮困而乏人照料者(如乞丐等)，往往會被「收容」或「禁閉」在同一個地方。他們和病人之間的共同特徵在於有某種「瑕疵」(生理、心理、道德、行為、經濟等)，以致於無法發揮「正常」的社會功能，甚至成為社會群體的負擔，因此，都可能被界定為廣義的「病人」[175]。

　　事實上，無論是佛教還是道教，都有經典強調，某些人之所以會生病、貧厄、窮困、社會地位卑賤，往往是前世或今生為惡所得之「果報」[176]。而從先

173　林富士，〈試論《太平經》的疾病觀念〉，《中央研究院歷史語言研究所集刊》，62：2（台北，1993），頁225-263；黎志添，〈從《太平經》的「中和」思想看人與自然的關係：天地疾病與人的責任〉，收入鄭志明主編，《道教文化的精華》（嘉義：南華大學宗教文化研究中心，2000），頁49-75。

174　關於佛教的疾病觀念，詳見Paul Demiéville, *Buddhism and Healing*, trans. by Mark Tatz (Lanham, MD: University Press of America, 1985)；〔日〕大日方大乘，《佛教醫學の研究》（東京：風間書房，1965），頁453-624；〔日〕福永勝美，《佛教醫學詳說》（東京：雄山閣，1972），頁52-68；〔日〕石川力山，〈玄沙三種病人考──禪僧の社會意識について──〉，收入鎌田茂雄博士還曆記念論集刊行會編，《鎌田茂雄博士還曆記念論集・中國の佛教と文化》（東京：大藏出版株式會社，1988），頁437-456；〔日〕川田洋一著，許洋主譯，《佛法與醫學》（台北：東大圖書公司，2002），頁3-78。

175　傅柯(Michel Foucault)著，劉北成、楊遠嬰譯，《瘋顛與文明》（台北：桂冠圖書股份有限公司，1992）。

176　福永勝美，《佛教醫學詳說》，頁52-55；川田洋一，許洋主譯，《佛法與醫

秦時期以來，中國社會一般也認為，某些人罹病是因為暗中做惡，遭致鬼神「陰譴」所致，因此，病人和犯人其實都是違反社會規範(道德、法律)之人[177]。

從這個觀點來看，絕大多數的童乩在台灣社會中，可以說都被視為某種「病人」。

(一)外部的觀點

清代的官員及士人雖然不曾指斥童乩為瘋子或身心有毛病之人，但是，童乩的宗教活動及其儀式，不僅違反了法律，而且還和儒家聖人的「禮教」相違背[178]，同時，童乩也被視為治安的威脅和破壞者，對於經濟發展不僅無益，還會造成奢靡、浪費。總之，童乩在清代的台灣社會中，基本上被統治階層及知識分子視為傷風敗俗、違法亂紀、欺惑百姓、蠹壞財物的「不良」分子，是有害之人，是某些社會弊病的源由[179]。

到了日治時期，官方及知識分子對於童乩的看法和態度並沒有太大的改變，除了開始以近代「科學」(心理學、醫學)的觀點替童乩安上「人格違常」、精神病的病名之外，還強調他們是「文盲」(無智)、「厚顏、無恥」、懶惰(怠惰)之人，並且以法律禁止他們的宗教活動(包括自傷的儀式及醫療工作)[180]。總之，童乩的宗教活動被視為一種必須「打破」、「改造」的「陋習」、「迷信」，而童乩則被視為台灣邁向「現代」「文明」之路的一種障礙[181]。

國民政府來臺之後，在官方、學者及基督教宣教師這三種社會主導力量的

(續)

　　　學》，頁99-117；〔日〕吉岡義豐，〈三洞奉道科誡儀範の成立について——道
　　　教學成立の一資料——〉，收入吉岡義豐、M・スワミ工編，《道教研究・第一
　　　冊》(東京：昭森社，1965)，頁5-108。

177　林富士，〈試釋睡虎地秦簡中的「癘」與「定殺」〉，《史原》，15(台北，
　　　1986)，頁1-38。

178　如：「自傷」之毀傷「身體髮膚」、披髮、裸體、狂舞、淫佚等。

179　詳見Donald S. Sutton, "From Credulity to Scorn: Confucians Confront the Spirit Mediums
　　　in Late Imperial China,' *Late Imperial China*, 21:2 (Pasadena, 2000), pp. 1-39; 林富士，
　　　〈清代臺灣的巫覡與巫俗：以《臺灣文獻叢刊》為主要材料的初步探討〉，《新
　　　史學》，16：3，頁23-99。

180　臺南州衛生課，《童乩》，頁1-6，9-10。

181　林富士，〈臺灣童乩的社會形象初探(二稿)〉。

影響之下，童乩也被判定爲一種具有邪惡、詐欺、瘋狂、病態、無恥之個性或人格特質的人，而其行爲和宗教活動則被稱之爲「非法」、「迷信」、「殘忍」、「騙術」、「弊害」、「陋習」。這樣的社會形象，透過教科書、研究報告、座談會、演講和媒體報導，反覆的刻畫和傳播，可謂深入人心[182]，即連童乩本身也有人以此看待自己的行業和宗教角色，因而產生自卑、自賤、畏懼、矛盾的心理[183]。

（二）「艱苦」的生活

撇開外部的觀點或社會的歧視不談，多數童乩在現實社會中的確過得相當「艱苦」。有一些童乩在成乩之前，除了疾病的折磨之外，還經歷過不少的挫折和苦痛，有人遭逢喪親之痛（喪偶、喪父母、喪子、喪手足）、有人感情受創（失戀、妻妾爭寵失歡、配偶或情人移情別戀）、有人事業失敗（考試失利、經商不順、失業等）。這些挫折有時還和疾病同時到來，使當事人身心俱疲，生活困頓。

以陳藝勻在台北縣新莊地區所做的調查來說，二十五名童乩之中，便有十二人因此而走上成乩之路（占48%）[184]。而王雯鈴在三重地區的調查則顯示，在七十二名童乩之中，因自己或親人生病再加上生活中其他的壓力（主要是經濟）而成乩的，至少有二十九人，約占40%[185]。

此外，陳杏枝從2000年3月到2002年8月在台北市「加蚋」地區所訪查的一百一十三間宮廟和神壇資料也顯示，有80%的「宮主」設壇的起因是「生命中發生很大的危機」，其中包括「病危或窮苦潦倒」，而這些「宮主」有相當高的比率都是童乩[186]。

---

182 在此影響下的代表性著作是文慧編集，《乩童輿論集》（南投：人乘佛教書籍出版社，1984）。詳細的討論見林富士，〈臺灣童乩的社會形象初探（二稿）〉。

183 林富士，〈臺灣童乩的社會形象初探（二稿）〉。

184 陳藝勻，〈童乩的社會形象與自我認同〉，頁115-118。

185 王雯鈴，〈台灣童乩的成乩歷程：以三重童乩爲主的初步考察〉，頁18-27。

186 陳杏枝，〈台北市加蚋地區的宮廟神壇〉，《臺灣社會學刊》，31，頁120、134-137。

　　而在成乩之後，除了健康似乎獲得改善之外，童乩的日子其實依然不好過，甚至更壞。他們大多必須服侍神明，開壇辦事，濟世救人，而且必須時常「待命」以應信眾之求或神明之命而降神，因此，在選擇職業時，便必須放棄一些專職或須固定上、下班的行業，而他們大多又無法透過其宗教服務獲得固定而正式的報酬，所以，經濟方面大多並不寬裕，甚至必須接受家人、親友的救助和供養。再加上他們又大多是低學歷者，因此，他們絕對可以稱之為「弱勢」族群[187]。

八、結語：另一種醫者

　　巫者、薩滿(shaman)這一類的靈媒(medium)究竟是不是一種精神病人，何以能扮演醫者的角色，何以能有效治療疾病，最晚從20世紀初以來，便一直深受學者的注意和爭辯。有人認為他們就是瘋子，有人認為他們是「好了一半的瘋子」(half-healed madman)，有人則認為他們在日常生活中大多「心智健全」。不過，學者幾乎都一致認為，挫折、創傷或痛苦的經驗是多數巫者成巫過程中的必經之路，而在自我醫治(或接受神療)的過程中，他們也逐漸獲得醫療他人的能力，因此，也有人稱呼他們為「受創的醫者」(wounded healer)[188]。

　　台灣的童乩大約在20世紀中葉以後，也逐漸引發類似的討論，但卻只有極少數的學者不贊成將童乩和病人(尤其是精神病人)相提並論。更重要的是，在台灣，知識界針對童乩所進行的研究，其看法或「成果」往往和官方或主流媒體的態度相互為用。換句話說，關於童乩究竟是不是病人的討論，在台灣不僅僅是一項學術研究的課題，還是社會主流價值的掌控者對於童乩社會形象的建構過程[189]。

187 林富士，〈臺灣童乩的社會形象初探(二稿)〉；王雯鈴，〈台灣童乩的成乩歷程：以三重童乩為主的初步考察〉，頁68-79。

188 I.M. Lewis, *Ecstatic Religion: A Study of Shamanism and Spirit Possession*, pp. 160-184; Joan Halifax, *Shaman: The Wounded Healer*; Stanley W. Jackson, "The Wounded Healer," *Bulletin of the History of Medicine*, 75 (Baltimore, 2001), pp. 1-36.

189 鈴木滿男，〈台灣漢人社會とtangkiの構造的連關〉，收入關西外國語大學國際文

　　無論如何，大家可以共同接受的事實是，童乩在台灣社會一直扮演著醫療者的角色，在多數童乩的成乩過程中，疾病或生活中的「艱苦」，也的確是重要的觸媒。至於他們是不是一種病人，則可以有不同見解。至少，童乩本身大多自認為是奉神明之旨令，在從事濟世、救人的工作。他們有人心甘情願的做，有人則無可奈何地承擔起無法逃避的「天命」。有人覺得光榮，有人覺得委曲，有人覺得羞恥。總之，這似乎是他們的「宿命」。

　　本文是中央研究院新興主題研究計畫「宗教與醫療」之子計畫「巫者與中國醫療文化之關係」(2002-2004)的研究成果之一。初稿完成於2004年8月7日立秋之日，發表於中央研究院歷史語言研究所、中央研究院「宗教與醫療」主題研究計畫、亞洲醫學史學會主辦，「宗教與醫療」學術研討會(台北：中央研究院歷史語言研究所，2004年11月16-19日)，會中承蒙主持人暨評論人陳弱水學長惠賜意見，特此致謝。二稿完成於2005年1月12日，蒙匿名之兩位審查人提供修正意見，無限感激。三稿完成於2005年5月5日，立夏之日。本文原發表於《中央研究院歷史語言研究所集刊》，第76本第3分，台北，2005，頁511-568。

(續)

化研究所編，《シャーマニズムとは何か》（東京：春秋社，1983），頁72-87；
Peter Nickerson, "A Poetics and Politics of Possession: Taiwanese Spirit-Medium Cults and Autonomous Popular Cultural Space," *Positions: East Asia Cultures Critique*, 9:1 (Durham, 2001), pp. 187-217;林富士，〈臺灣童乩〉，收入氏著，《小歷史——歷史的邊陲》，頁26-39；〈臺灣童乩的社會形象初探(二稿)〉；陳藝勻，〈童乩的社會形象與自我認同〉。案：在臺灣，除了童乩如此，一些所謂的「民間信仰」、「民間宗教」，在形成與發展過程當中，也都曾和政治、媒體與學者有過複雜的糾葛。參見Philip Clart and Charles B. Jones, eds., *Religion in Modern Taiwan: Tradition and Innovation in a Changing Society*（Honolulu: University of Hawai'i Press, 2003）; Paul R. Katz and Murray A. Rubinstein, eds., *Religion and the Formation of Taiwanese Identities*（New York: Palgrave Macmillan, 2003）.

第四章

宋代道教醫療：

以洪邁《夷堅志》為主之研究

莊宏誼(輔仁大學宗教系副教授)

本文以《夷堅志》一書中有關道教醫療的事蹟，探討宋代道教的醫療情形。所謂道教醫療的認定，首先，指道士或法師以法術或特異的方式，為人治療身心的疾病；其次，是一般民眾崇奉神仙，而得神仙醫治疾病的情形；第三，是一般道教信徒拜師學習道法，也就是他本人並非神職人員、職業道士，卻施行法術為人治病。

本文內容分為兩大部分：

第一、在《夷堅志》書中所載一百零五則有關道教醫療的案例中，分道士與法師、神仙，以及習法之信徒等三類治病的事蹟，摘錄其中三十三則，加以舉例說明之。

第二、依照案例，歸納分析宋代道教醫療的觀念與方法，並探討王文卿、張虛靖天師、路時中等三位道士的醫療觀，按醫者之術、養生之術、道教法術與道教儀式等四類，討論其醫療方法。

一、前言

道教的內容雜而多端，各門各派皆有其修行理念與方法，但仍有外積功德，內修身心，修鍊成仙的共通理想。在外積功德方面，拯救他人災難，治療疾病為一明顯具體的指標。在內修身心方面，修煉的基礎必須先使身體健康，去除病痛。修道之士既要能治療自己的病痛，也要能解除他人的疾病。因此，道教教

團的形成及發展，一直與醫療有密切的關係。道教諸教派的開創者或被尊奉爲祖師者，如東漢五斗米道的張道陵(23-156)，棲隱鶴鳴山煉丹合藥；靈寶派葛玄(164-244)及其後代葛洪(283-343？)，流傳與記述當時諸家修煉的方法；南朝齊、梁之際，上清經派茅山宗的陶弘景(456-536)出身醫療世家，在他的傳記裡，也出現不少爲人治病而得到信徒崇奉的記載。

　　對於早期道教醫學或醫療行爲的研究，大約集中在兩漢及魏晉南北朝，學界已有豐富的成果。道教的醫療與方術在隋、唐時代，進入內丹修煉以養生延壽的階段；到了宋代，又邁向另一尤其偏重禳災去邪、以法術除鬼治病的階段。究竟有什麼歷史事實，導致道教的養生醫療行爲產生這樣的轉折？除非進行全面性的考察，否則我們難以從單一的事例獲得結論。

　　由於時間及能力的限制，本文無法針對宋代道教醫療，進行全面性的考察研究。在史料的採用方面，一者思及道教本身有關醫療的記錄，大多散見於道士的傳記中，數量雖多，所記內容卻不甚詳細；再者顧慮道教醫療的方法，難以從傳記中零星的記載顯示出來。因此，本文在衡量史料可信度的情況下，採用宋代洪邁(1123-1202)著《夷堅志》中有關道教醫療的記載，作爲主要的研究對象。

　　洪邁是宋代著名的史學家，字景盧，別號野處，鄱陽(今江西省波陽縣)人，曾任知州、中書舍人兼侍讀、端明殿等官職，並兼修國史。《宋史》卷三七三有傳，據載：他出生於徽宗宣和五年(1123)，死於南宋寧宗嘉泰二年(1202)，世壽八十。幼時讀書一日數千言，過目不忘，所讀內容不限於儒家經典，自經史百家，乃至稗官小說，包括佛、道等書，靡不涉獵。他在高宗紹興十五年(1145)二十二歲時中第，開始進入仕途。紹興三十二年(1162)春，金世宗(1161-1189在位)遣使者來告登位，且議和，洪邁爲接伴使。同年四月，洪邁擔任賀金世宗登位使。宋孝宗乾道二年(1166)，洪邁四十四歲，擔任起居舍人，參與宋朝史實的編載。之後，歷任之職與史書的編纂有關，於乾道十三年(1186)完成《四朝史》，記錄了北宋九位皇帝的歷史。洪邁著作甚豐，除《宋史》中所載《四朝史》、《容齋五筆》、《夷堅志》之外，尚有《史記法語》、《南朝史精語》、《經子法語》等。

　　《夷堅志》是洪邁晚年的作品，也是宋朝一部著名的筆記小說。其中收錄

的故事雖然未能全部視爲史實，但記載的態度嚴謹、詳實，每則故事皆注重其來源並註明之。由於洪邁蒐集的素材範圍廣泛，他並非道教信徒，在行文中未偏袒道教。就有關醫療的部分而言，也兼收儒者、佛教、民間信仰、巫師的事蹟，因此其記載有可靠性與客觀性。本文擬以《夷堅志》一書中有關道教醫療的事蹟，探討宋代道教的醫療情形。分兩大部分：

第一、在《夷堅志》書中所載一百零五則有關道教醫療的案例中，分道士與法師、神仙，以及習法之信徒等三類治病的事蹟，摘要其中三十三則，加以舉例說明之。

第二、依照案例，歸納分析宋代道教醫療的觀念與方法。

二、洪邁《夷堅志》所載道教醫療案例

《夷堅志》乃是洪邁收錄其所親見、聽聞的遺文軼事，內容多爲神仙鬼怪、異聞雜錄、機祥夢卜、風尚習俗及災疫醫療等事。書名取自《列子》〈湯問〉：「夷堅聞而志之。」[1]其所記內容或屬怪異，但因洪邁的史學素養，每則故事皆盡量說明其來源，因此，可視爲研究宋代社會文化史的重要參考資料。

《夷堅志》原有四百二十卷，分初志、支志、三志、四志，每志又分十集，按甲乙丙丁等順序編次。洪邁在世時，初志已有閩、蜀、婺、臨安等多種刻本；而《宋史》〈藝文志〉僅錄甲、乙、丙六十卷，以及丁、戊、己、庚八十卷，說明元朝時該書已散佚。本文據上海涵芬樓編印的《新校輯補夷堅志》二百零六卷爲底本，明文書局於1982年重新標點校定，並從《永樂大典》等書中輯出佚文二十八則爲補充。全書分四冊，二百零七卷，共錄有兩千七百六十則事蹟[2]。其中，與道教醫療有關者，大約有一百零五則[3]，雖然僅占全書3.8%，但全部內

1　〔晉〕張湛等集解，《沖虛至德眞經四解》，卷12，第16，收入《正統道藏》（台北：新文豐出版公司，1977），冊58，頁461。

2　由於《夷堅志》內容龐大，原書所統計數目與實際內容有不符之處，如〈夷堅志三補〉原書目錄載有28事，實際僅26事，此數目僅供參考。

3　此105則的篇目及頁數，見附錄一。

容仍大約有四萬六千字。其中，按照治療者的身分，可分道士與法師(六十七則)、神仙(二十一則)以及信徒之習法者(十七則)三類統計，獲得百分比如下表一：

表一

醫療者	案例數量	百分比
道士或法師	67則	63.8%
神仙	21則	20.0%
信徒	17則	16.2%
總計	105則	100.0%

本文所謂道教醫療的認定，首先，是指道士或法師，以法術或特異的方式，為人治療身心疾病；其次，是一般民眾崇奉神仙，而得神仙醫治疾病的情形；第三，是一般道教信徒拜師學習道法，也就是他本人並非神職人員、職業道士，卻施行法術為人治病。以下依治療者的身分，分道士與法師、神仙、信徒習法者三類，列舉部分事例共三十三則，並製成簡表為附錄二，以作為進一步分析之依據。

(一)道士或法師的醫療案例

道士與法師為道教的神職人員，洪邁在《夷堅志》中所記載道士、道人或法師為人治病的有六十七則，占63.8%。其中有的詳細敘述其身世及修道歷程，有的則不知姓名；有的為著名道士，如張虛靖(1092-1126)、王文卿(1093-1153)、路時中等，在《正統道藏》有其著作或傳記，有的則不可考。以下按時間先後列舉數則如下，同一道士的事例則依次排列。徐問真傳的內容，亦見載於宋人蘇軾所著《東坡志林》[4]。

---

4 〔宋〕蘇軾著，王松齡點校，《東坡志林》(北京：中華書局，1981)，頁42-43。

1.〈徐問真道人〉

徐問眞道人，乃濰州(今山東省濰縣)人，仁宗嘉祐(1056-1063)到英宗治平年間(1064-1067)常遊京師。他曾治癒歐陽修(？-1072)足疾。蘇東坡(1036-1101)得其口訣，並用以治療黃岡令周孝孫的腳腫病：

> 徐問眞道人者，濰州人。嘉祐治平間多遊京師。嗜酒狂肆，能啖生蔥鮮魚。以指爲鍼，以土爲藥，治病絕有驗。歐陽公在政府時，嘗苦足疾，求其拯療。徐教公汲引氣血，自頂至踵。用其言而愈。忽一日，求去甚切，曰：「我友罪我與公卿遊，不可留矣。」公使人送之出，果有丈夫冠鐵冠，長八尺許，立道旁俟之。徐出城，顧村童持藥笥，行數里，童告求去。徐探髻中，取小瓢如棗大，覆之掌中，至于三，得酒滿掬者二，以飲童，蓋美酒也。隨即發狂，後皆不知存亡。黃岡令周孝孫暴得重腌疾，東坡公授以徐口訣，七日而愈。[5]

歐陽修於《宋史》卷三一九有傳，他在嘉祐二年(1057)主試貢舉，嘉祐五年(1060)拜樞密副使，六年(1061)參知政事[6]。以歐陽修當時的地位，當可尋得名醫治療足疾，卻求治於徐問眞，顯示徐的醫術高於當時的醫師。而蘇軾乃嘉祐二年中進士，得知於歐陽修[7]。以歐陽修與蘇軾的師生關係，徐問眞教歐陽修的治病方法爲蘇軾所知，並用以治療周孝孫的腳病是可能的。

2.〈同州白蛇〉

本事例的道士爲正一派三十代天師張虛靖。徽宗政和年間(1111-1117)宰相蔡京(1046-1125)的女婿在同州馮翊(今陝西省大荔縣)染疾，徽宗詔張虛靖往治：

> 同州自元符〔1098-1100〕以後，常有妖怪出爲人害。皆言白蛇之精。

---

5 〔宋〕洪邁，《夷堅志》(台北：明文書局，1982)，頁1184。

6 〔元〕脫脫，《宋史》(台北：鼎文書局，1983)，卷319，頁10378-10379。

7 〔元〕脫脫，《宋史》，卷338，頁10801-10802。

官民多被禍，至于郡守，亦時隕於怪中。知之者無敢以作牧爲請。政和
間，宰相之壻某必欲得之，蓋貪俸入優厚之故。相君諭之曰：「馮翊蛇
妖甚惡，無以身試禍。」壻意不可抑，竟拜命往焉，交印之三日，大張
樂，會官僚，忽顧諸娼曰：「我方視事置宴，汝曹當華飾展慶，顧乃著
白衣，何也？」娼知其故，不敢答。宴罷即病。明日，詢於客，對曰：
「使君得非昨得眼眩，妄有所睹耶？實無此人。」其家走騎報於相君，
相君白于徽宗，詔盧靖張天師往治，至則壻不知所之矣。到郡才十日，
張召内外諸神，問蛇所在，皆莫到。繼呼城隍扣之，亦辭曰「不知」。
張怒責甚峻，敕陰兵行箠鞭，楚毒備極，訴云：「彼物之靈，上與天
通，言出於口，大禍立至。」張曰：「吾之法力，誅之有餘，今但欲得
其窟穴。汝若不告，當先戮。」於是神俛首密白其處，張擇日詣之。去
穴三里，結壇五層，其廣數十丈。壇成，悉集一城吏民，使居於其上，
而領眾道士作法。初飛一白符，寂然無聞。次飛赤符，繼以黃符。良
久，風雲勃興，雷電四起，青氣黑煙，蔽滿山谷，見者危懼。少頃煙
散，張持法如初。俄白氣滃于天際，或黃或紫，如是者四五變。壇上人
盡顛仆怖哭，立待吞噬。張使人人口啣土一塊，以御邪沴。遣取州印置
前，語眾曰：「白蛇之神盡於是矣，必將自出。如越過五壇，雖吾亦不
復有生理。苟不吾敵，則止於三層，邪不勝正，此邦當無憂也。」已而
烈火從穴中發，漸及壇畔。大蛇呀然張口，勢欲吞壇，矯首素空，高出
望表，迤邐且近，引其身繞下層四五匝。張左手執州印，右手執玉印，
端坐對之。蛇縮惡挫沮，進退不可，軀幹漸低摧，似若爲一山所壓，衝
第三級而止。即飛劍殺之。其後累累而出，小者猶如柱，幾數萬條。張
曰：「首惡蓋牝者，種類實繁，此難悉誅，然亦不可恕，擇其爲孽者去
之足矣。」。[8]

徽宗政和年間的宰相爲蔡京，欽宗於宣和七年(1125)即位後，將蔡京列爲

8　洪邁，《夷堅志》，頁1119-1120。

禍害國政的首惡[9]。張虛靖，名繼先，乃正一派自祖天師張道陵以來，道法最爲顯著，又有著作流傳於世的天師[10]。本事例主要敘述天師除蛇怪，雖未交代張天師是否治癒蔡京女婿的病，但其婿得病，由徽宗詔命天師前往治理，是促成天師到同州的原因。徽宗曾於大觀二年(1108)命人以數十個大甕儲水，令張虛靖投符於水中，據載，凡有疾病者，飲其水皆癒[11]。

3.〈蔡京孫媳〉

宣和二年(1120)，蔡京的孫媳染祟，行爲失常。蔡京先後招寶籙宮數十位道士治之，皆痛遭精怪折辱。時張虛靖在京師，蔡京請他處理治療後，其孫媳得恢復正常：

> 宣和二年，太師蔡京府有奇祟染著。其孫婦每以黃昏時豔妝盛服，端坐戶外，若有所待；已則入房昵昵與人語，歡笑徹旦；然後昏困熟睡，視骨肉如胡越然，飲食盡廢。蔡甚憂患，招寶籙宮道士治之，及京城名術道流，前後數十輩，皆痛遭折辱，狼狽乞命而退。時張虛靖在京師，密奏召之，才入堂上，鬼嘯於梁。張曰：「此妖怪力絕大，蓋生於混沌初分之際，恐未易遽除。容以兩日密行法，若不能去，決非同羣所能施功，吾亦未如之何矣。」蔡問所欲何物，但令辦香花茶果，他一切弗用。三日後，詣蔡府，坐未定，有大飛石自梁而墜，幾敗張面。俄梁上一物如猿猱，笑謂張曰：「都下法師無數，並出手不得。汝何等小鬼，敢來相抗？」張弗顧，但焚香作法。猱忽自左手第一指出火下燒灼之，張凝然不動，就火中加持良久而滅之。自第二指出火如初；五指既遍，復用右手暨兩眼，最後舉體發烈焰，滿堂熾然，不可嚮邇。張略無所傷，喜曰：「祟技止此爾。」叱之使下，縮栗震慴，張納諸袖中。將起，蔡曰：「可使見形大乎？」曰：「大則首在空中，慮不無驚怖。」蔡

9　脫脫，《宋史》，卷472，頁13725-13727。

10　有關張虛靖的事蹟，參閱莊宏誼，〈宋代道教正一派──以三十代天師張繼先爲主之研究〉，《輔仁學誌：法/管/社科之部》，38(台北，2004)，頁79-110。

11　編撰人不詳，《張天師世家》，卷3，第4，收入《正統道藏》，冊58，頁424。

固欲驗之，乃出而再叱，聲未絕口，已高數十丈。蔡懼，請敕收之，遂
復故形。蔡諭使誅之，不可，曰：「此妖上通於天，殺之將有大禍，今
竄之海外，如人間之沙門島，永無還期，譴罰如是足矣。」遂捨去。
孫婦即日平愈。時此老七十四歲。稔惡誤國家，禍將及，以故變異如
是。[12]

《宋史》載宣和二年，徽宗令蔡京致仕，當在此事之後。蔡京自崇寧二年
(1103)進左僕射之後，在仕途上雖然有三次致仕，但又都被徽宗召還京師，權傾
一時。張虛靖以符法制伏猿猱精怪，使蔡京的孫媳平安。他聽從蔡京的要求，讓
精怪變大身，但卻抗拒誅殺精怪的命令，僅是放逐而已。

4.〈路當可得法〉

路時中，字當可，為北宋末南宋初道士，以符籙治鬼聞名，士大夫稱之為
「路真官」。他編著《無上玄元三天玉堂大法》[13]三十卷及《無上三天玉堂正宗
高奔內景玉書》[14]二卷，收錄於《正統道藏》〈洞真部・方法類〉。《夷堅志》
收錄路時中修習法籙，為人治祟的事例有四則，以下舉三則事例。

本則說明了政和年間路時中少年時，他隨父親在陳州商水縣(今河南省)得
到道人授予符術的經過。路時中修煉有成之後，偶而書寫一符有錯，遭受譴責，
削減階位數級，並受癱疽之病。經過四十九天才痊癒：

政和中，路君寶〔瓘〕知陳州商水縣，其子當可〔時中〕侍行，方十七
歲，未授室，讀書於縣圃四照堂。時梁仲禮為主簿，二子俊彥、敏彥皆
十餘歲，相與游處。一夕，圃吏告失時中所在，君寶遣卒遍索於邑中不

12　洪邁，《夷堅志》，頁1120-1121。
13　《正統道藏》，「洞真部方法類・崑-劍字號」，冊6，頁341-528。
14　本書未題編著者，其卷上內容與《無上玄元三天玉堂大法》，卷4，〈高奔內境
　　品〉大部分相同，卷下與《無上玄元三天玉堂大法》，卷5相同。任繼愈認為是
　　路時中所編，朱越利則以為是路時中與瞿汝文編。任繼愈主編，《道藏提要》
　　(北京：中國社會科學出版社，1991)，頁158-159；朱越利編，《道藏分類解題》
　　(北京：華夏出版社，1996)，頁281。

可得。閱五日乃出，謂其逸游，杖之，時中不敢自直，但常常吐鮮血，而私語梁主簿曰：「間者獨坐小室，有道人不知何許來，與某言久之，曰：『汝可教，吾付汝以符術，可制天下鬼神。然汝五藏間穢汙充積，非悉掃去不可。』初甚懼其說，笑曰：『無傷也。』命取生油、白蜜、生薑各一斤，合食之。遂與俱去，亦不知何地，凡數日，不思食，唯覺血液津津自口出，每夕以文書十餘策使誦讀，晝則無所見。臨別又言曰：『汝已位爲真官，階品絕高，但如吾術行之足矣。』」自是遂以法籙著。後數月，謂梁子曰：「吾比書一符錯誤，獲譴不小，當削階數級，仍有癰疽之害。」未幾，疽發於背，如盎大，痛楚備極，凡四十九日乃瘥。右二事皆梁俊彥子正說。[15]

此文並未交代傳授路時中符術的道人是誰。根據《無上玄元三天玉堂大法》卷一所載，路時中自言在大觀元年(1107)正月十五日至七月七日，大教主天君屢次密傳他口訣，宣和元年(1119)又以降筆方式傳他書文[16]。宣和二年上元節夜晚，祖天師張道陵的弟子趙昇傳授他秘文[17]。大教主天君未知何人，應是能降筆的神，而趙昇是漢末三國時代的人。路時中宣稱其法術由此二者傳授，即是神人所授。其書符有誤，一樣受到懲罰，則是道法傳授的戒律[18]。

5.〈南京張通判子〉

本事例發生在路時中名聲未振之時。當時南京(今河南省商丘縣)張通判的次子染祟，患瘵疾多年，請路時中治療。路時中擒拿鬼祟，查明鬼爲張家長子，

15　洪邁，《夷堅志》，頁479。
16　〔宋〕路時中編，《無上玄元三天玉堂大法》，卷28，第7，收入《正統道藏》，冊6，頁512。
17　路時中編，《無上玄元三天玉堂大法》，卷1，第7，收入《正統道藏》，冊6，頁344。
18　道教視符爲天降秘文，不可輕視污衊。道教有諸多戒律規範有關如何對待符籙的條文，如〈太上混洞赤文女青詔書天律〉載：「諸行法官篆符而以筆頭指左者，徒九年。知而故犯者，減壽半紀。諸行法官篆符，故意倒書橫寫及朱書不從左，墨書不從右者，徒一年。」編撰人不詳，《道法會元》，卷252，第15-16，收入《正統道藏》，冊51，頁466。

因被其父與弟謀害而作祟。路時中了解其中冤屈之後，答應爲鬼建黃籙大醮薦拔超生。張氏在其次子痊癒後，因建醮費用太多而毀約，其次子則發生意外死亡：

> 南京張通判之次子，患瘵疾累年，危困已極，巫卜者多云有祟。會路當可與數客經過至京，張聞其行法有功，捧刺住謁，仍持狀投訴本末，乞垂拯救。時路君名未大振，同侶亦哂爲誕妄。至是，攝衣正坐而語眾曰：「吾爲張氏治祟，欲共見之否？」眾歡躍。乃各於其手心書一符，令侍立於後。俄見一鬼吏若執符者，攜狀去。未食頃，一金紫偉人當前致禮，磬折廷下。路詰之曰：「爾爲城隍神，知張氏有鬼祟，何不擒捉？」對曰：「見擒在此。」眾不覺肅然。吏卒擁一少年，滿身被血，以手障面及心腹間，慟哭久之。問曰：「汝爲誰？」曰：「我是張家長子，生前因不肖，貽怒大人，遂與舍弟同謀見殺。利刃刺心腹，痛毒到今。若父怒其子，分所甘受。至於弟殺兄，且席捲所有，在理難堪。此某之所以作祟也。」路委曲開諭之云：「汝若取弟，則乃翁無嗣。冤債愈深，何有終畢？又何益於事？吾令汝父建黃籙大醮薦拔汝升天，似爲上策，汝意如何？」語言往復，然後從命，倏忽俱不見。張族聞之，悉悲泣曰：「信有之。」路戒使速償醮願，病者漸安，已而無恙。而張氏憚費，頓忘所約，此子因乘馬行河岸，墜地，折脅而死。[19]

6.〈畢令女〉

本事例發生在建炎元年（1127）靈壁縣（今安徽省）。路時中到靈壁縣時，縣令畢造次女爲鬼所禍，請路時中治之。路時中知鬼與其次女有冤情之後，自認爲不可以法治之，請畢造自己祈禱，其次女仍不免一死：

> 路時中，字當可，以符籙治鬼著名，士大夫間目曰「路眞官」，常齎鬼公案自隨。建炎元年，自都城東下，至靈壁縣。縣令畢造已受代，艤舟

19　洪邁，《夷堅志》，頁1362。

未發，聞路君至，來謁曰：「家有仲女，爲鬼所禍，前後迎道人法師治之，翻爲所辱罵，至或遭箠去者。今病益深，非眞官不能救，願辱臨舟中一視之。」路諾許，入舟坐定。病女徑起，著衣出拜，凝立於旁，略無病態，津津有喜色，曰：「大姐得見眞官，天與之幸。平生壹鬱不得吐，今見眞官，敢一一陳之：大姐乃前來媽媽所生，二姐則今媽媽所生也。恃母鍾愛，每事相凌侮。頃居京師，有人來議婚事，垂就，唯須金釵一雙，二姐執不與，竟不成昏，心鞅鞅以死。死後冥司以命未盡，不復拘錄，魂魄漂搖無所歸。遇九天玄女出遊，憐其枉，授以秘法。法欲成，又爲二姐壞了。大姐不幸，生死爲此妹所困。今須與之俱逝，以償至冤，且以謝九天玄女也。眞官但當爲人治祟，有冤欲報，勢不可已，願眞官勿復言。」路君沉思良久，曰：「其詞強。」顧畢令曰：「君當自以善力禱謝之，法不可治也。」女忽仆地，掖起之，復困憊如初。蓋出拜者乃二姐之身，而其言則大姐之言也。死已數年矣。明日，二姐甦，路君來弔其父曰：「昨日之事，曲折吾所不曉。」而玄女授法，乃死後事，二姐何以得壞之？君家必有影響，幸無隱，在我法中，當知其本末。畢令曰：「向固有一異事，今而思之，必此也。長女既亡，葬於京城外僧寺，當寒食掃祭，舉家盡往。葬室之側，有士人居焉，出而扃其戶。家人偶啓封，入房窺觀，仲女見案上銅鏡，呼曰：『此大姐柩中物，何以在此？必劫也！』吾以爲物有相類，且京師貨此者甚多，仲女力爭曰：『方買鏡時，姊妹各得其一，摰結襯緣，皆出我手。所用紙，某官謁刺也。』視之信然。方嗟而士人歸，怒曰：『貧士寓舍，有何可觀？不告而入，何理也？』仲女曰：『汝發墓取物，姦贓具在，吾來擒盜耳。』遂縛之。士人乃言：『半年前夜坐讀書，有女扣戶曰：「爲阿姑譴怒，逐使歸父母家。家在城中，無從可還，願見容一夕。」泣訴甚切，不獲已納之，繾綣情通。自是每夕必至，或白晝亦來。一日，方臨水掠鬢，女見而笑曰：「無鏡耶？我適有之。」遂取以相餉，即此物也。時時攜衣服去補治，獨不肯說爲誰家人。昨日見語曰：「明日我家與親賓聚會，須相周旋，不得到君所，後夜當復來。」遂去。今晨獨處

無悰，故散步野外以遣日，不虞君之涉吾地也。』吾家聞之皆悲泣，獨
仲女曰：『此郎固妄言，必發驗乃可。』走往殯所踪跡之，其後罅可容
手，啓甎見棺，大釘皆拔起寸餘。及撤蓋板，則長女正疊足坐，縫男子
頭巾，自腰之下，肉皆新生，膚理溫軟，腰以上猶是枯脂。始悔恨，復
掩之，釋士人使去。自是及今，蓋三年餘矣。所謂玄女之說，豈非道家
所謂回骸起死，必得生人與久處，便可復活邪？事既彰露，不可復續，
而白發其事，皆出仲女，所謂壞其法者，豈此邪？」路君亦爲之驚咤。
道出山陽，以語郭同升。升之子沼說。[20]

　　以上二則，一是發生在路時中未成名之前，一是在聲名大噪之後。二位作
祟的鬼都是患者的親人，且皆含冤而死，死後報冤。路時中並未施展法術驅除鬼
祟，而是請當事者和解。張家次子的病在路時中與鬼和解後痊癒，然而未遵守約
定，仍得到意外死亡的結果。畢氏的長女受冤而死，死後復活的努力又遭到破
壞，其冤恨之深，路時中僅能請畢父自己化解。畢家二女兒終究受祟而死。畢家
之事即使路時中也覺得驚異。

7. 〈京師異婦人〉

　　王文卿，建昌(今江西省南城縣)人，乃北宋末南宋初著名道士。元代趙道
一編《歷世眞仙體道通鑑》將其列爲最後一位，視其爲北宋成名道士。王文卿深
受徽宗寵信，屢次詔見並賜封號，有其口述，弟子記錄《沖虛通妙侍宸王先生家
語》[21]一卷傳世。另，元末明初成書的《道法會元》，爲宋、元時期道教各派法
術的彙編，其中收錄了多篇署名王文卿序或撰的文章[22]。王文卿以雷法聞名於
世，事例7記載他在宣和年間(1119-1125)行法治祟的事例，另一則事例8爲他的

20　洪邁，《夷堅志》，頁237-239。

21　〔宋〕王文卿，《沖虛通妙侍宸王先生家話》，收入《正統道藏》，「正乙部・席
　　字號」，冊54，頁605-612。

22　《道法會元》中署名王文卿撰或傳的文章有卷56〈上清玉府五雷大法玉樞靈文・
　　序〉、卷61〈高上神霄玉樞斬勘五雷大法・序〉、卷67〈雷說〉、卷69〈王侍宸
　　祈禱八段錦〉、卷70〈玄珠歌〉、卷76〈火師汪眞君雷霆奧旨〉、卷84〈火雷
　　序〉、卷124〈上清雷霆火車五雷大法・法序〉等。

弟子鄭道士，未遵守戒律而遭神譴喪命的事例：

> 宣和中，京師士人元夕出遊，至美美樓下，觀者闐咽不可前，少駐步，
> 見美婦人，舉措張皇，若有所失。問之，曰：「我逐隊觀燈，適遇人極
> 隘，遂迷失侶，今無所歸矣。」以言誘之，欣然曰：「我在此稍久，必
> 爲他人掠賣，不若與子歸。」士人喜，即攜手還舍。如是半年，嬖寵殊
> 甚，亦無有人蹤跡之者。一日，召所善友與飲，命婦人侍酒，甚款。後
> 數日，友復來曰：「前夕所見之人，安從得之？」曰：「吾以金買得
> 之。」友曰：「不然，子宜實告我。前夕飲酒時，見每過燭後，色必
> 變，意非人類，不可不察。」士人曰：「相處累月，焉有是事！」友不
> 能強，乃曰：「葆眞宮王文卿法師善符籙，試與子謁之。若有祟，渠必
> 能言。不然，亦無傷也。」遂往。王師一見，驚曰：「妖氣極濃，將不
> 可治。此祟異絕，非尋常鬼魅比也。」歷指坐上它客曰：「異日皆當爲
> 左證。」坐者盡恐。士人已先聞友言，不敢復隱，備告之。王師曰：
> 「此物平時有何嗜好？」曰：「一錢篋極精巧，常佩於腰間，不以示
> 人。」王即朱書二符授之曰：「公歸，俟其寢，以一置其首，一置篋
> 中。」士人歸，婦人已大罵曰：「託身於君許久，不能見信，乃令道士
> 書符，以鬼待我，何故？」初尚設辭諱，婦人曰：「某僕爲我言，一符
> 欲置吾首，一置篋中，何諱也？」士人不能辯，密訪僕，僕初不言，始
> 疑之。迨夜伺其睡，則張燈製衣，將旦不息。士人愈窘，復走謁王師，
> 師喜曰：「渠不過能忍一夕，今夕必寢，第從吾戒。」是夜，果熟睡，
> 如教施符。天明，無所見，意謂已去。越二日，開封遣獄吏逮王師下獄
> 曰：「某家婦人瘵疾三年，臨病革，忽大呼曰：『葆眞宮王法師殺我。』
> 遂死。家人爲之沐浴，見首上及腰間篋中皆有符，乃詣府投牒，云王以
> 妖術取其女。王具述所以，即追士人并向日坐上諸客，證之皆同，始得
> 免。」王師，建昌人。林亮功說，林與士人之友同齋。[23]

23　洪邁，《夷堅志》，頁65-66。

　　王文卿於宣和初(1119)在渡楊子江時，遇到一位異人傳授他飛章謁帝之法及嘯命風雷之書。之後，常為人除祟治病。徽宗叔父巡歷到高郵軍(今江蘇省高郵縣)得病，求醫無效，經王文卿以符水治癒。因此，徽宗於宣和四年(1122)禮聘至京師，賜館於九陽總眞宮。王文卿於欽宗靖康元年(1126)乞還鄉，在京師五年期間頗多以符水治病、除祟、祈晴禱雨等事蹟，載於《歷世眞仙體道通鑑》本傳中[24]。本事例中，作祟的鬼似乎尚未死亡，因此，王文卿在未施法前已認為此祟非一般鬼魅，而請他人作證，以保自身清白。

8.〈鄭道士〉

　　鄭道士為王文卿徒弟，得其五雷法，為人請雨治祟，非常靈驗。紹興初(1131)到臨川(今江西省)，因客人要求見其所御使的雷神，而召喚雷神。此乃違反戒律，因此喪命。

> 建昌王文卿既以道術著名，其徒鄭道士得其五雷法，往來筠、撫諸州，為人請雨治祟，召呼雷霆，若響若答。紹興初來臨川，數客往謁，欲求見所謂雷神者，拒之不克，乃如常時誦咒書符，仗劍叱咤。良久，陰風肅然，煙霧虧蔽，一神人戎冠持斧立於前，請曰：「弟子雷神也，蒙法師招喚，願聞其指。」鄭曰：「以諸人欲奉觀，故遣相召，無它事也。」神恚曰：「弟子每奉命，必奏上天乃敢至，迨事畢而歸，又具以白。今乃以資戲玩，將何辭反命於天？此斧不容虛行，法師宜當之。」即舉斧擊其首，坐者皆失聲驚仆，移時方甦，鄭已死矣。[25]

　　鄭道士只為討好客人，滿足其好奇心，而遭雷神擊斃。在〈太上混洞赤文女青詔書天律〉有禁止行法的人將正法當作遊戲使用，犯者徒刑三年的條文[26]。鄭道士平日請雨治祟非常靈驗，一旦犯錯，遭雷神處死。其處罰比起徒刑三年，

24　〔元〕趙全陽纂輯，《歷世眞仙體道通鑑》，卷53，第16-21，收入《正統道藏》，冊8，頁785-787。

25　洪邁，《夷堅志》，頁487-488。

26　編撰人不詳，《道法會元》，卷252，第14，收入《正統道藏》，冊51，頁465。

顯然過重，此亦顯示道教要求施法的謹愼。

9.〈張淡道人〉

張淡道人精易學，好飲酒。曾授衢州（今浙江省）人徐逢原軌析算數。知徐逢原祖父有大厄，欲以法術爲其解難。但因徐逢原不相信，屆時，其祖父生病，求助於張淡。張淡不願幫助，其祖父因而死亡。《歷世眞仙體道通鑑》張淡道人傳，亦採自本則事例：

> 衢州人徐逢原，居郡之峽山，少年時好與方外人處。有張淡道人過之，留館其門，巾服蕭然，唯著青巾夾道衣，中無所有，雖盛冬不益也。每月夕，則攜鐵笛入山間吹之，徹曉乃止。逢原學《易》，嘗閉戶撰大衍數，不得其法。張隔室呼之曰：「一秀才，此非君所解，明當語子。」明日，授以軌析算步之術，凡人生死日時與什器、草木、禽畜、成壞、壽夭，皆可坐致。持以驗之，不少差。最好飲酒，時時入市竟日，必酣醉乃返，而囊無一錢。人皆云：「能燒銀以自給。」逢原欲測其量，召善飲者四人，更迭與飲，自朝至暮，皆大醉，張元自如。夜入室中，外人望見其倒立壁下，以足掛壁，散髮置瓦盆內，酒從髮際滴瀝而出。逢原之祖德詮，年七十餘矣，張曰：「十八翁明年五月有大厄，速用我法禳禬，可復延十歲。」徐氏不信，以爲道人善以言相恐，勿聽也。語纔出口，張已知之，即捨去，入城中羅漢寺，時年五月，德詮病，逢原始往請之，不肯行，果死。[27]

張淡道人精通術數，能預測人之生死且能爲人消災祈福，延長壽命。張逢原留他居住在家中，與之相處，得其軌析算術，卻不相信其祖父有大難的預言。張淡以徐逢原不信其言立即搬離徐家，遷到羅漢寺。等到德詮生病，也見死不救。此似乎與道士見人疾病，應當救濟其命的原則相違背。

27　洪邁，《夷堅志》，頁335。

10.〈張拱遇仙〉

張拱爲汴(今河南省開封縣)人，未考取進士。因母親家世爲醫，拱賣藥於宜春門，但生意不好，家甚貧。一日，遇道士授予七棗，並傳修道法要。之後，張拱治癒其母二十年的痔疾，並行醫。《歷世眞仙體道通鑑》〈張拱傳〉取材自本事例[28]：

> 汴人張拱，舉進士不第。家甚貧，母黨龔氏世爲醫，故拱亦能方術。置藥肆於宜春門後坊，仍不售。嘗晨起，披衣櫛髮，未洗頮。有道士迎日而來，目光囧然，射日不瞬，徑造肆中，顧而不揖，振衣上坐。拱頗忿其倨，作色問所來，答曰：「汝無詰吾所從來，正欲見汝耳。」拱意此妄人，京師固多其比，擲一錢與之，麾使去。答曰：「吾無求於人，以汝有道質，故來誨汝，何賜拒之深？」拱悟起，冠巾而出。與之語及出家事，理致精微，聞所未聞。於是始愧悔曰：「拱鄙人，眼凡心惑，仙君幸見臨，願終教之。」道士曰：「汝何求？」曰：「家貧，饘粥不繼，儻使不食可飽，則上願也。」俄而鬻蒸棗者來，道士取先所擲一錢買之，得七枚，顧謂拱曰：「神仙以辟穀爲下，然卻粒則無滓濁，無滓濁則不漏，由此亦可以入道[29]。張子房諸人乃以丹藥療飢，固已迂矣，汝欲得此道，自此不淫可乎？人不能淫，俗念自息，俗念既息，則仙才也。」乃取七棗熟視而噓之曰：「汝啗此，可終身不食。人或強使食，亦無禁。復欲不食如初。但汝有老母妻子，未可相從。然既啗七棗，當應七夢，豫爲汝言。汝事親既終，昏嫁既畢，已能不食復又何求？宜脫身詣名山，於懸絕處尋石穴深廣有容者，自累石塞其門。一念不起，坐臥行立於其間，自有佳趣。僅及半紀，則汝之身如蟬出殼，逍遙乎六合之外矣。過此，非今日可以語汝也。」言竟，攝衣而起。拱固留之不可，起

28　趙全陽纂輯，《歷世眞仙體道通鑑》，卷52，第16-18，收入《正統道藏》，冊8，頁775-776。

29　趙全陽纂輯，《歷世眞仙體道通鑑》，卷52，第16-18記載，此句文字略有不同：「神仙以辟穀爲不然，卻粒則無滓濁，無滓濁則不漏，由此亦可入道。」

出門，無所見。拱乃知其非常人，悵然有所失者累月。聞飲食氣輒嘔，
遂不食。……母病痔二十年，眾藥不驗，漫以七棗餘核進之，一夕而
愈。……人或召醫，則攜藥而往，至則登病者之席，坐于旁，雖逾旬涉
月，杯水粒粟無所須。喜飲酒，好作詩，行年六十而顏色如壯者。後其
母沒，不知所終。李方叔作傳。[30]

相傳北宋末年道士薩守堅得張虛靖天師授咒棗之術[31]。在《道法會元》中有
〈咒棗治病咒〉[32]。本事例道士取七棗熟視而噓之的情節與此相符。張拱的母親
世代爲醫，卻治不好自己的痔疾，而吃了七棗的核，一夜之間便治好二十年的痼
疾，凸顯出咒棗術的治病效果。

11.〈蓑衣先生〉

何蓑衣（？-1197），淮陽朐山（今江蘇省）人。他爲人治病，不曾到病人家
門，而是以入夢的方式治療。病者在睡中夢見其傳授除病的方法，或夢中得藥則
病已癒。孝宗（1163-1189在位）時，壽皇（即高宗，1127-1162在位，1187崩）賜名
「通神先生」。歷三、四十年，不分夏冬，僅披一蓑一笠。有病者乞求其所坐過
地方的草煎湯，或將其草衣焚灰，然後搓揉成丸服用，其病即癒。但竊取則無效
驗：

> 何蓑衣先生，淮陽朐山人。……歷三四十年，一蓑一笠，不披寸縷，夏
> 不驅蚊，春不除蚤，冬寒敲冰滌簑，披之以出，歸則解挂于樹，氣出如
> 蒸，露坐之處，雪不凝積。士俗來焚香請問，略不接納，往往穢罵，且
> 發其隱慝，人以是益敬畏之。辛巳〔紹興三十一年，1161〕歲，於天慶

30　洪邁，《夷堅志》，頁520-521。

31　趙全陽纂輯，《歷世眞仙體道通鑑續編》，卷4，第1-3，收入《正統道藏》，冊
　　8，頁821-822。相關研究請參閱李豐楙，〈鄧志謨「薩眞人咒棗記」研究——從
　　南宋到明末的薩、王傳說之考察〉，《漢學研究》，6：1（台北，1988），頁149-
　　178；〈宋元道教神霄派的形成與發展〉，《東方宗教研究》，2（台北，1988），
　　頁141-162。

32　編撰人不詳，《道法會元》，卷101，第10，收入《正統道藏》，冊49，頁592。

觀東亭後小軒，以稻稈藉地，寢處其中。每日不以炎涼陰晴，必一出市中，或縱步野外，未嘗登人家門。有慕向者，但夢見之，或一二語。李縣丞母病，來致禱，夢之云：「人謂吾爲茅君，非也，汝不必畫我像，但畫世間呂眞人即是已。」李奉所戒，母病遂瘳。葉學文林苦耳瞶喧塞，肢節煩痛，奉事累歲，夢之云：「授汝一吹火法。」即以手捻其左耳，按于桌，吹氣入耳，戰慄不自持，明旦，宿恙如洗。王道運幹妻胡氏病，夢何來，手擘面皮，瑩白如玉，面部方正，碧眼丹脣，著白衣，宛類北斗相。胡氏病篤，何遺之藥，才捧盞，見立于前，使改名德眞。詢之傍人，莫見也。亟遣王生往謝，已書二字于壁。其後德眞夢何與灼艾，窹而聞帳中艾香，視炙處，黑瘢赤腫，傅以膏藥，亦膿潰，未幾，氣血復初。松江蛟龍壞舟，藍叔成往謁，請爲人除害。既至，未及言，已大書「龍盡入江湖」五字于壁矣！江行自此安帖。都道籙劉能眞自臨安往京口，舟還次無錫，默禱云：「若簑衣先生有靈，當出相見。」泊至許墅，望見何從南來，劉登岸迎揖，何云：「小道不易出。」出山果十枚贈別。及平江，則何在庵，初未嘗出也。壽皇賜名通神先生，爲造一庵，御扁「通神」二字，並賜簑笠十事，道俗強邀迎入庵，大笑而出，復棲於故處，結草爲衣，掩蔽下體，蓬頭跣足，略無受用。……日啜賜茶兩甌，不飲酒，時以便溺煉泥，捻成孩兒，人求得者，持歸供養，必獲靈異。有病者乞坐處草煎湯，或易草衣焚灰，令撚作丸服之，其病即愈。竊取則不驗。[33]

何簑衣以常年不分寒暑，僅以簑衣裹體爲名。他的治病方式與一般醫者，甚至其他道士不同。信徒供養以其便溺和泥做成的泥娃娃，可得到好的感應。至於服用以其穿過的草衣焚灰做成的丸子，或他坐過地方的草煎藥，便可治好病，更是超出醫學常識。

33　洪邁，《夷堅志》，頁1657-1659。

12.〈虞并甫奏章〉

本事例施法道士劉泠然，趙道一編《歷世眞仙體道通鑑續編》作劉浩然。虞并甫，即允文(？-1174)，隨侍其父於潼川(今四川省梓潼縣)。虞允文因父親生病，命劉泠然爲其父奏章乞求治病。雖然，劉素有聲譽，且虞允文齋戒虔誠，但其父仍然不免死亡：

> 虞并甫侍其父漕潼川，以父病，齋戒泆日，命道士劉泠然奏章請命。劉素以精確著名，自子夜登壇伏，遲明方興，言曰：「適之帝所，見几上書章內兩句云：『乞減臣之年，增父之算。』帝指示吾曰：『虞允文至孝，可與執政。』而不言從其請」已而父竟卒。後十有八年，并甫參大政。宇文仔說。[34]

奏章乃是以文疏的形式向神明祈願[35]。劉泠然能上奏天庭，天帝未允許虞允文的請求，卻預言他可以執政。虞允文的父親虞祺，中政和進士第，官至潼川轉運判官。虞允文在父親死後，於紹興二十三年(1153)才中進士第，孝宗乾道元年(1165)拜參知政事兼知樞密院事[36]。此與劉泠然傳達帝的指示相符合。在此事例中，劉泠然雖未能治癒虞祺的病，卻反映出宋朝的士大夫也相信道士奏章有治病延壽的功效。

13.〈集仙觀醮〉

南昌(今江西省南昌縣)法錄吳道士於乾道元年主持德安府應城縣(今湖北省應城縣)集仙觀。他用符水爲人治病，不分貧富，不受報酬，得到縣民的信任：

34　洪邁，《夷堅志》，頁244。

35　道教涉及奏章的經典眾多，相關研究參閱陳國符，《道藏源流考》(台北：祥生出版社，1975)，頁360-365；〔日〕丸山宏，〈上章儀禮より見たる正一道教の特色——治病の章を中心として〉，《佛教史學研究》，30：2(京都，1987)，頁56-84；林富士，〈中國早期道士的醫療活動及其醫術考釋——以漢魏晉南北朝時期的「傳記」資料爲主的初步探討〉，《中央研究院歷史語言研究所集刊》，73：1(台北，2002)，頁99-100。

36　脫脫，《宋史》，卷383，頁11791-11796。

> 德安府應城縣集仙觀，罹兵火之後，堂殿頹圮。乾道初元，南昌法錄吳
> 道士自淮南來領觀事，用符水治人疾，不擇貧富，不受餉謝。或持辦施
> 常住，則一切椿籍，專充修造，十年之間，裡外一新。縣民無不信悅，
> 相率詣之，請爲民建黃籙大醮。[37]

　　吳道士主持集仙觀，用符水爲人治病，且不分貧賤富貴，不受回報，因而
得到縣民的信任。十年之間，將遭受兵火而毀壞的觀宇，煥然一新，此乃道士住
持宮觀的典範。

14.〈葉道行法〉

　　葉法廣道士乃建寧(今福建省建甌縣)人，專行三壇五部法爲人驅邪治病。
慶元四年(1198)三月，萬全(今福建將樂縣)鄉民朱二十一家疫病，葉道士爲其家
行持七日，無效。他對神發誓，願以自己生命拯救朱家。幾天之後，朱家平安，
而葉法廣遂死：

> 葉道名法廣，建寧人，不飲酒茹葷，專行三壇五部法驅邪治病。常往來
> 樂平，慶元初，何衡程氏留使住墳庵。四年三月，萬全鄉民朱廿一家疫
> 病，爲行持七日不退，殊以爲歉，益齋戒禳除，夢鳴山神來云：「朱某
> 家時疾，係吾奉天勅所行，固非妄生災咎。」探懷出黃紙文書一幅示之
> 曰：「此可爲證，若救了他家，必於君不利。」明日，以告弟子鄭純
> 一，令寫狀奏天庭，鄭以紙札不精，懼瀆上蒼，不奉命而去。葉年八十
> 矣，不勝憤，對所事神發誓言：「朱某平時奉香火甚謹，今其家十口困
> 棘，法廣安忍棄而不救！當盡力加持，願上聖同賜臨護，如朱氏痊安，
> 法廣以身代死，其甘如薺，實所不悔也。」不數日，朱室平復如初，法
> 廣遂死。[38]

37　洪邁，《夷堅志》，頁1528-1529。
38　洪邁，《夷堅志》，頁1437-1438。

葉法廣平日不飲酒，不吃葷食，在爲朱家行法七日無效後，更加虔誠齋戒，因而感動鳴山神來告訴朱家得病的原因。葉道士認爲朱家平時敬拜神明，不應受此病疫，寧可以犧牲自己，換取朱家十口的生命。事例中，葉道士的弟子鄭純一，懼怕違反上天的旨意，以自己不精於書寫疏文爲理由而拒絕寫奏狀。此違背師命，不肯爲救人而書寫奏狀的行爲，犯了〈太上天壇玉格〉的戒律[39]，後果如何，洪邁並未交代。

(二)神仙的醫療案例

神與仙爲道教徒信奉的對象，《夷堅志》所載神仙下降爲信徒治療疾病的事例，共有二十一則，占道教醫療的20%。其中呂洞賓或疑似呂洞賓的有七則，眞武(即玄天上帝)有二則，關公一則，五顯廟神一則，其他不知神名者有十則。呂洞賓爲唐代著名道士，在道教徒心目中爲得道的活神仙，自唐以後屢有呂洞賓在人間救苦救難事蹟的流傳[40]。在洪邁的記載中，呂洞賓的形象已是神仙，因此，本文將其列爲神仙類。

15.〈曹三香〉

在哲宗元祐八年(1093)，安豐縣(今江西省九江縣)娼女曹三香得惡疾，一般醫療無法治癒，經營客邸以維生。有寒士來投宿，欲得上等房，僕役見其貧寒拒絕之。曹三香不嫌其窮而招待之。寒士聞曹三香痛苦的呻吟聲，用筷子鍼三香的大腿，同時說：「回心，回心。」三香的疾病立即消失。始悟回字爲呂，鄉人因而建呂眞人祠：

39　〈太上天壇玉格〉載：「諸受弟子法後，不忠不孝，漏泄背師，所犯天條，即具事奏天主，用收兵符抽回將吏。」又載：「凡民有事告訴，法官受接不行，雖行而苟簡及妄入鬼神罪者杖。」編撰人不詳，《道法會元》，卷250，第7、11，收入《正統道藏》，冊51，頁436、438。

40　有關呂洞賓的研究有ANG Isabelle, "Le culte de Lü Dongbin des origins jusqu'au début du XIVe siècle – caractéristiques et transformations d'un Saint Immortel dans la Chine prémoderne" (Paris: Thèse de Doctorat de l'université Paris VII, Etudes de L', Extrême-Orient, 1993); 鄭喬方，〈戲曲中的呂洞賓研究〉(台北：輔仁大學中國文學研究所碩士論文，1994)；楊明，〈《呂祖全傳》研究〉(台北：國立政治大學中國文學研究所碩士論文，2001)。

元祐末，安豐縣娼女曹三香得惡疾，拯療不痊，貧甚，爲客邸以自給。嘗有寒士來託宿，欲得第一房，主事僕見其藍縷甚，拒之，三香曰：「貧富何擇焉！」便延入。少頃，士聞呻痛聲甚苦，問其故，僕以告，士曰：「我能治此症。」三香大喜。士以箸鍼其股，曰：「回心，回心。」三香問先生高姓，亦曰：「回心、回心。」是時殊未曉。門外有皂莢樹甚大，久枯死，士以藥粒置樹竅中，以泥封之。俄失士所在。是夕樹生枝葉，旦而蔚然，三香疾頓愈，始悟回之爲呂，遂棄家尋師。邑人於其地建呂眞人祠。紹興十四年〔1144〕，三香忽還鄉，顏貌韶秀，邑老人猶有識之者。武翼大夫于澤爲郡守，召問之，不肯深言，後不知所之。[41]

寒士以筷子針三香的腿而治癒其疾外，未明言自己的姓名，以「回心」回答三香的問話；用藥使枯樹復活；忽然不見等皆是活神仙的神異事蹟。曹三香從元祐末出外尋找呂眞人至紹興十四年返鄉，期間約五十二年，而容貌仍然美麗。後來不知所之，更是令人遐想其是否找到呂眞人。

16. 〈頂山回客〉

紹興三十二年平江常熟縣(今江蘇省常熟縣)僧人慈悅得蠱病，經數月治療無效，已準備棺木及覆蓋屍體的被單等死。有一客人戴碧紗方巾，穿白色苧麻長袍，聲稱有藥能治療慈悅的病。慈悅請其治療。二日後痊癒。問其姓名，自稱回客。後見呂洞賓畫像，始知回客是呂眞人：

> 平江常熟縣僧慈悅，結庵於縣北頂山絕巘白龍廟之傍，凡三十餘年。以至誠事龍，得其歡心，有禱必應，邑人甚重之。紹興三十二年，年七十八矣，忽得蠱病，水浮膚革間，累月不瘥，朝夕呻吟，殆無生意，棺衾皆治辦，待盡而已。一客不知從何來，戴碧紗方頂巾，著白苧袍，眉宇軒昂，與常人異。自山下至龍祠禮謁，因歷僧舍，見慈悅病，問之曰：

41　洪邁，《夷堅志》，頁1665。

「病幾何時矣？此乃水瞳，吾有藥能療。」悦欣然請其術。命解衣正臥，以爪甲畫其腹并臍下，應手水流，溢於榻下，宿腫即消。又探藥一餅，如彈丸大，色正黑，戒曰：「宜取商陸根與菉豆同水十椀，煮至沸，去其滓，任意飲之，藥盡則病愈矣。兼師壽可至八十五歲。」悦愧謝數四，且詢其姓氏鄉里，曰：「我回客也，臨安人。」又曰：「和尚，如今世上人，識假不識眞。」語訖，揖而去。悦如言飲藥，味殊甘美，越兩日乃盡，病如失去，亦不復知客爲何人。後兩月，別一客言，來從都下，因觀補陀山觀音至此。出一卷畫贈悦曰：「此我所爲者。」即去。既而展視之，乃畫薜荔纏結，中覆呂眞人象，始知所謂回客者，此云。縣主簿趙彦清爲作記。[42]

呂眞人治療慈悦病的方法，除了用手畫其腹部和臍下，消去其水腫，並賜藥及告以服用的方法，又預言慈悦可以延壽到八十五歲。他未告訴慈悦自己的名字，自稱是回客，臨安人。然而，兩個月後，有客攜帶一幅有呂眞人的畫像，隱約中讓慈悦知道是誰救了他。

17. 〈雷州病道士〉

雷州(今廣東省海康縣)天慶觀道士，病心恙多年。孝宗淳熙年間(1174-1189)，一夜，忽然有客人來醫其病。他叫童子取一盂水，刮壁上的土與擦身中污垢，和水捏爲一小丸，勉強道士吞服。明日，道士恢復健康。在刮土的牆壁上發現畫有呂眞人的像，旁邊並題七言絕句一首：

雷州天慶觀道士，病心恙累歲，遇發作時，冥冥無所覺，雖赴蹈湯火，亦不自知。童奴困於防護，或小間，則兀如癡兒，不語笑。而胸膊掣痛，呻吟竟夕。淳熙間，一夜過三鼓，據几危坐，忽有客敲門。問何人？厲聲應曰：「我！」似有怒意。道士曰：「夜漏甚深，觀門又閉，如何旋入得來？汝定是鬼？」曰：「若不啓户，我自有道理。」俄雙扉軋

然，已在前立。鬡髯拂腰，身絕長大，全如禁衛。行間，且罵且笑曰：「吾聞汝抱奇疾，特特相救。乃反行閉拒，仍以我爲異物邪？」道士懼其箠擊，拱手巽謝。客怒少霽，顧童子，取水一盂。水至，起刮壁土置地上，擦身中垢膩，併以水搏和，捏爲一小丸，授道士，道士嫌其不潔，未遽領。又怒曰：「喫了便安樂無事。而不吾信，是只要速死耳！」道士勉接取，以餘水吞之。即覺滿腹精液流轉，頓異常日。但痛處愈甚，不敢言。少頃，客揮手告去。明旦，同侶來問訊，訝其神采迥別，扣所以然。或回顧壁上，於刮土處畫一呂眞人像，左手撚鬢，右手垂下，丰儀飄放，奕奕神仙之容，不可贊述。仍題七言絕句於傍，病者即健彊若未嘗被疾。福州士人林士華傳其事，獨忘其詩及道士名。[43]

　　呂眞人主動要爲天慶觀道士治病，治療的方法爲刮天慶觀的牆壁土及自己身上的污垢，與水捏成一小丸，強迫道士服食。道士服用之後，不僅原先病痛消除，且比未得病前更強壯。呂眞人顯示自己身分的方式，則是在刮土的壁上留自己的畫像，並題一首七言絕句。

18.〈文思親事官〉

　　趙應道監管文思院時，有親事官患瘰癧[44]，自認爲無法醫治，到院辭官，告訴眾人他的命在旦夕，母親年老無可寄託。眾人安慰他，有的甚至流下淚來。他離開院時，有道人跟隨著，並告訴他其瘡病可以治癒。道人叫他買二幅紙，用指甲掐其中一張爲二方形的孔，另一張等晚上燒成灰，調乳香湯塗抹在患處。第二天瘡痕皆不見，眾人感悟二個方形的孔，就是呂。或許是親事官孝順母親而得呂仙翁救助：

43　洪邁，《夷堅志》，頁1299。

44　瘰癧乃頸項間淋巴結核的病，小的爲瘰，大的爲癧。戰國時代已有此病名，如《靈樞經・寒熱》：「黃帝問于岐伯曰：『寒熱瘰癧在於頸腋者，皆何氣使生？』岐伯曰：『此皆鼠瘻寒熱之毒氣也，留於脉而不去也。』」史崧註，《黃帝素問靈樞集註》，卷20，第1，收入《正統道藏》，冊36，頁343。

趙應道監文思院日，有親事官患瘰癧，度不可療，來辭院官，且謂其徒曰：「吾旦夕死矣，老母無托，奈何！」眾強慰勉之，或爲泣下。纔出外，即有道人隨之行，行未遠，語之曰：「瘰易愈。」令買紙二幅，以爪掐其中爲二方竅，徑可三寸許，以授之，謂曰：「俟夜，燒一幅爲灰，調乳香湯塗傅，留其一劑濟後人。」其人既歸，如言貼藥畢就枕。及寤，已覺瘡痕蕩盡，痂亦不見，徑走謁院官，談其異。眾悟曰：「兩方竅，呂字也，得非以瀕死念母，一言起孝，故仙翁救之邪！」[45]

呂眞人化身爲道士，治病的方法爲將紙燒成灰，以乳香湯調和塗抹患處。而此次呂眞人示現其身分的形式，則將紙掐有兩個方竅，暗示爲回字。至於呂眞人現身治病的原因，眾人以爲是趙應道的孝心所感。

19.〈楊母事眞武〉

眞武乃宋朝社稷之神，屢受眞宗、仁宗加賜封號[46]。在《夷堅志》中有兩則眞武顯靈治病的事例。一是福建人楊元禮考上隆興癸未(1163)科，被分發當清流(今福建省清流縣)主簿。在尚未赴官前便感染寒熱之疾。母親郭氏平生敬事眞武，積誦眞武咒數百卷。元禮在昏迷中見一人，身軀長大，披髮仗劍，以劍砍其腦，便覺頭痛漸減，經數日，病癒：

閩人楊翼之元禮，登隆興癸未科，調清流主簿，未赴官而感寒熱之疾，彌日轉甚。母郭氏絕憂之，平生敬事眞武，愁坐其床，積誦咒數百卷。元禮迷困中見一人，身軀長大，披髮仗劍，猛從高而下，以劍砍其腦，不暇遮避，便覺頭痛漸減，以水沃其身，則汗出如漿，俄頃不見。明

45　洪邁，《夷堅志》，頁1653。

46　有關眞武的研究，參閱Hung-I Chuang, "Les Croyances Concernant La Divinité Taoïste Xuanwu" (Paris: Xème-XIIIème Siecles , Thèse de Doctorat de l'E.H.E.S.S., 1994).另外，在《道韻第三輯——玄武精蘊》及《道韻第四輯——玄武與道教科技文化》，各收錄18篇與10篇有關眞武的論文。詹石窗主編，《道韻第三輯——玄武精蘊》(台北：中華道統出版社，1998)；《道韻第四輯——玄武與道教科技文化》(台北：中華道統出版社，1999)。

日，還復如前，乃具以告母。母曰：「是佑聖眞君救汝也！」經數日，
果愈。母自此益加肅敬，至盡日禮拜，幾忘寢食，八十四而終。弟〔疑
爲第〕元禮不肯深信，靈報亦從而泯歇焉。[47]

　　眞武在北宋以前顯靈的事蹟，據成書於元代的《玄天上帝啓聖錄》載，共
有一百零二件，其中與醫療有關的有十六則[48]，在《夷堅志》中僅見二則。本事
例，楊元禮因母親崇奉眞武的關係而得神救，醫治的方法爲眞武在元禮昏迷時，
披髮仗劍，用劍猛砍其腦，並以水澆他的身體。但母親死後，元禮不崇信眞武，
靈應的事也就消失。

20.〈劉道昌〉

　　劉道昌原先是豫章(今江西省南昌縣)軍人，嗜酒亡賴。他曾因犯罪而在公
府被杖打，之後，怕被同事嘲笑而躲在滕王閣睡覺。夢見一道士拿一卷書放在他
的袖子，叫他用來救助別人，並告誡他不可洩漏此秘文。醒來後，發現眞有一本
符咒的書在袖子裡。從此，他敬事眞武，爲人治病行醮。日子一久，郡人也敬事
眞武，建造眞武堂敬事之：

> 劉道昌者，本豫章兵子，略識字，嗜酒亡賴，橫市肆間。嘗以罪受杖于
> 府，羞見儕輩，不敢歸，徑登滕王閣假寐，夢道士持一卷書置其袖，
> 曰：「謹祕此，行之可濟人，雖父兄勿示也。」戒飭甚至。既窴書在袖
> 間，頓覺神思洒落，視其文，蓋符咒之術。還家即繪事眞武像，爲人治
> 病行醮。所書之符與尋常道家篆法絕異，凡所療治，或服符水，或捇香
> 爐灰，或咒棗，殊爲簡易。且告人曰：「夜必有報應。」無不如意。以
> 治牛疫，亦皆愈。郡人久而知敬，共作眞武堂居之。初，將鑿池取水施
> 病，盡，忽有泉涌于庭，極甘冽，及加浚治，正得一古井。今其術盛
> 行，而道書不可得見，但以符十許道刻石云。[49]

47　洪邁，《夷堅志》，頁1538-1539。

48　Hung-I Chuang, "Les Croyances Concernant La Divinité Taoïste Xuanwu," pp. 138-144.

49　洪邁，《夷堅志》，頁551。

本事例中，眞武並未親自行醫治病，而是以托夢的方式傳授劉道昌符咒之術。劉道昌得夢之後，以符水、香爐灰、咒棗的方式爲人治病。而鑿池取水治病之事，與宋眞宗天禧二年在京師拱聖營的眞武祠有泉水湧出，信眾相傳此水可治病的事蹟類似[50]。劉道昌奉眞武爲人治病，得到郡人的尊敬而建眞武堂供奉神。本事例反映眞武信仰在南宋的發展情況。

21.〈周沅州神藥〉

五顯神乃宋代興盛於江西德興、婺源一帶的信仰。徽宗大觀年間(1107-1110)始賜廟號爲「靈順」。之後，屢傳顯靈事蹟，歷代皆有加封[51]。今《正統道藏》洞眞部威儀類爲字號收錄《五顯靈觀大帝燈儀》，乃是教徒供奉五顯神的科儀[52]。

《夷堅志》記載一則五顯神賜藥治癒信徒病痛的事例，然而，洪邁並未交代五位神的名號。淳熙三年(1176)，弋陽人(今江西省弋陽縣)周關須本應任職於沅州(今湖南省沅陵縣)郡守，但因重病無法赴任。廟的僕役吳行成想替周關須向神請藥，但沒有結果。到了夜晚，吳夢見黃衣人告訴現在可請藥。吳醒來後，第二天早上向神祈禱，便得藥。村里有數百人的病得神治癒：

> 德興五顯廟，本其神發跡處。故赫靈示化，異於他方。淳熙三年，弋陽
> 周關須沅州郡守闕未赴，臥病困篤。適上饒人汪保，躬自負香案，將至
> 其所居衫山抄題供施。庵賽僧役吳行成欲爲請藥於神而未果。其夜，夢
> 黃衣人來謂曰：「知汝欲請藥，今大郎四郎在此，何不逕行。」吳郎隨
> 往一所，登重樓之上，見衣冠者一人、雲巾鶴氅者一人並坐。二童傍立
> 治藥，侍衛甚盛，肅整無譁。吳再拜致詞，衣冠者曰：「何不早來？」
> 顧鶴氅者曰：「四哥可給藥與之。」吳謝而寤。於是，用翌日詣謁，且

50　〔宋〕李燾，《續資治通鑑長編》(上海：上海古籍出版社，1986年)，卷91，頁
　　814。

51　學界對於五顯神尚未有專文研究，參閱胡孚琛主編，《中華道教大辭典》(台
　　北：中國社會科學出版社，2000)，頁1498。

52　《正統道藏》，冊5，頁489-491。

以夢禱。才擲一珓，即得藥。如香灰中棗，歸告于周。于是八月朔日，
遣介迎像至萬居〔此句疑有脫誤〕，將建佛事爲報。神又賜以藥，是日
便能加饗飯。凡里社賴以愈疾者數百人。周一妾絕食八十日，族人子病
驚風，皆獲安。方氏女因痘疹壞目，失明數歲，復見物。俗言第四位神
顯靈昭濟廣順公素好道，齋戒專務施藥，以積陰功，故效驗章章如此。
周自作記述其事。[53]

　　五顯神發跡於江西省德興縣五顯廟，本事例中，吳行成早先向神請藥，沒
有結果，到晚上，夢見黃衣人告訴他五神中的大郎和四郎現正在廟裡，因而隨黃
衣人拜見，得四郎給予藥。第二天，吳醒來到廟拜神，才擲一笅便得神賜予藥。
周關須因而迎神像加以敬拜。神治癒好里社數百人的病，如周的一位妾及族人的
病，方氏女盲而復明等。洪邁說俗言五顯神中第四位神顯靈昭濟廣順公，專務施
藥。可能成書於明代的《五顯靈觀大帝燈儀》所載第四位神的名號爲「顯直昭佑
孚信廣澤王」[54]，其名號與洪邁所載不同，且稱神爲王，應是後來所加封的號。

22.〈公安藥方〉

　　關公信仰發展，宋代爲一發軔期。徽宗崇寧二年，命三十代天師張虛靖除
澥州(今山西省解縣)鹽池妖怪。張虛靖派遣關羽爲將，令其滅妖。之後，徽宗封
關羽爲崇寧眞君。但因徽宗欲見關羽眞形時，關羽現身，使徽宗受到驚嚇，被虛
靖天師罰爲酆都將[55]。本事例發生於孝宗淳熙八年(1181)，向友正出任江陵（今
湖北省江陵縣)長使，攝公安令。在胸臆間長癰，治療半年無效。一日，洗完
澡，痛昏而臥倒在地，似夢非夢，見一雄偉的人，長鬚巨目，拿著佛塵，傳藥方
給友正。友正依此藥方而痊癒。後到湖北省當陽縣玉泉寺禱雨，瞻仰關羽像，才
知所感夢者即是關羽：

53　洪邁，《夷堅志》，頁1378-1379。

54　《五顯靈觀大帝燈儀》，第3，《正統道藏》，冊5，頁490；朱越利編，《道藏分
　　類解題》，頁178。

55　莊宏誼，〈宋代道教正一派──以三十代天師張繼先爲主之研究〉，《輔仁學
　　誌：法管社科之部》，38，頁79-110。

向友正，元仲之子也。淳熙八年爲江陵長使，攝公安令，癰發於胸臆
間，拯療半歲弗愈。嘗浴罷，痛甚，委頓而臥，似夢非夢，見一偉丈
夫，長鬚巨目，執拂塵，披衫微揖而坐，傳藥方與之曰：「用末藥、
瓜蔞、乳香三味，以酒煎服之。」且言桃源〔今湖南省桃源縣〕許
紾知縣亦錄此方，但不用瓜蔞，若欲速效，宜服此。友正敬謝，即
如其言，不終劑而痊。後詣玉泉禱雨，瞻壽亭關王像，蓋所感夢者，因
繪祀於家。[56]

　　向友正的癰腫，醫治半年無效。在一次病發作痛而躺在床上時，關羽以入
夢的方式，傳授藥方，友正照其方服用而痊癒。後來，到玉泉寺禱雨時，看見關
羽的像，才知道救他的神爲關羽。玉泉寺乃關羽信仰傳說的聖地。據說關羽在臨
沮(今湖北省當陽縣)遭殺害後，陰魂不散。直到晉朝，其魂魄漂泊到玉泉寺時，
聽老和尚說法而開悟。之後，關羽在玉泉寺當伽藍，即護法神[57]。從晉到今一千
七百多年，關羽的神格不斷提升，關羽的形象一向以忠義爲著，本事例則是爲其
信仰發展上增一治病的神蹟。

23. 〈周昌時孝行〉

　　善有善報，惡有惡報，乃是中國人傳統的想法。《夷堅志》的眾多事例也
隱約顯示此種現象。神能助好人也能懲罰惡人。本事例及下一則爲賞善與罰惡的
佐證。臨江軍(今江西省清江縣)人周昌時，非常孝順母親鄭氏。鄭氏腰及腳的病
痛，多次求醫無效，難於行走。在光宗紹熙二年(1191)的中秋夜，周昌時不忍母
親坐立難安，於庭院向空中朝北斗禱告，願以自己的肝臟醫治母親的病痛。神因
而賜三粒藥，其母鄭氏服食之後，疾病立即消除：

臨江軍富人周十三郎，名昌時，事母鄭氏甚孝。鄭病腰足五年餘，行步

56　洪邁，《夷堅志》，頁963-964。
57　黃華節，《關公的人格與神格》(台北：臺灣商務印書館，1995)；李福清(B.
　　Riftin)，〈關公傳說與關帝崇拜〉，收入漢學研究中心編，《民間信仰與中國文
　　化國際研討會論文集》(台北：漢學研究中心，1994)，上冊，頁305-332。

絕費力，招數醫治藥，略無小效。紹熙二年中秋夜，周與妻侍母飲酒賞
月，見母坐立艱辛，不覺墮淚。泊罷就寢，抽身潛起，妻謂其登廁耳。
乃懷小刀下庭，向空朝北斗禱云：「老母染疾久，百藥並試，有加無
減，今發願剖腹取肝啖母，以報產育乳養之恩，望上真慈悲，俾獲感
應。」焚香訖，將施刀，忽聞有聲自後叱喝，且以杖擊其背。驚而回
顧，寂不見人。但有封貼在地，取視之，中有紙書云：「周昌時供奉母
病，累歲孝行，此藥三粒，賜鄭氏八娘。」周捧泣拜謝。俟明旦，以進
母，積痾頓瘳，方具所見告妻子。[58]

在春秋戰國以前，星辰早已成為人們祭拜的對象。道教成立之後，對於星
辰的崇拜以北斗、南斗等五斗為最著。崇奉北斗有諸多靈驗，尤其是治病延壽。
本事例中，周昌時向北斗發願以自己的肝讓母親吃，以求母親病得痊癒。神雖未
示現任何形象，卻賜藥治癒周母之病。

24.〈太清宮道人〉

本事例的道士，雖然以賣藥為生，但譁眾取寵，在祭奉太上老君的太清宮
宣稱自己為老君的師父。他的自大狂妄行為立即得到報應：

亳州蓋老君鄉里，故立太清宮崇事之。嘗有道人賣藥者，敝衣貧窶，而
意氣揚揚甚倨，攜藥爐詣殿下燒藥，大言自尊，指聖像曰：「此吾之弟
子也。吾為老君師。」聚觀漸眾。須史，火自爐出，灼其衣，焰發滿
身，驚而走。左右以水沃之不滅。狂走庭中，火所經，他物不焚，獨焚
厥身。已而北面像前若首伏者，遂斃，視其軀幹，皆灼爛矣。[59]

老子在西漢時期已開始神化，東漢張道陵創教時，宣稱太上老君傳授他符
書後，在道教史上，其神格一直居於最高等級[60]。本事例中道士為了賣藥而貶低

---

58 洪邁，《夷堅志》，頁490-491。
59 洪邁，《夷堅志》，頁499。
60 劉國鈞，〈老子神話考略〉，《金陵學報》，1：2（南京，1934），頁61-87；李遠

太上老君的地位，其遭受焚燬似乎是當然的報應。

(三)信徒習法者的醫療案例

在《夷堅志》中，有關信徒拜師修習道法而行醫治病的事例有十七則，占16.2％。此十七則施術者都有姓名，大部分也記載其籍貫、官職、發生的時間，其中多爲洪邁所認識的人或親聞之事，以下舉數則事例：

25.〈周史卿〉

周史卿乃建州浦城（今福建浦城）人，元祐初（ca. 1086）到京師參加科舉考試，途中遇到道士，受其影響便回家與妻子入由果山煉丹，漸有聲名，經常有士大夫前往參見。呂吉甫自建安（今福建省建甌縣）遷移到宣州（今安徽省宣城縣），因患腳病，不方便行走，來拜訪周。周史卿請呂吉甫把腳伸直，爲其布氣，叫人用扇子搧，不久，腳底發熱，腳病就好了。本事例也被趙道一《歷世眞仙體道通鑑》引用[61]：

> 周史卿，建州浦城人。元祐初，如京師赴省試，中途遇道者云云，即歸與妻子入由果山鍊丹，聲價籍籍。士大夫經山下，無不往見。呂吉甫自建安移宣州，苦足疾，不能行，來謁周。周請呂伸足直前爲布氣，令人以扇扇之。少頃，足底火熱，炎上徹心，良久，痛遂巳。[62]

布氣乃道教修鍊者，將本身的能量運作到病者的患處，用以治病。成書於唐代的《幼眞先生服內元炁訣》中已有「布氣訣」[63]。周史卿遇道者而改變其求

（續）

國，〈三清、玉皇信仰略考——兼及道教的神學思想〉，收入四川大學宗教研究所主編，《道教神仙信仰研究》（台北：中華道統出版社，2000），上冊，頁51-82。

61　趙全陽纂輯，《歷世眞仙體道通鑑》，卷51，第16，《正統道藏》，冊8，頁766。

62　洪邁，《夷堅志》，頁52-53。

63　幼眞先生將鍊炁分爲十五節，「布炁訣」爲第9節。訣曰：「凡欲布炁與人療病，先須依前人五藏所患之處，取方面之炁，布入前人身中，令病者面其方，息心淨慮，始與布炁。布炁訖，便令嚥炁。鬼賊自逃，邪炁永絕。」此訣見《幼眞

功名的人生，與妻子入由果山修鍊多年，應當有布氣治病的能力。道士以布氣爲
人治病的例子，不勝枚舉，如王重陽治癒譚處端的風痹之疾[64]，蘇軾請道士李若
之爲其子蘇迨治療疾病[65]，皆是布氣的運用。

26.〈陳媳婦〉

　　此事例發生於宣和四年，京師賣水果的一位年輕人，一天晚上遇見一位濃
粧貌美的婦女，跟他說話，邀他到某地方親熱，並贈送他一些衣服。從此每晚相
見。年輕人的衣服越來越鮮麗華豔，可是容貌日漸瘦弱憔悴，一般醫生巫師都無
法醫治。當時，姓劉的禁衛軍典首，持守齋戒，能制鬼物。年輕人的父母懇求劉
幫助。劉發現作怪鬼物乃是產科醫者陳媳婦家木門上所刻的婦女。劉施法術，怪
於是滅絕：

> 宣和四年，京師鬻果小民子夜遇婦人，豔粧秀色，來與語。邀至一處，
> 相與燕狎，頗得衣物之贈。自是夜夜見之，所獲益多。民服飾驟鮮華，
> 而容日羸悴，醫巫不能愈。有禁衛典首劉某，持齋戒，不食，但啖乳香
> 飲水，能制鬼物，都人謂之「喫香劉太保」。民父母偕往懇祈。劉呼視
> 其子，曰：「此物乃爲怪耶？吾久疑其必作孽，今果爾。」即共造產科
> 醫者陳媳婦家。陳之門刻木爲婦人，飾以衣服冠珥，稍故暗則加采繪而
> 更新其衣。自父祖以來有之，不記歲月矣。劉揭其首纍令民子視之，則
> 宛然夜所見者。乃就其家設壇位，步罡作法，舉火四十九炬焚之，怪遂
> 絕。[66]

　　洪邁未說明劉典首所修習的道法名稱。小民的父母親先是求一般的醫生及
巫師，無效之後，轉而求助於劉典首。而劉典首見了小民後，便懷疑是陳姓產科

（續）
　　先生服內元炁訣》，第7，收入《正統道藏》，冊31，頁29；《嵩山太無先生氣
　　經》，卷上，第8，收入《正統道藏》，冊30，頁859。兩者文字略有不同。
64　趙全陽纂輯，《歷世眞仙體道通鑑續編》，卷2，第1，《正統道藏》，冊8，頁
　　801。
65　蘇軾著，王松齡點校，《東坡志林》，卷2，頁36。
66　洪邁，《夷堅志》，頁611。

醫師的媳婦家木門上所刻的婦女作祟，顯示劉平日已經注意到此木刻婦女可能作祟。但未經受害人請求，劉並未主動作法滅除。

27.〈梅先遇人〉

洪邁的族人洪慶善，紹興十二年(1142)爲江東提刑，治所在鄱陽(今江西省鄱陽縣)。當時有一士卒名叫梅先，曾受命出差到夔峽(今四川省奉節縣)。在夔州其間遇一道者，經過道者的考驗之後，得到藥方三道，用以救人並獲得生活費用。洪慶善的親戚有病，每次吃東西便吐。梅先取數粒藥給他服用，十日左右，病就好了。洪慶善因此幫助他解除兵籍：

> 予宗人慶善郎中興祖，紹興十二年爲江東提刑，治所在鄱陽。王元量尚書鼎從，假二卒往夔峽，既回，拜于廷。其一梅先者，獨著道服，拜至十數不已。慶善訝之，答曰：「伺郎中治事退，當請間以白。」少頃，慶善坐書室，梅復至，曰：「初至夔州數日，有道者歷問所從來，令某隨之去。某應曰：『諾。』道者曰：『汝當有妻孥，安能捨而從我？』某曰：『惟一妻一子，今得從先生，視彼如涕唾耳。』道者甚喜，曰：『汝能若此，良可教。吾將試汝。』即於糞壤中拾人所棄敗履令食。初極臭穢，強齧，不能進。道者笑，自取啖之，曰：『如我法以食。』歷數日，覺不復臭，而味益甘軟。又問：『所以來此爲何事？』答曰：『奉主公命，爲王尚書取租入。』曰：『如是，當歸畢之。此公家錢，如未了，不可從我，他日未晚也。』某曰：『家在江東，相距數千里，豈能再來？』曰：『汝思我，我即至矣。』又授藥方三道，曰：『若乏用時，可合此藥貨，視一日所用留之，有餘，棄諸道上，以惠貧竇。或無食，則茹草履。人與酒食，但享之，特不可作意，大抵無心乃得道耳。』某拜之數十。又與某道服，曰：『汝歸見主公時，拜之如拜我，但著此衣，勿易也。』」慶善曰：「果如此，勿復爲走卒。」命直書閣以自近。……慶善有外兄病，每食輒吐。梅曰：「瓢中藥正爾治此。」取數粒與服，一日即思食，旬時，病盡失去。慶善寓訊代者，爲除兵籍，既

得文書，遂辭去。後數年，曾一歸鄉里，今不知所之。[67]

梅先得道者傳授藥方三道，一方面用以救人，一方面得到生活資用。但道者警告只能夠用，不可多取，多者救濟貧者。此情節頗類似薩守堅得仙人傳授咒棗術，並告誡他用以治病救人，獲得報酬，不可多取[68]。而修道人賣藥用以救人，獲取回報度日的形象[69]，梅先的故事為一例證。

28.〈趙士遇〉

黃某人擔任江東兵馬鈐轄，紹興二十二年(1152)任期滿時，將回弋陽(今江西省弋陽縣)，經過池州(今安徽省貴池縣)，遇到以前同事趙士遇。趙士遇見他面色青黑，而且咳嗽不已，問他有何疾病。黃黯然回答說，他家有祖傳瘵疾，歷代都有人因此短命而死。他的病症已經發作半年，兒子沆也得病將死。趙士遇自認為可以太上法籙治療，但需黃有信心。得到黃的信任之後，趙士遇焚香書符，將黃氏父子體內的毒蟲逼出，身體因此舒暢，病痛消除。趙士遇也應黃家的請求，作九幽大醮，拔度黃氏祖先：

> 武功大夫閤門宣贊舍人黃某為江東兵馬鈐轄。紹興二十二年正月秩滿，將歸弋陽，過池州，值雪小留，郡守假以教授廨舍，遇舊同官趙士遇。趙訝其顏色青黑而欸不已，語言動作，非復如疇昔時，從容問所苦。黃愀然久之，曰：「吾家不幸，祖傳瘵疾，緣是殞命者，世世有之。自半年來，此證已萌芽，吾次子沆亦然，殆將死矣。」遂悲傷出涕。趙曰：「每聞此疾可畏，間亦有愈者，而不能絕其本根。吾能以太上法籙治之，但慮人不知道，因循喪軀。公果生信心，試為公驗。」於是焚香書符，以授黃及沆，使吞之。吞未久，遍手指內外皆生黃毛，長寸餘。趙

---

67 洪邁，《夷堅志》，頁91-92。

68 李豐楙，〈鄧志謨「薩真人咒棗記」研究──從南宋到明末的薩、王傳說之考察〉，《漢學研究》，6：1，頁149-178。

69 林富士，〈試論中國早期道教對於醫藥的態度〉，《臺灣宗教研究》，1：1(台北，2000)，頁122-133。

曰：「病深矣，稍復遷延當生黑毛，則不能救療。今猶可爲也。」於是擇日別書符，牒城隍，申東嶽，奏上帝。訖，令黃君汎掃寓舍之西偏小室，紙糊其中，置石灰於壁下，設大油鼎一枚，父子著白衣，閉門對牀坐。吞符訖，命數童男秉燭注視。有頃，兩人身中飛出黑花蟬蛾四五，壁間別有蟲，作聲而出，或如蜣蜋，如蜘蛛，大小凡三十六，悉投沸鼎中，臭不可聞，啾啾猶未止。繼一蟲細如絲髮，蜿蜒而行，入於童袖間，急捕得，亦投鼎中，便覺四體泰然，了無患苦。黃氏舉室歎異，知其靈驗，默禱於天，願爲先世因此疾致死者，作九幽大醮，拔度之。未醮數日，黃之妻夢先亡十餘人，內有衣皁小團花衫者，持素黃籙白簡來拜謝曰：「汝救我則我救汝。」妻覺，以告夫。黃泣曰：「衣小花衫者，吾父也。吾父死於兵戈中，衣服不備，但得一衫以殮。夢中所見者，眞是矣。」遂以二月朔設醮於天慶觀。是夕，陰雲四垂，雨意欲作，中夜隱隱聞雷聲，所供聖位，茶皆白如乳。道眾恐雨作不能焚詞，既而至五鼓，醮事畢，雨乃大至。黃氏歷世惡疾，自此而絕。士遇字進臣，時右朝請大夫魏彥良通判池州，爲作記。[70]

　　趙士遇精於太上法籙，他施法的前提是黃必須對他有信心。趙士遇醫治的方法是先書符讓黃氏父子吞服，視其服用結果，再選擇時辰書符，向城隍、東嶽大帝、上帝層層申奏，之後，再消除黃氏父子身中的毒物。趙士遇治癒兩人的病後，受黃氏之託，建九幽大醮超渡黃氏因此病而死的祖先。因醮典使得黃氏祖傳的惡疾，從此斷絕。

29.〈韓府鬼〉

　　宋安國，字通甫，行持天心正法，治祟不需假藉符籙考召。《夷堅志》有兩則宋安國爲人除祟的事例。一是事例29，居住在臨安(今浙江省臨安縣)清湖東邊的韓郡王的女兒遭祟附身，短氣欲絕，韓招宋安國治療：

韓郡王解樞柄，建第于臨安清湖之東。其女晚至後院，見婦人圓冠褐
衫，背面立，以爲姊妹也，呼之。婦人回首揞女胸，即仆地，猶能言所
見，遂短氣欲絕。王招方士宋安國視之，揭帳諦觀曰：「雖有祟，然無
傷也。一女子年可十八九。」說其衣冠皆同。「又一老媼五十餘歲，皆
在左右，今當遣去。」命取大竹一竿，掛紙錢其上，使小童執之。令病
者噓氣，宋以口承之，吹入竹杪，如是者二，竹勢爲之曲。宋曰：「邪
氣盛如此，豈不爲人害！」又汲水噀其竿，童力不能勝，與竹俱仆，女
遂醒。先是，某人家室女爲淫行，父母并其乳婢生投于井中，覆以大青
石，且刻其罪于石陰，今所見，蓋此二鬼。鬼爲宋言如是。宋字通甫，
治祟不假符籙考召，其簡妙非他人比也。韓府今爲左藏庫。[71]

宋安國精通天心正法，然而在施行法術時，並未透過書符考召鬼神的形
式。他一見病者，便知何鬼作祟。本事例中，他以竹竿吸取韓氏女口吐出的邪
氣，然後用水噴竹竿而救醒病者。宋安國在驅除韓氏女身上的邪祟後，鬼向其說
明自己變爲鬼的原因，宋安國並未處罰作祟的鬼。另一則爲事例30。

30.〈德清樹妖〉

本事例應該發生在前事例之後。宋安國任浙西都監職，駐守湖州(今浙江省
湖州市)時，德清(今浙江省德清縣)居民被鬼搔擾，請他除祟。宋到其家時，考
治無效，反而被鬼挫辱。宋安國忿怒之下，到附近道觀，齋戒七天，專心修鍊，
書符誦咒。再到居民家施行法術，才將妖怪掃除：

宋安國爲浙西都監，駐湖州，其行天心法猶不廢。德清民家爲祟擾，邀
宋至其居，治不効，更爲鬼挫辱。宋忿怒，詣近村道觀，齋戒七日，書
符誦呪，極其精專，乃仗劍披髮，入民居後大樹下，禹步旋繞。忽震雷
從空起，樹高數丈，大十圍，從頂至根析爲兩，又震數聲，林幹無巨細

皆劈裂如算籌，堆積蔽地。怪遂掃跡。[72]

　　本事例反應出宋安國任公職，對於驅除一般的鬼怪，不需符咒，便足以勝任，一旦遇到更厲害的鬼則反被羞辱。然而，他在齋戒修鍊七日，功力增加之後，披髮仗劍並腳踏禹步才將鬼制服。至於是什麼鬼作祟，洪邁並未交代，從文章看來，似乎是樹精。

31.〈唐四娘侍女〉

　　右從政郎楊仲弓，修習天心正法，能觀看別人的臉色，就知道他是否受到鬼祟的侵擾。乾道年間(1165-1173)爲道州(今湖南省道縣)錄事參軍。一日，在路上遇見一小吏，認爲他必定被鬼所惑，如不治將喪失生命。小吏先是否認。楊告訴小吏只有他能制伏此鬼祟，小吏才說出與鄰居女子私通的事。楊仲弓查明是城北淫祠唐四娘的侍女作祟，施法解除，救了小吏的命：

> 右從政郎楊仲弓，習行天心法，視人顏色，則知其有祟與否。乾道中爲道州錄事參軍，受代未去，因出行市里，逢小胥，呼問之曰：「汝必爲邪鬼所惑，不治將喪身。」胥謝曰：「無有。」連日三遇之，皆不肯言。楊曰：「汝不怕死耶？告我何害？此祟非我不能治也。」胥聞其語，始悚懼曰：「實與鄰室女子私通耳，相從已久，雖不識其家，但舉措嗜好，一切與人不少異，無復可疑。官所云若此，豈其物手？」楊曰：「是矣。汝祕之勿洩，宜預備長采線，串以針，今夕來時，密縫其衣裙，仍匿彼冠履一二種，正使是人，固足爲戲笑。不然，便可推驗矣。」胥敬奉戒，女至，悉如之。雞鳴女起。而失翠冠及一履，意狀慌擾，尋索勿得。胥但佯寐，陰察其所爲。天且明，怫然而去。胥視二者，乃捏泥所製，即攜示楊。楊行法考訊，遣吏遍訪群祠，蓋城北唐四娘廟侍女也。胥往驗之，眞所偶者，頭上無冠，一足只著襪，采線出於像背。楊誦呪舉火焚厥軀，胥得無恙。唐四娘者，淫祀也。楊終於郴州

72　洪邁，《夷堅志》，頁568。

理掾。營道尉史何信、九疑道士李道登皆見其事。[73]

唐四娘為淫祀，其廟中泥塑的侍女於夜間與小吏私通。楊仲弓見小吏遭祟，主動為其除祟。由於此鬼在夜間的樣子與一般婦女無異，他除祟的方法，首先以彩色的線縫在鬼的衣裙上，並偷藏其頭冠與鞋子，找出作祟的鬼，讓小吏信服。之後，誦咒並用火燒毀侍女的像。楊仲弓後來在郴州(今湖南省郴縣)退休。

32.〈余尉二婦人〉

洪邁的族人洪泰亨頗能行符法。樂平(今江西省樂平縣)人余嘉績的後妻徐氏，性情嚴厲急躁，曾逼死其媳婦和一位婢女。數年後，在光宗紹熙五年(1194)六月，余嘉績將赴任峽州遠安尉(湖北省遠安縣)，他負責廚房的妾，在屋後爬梯準備覆蓋醬罐時，突然失足，無法發出聲音，面色時青時紅，不停喘氣。余家請洪泰亨驗治之後，其妾喘息稍定，但仍不省人事。泰亨認為是鬼所祟，以他的功力無法驅禳。他推薦請二十里外精習三壇正法的彭法師治理。彭法師篆符噀水，步罡誦咒，其妾因而醒過來：

> 樂平余嘉績，再娶徐氏，攜故夫程氏子來，為娶婦。徐氏性嚴急，日夜詈責苛峻，婦不能堪，遂自縊死。又一婢，因為小兒烘鞋，火誤爇鞾帛，遭痛杖，亦縊死。後數歲，當紹熙五年六月，嘉績將赴峽州遠安尉，庖妾於屋末置梯覆醬缶，甫登一級，失足墜，即不作聲，但兩手執梯，舉頭挂梯齒。老媼見而呼之，弗應，就視之，面色或青或赤，痰喘如曳鋸，屹然不動。扶以歸，與湯飲，到曉略不寤。余族子泰亨，頗能行符法，使之驗治，喘雖稍定，而瞀騰如昔。泰亨曰：「是為鬼所祟，非我所能驅禳也。去此二十里有彭法師者，精習三壇正法，宜急呼之。」於是走僕竟夜邀致。彭篆符噀水，步罡誦呪，移時乃蘇，言：「記得緣上梯時，見兩個婦女人，便搤我咽喉，捽頓于地，覺神志迷罔，冥冥隨之去。抵大宅，庭宇高煥，堂上鋪設筵席，酒器羅列，盡

73　洪邁，《夷堅志》，頁745。

金銀也。引我入廚，貯鍋內菜羹與我。聞賓客飲笑聲甚歡，如經一晝夜。俄外人奔入呼曰：『天師喚。』乃得歸。」始悟二鬼，蓋故婦及婢也。[74]

　　洪亨泰能行符法，因此，余嘉績請他治療其妾。亨泰驗治結果僅能使妾的喘息稍微靜下，但無法使她清醒過來。他推薦彭法師所施用的法，由篆符噀水及步罡誦咒，其妾醒來後，說是聽見天師召喚才得歸來，應屬正一派。洪邁未說明彭法師有無劾治此二位冤鬼。

33.〈劉樞幹得法〉

　　衢州（今浙江省西縣）人劉樞幹（1104-1193），原是一位書生，志在求取功名，年輕時到京師，遇見一異僧，見他眼珠子碧色，知其功名無望，於是傳授他卦影之術。劉勉強接受。又有一人傳他天心正法，劉也姑且學習。金兵入侵，京師失守，劉樞幹回家鄉，賭博飲酒度日，日加窮困憔悴。於是，修習天心正法，以治妖魅著名。韓子師遭奇祟，一年多來受干擾，請過的巫覡不下百人，都無法處治。後召請劉樞幹。劉於夜間行法，第二天早上，病者就恢復正常。韓家非常歡喜，宴請劉樞幹五日，並準備禮金三百萬，另贈金鐘及二位美女，一匹駿馬。劉醉中乘馬而歸。路上兩旁聚滿市民觀看。劉方後悔未及早修持正法，自取流落。忽然跌下馬，左臂折斷，無法前進。劉突然覺悟，自己違背傳法的宗旨，而遭受譴責，於是遣人告訴韓子師，歸還其妾與馬。劉臥病一年多，等到錢用完病才好，左臂則癱瘓：

> 衢州劉樞幹者，本一書生。少年游京師，曾處沈元用給事館第，遇異僧
> 過而相之，識其功名無成，而眸子碧色，堪入鬼道，欣然授以卦影妙
> 術，勉而受之。又一客爲傳天心正法，亦姑受之。其進取之氣方銳，所
> 懷蓋不在此。及離亂而還，蒲博飲酒，窮悴日甚，乃習持正法，治妖魅
> 著聲。韓子師遭奇祟，撓聒彌年，巫覡百計弗效，召劉視之，曰：「易

事爾！」語出宿書院，盡屏姬妾，約一夕即無恙。其家從其說。乘正狂
肆中，以夜行法，戒童奴曰：「緊闔戶，候聞鈴聲至則啓之。」而盡滅
燈燭，既振鈴入戶，復閉之。忽光景滿室，病者見五通神，著銷金黃
袍，騎道而去。劉出，病者酣寢，及旦起，洒然如常人。即使反舍，一
家喜敬不可言。排比宴席，挽留五日，乃備禮酧餞，遺貨幣直三百萬。
臨別，令兩美人捧金鍾爲壽，飲訖，悉用爲贈。又餉一駿馬，劉醉中乘
馬，而兩妾騎於前，懷其鐘，驅輜重數擔。道上聚觀，咨羨歎息，劉大
過所望，深恨行法之晚，自取流落。行未十里，失轡顛墜，左臂跌折，
呻吟不能進，欻然省悟，急遣告韓，易肩輿，歸其妾與馬。病臥歲餘，
囊金單竭乃愈。此臂竟癱緩，因自咎傳法之旨，令勿得受財，今犯戒招
譴，宜也。[75]

　　劉樞幹年輕時，致力科舉功名，當時雖無心於修道，但仍得異僧及異人授
予爲人預言的卦影妙術及天心正法。等到北宋滅亡，劉樞幹從京師回家鄉後，因
謀生活，才修習法術，爲人驅鬼治妖。韓子師遭鬼祟，經過眾多巫覡施法無效，
才召請劉樞幹處治。劉樞幹治癒病者後，接受韓家禮金及駿馬美女，此乃違反修
習天心正法的戒規，立即得到天譴。雖然，劉悔過，退回馬與美女，但左臂已癱
廢，從此不敢施行法術。

三、《夷堅志》反映的道教醫療觀念與方法

(一)道士的醫療觀

　　就《夷堅志》所載一百零五則道教醫療事例中，有姓的道士、法師和施法
者約五十人，其中以王文卿、張虛靖天師、路時中等三位較著且有著作傳世[76]。

75　洪邁，《夷堅志》，頁1484-1485。
76　書中多次以不同形象出現的呂洞賓及出現一次的鍾離權，在本書屬於神仙性質，
　　不列爲道士。

以下探討此三道士的醫療觀。

1. 王文卿

　　王文卿生於宋哲宗元祐八年，卒於高宗紹興二十三年。據《歷世眞仙體道通鑑》載，他在宣和初將渡楊子江時，遇一異人授予道法[77]。他之所以受到徽宗寵信，與其醫療行爲有密切關係。徽宗崇尚道教，廣徵天下高道，因林靈素推薦，十八次下詔天下搜求其蹤跡而未得。皇叔廉訪使巡歷到高郵軍(今江蘇省高郵縣)得病，醫治無效，求治於王文卿。王以符水治癒其病。宣和四年奉詔入京，由於有諸多除祟驅妖治病，祈晴求雨靈驗事蹟，深得徽宗禮敬，賜予封號。

　　在《夷堅志》中，關於王文卿的事例有四則，除了前面所引述「京師異婦人」與醫療相關外，其餘涉及相術[78]、收徒傳法[79]、禱雨等[80]。其著作傳世的有由其口述，經弟子整理的《沖虛通妙侍宸王先生家語》，及收錄於《道法會元》的多篇論序。

　　王文卿以雷法著世，而雷法的功效之一爲誅妖療病。王文卿爲人治病除祟，大多施以符法。如事例9，他書二符讓士人放置在婦人的頭上和箱子裡，以制伏婦人。在高郵軍以符水治癒皇叔。在宣和七年徽宗敕他五日一次佩金方符入大內諸宮閤，咒水滌穢，除邪治病，講明道德[81]。他認爲修道之士要有成就，必須內以修己，外而濟人。在積功累行方面，最快速有效的莫過於斬邪除害，行符咒水。他說：「凡求眞慕道之士，不論要妙，形還壞滅。不行符水，功行不達於三天。不漱精華，神不清悅，不濟疾苦，道果難成。」[82]也就是說，爲人驅邪除

77　據王文卿自言於楊子江所遇者爲汪君，即雷霆火師汪眞君。〔宋〕王文卿，《沖虛通妙侍宸王先生家語》，第1，收入《正統道藏》，冊54，頁605；李遠國，《神霄雷法──道教神霄派沿革與思想》(成都：四川人民出版社，2003)，頁44-50。

78　宰相蔡京請王文卿相其子孫。洪邁，《夷堅志》，頁582-583。

79　傅選爲江西副總管時，向王文卿學雷法。王文卿因其爲官員不敢不教，但惡其爲人，僅教以大略。傅選試法無效，遷怒王文卿，欲殺害之。王文卿收回其法。洪邁，《夷堅志》，頁832-833。

80　福州府設醮禱雨，請王文卿任高功。洪邁，《夷堅志》，頁1049。

81　趙全陽纂輯，《歷世眞仙體道通鑑》，卷53，第19，《正統道藏》，冊8，頁786。

82　〈上清五府五雷大法玉樞靈文‧序〉，收入編撰人不詳，《道法會元》，卷56，

崇，以符水治病是修道重要的功課。

2. 張虛靖天師

　　張虛靖於元符三年(1100)九歲嗣教，崇寧二年因澥州(今山西省解縣)奏鹽池水溢，徐神翁(933-1108)向徽宗推薦張天師治理之。次年(1104)張虛靖十四歲，赴闕，書鐵符殺死水怪，徽宗賜號「虛靖先生」。在張虛靖一生中多次蒙徽宗召見，其事蹟的流傳也都與驅妖除崇治病有關。《夷堅志》涉及張天師的事例有十二則之多[83]，本文所引《夷堅志》二則張天師除妖治病的事例，其所用的方法皆是符法。在大觀二年，徽宗召見虛靖天師，在天師驅除宮中的妖崇之後，皇帝命他在京畿以數十個大甕儲水，取符投入水中，讓有疾病者飲用，服用後病都好了[84]。

　　他有多篇論著和詩詞談到其祖傳符籙的功效與修鍊要旨[85]。在一次傳授法籙的〈開壇法語〉中，他說：「吾家法籙，上可以動天地，下可以撼山川。明可以役龍虎，幽可以攝鬼神。功可以起朽骸，修可以脫生死。大可以鎮邦家，小可以卻災禍。然得之在修，失之在墮。」[86]其符法既可起朽骸，脫生死，當然也包括治病。

3. 路時中

　　路時中為北宋末、南宋初道士，有《無上玄元三天玉堂大法》三十卷[87]，及

(續)——————
　　　　2，收入《正統道藏》，冊49，頁122。

83　洪邁文中言及「張天師」有時並未指明是那位天師，此十二則未必全是指張虛靖。

84　〔明〕張正常，《漢天師世家》，卷3，第4，收入《正統道藏》，冊58，頁424。

85　莊宏誼，〈宋代道教正一派——以三十代天師張繼先為主之研究〉，《輔仁學誌：法/管/社科之部》，38，頁92-97。

86　〔宋〕張繼先撰，〔明〕張宇初編，《三十代天師虛靖真君語錄》，卷1，第2-3，收入《正統道藏》，冊54，頁573。

87　《無上玄元三天玉堂大法》卷1，第7載，路時中於宣和庚子(1120)受祖師趙昇指示而得秘書釐為二十四品，卷28，第7-8載，自大觀二年(1107)後累受大教主天君密降口訣及降筆，紹興戊寅(1158)天君語路，路時中與弟子翟汝文親聞筆記。然《正統道藏》，卷24，第8有「大明國」一詞，應是經明代增補的版本。朱越利編，《道藏分類解題》，頁109。卿希泰認為《無上玄元三天玉堂大法》成書於天聖四年(1026)，未知其根據何種資料。卿希泰主編，《中國道教史(第三卷)》(台北：中華道統出版社，1997)，頁137。

內容與上書卷四、五雷同的《無上三天玉堂正宗高奔內景玉書》二卷[88]，收錄於《正統道藏》。然而，在趙道一所編《歷世眞仙體道通鑑》並未有路時中的傳。《夷堅志》關於路的事例有四則。洪邁對路時中的生平有較詳細的記載，爲了解路時中的重要資料。北宋末以後天心正法流行，卿希泰認爲天心正法由天師道衍化而來，路時中爲重要倡始人[89]。

在《無上玄元三天玉堂大法》中，路時中對人生病的原因、疾病的傳染及道教法術何以能治病，均有詳細的解說。在〈斬瘟斷疫品〉中，他認爲人生病的原因乃是由於不知攝養之道，使風寒暑濕傷於外，淫欲勞傷損於內，導致力氣衰弱、精神疲憊、精氣搖動、元氣不固，疫癘因此而發生。如果人能注意生活起居，節制飲食，斷絕淫欲，使自己眞元不散，炁血循環通暢，則不怕惡毒之病感染[90]。但是在末世時代，人心澆薄、不忠不孝、違逆天地、殺戮眾生，致使患難侵染、家遭瘟疫、身受毒炁、大小疾病導致人口死亡。再加上北酆帝主、鬼部之帥、人間將帥、五嶽之神遍行天下。他們受到罪惡的挑釁，放毒炁來殺惡人。至於對付瘟疫的方法爲太上老君所傳，見於《女青鬼律》：「若能知瘟鬼名字，鬼不敢加害。三呼其名，其鬼自滅。」[91]基於此，路時中列舉了五方瘟鬼、十二值月及十二值日瘟鬼、九種蠱毒鬼的名字，並列出「天師逐瘟符」等十三種斷除瘟疫的符，及使用方法與咒語[92]。

路時中對於尸瘵，即肺結核病的傳染途徑及對治方法，在〈斷除尸瘵品〉

88　《無上三天玉堂正宗高奔內景玉書》卷上與《無上玄元三天玉堂大法》，卷4，〈高奔內境品〉，《無上三天玉堂正宗高奔內景玉書》卷下與《無上玄元三天玉堂大法》，卷5，〈昇斗奔辰品〉相同。《正統道藏》，冊6，頁529-548。朱越利編，《道藏分類解題》，頁281。

89　卿希泰，〈天心正法派初探〉，《世界宗教研究》，3（北京，1999），頁19-24。

90　路時中編，《無上玄元三天玉堂大法》，卷13，第1，收入《正統道藏》，冊6，頁401。

91　路時中編，《無上玄元三天玉堂大法》，卷13，第1，收入《正統道藏》，冊6，頁401。相關研究參閱李豐楙，〈行瘟與送瘟──道教與民眾瘟疫觀的交流和分歧〉，收入漢學研究中心編，《民間信仰與中國文化國際研討會論文集》，頁373-422。

92　路時中編，《無上玄元三天玉堂大法》，卷13，第2-10，收入《正統道藏》，冊6，頁401-405。

中有詳細的解釋。他認為尸瘵之所以禍人致死，實際上是由九蟲的傳染，但也是因為一般人勞損心力，消耗自己的元氣，才會被感染。他提出此病經由住屋、衣服、食物等三種途徑傳染。房屋如果空廢太久、光線陰暗、空氣不流通、邪炁不散、患毒常存，第一個進入的人，或精神衰弱的人便容易感染。衣服傳染乃由於與患者同臥，或患者已死，切捨不得將其衣服、臥具、器皿等丟掉，而繼續使用。食物感染則是因為誤食病人飲食湯藥及殘餘剩菜。這三種以食物傳染病情較輕，發現得病後，及早治療可痊癒，若拖延遲久，則難治。至於治療此三種尸瘵，除了有對治的符與咒之外，更講求斷除感染源，如治療衣服傳染的病，用符熏治衣服，隨符丟到水裡流去，勿再使用。[93]

　　本文所引三則路時中事例，一例是關於路本人修習法籙時，書符有誤，而遭到癰疽之病的懲罰。其他二例涉及到病者本身的因果冤怨，路時中雖然法力高強，卻不用法術干涉其間，二位患者終究死亡。反映出道士施法仍有其應守的原則。

(二)道教的醫療方法

　　據林富士對漢代至南北朝時期道士醫療活動的研究，當時道士使用的醫療方法可歸納為四大類：一、醫者之術：藥物與針灸；二、養生之術：神仙與房中之術；三、巫者之術：禁咒、符印與厭勝；四、道教儀式：首過、上章、齋醮、誦經與功德[94]。從南北朝到兩宋，時間約隔四百年。就《夷堅志》中道教所使用的醫療方法的種類，和林富士的研究成果沒有太大的區別。也就是說，從漢代張道陵以來直到南宋，道士所用的醫療方法，大體上相同，也不出此四類。但就每一類看來，其間仍有差異。以下按此四類討論《夷堅志》中道教的醫療方法，及當時人對道教醫療的態度。

93　路時中編，《無上玄元三天玉堂大法》，卷23，第1-8，《正統道藏》，冊6，頁468-471。參閱卿希泰主編，《中國道教(第四卷)》(上海：東方出版中心，1994)，頁80。

94　林富士，〈中國早期道士的醫療活動及其醫術考釋——以漢魏晉南北朝時期的「傳記」資料為主的初步探討〉，《中央研究院歷史語言研究所集刊》，73：1，頁43-118。

1. 醫者之術：藥物與針灸

漢代以來，有些道士精通藥物及針具治病，並用以自醫醫人[95]。道士雲遊各地，針灸是最方便攜帶的醫療器具，而草藥更是就地可得。道士精研藥物與針灸有其實際上的需要，而貨藥也為道士的形象之一。在《夷堅志》一書中多次提及道士貨藥，如事例24，道士在崇奉老子的太清宮賣藥即是。而在一百零五則道教醫療的事例中，有三十八則與藥物針灸有關，占36%。

洪邁在記載道教用藥，無論是神賜藥方，或道士用藥，其情節過於簡略，再加上筆者缺乏醫學背景，在此無法分析道教的用藥與一般醫師的差別。然而值得注意的是，洪邁常刻意描述道士或神所賜的藥方超出人的常識或醫師的見解。如事例11，有病的人乞求何蓑衣坐過地方的草煎湯，或他穿過的草衣焚灰，撚成丸服用，其病即癒。事例17，呂洞賓化身治療雷州天慶觀道士的病，刮牆壁上的土與身中的污垢，和水捏為藥丸，道士服用即癒。另秀州(今浙江省嘉興縣)道人趙小哥，尋常能以果實草木治人病，其所用物，蓋非方書所傳。或以冷水調燕支末療痔疾，或以狗尾草療沙石淋，皆隨手輒癒[96]。某士人染疾，被揚州名醫楊老吉診斷是熱證，三年內當以背疽死，不可救。後經茅山道士告以日日吃一顆梨，而治癒其疾[97]。

在針灸方面，事例1的徐問真道人以指為鍼，以土為藥，治病絕有驗。事例15，呂洞賓用筷子鍼娼女曹三香的大腿，治癒了惡疾。宣和四年曾遇孫思邈授以道法而能役使鬼神的趙三翁[98]，在中牟縣(今河南省)告訴苦冷疾二年的頓公孺，揉艾鋪在腹上，以日光灸之，一個月後病痊癒[99]。而紹興十七年(1147)在信州弋陽(今江西省弋陽縣)某道人摘一茅莖，取其尖端，鍼天生瘖啞、手也攣縮的楊大

95　林富士，〈中國早期道士的醫療活動及其醫術考釋——以漢魏晉南北朝時期的「傳記」資料為主的初步探討〉，《中央研究院歷史語言研究所集刊》，73：1，頁96。

96　洪邁，《夷堅志》，頁340。

97　洪邁，《夷堅志》，頁940-941。

98　《夷堅志》未有房中術治病的記載，而有多則男士與妖所變的婦人狎，而遭重病及道士勸人遠離女色，以保養身體的事例。

99　洪邁，《夷堅志》，頁1027-1028。

同，先鍼兩耳朵之下，大同便能說話，又鍼他的手肘，手便能伸直[100]。這些平常的器具及看似簡單卻有效的手法，顯示道教療法的功效異常。

2. 養生之術

道教重視養生，《正統道藏》中收錄了大量養生的著作。然而，在《夷堅志》中以養生之術如導引、按摩、行氣治病的僅有八則，占7.6%，數量很少。且林富士所言漢末南北朝道士用房中術治病的情形，未見於《夷堅志》的記載[101]。

在八則以養生術治病的事例中，有兩則很清楚記載是以布氣治病，如事例25，煉丹士周史卿布氣治癒呂吉甫的足疾，布氣時，呂吉甫足底火熱，熱到心上。另是紹興三十二年左右在茅山修鍊的田道人，爲人布氣治病也多驗[102]。成書於唐代的《幼眞先生服內元炁訣》中，已有「布炁訣」：用氣與人療疾，先須依照病者五臟所患的疾病，取相同方向之炁，布入病者身上，並令病人朝此方向息心靜慮，才開始布炁。布炁後令病者嚥炁。布炁的治病想法是正氣充滿身體，邪炁自然消退[103]。成書於元末明初的《道法會元》卷一百五十四〈混元攻炁妙用〉，對於布氣治身體各部位疾病的運用有詳細的敘述[104]。

以養生之術爲人治病的前提是：施術者本身必須有某種程度的修鍊。上述用布氣治病的二位，周史卿在由果山煉丹，田道人在茅山煉丹。而其他六則事例，洪邁雖未說明其修鍊情形，但由他們的事蹟，相信具有練氣的素養。他們或者教人運氣，如事例1，徐問眞道人教歐陽修汲引氣血，自頂至踵，治好足疾。

---

100 洪邁，《夷堅志》，頁278。

101 林富士，〈中國早期道士的醫療活動及其醫術考釋——以漢魏晉南北朝時期的「傳記」資料爲主的初步探討〉，《中央研究院歷史語言研究所集刊》，73：1，頁97。

102 洪邁，《夷堅志》，頁626-627。

103 《幼眞先生服內元炁訣氣經》，第8，收入《正統道藏》，冊31，頁29。另外，《嵩山太无先生氣經》，卷上，第8，收入《正統道藏》，冊30，頁859，也有「布氣訣」，但文字略有不同。

104 編撰人不詳，《道法會元》，卷154，第9-11，收入《正統道藏》，冊50，頁348-349。

政和三年(1113)牛道人在京師，授崔祖武藥，並教以練氣術，治好其瘵疾[105]。或者為人嘘呵按摩，疾痛立癒，如前已提及的趙三翁；紹興十四年(1144)左右，教項國華父母，讓其子服用四物湯，並執其手，嘘呵按熨，而治癒國華臂肘上惡瘡的闊口多鬚的道人[106]。或者教人導引，如以大竹管拔腳筋，治好詹志永腳攣的朱道人[107]。或自己無法布氣，卻設計功力較高者，將其灌醉而偷吸其氣，轉嘘於病者身上而治癒其病[108]。

3. 道教法術

從漢末張道陵創五斗米道到洪邁撰寫《夷堅志》，約有一千年，這其間道派林立，特別是入宋以後，新的道派紛起，對於法術、齋醮儀式也有新的發展[109]。道士在修習道法時，往往法術、科儀並修，且在行法時經常符法與誦咒、步罡、法印及結壇奏章並用，以增強其法力。《夷堅志》有關道教醫療一百零五則事例中，以道教法術及齋醮科儀治病者有六十三則，占了60%。其中有單獨使用一術，如書符，也有單是建醮或章奏，較多的是多術並用，如書符、誦咒、步罡、噀水、執印等，也有書符並建醮達到治療的效果。

就道教符法的發展，早期強調符是來自天上的神所授，因此，書符須講求符合眞跡[110]。到了宋代，距離曾得到神傳授符的五斗米道祖天師張道陵(23-156)[111]，時代久遠，且世人所創的新符也與日俱增，難以考證眞跡。因此，書符須配合修鍊，符法靈驗與否的關鍵在於施術者的心性修養，乃是宋以來道教各派所強調的[112]。

105　洪邁，《夷堅志》，頁19。
106　洪邁，《夷堅志》，頁1291-1292。
107　洪邁，《夷堅志》，頁1796。
108　洪邁，《夷堅志》，頁1663-1664。
109　卿希泰主編，《中國道教史(第三卷)》，頁107-144；卿希泰、詹石窗主編，《道教文化新典》(台北：中華道統出版社，1996)，下冊，頁456-460。
110　莊宏誼，〈道教的神秘面紗──符〉，收入蘇啓明主編，《道教文物》(台北：國立歷史博物館，1999)，頁20-26。
111　道教相傳太上老君於漢安元年(142)授張道陵符籙，見趙全陽纂輯，《歷世眞仙體道通鑑》卷18，第5-8，收入《正統道藏》，冊8，頁462-464。
112　李遠國，《神霄雷法──道教神霄派沿革與思想》，頁251-268；卿希泰主編，《中國道教史(第三卷)》，卷3，頁107-144。

　　道士相信符法或符水等法術可以治病。僅僅《道法會元》一書，便有多種治病的方法及相應的符[113]，而治病也是道士修道的五大功德之一[114]。在《夷堅志》所載的事例中，道士使用法術治病的情形，大多是患者遭鬼妖作祟，一般醫巫醫治無效，而請道士治之。其中，當以張虛靖天師最著名，他有關符法的作品，主要收錄於《明眞破妄章頌》[115]。他認爲符法的精要在於心與道合，符籙中的神將主要由宗師所運化而成，並非一些圖形而已。如果施術者(法師)的心神能合大道，即使沒有符咒的形式也能有驗。行符靈驗的關鍵在於心道相合，將此心神灌注在筆端書成符，如果不能將心神委聚在筆端，所畫出來的只是墨水和硃砂而已。施術者能不能將心神集中專注，關鍵在於修鍊心性[116]。

　　道士能有效治病，關鍵在於本身的修爲。洪邁所載道士或法師施行法術並非全然有效。在事例30，宋安國爲德清百姓家除祟，處治不效，反而被鬼挫辱。之後，宋到道觀齋戒修鍊七日，書符誦咒，極其精專，才將妖怪掃除。事例32，洪邁族子洪泰亨頗能行符法，治理余嘉績的妾，只能使其喘稍平靜，需請求更高明的彭法師醫治。

　　道士法師修習法術必須遵守戒律。道教的戒律眾多，洪邁在記載道士法師的醫療事蹟時，未必讀過道教戒規，而其所載數則道士違反戒律而遭受到的報應，與道教戒律相符合。如事例33，劉樞幹在治癒韓子師的病，接受韓贈送美女、駿馬及過多的報酬，而遭斷臂的懲罰。此違背了「諸法官道士行持滅裂，爲人關奏進上章表而不如式，希求財利及不至誠者減壽半紀，知而故犯者，加一

---

113 如《道法會元》，卷30，有「解疫癘厄符」、「解疾病厄符」、「治病服符」，卷36有「治病符」、「怯瘟符」，卷37有「退病符」等。編撰人不詳，《正統道藏》，冊48，頁752-755、814-815、817。

114 五大功德爲：一、見婦人生產無人安著，即排一室與之；二、病人無湯藥則濟之；三、死未有棺木則惠之；四、男未婚；五、女未嫁，即多方振德。此五者，不惟行法有靈，兼得名繼仙班，無力者，勸人爲之。編撰人不詳，《道法會元》，卷250，第6，收入《正統道藏》，冊51，頁436。

115 〔宋〕張虛靖，《明眞破妄章頌》，收入《正統道藏》，冊33，頁315-318。

116 莊宏誼，〈宋代道教正一派——以三十代天師張繼先爲主之研究〉，《輔仁學誌：法/管/社科之部》，38，頁92-93。

等」的戒律[117]。

　　道士行爲不正，不僅影響法力，甚至反遭鬼魅羞辱。如婺州浦江(今浙江省)方氏女爲魅所惑，女兄請道士治之，反遭困辱。鬼魅揭發道士與某家婦人往來，道行如此，怎敢來治它。並批打道士的臉頰，使道士狼狽而出[118]。

　　道士書符所役使的神將，照張虛靖天師的說法，是施術者心念所運化而成。然而，在一般道教的戒律仍視神將爲眞實的存有，必須加以禮敬，不可隨便驅使。如：「諸行法官以正法而爲戲者，徒三年。」[119]「諸行法官非斬鬼而口中稱急急如律令者，減壽半紀。」[120]「諸行法官妄以正法示之非人者，減壽半紀。」[121]事例8，王文卿的徒弟鄭道士，只爲滿足客人的好奇心而召雷神，遭雷神擊死。另，在京師某道士見一村民遭妖鬼附身，遣神將杖之，民號呼不已。杖畢，令飲符水，即如平常。有一惡少年，出語不遜，道士大怒，又叱神將杖打少年。不久，道士夢神將來告知，上帝以其妄笞平民，收回神將。道士醒後，法力盡失。得大病，幾死[122]。

4. 道教儀式

　　道教科儀在唐代經張萬福、杜光廷等整理，已大致完備。宋代以後，由於國家及民間廣行齋醮，基於現實需求，仍有大量的科儀作品問世。《正統道藏》收錄不少宋元時期有關齋醮儀式的著作，即反映了此社會現象[123]。《夷堅志》中，言及當時民間請道士誦經、建醮或章奏治病的事例約有十五則。

　　原則上，道士是受人請求才舉行儀式。在《夷堅志》記載，一般請道士建

---

117 〈太上混洞赤文女青詔書天律〉，編撰人不詳，收入《道法會元》，卷252，第22，收入《正統道藏》，冊51，頁469。

118 洪邁，《夷堅志》，頁446-447。

119 〈太上混洞赤文女青詔書天律〉，編撰人不詳，收入《道法會元》，卷252，第14，收入《正統道藏》，冊51，頁465。

120 〈太上混洞赤文女青詔書天律〉，編撰人不詳，收入《道法會元》，卷252，第16，《正統道藏》，冊51，頁466。

121 〈太上混洞赤文女青詔書天律〉，編撰人不詳，收入《道法會元》，卷252，第15，《正統道藏》，冊51，頁466。

122 洪邁，《夷堅志》，頁103。

123 卿希泰、詹石窗主編，《道教文化新典》，下冊，頁451-458。

醮的目的，以爲生人治病延壽爲主，但也有爲超渡亡魂設醮，以免其爲祟生人，而讓病者復原。尤有甚者，道士考召作祟之鬼，得知其有冤情時，常採取爲其建醮超渡的和解方式，而非用法力驅除。如事例5，路時中爲拯救張通判次子的瘵疾，知作祟的鬼原爲張通判與次子同謀殺害的長子，因而建議張通判建黃籙大醮，薦拔鬼升天。鬼從命後，次子病漸安。雖然，張通判未履行諾言，次子終究墜馬而死，但也顯示鬼願接受黃籙大醮使病者安而無恙的情形。

　　道士爲人建醮，在《夷堅志》中似乎並未全然有驗。南康軍(今江西省)的甄錡病危，其二子請天慶觀道士建醮筵請求延命。醮畢，其二子與主醮道士同時夢見有神人告知：甄錡的大數已盡，但因二子孝誠可嘉，齋筵精潔如法，特別延壽一紀。然而過了一年，甄錡仍死[124]。

　　道士爲人主持醮儀，同行符一樣，有其嚴謹的戒律，如犯戒將受嚴厲的懲罰。淳熙十三年(1186)在福州(今福建省)的任道元拜歐陽文彬爲師，修習天心正法，甚有效驗。其妻梁緄也喜好道法。北城居民建黃籙大醮，請任道元爲高功法師。在醮儀期間，任見兩女子頗有姿色，而語出輕浮。等到醮儀結束，任的左耳長瘡，痛不可忍。過幾日，梁緄夢見神告知將滅任道元。是日任道元及其師歐陽皆同日死[125]。此嚴重違反道士在醮壇上應有的威儀：「諸法官道士設醮登壇而不恭謹，及語笑諠譁，斜目曲視，背立唾壇，呼童叫僕，不以臣禮者，減壽半紀。知而故犯者，加一等。」[126]

　　在誦經治病方面，如果心誠，即使六歲小兒誦經亦有功效。反之，道士誦經不誠，也遭惡報。江陰(今江蘇省)齊三的妻子歐氏，生產多難，幾死。有一子名宜哥，年六歲，不忍母親困苦，問一老人，如何救其母。老人告訴他只有道家《九天生神章》，釋教佛頂心《陀羅尼》可救其母。宜哥即求此二經，從史道者學持誦，每日各誦十遍。二年後，紹興元年(1131)，歐氏有孕，更無疾惱，至十月將生產時，宜哥焚香誦經時，見十位神人，立侍於傍，母順利生產，其病痛也

124 洪邁，《夷堅志》，頁761。
125 洪邁，《夷堅志》，頁1089-1091。
126 〈太上混洞赤文女青詔書天律〉，收入編撰人不詳，《道法會元》，卷252，第20，收入《正統道藏》，冊51，頁468。

就消除[127]。

　　早在南北朝時期，《太眞玉帝四極明科經》即強調入室誦經，當令言句相屬，不得越略，天音失一句，更卻百言，而讀失二句，卻還二百言。如果誦失一句，更誦一遍。犯十至三十次，所誦經的功德喪失，犯五十至百次，除了自己受罰外，殃及七世祖先[128]。事例13，吳道士應南昌縣民要求而舉行黃籙大醮，他安排十四位道士誦經六十日以超渡亡魂。然而其中有傅及王二位道士不識字，使誦經成爲虛設。兩位道士濫竽充數達六十日，所犯錯誤之多，後來，傅王雖然將所得財利交還，但傅終以溺死爲報應。

　　道士受請代人奏章的事例在《夷堅志》中有四則，其中三則的目的在於爲病者治病延壽，另一則，卻是使人得病。事例12，道士劉冷然爲盧允文之父奏章，請求延長壽命。帝只指示允文可執政，未回應延命之事。政和初，宰相蔡京害死宗室郇王四女的婆婆張氏，之後，蔡京感疾，命道士奏章。道士神游天門，見一物如堆肉而血滿其上。旁人說，上帝正在判決公事。不久，有一人問道士何以來？道士回答爲蔡京之事而來。其人指堆肉說，蔡京使此婦人受到極刑，凌遲致死，上帝正爲此而震怒，你怎能爲他上章？道士回答說，身爲道士，而奉宰相之命，豈敢拒絕？此人教訓他說，以後不可以如此。蔡京於十年後死於長沙(今湖南省)[129]。另，段元肅家居京師，鄰家有病者爲崇所撓，治之不效，欲請道士奏章訴於帝。元肅的祖父夢有神人告訴他勿奏章，以免自己被牽累。如果不上章，病者將自安。鄰家於是不上章，病者即日痊癒[130]。至於道士奏章令人得病的事例，乃是由於襄陽鄧城縣(今湖北省)有巫師，能用巫術敗酒家所釀之酒。一次，用巫術敗一富室之酒，正好有道士見到。道士告富室宜齋戒，由其拜章上愬。得玉帝敕命，百日之內加巫師業疾。之後，巫師日覺腳踝間癢，長一贅瘤，

127　洪邁，《夷堅志》，頁1331。

128　不著撰人，《太眞玉帝四極明科經》，卷4，第9，《正統道藏》，冊30，頁268。

129　洪邁，《夷堅志》，頁594-595。按，《宋史》載，蔡京於崇寧二年(1103)進左僕射，大觀四年(1110)被貶，政和二年(1112)召還京師，復輔政。欽宗即位(1125)被貶，至潭州(即長沙)死。脫脫，《宋史》，卷472。

130　洪邁，《夷堅志》，頁234。

無法走路，以行乞爲生，歷十年乃死[131]。

　　就戒律而言，道士受人所託，必須即時奏章，而爲人申章進表，需得如法[132]。蔡京在政和年間貴爲宰相，儘管如此，他在欽宗即位後遭貶而死，且被列爲姦臣。洪邁記載此事時，蔡京已被貶而死，因而有道士爲蔡京奏章，遭神人教訓他爾後不可，但並未受到處罰。此乃由於道士並未違反戒律。

四、結語

　　從〈夷堅甲志〉鏤版於紹興末年(1161-1162)到洪邁於寧宗慶元四年自序〈夷堅三志壬〉，前後約三十七年。就本文所提及一百零五則道教醫療事例的時間及地點，也以此時期及南宋所統治的區域爲主。當時盛行於金王朝統治下的道派，如全眞、眞大道、太一等道士事蹟，未爲洪邁搜錄。此正反映全眞等北方教派尚未傳於南宋。而多則關於正一派的張天師及明確指出道士、信徒修持的法爲天心正法或雷法的事例，也顯示南宋時期正一派、雷法與天心正法的盛行。

　　在洪邁所載的一百零五則事例中，道教所用的醫療方法，除了一般藥物、針灸、養生練氣及布氣之外，更多的是道教的法術和齋醮科儀。此種情形顯示一般民眾生病求醫時，道教的醫療未必是第一優先選擇。也就是說，如果一般醫生可以醫治，民眾可能就不會求治於道士或法師。眾多的事例，如事例5、6、15、16等所載生病多時或患有惡疾的病者，由於一般醫療無法治癒，甚至巫師、卜者或普通道流也無法處理，因而才輾轉得遇高道解除其疾。

　　民眾求救於道教醫療的病狀，大多與遭妖魅作祟有關，此正說明一般醫療無法治癒其病的原因。對於鬼怪作祟，道士法師或行符持咒，或考召，或舉行醮儀超渡之。洪邁所載，道士處置這些病者，並非全然有效。如果道士本身操守不

131　洪邁，《夷堅志》，頁617-618。

132　〈太上混洞赤文女青詔書天律〉載：「諸行法官受民間詞狀而不即時行遣者，徒一年。」又載：「諸法官道士進章上表而不合格式者，徒二年，錯二字者，加一等，錯三字者，不達，高功醮者並徒九年。」編撰人不詳，《道法會元》，卷252，第15、20，收入《正統道藏》，冊51，頁466、468。

潔，不僅施法無效，反遭鬼魅困辱。道士或信徒遇到厲害的鬼怪，自己無法克制時，有齋戒專精修持，以增加功力，再次去降服鬼怪者，當然也有另請高明者。即使是著名的道士如路時中，遇到有冤情而來報仇的鬼，也無法施展法術將其制服，只能由病者家屬自行與鬼和解，在事例5、6中，病者終究死亡。

　　道士或信徒修習法術，擁有驅使鬼神的法力，仍須遵守戒規，不可輕忽。治病為法術的功用之一。道教認為替人治病為修道的重要功行之一，《道法會元》一書收錄許多宋朝道士有關治病的論著、符咒及應該遵守的戒律。洪邁並未強調道士的戒律，但其所載有些道士信徒犯錯或行為不佳而遭惡報，與道教的戒律相合。如路時中書符錯誤，得癩疽之害；劉樞幹貪得駿馬美女財物，遭墜馬折臂的譴責；鄭道士隨意驅使符籙中的神吏、雷神而遭擊死。

　　《夷堅志》所載經道教治病者的社會背景，上至宰相蔡京家人，下至一般平民百姓，然以官吏居多。此乃與洪邁本身自二十二歲中進士之後，即進入仕途有關。在這些事例中，求治於道教者，本身未必是信徒。大抵而言，得神仙醫治者大多是虔誠的信徒，或善良人士，因誠心感動神仙救命。但也有本身不信神，因母親奉神的關係而得神救助。一旦母親過世，神就未再相助。由道士法師醫治者，有因不相信其道法，未能配合道士的要求，導致法力失效，病者終究死亡。道士法力靈驗與否，除了本身修持的功力外，也須病者的信任。

　　本文蒙行政院國家科學委員會專題研究計畫補助，編號：NSC90-2411-H-030- 017、NSC91-2411-H-030-003，曾於2004年11月16至19日，中央研究院歷史語言研究所主辦「宗教與醫療」國際學術研討會口頭發表，得與會學者寶貴意見。此外，李豐楙教授也提供修改意見，特此致謝。本文原發表於《輔仁宗教研究》，第12期，台北，2005，頁73-147。

附錄一

《夷堅志》有關道教醫療篇目表

編號	篇　目	資料來源
1	徐問眞道人	支庚六，1184。
2	同州白蛇	支戊九，1119-1120。
3	蔡京孫媳	支戊九，1120-1121。
4	路當可得法	丙志十三，479。
5	南京張通判子	三志己八，1362。
6	畢令女	乙志七，237-239。
7	京師異婦人	甲志卷八，65-66。
8	鄭道士	丙志十四，487-488。
9	張淡道人	乙志十八，335。
10	張拱遇仙	丙志十八，520-521。
11	蓑衣先生	夷堅志補十二，1657-1659。
12	虞幷甫奏章	乙志七，244。
13	集仙觀醮	夷堅三志八，1528-1529。
14	葉道行法	三志辛七，1437-1438。
15	曹三香	夷堅志補十三，1665。
16	頂山回客	丙志八，434-435。
17	雷州病道士	支癸十，1299。
18	文思親事官	夷堅志補十二，1653。
19	楊母事眞武	三志壬九，1538-1539。
20	劉道昌	丁志二，551。
21	周沅州神藥	三志己十，1378-1379。
22	公安藥方	支景十，963-964。
23	周昌時孝行	丙志十五，490-491。
24	太清宮道人	丙志十六，499。
25	周史卿	夷堅甲志六，52-53。
26	陳媳婦	丁志九，611。
27	梅先遇人	夷堅甲志十一，91-92。
28	趙士過	丙志八，429-430。
29	韓府鬼	乙志十六，321。
30	德清樹妖	丁志四，568。
31	唐四娘侍女	支甲五，745。
32	余尉二婦人	支乙三，814-815。

33	劉樞幹	三志壬三，1484-1485。
34	崔祖武	甲志二，19。
35	竇道人	甲志三，22-24。
36	仁和縣吏	甲志七，60-61。
37	佛救翻胃	甲志卷十，89。
38	宣和宮人	甲志十二，102-103。
39	京師道流	甲志十二，103。
40	誦天尊止怖	甲志十二，106。
41	楊大同	甲志十三，111-112。
42	應聲蟲	甲志十五，131。
43	夢藥方	甲志十七，150。
44	劉子昂	乙志五，222。
45	蔡侍郎	乙志六，232。
46	廟神止奏章	乙志六，234。
47	趙七使	乙志六，235-236。
48	金尼生鬚	乙志十一，277。
49	遇仙樓	乙志十一，278-279。
50	趙清憲	乙志十四，306。
51	馬妾冤	乙志十五，311-312。
52	張八叔	乙志十六，325。
53	趙小哥	乙志十八，340。
54	南嶽判官	丙志一，371-371。
55	大儀古驛	丙志七，419-420。
56	安氏冤	丙志七，420-421。
57	方氏女	丙志八，446-447。
58	白衣婦人	丙志八，458-459。
59	河北道士	丙志八，467-468。
60	郭端友	丙志十三，475-476。
61	沈見鬼	丙志十七，507-508。
62	孫士道	丁志二，549-550。
63	李家遇仙丹	丁志二，551-552。
64	陳通判女	丁志五，574-575。
65	茅山道人	丁志六，588。
66	張氏獄	丁志七，594-595。
67	鄧城巫	丁志十，617-618。
68	田道人	丁志十一，626-627。
69	孔勞蟲	丁志十三，647-648。

70	葉克己	丁志十三，650-651。
71	臨安民	丁志十三，651。
72	興國道人	丁志二十，706-707。
73	甄錡家醮	甲支六，761。
74	董成二郎	支乙一，800-801。
75	余榮古	支乙三，814。
76	譚眞人	支乙五，831-832。
77	羅伯固腦瘤	支乙六，836-837。
78	姚將仕	支乙七，846。
79	南陵美婦人	支乙八，856-857。
80	徐十三官人	支乙九，866-867。
81	茅山道士	支景八，940-941。
82	陳待制	支景九，949-950。
83	張承事女	支丁二，982。
84	卞山佑聖宮	丁支三，989。
85	趙三翁	支丁八，1027-1028。
86	櫻桃園法師	支丁十，1044。
87	任道元	支戊五，1089-1091。
88	霍和卿	支庚四，1161。
89	武女異疾	支庚五，1174。
90	道人治消渴	支庚八，1201-1202。
91	蕪湖項氏子	支癸九，1291-1292。
92	齊宜哥救母	三志己四，1331。
93	程法師	三志辛六，1429-1430。
94	香屯女子	三志辛九，1457-1458。
95	熊邦俊病狀	三志辛九，1458。
96	信陽孫青	三志壬六，1509。
97	回道人	志補十二，1652。
98	新鄉酒務道人	志補十二，1663-1663。
99	眞州病人	志補十八，1717。
100	錢炎書生	志補二十二，1755-1756。
101	神告傷寒方	志再補，1789-1790。
102	許道人治傷寒	志再補，1790-1791。
103	治目疾方	志再補，1792。
104	朱道人治腳攣	志再補，1796。
105	道術通神	志三補，1802。

附錄二

本文引述道教醫療案例簡表

案例	時間	地點	醫者	患者	病症	醫療方法
1	仁宗嘉祐治平間（1064-1067）	濰州	徐問真	歐陽修	足疾。	徐問真教歐陽修汲引氣血，自頂至踵。
1	同上	黃岡	蘇軾	周孝孫	腿疾。	蘇軾以徐問真口訣授周孝孫，七日而愈。
2	徽宗政和間（1111-117）	同州馮翊	張虛靖	宰相蔡京的女婿	白蛇精作祟生疾。	蔡京的女婿生病後不知所往，張虛靖用符法、印、劍殺白蛇首惡者。
3	徽宗宣和二年(1120)	京師	張虛靖	蔡京的孫媳	行為失常，飲食盡廢。	張令蔡京備香花茶果，焚香作法。張將猿猱精怪納入袖中，驅逐海外。
4	徽宗政和間（1111-1117）	陳州商水縣		道士路時中	癰疽之害。	路時中因書符錯誤，天律削階數級，有癰疽之害。疽發於背，四十九日乃痊。
5	不詳	南京	路時中	張通判之次子	患瘵疾(肺結核)累年，巫卜者多云有祟。	路時中考知乃張之長子為祟，為建黃籙大醮薦拔。病者漸安，已而無恙。而張氏憚費，頓忘所約，此子因乘馬行河岸，墜地，折臂而死。
6	高宗建炎元年(1127)	靈壁縣	路時中	縣令畢造之仲女	畢死去的長女作祟。	有冤，路時中法不可治。仲女死。
7	徽宗宣和間（1119-1125）	京師	王文卿	士人	士人身旁的美婦神色有異。	王文卿教士人施符，以制止作祟的妖婦。二日後，一位瘵疾的婦人死亡，頭及腰間有符。
8	紹興初年(1131)	臨川	鄭道士	民眾	道士遭懲處。	王文卿徒弟鄭道士平日為人治病，一日召雷神供諸人觀看，雷神憤怒，舉斧擊其

						首，鄭死。
9	不詳	衢州峽山	張淡道人	徐逢原之祖徐德詮	疾病。	張淡道人預言徐德詮明年五月有大厄，欲用法禳禬，徐逢原不信。後德詮果然生病。徐逢原往請之，不肯行。德詮病死。
10	不詳	京師	張拱	張拱之母龔氏	痔疾。	張拱遇道士授予七棗，後來他用七棗餘核治好其母二十年來的痔疾。
11	高宗紹興三十一年(1161)	平江等地	何蓑衣	李縣丞之母等多人	多種疾病。	李縣丞之母等人夢見何蓑衣告訴他們治病的方法，如畫呂真人像、授以吹火法，或用艾灼之等法。
12	高宗紹興年間(1131-1162)	潼川	道士劉冷然	虞允文之父、虞祺	疾病。	虞允文命道士劉冷然奏章請命，劉冷然表示上帝未從其請，允文父竟卒。
13	孝宗乾道元年(1165)	德安府應城縣	吳道士	一般民眾	一般疾病。	吳道士用符水治人疾，不擇貧富，不受餉謝。
14	寧宗慶元四年(1198)	萬全	葉法廣	朱家	疫病。	葉道士爲朱家行持七日，無效。他發誓願以身代，朱家平安，而葉法廣死。
15	哲宗元祐末年(1093)	安豐縣	呂洞賓	曹三香	惡疾。	娼女曹三香得惡疾，一寒士以箸鍼其股，曰：「回心回心。」是夕，三香疾頓愈，始悟回之爲呂。
16	高宗紹興三十二年(1162)	平江常熟縣	呂洞賓	白龍廟僧慈悅	蠱病。	客用爪甲畫其腹並臍下，消腫，賜藥兩日後，病如失去。
17	淳熙年間(1174-1189)	雷州	呂洞賓	天慶觀道士	心恙累歲。	客刮壁土置地上，擦身中垢膩，倂以水搏和，捏爲小丸，授道士。道士勉強吞之，即覺滿腹精液流轉。回顧壁上，見呂真人像。
18	不詳	不詳	呂洞賓	文思院親事官	瘰癧。	道人令買紙二幅，一張搯爲方形的孔，一張燒成灰，調

						製成藥，抹在患處。及寤，瘡痕蕩盡。
19	孝宗隆興癸未(1163)	閩	眞武	楊元禮	寒熱之疾。	楊元禮母郭氏平日敬事眞武。元禮病中見一人，披髮仗劍斫其腦，便覺頭痛漸減，以水沃身，則汗出如漿。經數日，果愈。
20	不詳	豫章	眞武神	衆人	一般疾病、牛疫等疾。	劉道昌夢道士贈符咒之書，後繪事眞武像爲人治病。其療法爲服符水、或掬香爐灰、咒棗等。
21	淳熙三年(1176)	德興	五顯神之第四位神	周關須	周關須臥病困篤。	吳行成爲周關須請藥於神，擲筊、得藥。同一里社賴以愈疾者數百人。
22	淳熙八年(1181)	江陵	關羽，壽亭關王	向友正	向友正癰發於胸臆之間。	向友正夢見神傳藥方，不終劑而痊。後詣玉泉禱雨，瞻壽亭關王像，蓋所感夢者，因繪祀於家。
23	紹熙二年(1191)	臨江	神	周昌時母、鄭氏	鄭氏病腰足。	周昌時朝北斗禱告，神賜藥三粒，其母積痼頓瘳。
24	不詳	亳州	神		道士遭神懲處。	狂妄的道士在太清宮殿下賣藥時，宣稱老君是他的弟子。結果火自爐出，燒死道士。
25	元祐年間(1086-1106)	由果山	煉丹士周史卿	呂吉甫	足疾，不能行。	周史卿布氣，令人以扇扇之，呂吉甫足痛遂止。
26	宣和四年(1122)	京師	劉某，人稱劉太保	賣水果的小民	小民羸悴。	劉某病因乃陳媳婦家門前的木刻婦人作祟，乃設壇位，步罡作法，舉火焚之。
27	紹興十二年(1142)	鄱陽	梅先	洪慶善外兄	病，每食則吐。	梅先與藥十日，病盡去。
28	紹興二十二年(1152)	池州	趙士過	黃某及次子黃沇	祖傳瘵疾。	官員趙士過能太上法籙。焚香書符，使吞之。用油鼎燒死毒蟲。設九幽醮。
29	未說明	臨安	方士宋	韓郡王	晚至後院，	王招宋視之，宋取大竹竿，

			安國	之女	遭祟，短氣欲絕。	吸取病者所噓之氣，又吸水噀其竿。女遂醒。
30	不詳	德清	宋安國、浙西都監，行天心正法	一般民眾	民家爲祟擾。	宋齋戒七日，書符誦咒，仗劍披髮，禹步。樹斷，怪遂掃跡。
31	乾道中(1165-1173)	道州	楊仲弓，習天心正法	小胥	小胥與鄰室女相通，爲邪鬼所惑。	楊以針及彩線查出何鬼作祟，誦咒舉火焚之。胥得無恙。
32	紹熙五年(1194)	峽州遠安	洪邁族子洪泰亨及彭法師精習三壇正法	余嘉績庖妾	庖妾遭祟，面色或青或赤，痰喘。	庖妾遭祟，先請洪泰亨治之，喘稍定，未醒。泰亨推薦彭法師，彭篆符噀水，步罡誦咒。移時乃蘇。
33	不詳	衢州	劉樞幹遇僧授卦影妙術，客傳天心正法	韓子師	韓遭奇祟，撓聒彌年，召劉樞幹視之。	劉以夜行法。及旦起，病者洒然如常人。贈劉美女、駿馬及財物。劉墜馬，因自咎傳法之旨，令勿得受財，今犯戒招譴，宜也。

第五章
道教與種痘術

姜生(山東大學宗教、科學與社會問題研究所教授)

　　根治天花(Smallpox，又稱痘疹)的免疫醫學種痘術(Smallpox Vaccination)的產生，與中國道教文化有密切關係。在中國古代，對天花流行及其症狀的最早記載，見於晉代道教醫家葛洪所著《肘後備急方》〈治傷寒時氣溫病方〉。隨著痘疫流行日重，人們對其觀察和了解亦日增，基於「以毒攻毒」原理的種痘術遂漸至產生。

　　對包括痘疫在內的瘟疫的發生，道教做出了宗教病因學的解釋，對中醫學的痘疹發生學探討，構成思維方式上的內在影響，其中較為明顯的觀點如認為痘疹係源於父母結合種子之時(如「精毒說」解之以「交媾時之淫泆，與精俱種者也」)，未能潔淨、禁欲，嗜五味，穢氣為根(如「胎毒」說認為係「母不慎口腹，調其七情」所致)等等。這就為治痘法術和醫術探索，提供了認識前提，因而也就內在地決定了道教和中醫學思考療治痘疹的相應方法。

　　在抗擊包括痘疫在內的瘟疫的領域，古代中國的道教徒實踐著豐富的法與術。與此同時，道教徒更重內修自身、強健體魄以禦瘟疫。而痘疹源於胎毒說，更是中醫學從古代道教等多種宗教思想、醫學傳統中繼承轉換而成的病因學說。解胎毒的一系列方法，也因而帶有很濃厚的古宗教或巫術思維特徵。然而行之有效的人痘接種術，恰恰就產生於「取類比象」這種根植於上古巫術的原始思維，是這種思維在「攻」這一方面的醫學實踐的結果。正是這種思維方式在醫學實踐中的自然作用，符合邏輯地誕生了「以痘治痘」這種合理的中醫思想和方法。

　　從唐代道士醫家孫思邈《備急千金要方》中有關接種治病法的記載，或可猜

測時人發明人痘接種術之某種可能性。民間流傳的宗教科儀文本《正一道門慶麻痘娘科》和《痘門拜娘娘誥全科》，有「戊子己丑」歲(當為988年至989年)峨眉山頂女神醫始傳種痘術之說，是否屬實，有待確證。人痘術作為一種宗教文化產物，久為口傳密授，又錮之以重約禁忌，故其最早的文獻記載，難以確證而生異說。李約瑟〈中國與免疫學的起源〉一文及其《中國之科學與文明》(一譯《中國科學技術史》)第六卷認為，1549年刊刻行世的明代醫家萬全所著《痘疹心法》中，首次提到種痘。這已是此前為學術界所普遍接受的觀點，然經筆者進一步考證表明，1523年去世的明鄭善夫《少穀集》卷二十中，實最早提到種痘之事，其確切年分應為1522年。

　　崇拜痘神，即於解痘毒之法外祈神庇佑生命安全，也是道教治痘術中一重要內容。與之相適應，道教內形成了多種與治痘相關的宗教科儀，師徒秘傳，各自保持著很強的延續性。《道法會元》所輯錄宋元時期與痘神崇拜相關的科儀文本，內容已相當系統而豐富，為後來的種痘神崇拜科儀奠定了基礎。《痘疹定論》將種痘術之宗教淵源歸於宋真宗時峨眉山頂女神醫「天姥娘娘」，其中的「天姥娘娘」文本對道教的種痘科儀有著構造性的影響。清代龍門派全真道禳痘科儀經典《禳痘疹全集》整合了此前多種禳痘科儀文本，有著較醫書更多更完整、與種痘實踐相結合的種痘科儀。《種痘新書》這部醫書中，更是保存了從種痘方法到種痘科儀的一系列道教文本。抄本《正一道門慶麻痘娘科》和《痘門拜娘娘誥全科》也保存了豐富的祈神保痘和種痘科儀。而自生痘或種痘過程大致在十二天左右得以完成，則是敬拜痘娘科儀活動持續十二天的醫學基礎。

　　歷史上致人死亡最多的烈性傳染病「痘疹」(即天花，Smallpox)，本非源於中國，但根治天花的免疫醫學——種痘術(Smallpox Inoculation)，作為人類免疫科學之首發，卻誕生於中國的道教文化之中[1]。種痘免疫醫學所拯救的人類生命

1　伏爾泰《哲學通信》第十一封信中談到中國的種痘醫學：「我聽說一百年來，中國人就有這種習慣，這是被認為全世界最聰明最講禮貌的一個民族的偉大先例和榜樣。」還極惋惜地說：「倘若我們在法國曾經施行種痘，或許會挽救千千萬萬人的生命。」〔法〕伏爾泰著，高達觀等譯，《哲學通信》(北京：商務印書

已難計數，實功德無量[2]。

種痘的歷史可謂神霧瀰漫矣！其爲法也，佛道俗信繁纏密結；其爲術也，長期秘傳幽隱難測。本文嘗試從道教文獻與醫史文獻的比較研究中，勘解道教與治痘、種痘之因緣關係，以及融彙佛道的種痘神醫信仰的來龍去脈，並試圖於諸文本間推測種痘術起源的時代。

一、道教之特有傳統與種痘免疫術之發明問題

3世紀以前的中國典籍中，未見有關天花的確切記載。一般認爲，晉代道教醫家葛洪(282-363)所著《肘後備急方》〈治傷寒時氣溫病方〉，第一次對當時痘疹之流行及其症狀有較詳之描述：

> 比歲有病時行發斑瘡，頭面及身，須臾周匝，狀如火瘡，皆戴白漿，隨決
> 隨生，不即治，劇者數日必死，治得差後，瘡瘢紫黯，彌歲方滅。引惡毒
> 之氣也。(世人云：元徽四年，此瘡從西東流，遍於海中，煮葵菜，以蒜
> 齏啖之，即止。初患急食之，少飯下菜亦得。以建武中於南陽擊虜所得，

(續)————
　　　　館，2002)。

2　按痘疹(天花，Smallpox)是由濾過性病毒引起的烈性傳染病，染病者死亡率高達
　　25-40％。罹病者即便不死，也會留下永久性疤痕(俗稱麻子)，甚或失明。中國民
　　間俗說：「生了孩子只一半，出了天花才算全。」可見危害之重。三千多年前的
　　埃及木乃伊上，已見有天花疤痕；西元前6世紀印度也曾流行此病；至中世紀各
　　國曾廣泛流行，約有10％的人口死於天花，甚至連皇帝也未能倖免。法國國王路
　　易十五、英國女王瑪麗二世、德國皇帝約瑟一世、俄國皇帝彼得二世、清朝順治
　　皇帝等，皆染天花而死。15世紀以後，隨著文明進步、交通發達，世界人口流動
　　益加頻繁，天花遂在世界各國蔓延流行。16世紀西班牙人將天花傳入美洲；1872
　　年美國流行天花，僅費城市即有二千五百八十五人死亡；18世紀，歐洲死於天花
　　的人口超過一億五千萬。1900年至1909年的十年中，死於天花的俄國人口達五十
　　萬。西人著作痘史之書，乃名之「The Greatest Killer」或「The Speckled
　　Monster」，以示其恐怖性。1980年第三十三屆世界衛生大會宣布，人類在全球範
　　圍內已消滅天花。然而，許多人不知，在與天花這個最恐怖瘟疫的慘烈搏鬥中，
　　人類最關鍵的一步，是種痘術在中世紀道教中的發明。

乃呼爲虜瘡，諸醫參詳作治，用之有效。)[3]

近人據此推斷，痘疹約在西元1世紀前後傳來中土，因由戰爭俘虜帶來而呼之「虜瘡」[4]。一說「發生於晉安帝義熙元年(405)十月的那一次『大疫』，根據史書的記載，得病者都要『發赤斑乃愈』，而這種病在南朝的文獻中被稱之爲『赤斑病』、『赤斑瘡』或『虜瘡』。有人認爲，這應該就是從印度輾轉傳來的天花(Smallpox)，大概從魏晉時期起，便已出現在中國本土」[5]。考清魏之琇

3　《道藏》(北京：文物出版社；上海：上海書店；天津：天津古籍出版社，1988)，冊33，頁23。一般認爲，這是醫學史上對天花病的首次記載。范行准先生認爲文中「以建武中於南陽擊虜所得，乃呼爲虜瘡」之建武「屬於蕭齊明帝的年號」。論曰：范先生這一考證主要依據《南齊書》〈明帝本紀〉所載抗擊北魏攻略南陽一事。如果這一考辨成立的話，那麼《肘後備急方》對天花的記述也是後人補入。我們認爲，范氏的考證確有一定根據，但也並不能完全排除建武爲晉惠帝或晉元帝年號。今查《中國歷代紀年手冊》，建武年號共有七個，分別是漢光武帝年號(25-26)、晉惠帝年號(304)、晉元帝年號(317-318)、後趙石虎年號(335-348)、西燕慕容忠(386)、南朝齊明帝年號(494-498)、北魏北海王元顥年號(529)。魏晉時期社會極爲動盪，中原漢族政權與少數民族之間的戰爭時有發生，不能因爲《晉書》缺乏「建武中於南陽擊虜」的明確記載，就否定建武非晉惠帝或晉元帝年號。據《晉書》〈葛洪傳〉記載，葛洪八十一歲無疾而終，其卒年當爲東晉哀帝興寧元年(363)，因此葛洪經歷了晉惠帝、晉元帝建武年。聯繫到葛洪「停南土多年，征鎮檄命」(《晉書》〈葛洪傳〉：「太安中，石冰作亂。吳興太守顧秘爲義軍都督，與周玘等起兵討之。秘檄洪爲將兵都尉，攻冰別率，破之，遷伏波將軍。……洪見天下已亂，欲避南土，乃參廣州刺史稽含軍事。及含遇害，遂停南土多年，征鎮檄命，一無所就。」)的從軍經歷，葛洪完全有可能親眼目睹戰亂中「虜瘡」這種傳染病流行狀況，並筆之於書。另外，《肘後備急方》中用類似「虜瘡」這樣的詞語來命名疾病並非個別現象，例如，「比歲又有虜黃病」，將黃疸稱之爲虜黃。可見范氏用是否有「擊虜」的記載來判定葛洪在晉代發現天花病的眞僞，缺乏説服力。綜上所述，我們認爲葛洪在《肘後備急方》中對天花病的記載是可信的。按「元徽」乃南朝宋後廢帝年號(473-477)，引文中「世人云」一段很可能是後人整理《肘後備急方》時輯入，恐非葛洪原文。范行准，《中國預防醫學思想史》(上海：華東醫務生活出版社，1953)，頁107；姜生、湯偉俠主編，《中國道教科學技術史・漢魏兩晉卷》(北京：科學出版社，2002)頁589-590。

4　馬伯英認爲：「天花最早因馬援征交趾從越南傳入中國是可以相信的。而葛洪第一個詳盡描述了天花症狀及治療。」馬伯英，《中國醫學文化史》(上海：上海人民出版社，1994)，頁806。

5　林富士，《疾病終結者——中國早期的道教醫學》(台北：三民書局，2001)，頁

《續名醫類案》卷三十七：「痘之為痘，嬰兒之大劫也。自漢以前無有。元朔（128-123 B.C.）中，武帝使使至回鶻，因傳染入中國。其氣腥穢難近。」[6]如然，則天花病毒傳入中土逾二千年矣。

《肘後備急方》以後的中國歷代典籍累見天花記載，各書記此病名雖有不同，但所描述症狀則顯屬天花無疑。唐宋以來，中外交流日益頻繁，染病者漸多，記載亦漸多。宋代龐安時《傷寒總病論》卷四之「斑痘瘡論」：「龐曰：天行豌豆瘡，自漢魏以前經方家不載，或云建武中南陽征虜所得，仍呼為虜瘡。」

隨著痘疫傳染流行日重，人們對其觀察和了解亦與日俱增。古人發現，曾患某種傳染病的人，可以長期或終身不再染患同一種病，即使再染此病，亦較輕而不致死。這種情況啟發人們發現「以毒攻毒」的原理，即在未病之前，服用或接種這種有毒的致病物質，使人體對該病產生抵抗力。這種思想已臻乎近代免疫學。

種痘肇始之年代已難考，有關種痘的文獻記載亦不具體。英人李約瑟〈中國與免疫學的起源〉一文認為：「在現存的關於天花預防接種的最早記載之前，種痘實踐在受到限制和保密的情況下，已經流傳了大約五個世紀了。」[7]這裡指的是清初朱純嘏《痘疹定論》卷二「種痘論」長篇描述的峨眉山頂那位女神醫——李約瑟稱之為「一位採取接種方法的道教壇主」[8]——初傳種痘術之事(詳見下文)。他把西元1000年視為種痘史上一個重要的轉捩點：「根據中國歷來的(而且我們相信，這是相當可靠的)傳統，開始了接種法。」他說：「我們已經在上文描述了道教、巫術和醫藥所處的環境，看來種痘似乎源於這個環境。」「對我們來說最明確的結論似乎是：天花預防接種的確發源於和道教有關背景裡；在宋朝或在宋朝初期之前，從那時起接種就以擴散的方式向外傳播。」[9]

（續）———————————————

18。

6　《景印文淵閣四庫全書》（台北：臺灣商務出版社，1986），〈子部·醫家類〉。

7　該文是李約瑟1980年在香港大學所做的一次演講的講稿，同年發表於《東方地平線》（*Eastern Horizon*），19：1。亦見潘吉星編，《李約瑟文集》（瀋陽：遼寧科學技術出版社，1986），頁1018-1035，本段引自文集第1032頁。

8　李約瑟，〈中國與免疫學的起源〉，收入潘吉星編，《李約瑟文集》，頁1032。

9　李約瑟，〈中國與免疫學的起源〉，收入潘吉星編，《李約瑟文集》，頁1033、1034。

(一)道教和中醫學對瘟疫和痘疹的宗教病因學解釋[10]

人類爲什麼會遭瘟疫之災厄？道教有自己獨特的解釋，這種解釋的結構深刻地影響了中醫學的解釋系統。

南宋天心派道士路時中在《無上玄元三天玉堂大法》卷十三〈斬瘟斷疫品〉論瘟神行瘟的原因時說，「但今末世，時代澆薄，人心破壞，五情亂雜」，因此：

> 東方青瘟鬼劉元達，木之精，領萬鬼行惡風之病；南方赤瘟鬼張元伯，
> 火之精，領萬鬼行熱毒之病；西方白瘟鬼趙公明，金之精，領萬鬼行注
> 氣之病；北方黑瘟鬼鍾士季，水之精，領萬鬼行惡毒之病；中央黃瘟鬼
> 史文業，土之精，領萬鬼行惡瘡癰腫。

把疾病的最高控制權歸之於鬼神，而人類的心與行則決定了鬼神是否會向他們播瘟疫之毒。

大約成書於元末明初的《道法會元》所收宋元道法中，對痘疹的根源做如是解：

> 上天之命令昭垂，常加警省，下土之頑愚莫曉，未能悔悛，禍福無門，
> 惟人自召，否泰應運，於理存焉。若知改過從新，可以避禍就福，惟善
> 則吉，遵道而行，順者伏而逆者殃，辭得行而遣得去。[11]

要求罹患瘟疫者從自身反省中尋找遭疫病的根源。

---

10 本節之「(一)道教和中醫學對瘟疫和痘疹的宗教病因學解釋」，「以及(三)免疫探索：通過解「胎毒」而免疫的嘗試」，曾以〈痘稟胎毒：一項基於宗教學視角的觀念史考察〉爲題，發表於金東吉主編，《張海鵬先生七秩初度紀念文集》（北京：社會科學文獻出版社，2008）。

11 撰人不詳，《道法會元》，卷220，〈神霄遣瘟送船儀〉，收入《道藏》，冊30，頁371。

　　道書《太上洞淵北帝天蓬護命消災神咒妙經》持某種類似退化論的歷史觀（此與《太平經》相似），認爲較之古代而言，現代人類的墮落及天人關係的惡化，是人類遭受瘟疫的主要原因：

> 天尊曰：往昔過去人民淳朴，無有噁心，任命短長，終其天壽，無有天枉，鬼不橫傷。但今來時代澆薄，人心破壞，更相疑惑，互爲彼此，不信正法，唯有邪行，背眞向僞，不正於道，違天逆地，攻根伐本，不忠不孝，無慈滑心，欺誘萬民，酷虐百姓，殺戮衆生，殘害物命，結諸冤對，無量無邊，致使今生男女，動見患難，……或複家遭瘟疾，身染毒氣，大小疾病，人口死亡，六親斷絕，骨肉離散，諸餘此等，蓋緣三天炁絕，六天炁行，人鬼不分，邪正未別，所以有幽囚之氣、慘怛之氣、邪魅之氣、妖淫之氣，妄侵生人，傳成疫癘。[12]

該經責稱「世間男女，淫欲纏縛，殺害拘囚，妄想貪生，愛惡自賊，不知妄從眞出，眞自妄移，一妄既生，萬妖縱孽」[13]。另一部名爲《太上洞淵辟瘟神咒妙經》的道書則說，「下界生民，盡染瘟疫之疾」的原因：

> 皆是下界生民，處居人世，不敬三寶，呵天罵地，全無敬讓，心行謅曲，爲非造罪，致令此疾所傷凡爲人民，身強力健，不知回向，出入往來，並無避諱，蓋是五帝使者，奉天符文牒，行於諸般之疾，凡人之所爲，系在簿書，遂行其毒，若人吸著，便成此疾。[14]

亦將根源推及人類「心行」。經中把瘟疫解釋爲「五帝使者」奉「天符文牒」所

12　撰人不詳，《太上洞淵北帝天蓬護命消災神咒妙經》，收入《道藏》，冊1，頁884。

13　撰人不詳，《太上洞淵北帝天蓬護命消災神咒妙經》，收入《道藏》，冊1，頁885。

14　撰人不詳，《太上洞淵辟瘟神咒妙經》，收入《道藏》，冊1，頁886。

行，而根據「系在簿書」中的「凡人之所爲」來行其毒，於是「若人吸著，便成此疾」。這種以呼吸系統來解傳染過程的思想有其合理性[15]，值得注意。《元始天尊說十一曜大消災神咒經》在回答青羅眞人關於「欲界眾生，以何因緣，四時之中……疫疾流行」之問時，以欲界眾生「沉溺愛河，唯務貪生，不修正道，不知有五行推運，十一曜照臨，主其災福」[16]，爲眾生遭疫疾的原因，要求罹患之人對自己的世俗生活，進行某種基於宗教禁欲主義的檢討。

古來「醫道同源」[17]，道教對瘟疫的宗教病因學解釋，對中醫學的痘疹發生學探討，構成思維方式上的內在影響，其中較爲明顯的觀點，如認爲痘疹係源於父母結合種子之時(如「精毒說」解之以「交媾時之淫洪，與精俱種者也」)，未能潔淨、禁欲，嗜五味，穢氣爲根(如「胎毒」說認爲係「母不慎口腹，調其七情」所致)等等。張琰《種痘新書》卷三保存的道教種痘科儀文本中[18]，有「論兒避穢」，提出了對痘疹的先天性解釋：

> 夫痘瘡之毒，乃受胎之際，父母交媾，男女欲火之凝而結成此毒也。此
> 毒之性，其勢甚熾，不動則已，動則炎炎莫過但，倡狂於房幃錦帳之
> 中，畏縮於耳目聞見之地。故痘毒之出，一遇風寒，穢氣所觸，即倒戈
> 退縮，而爲內攻之禍。

15 類似亦見〔明〕方以智，《物理小識》，收入《景印文淵閣四庫全書》(台北：臺灣商務出版社，1986)，〈辟瘟〉：「時氣一行，合門相染……丹徒何氏曰：入瘟疫家，以麻油塗鼻中，既出，以紙撚取嚏，則不染。或佩玉樞丹。麗安常言，務成螢火丸，免疫甚驗，其方乃漢武威太守劉子南得之尹公，受戰陣矢不能及。後有青牛道士傳之，皇甫隆以傳魏武帝。……作三角絳囊，盛五丸，帶於左臂上，從軍繫腰，居家掛戶，可辟盜賊。」

16 撰人不詳，《元始天尊說十一曜大消災神咒經》，收入《道藏》，冊1，頁868。

17 姜生、湯偉俠主編，《中國道教科學技術史·漢魏兩晉卷》，頁469；〔清〕沈金鼇，《沈氏尊生書》(北京：中國中醫藥出版社，1997)：「劉海蟾云：醫道通仙道。」；陳寅恪，《金明館叢稿初編》(北京：三聯書店，2001)：「道家與醫家自古不分。」

18 《續修四庫全書》(瀋陽：中國醫科大學圖書館藏清康熙五十二年〔1713〕刻本影印)，〈子部·醫家類〉。

由此可見，其治療方法中就包括要驅除邪穢。

明徐謙撰《仁端錄》卷一〈痘疹遡原〉，總結了對痘疹起源的各種解釋：

> 痘疹之症，有謂在母腹中時食穢血而生者，有謂在交媾時慾火所鍾者，
> 蓋皆胎毒也；有謂天時疫癘與傷寒同，則是外感了，與胎毒無幹。不知
> 傷寒之症，人有不患者，而痘則人人不得而免。傷寒或一病再病，而痘
> 則一出而止。如此則所謂胎毒者似矣。然食穢之與慾火，自有生以來皆
> 然，何痘不見於漢以前，而獨見於東晉元帝建武之後？蓋建武時胡虜極
> 西北之人來南方溫熱之地，腠理開通，偶感時行疫癘之氣，觸動其胎中
> 溫熱之氣，發爲此瘡。蓋人在氣交之中，故痘疹由外感而激成者，類能
> 傳染，惟莫開其端則痘亦不發，要未可執一而論也。惟內染外感，相搏
> 而成，故未發之前，將見紅點之際，以微汗散之，未有不易愈者（微汗
> 是論其常夾邪者不可），失此不汗，至將出未出之時，大勢已成，然後
> 汗之，則虛者不能成漿，實者必成斑爛，可不審哉。

又〈原痘論〉曰：

> 究其從何而來，有云精毒者，即交媾時之淫洩，與精俱種者也。有云乳
> 毒者，食息起居稍有不慎，則毒氣與血氣交變，爲乳毒也。有云胎毒
> 者，兒在胞中，氣圍於內，血護於外，內外堅固，風氣不通，惟臍帶中
> 隨母呼吸水穀之氣，沁入兒腹，長養兒體，即胞漿是也，子之臍通於母
> 之諸經百絡，母不慎口腹，調其七情，則氣從臍帶而入，與孩骨俱長者
> 也。有云穢血毒者，兒降生時，以胞蒂脫於右腎，母氣始離，而授於子
> 氣，即從丹田而湧出，兒之口鼻鬱悶不禁，頭重於體，故從下而出也，
> 其時少有阻滯，則母之惡血穢汁，兒含在口，隨咽入腹是也。究而論
> 之，惟父母之精毒，爲先天之毒，隨稟而來，釀爲痘毒也。何也？交感
> 之際，膠黏如脂，膩者醇精也，眞元之所聚也，故出痘少而順；不膠如
> 清水者，淫火之洩也，即痘之所種也，故出痘多而逆，自臟腑皮毛筋骨

之形既就，而淫火即種矣，其伏於命門者，天一生水故也。是猶菓核萌芽已聚於中，待時生發也。……至於胎毒、乳毒、穢血毒，皆成形以後一切胎症而已，人有一生不出痘者，非果不出也，蓋鶴不發頂，不能聞聲，蠶不三眠，不能成絲，蟹不脫殼，不能大其匡，虎不轉爪，不能振其威，人不出痘，不能洩其毒。但有原來無毒，或值痘疹盛行之時，報痘稀少，偶出於凡瘡之中，而不覺者，或歲火外行，其人年命不犯，則毒火不動於內，兩不相值，延至暮年始發者有之，豈真不出哉。

又〈原痘賦〉：

痘本先天之胎毒，觸癘氣而發其伏藏，散佈四體，自內出，而根五臟。

另外，《禦纂醫宗金鑑》卷五十六〈編輯痘疹心法要訣·痘原〉則曰：

上古無痘性淳朴，中古有痘情欲恣，痘稟胎元出不再，毒之深淺重輕識，天瘡之名因天稟，瘡形如豆痘名居，塞北不出寒勝熱，毒發必自待天時。注：上古之人無出痘者，天性淳朴也。中古之人有出痘者，情欲漸熾也。古人謂痘稟胎毒，此定論也。惟稟於胎元，故一出不再出也。毒有淺深，故出有輕重也。名為天瘡者，因毒稟於先天也。名為痘瘡者，因瘡形如豆也。其毒伏於形中，而塞北不出者，以其氣多寒涼，鮮邪陽火旺之氣，以觸發其毒，故伏藏於內而不出也。中土之人必出者，以其氣多溫熱，一觸邪陽火旺之氣，毒隨內發而即出也。此皆醫所當識者也。

中醫典籍論痘疹之發生，似乎多以「胎毒」與「天行癘氣」結合來分析，僅用胎毒說解痘則難免受到質疑。明張介賓撰《景岳全書》卷四十三〈痘瘡上·總論〉：

痘瘡一證，俗曰天瘡，原其所由，實由胎毒內藏，而復因時氣外觸，其毒乃發，故傳染相似，是亦天行疫癘證也。但考之《內經》，則止言瘡胗，即今癍疹之屬也，故自越人、仲景、元化、叔和諸公，皆無一言及痘，可見上古本無是證，而今則何以有之？愚謂近代之毒，必以醇酒五味造作太過，較古人之恬淡相去遠矣，或者未信余言，第觀藜藿膏粱之家，即有不同，今之北塞，亦不出痘，原其所由，實由是耳。豈果彼無胎毒耶？故凡多遭此害者，當以余言熟味之。

明孫一奎撰《赤水元珠》卷二十七下：

蓋痘爲胎毒，原於父母絪縕之氣，藏於命門，遇感而發，未有不自腎而出者，第父母之施受有純駁，則所蘊之氣有清濁，氣有清濁，則發有緩暴。

同書卷二十八：

一疹痘之發，雖曰胎毒，未有不由天行癘氣，故用藥必先明歲氣，兼之時令。

明王肯堂輯《證治準繩》卷八十八：

春溫、夏暑、秋清、冬寒，此四時之正氣也。冬應寒而反溫，陽氣暴泄，火令早行，人感之者，至於來春必發瘡疥，未出痘疹者，必感而出，即曰胎毒，未有不由天行者，故一時傳染，大小相似。

清初朱純嘏《痘疹定論》自序曰：

痘疹者何？原於胎毒，感於時氣，發出而爲痘與疹之症也。[19]

清黄元禦撰《四聖懸樞》四卷(編修周永年家藏本)：

是書謂寒疫、溫疫、痘病、疹病，皆由於歲氣，世皆以小兒之痘爲胎
毒，非也，若能因其將發而發表散之，則痘可以不出。其說爲宋以來所
未有。夫痘病之發，每一時而遍及遠近，且輕則大槩皆輕，重則大槩皆
重，則謂爲歲氣，亦非無理。然究由胎毒伏於内，歲氣感於外，相觸而
發，必謂不係胎毒，何以小兒同感歲氣，而未出痘者乃病痘，已出痘者
不病痘乎？是又未可舉一廢百也。[20]

　　對痘疹瘟疫的病因學解釋，爲治痘法術和醫術探索提供了前提，因而也就
內在地決定了道教和中醫學思考和治療痘疹的方法。

(二)法與術：道教的驅瘟蕩穢傳統與瘟疫防治的探索

　　長生成仙是道教的最高宗旨。在道教兩千年的探索中，既形成和實踐了各
種神秘法術，也得出許多了不起的合理成果。我們曾經指出，道教文化中有「科
學發展的適宜結構」[21]，這種適宜結構，其實原本就存在於道教複雜的文化有機
體中。一方面，這有機體包括各種近似或符合現代科學標準的內容，同時，也包
括諸多今人無法理解或接受的成分。這就是道教文化的特點：在長生不死修道成
仙理想的推動下，一切可能有用的文化因素，都被道士接納、採用。道教文化因
而具有一般宗教所不具備的開放性，使道教形成「雜而多端」的面貌。而這恰恰

19　《續修四庫全書》，〈子部・醫家類〉，冊1012，頁1。
20　《欽定四庫全書總目》(北京：中華書局，1997)，卷105，〈子部十五・醫家類存
　　目〉。按黄元禦(1705-1758)，清前期醫學家，字坤載，號研農，山東昌邑人，早
　　年爲諸生，因被庸醫治壞左眼而發憤醫學，成就斐然，著《金匱懸解》、《四聖
　　懸樞》、《四聖心源》、《長沙藥解》、《傷寒說意》、《素靈微蘊》、《玉楸
　　藥解》等數十萬言，又著有《周易懸解》、《道德經懸解》等。
21　姜生、湯偉俠主編，《中國道教科學技術史・漢魏兩晉卷》，頁16。

爲合理其文化成果，準備了一個豐富而有系統的文化生態。只要這種開放性存在，道教中合理成果的創造性就會存在。

　　在某種程度上，道教中的合理文化成果，可以說很多都是產生於被認爲是神秘的甚至是迷信充斥的法術信仰與實踐的環境之中。

　　在抗擊瘟疫的領域，道教同樣實踐著豐富的法與術。因爲這些法與術，在實質上，乃是內在於中國人的生活方式之中，不是它們「影響」了中國人，而是它們「表達」著中國人。建安二十二年(217)，北方瘟疫流行，人們掛起道符以驅疫。曹植〈說疫氣〉：

> 建安二十二年，癘氣流行，家家有僵屍之痛，室室有號泣之哀。或闔門而殪，或覆族〔按：《後漢書·五行志》五注補作「舉族」〕而喪。或以爲疫者鬼神所作。夫罹此者，悉被褐茹藿之子，荊室蓬戶之人耳。若夫殿處鼎食之家，重貂累蓐之門，若是者鮮焉。此乃陰陽失位，寒暑錯時，是故生疫。而愚民懸符厭之，亦可笑。[22]

　　以符咒法術驅禳疫癘，乃道教之傳統之一。如《抱朴子內篇》〈雜應〉述「仙人入瘟疫秘禁法」中，有存思法：

> 思其身爲五玉。五玉者，隨四時之色，春色青，夏赤，四季月黃，秋白，冬黑。又思冠金巾，思心如炎火，大如鬥，則無所畏也。又一法，思其髮散以被身，一髮端，輒有一大星綴之。又思作七星北斗，以魁覆其頭，以罡指前。又思五臟之氣，從兩目出，周身如雲霧，肝青氣，肺白氣，脾黃氣，腎黑氣，心赤氣，五色紛錯，則可與疫病者同床也。

《雲笈七籤》卷三十二：

22　〔宋〕李昉等撰，《太平御覽》(北京：中華書局，1960)，卷742，〈疾病部五〉，頁3294-3295。

欲卻眾邪百鬼，常存念爲炎火如鬥，煌煌光明，則百邪不敢千人，可入
瘟疫之中。

《抱朴子內篇》〈雜應〉又有用藥用符法：

或用射鬼丸、赤車使者丸、冠軍丸、徐長卿散、玉函精粉、青牛道士熏
身丸、崔文黃散、草玉酒、黃庭丸、皇符、老子領中符、赤鬚子桃花
符，皆有良效者也。[23]

又按道書載有：

崔文子，太山人，世好黃老事，居潛山下。後作黃老丸，成石父祠。賣
藥都市，自言三百歲。後有疫厲，民死者萬計，長吏告之請救。文擁硃
幡，系黃散，以循民間。飲散者即愈，所愈計萬。後去蜀賣黃藥，故世
寶崔文赤丸黃散，實近於神焉。[24]

在追求自身成仙的同時，濟世度人，關懷社會疾苦，正乃道教最偉大之傳統，也
因而促進了道教對醫學的多方探索。在醫學所不能達的領域，道士們則運用他們
所擅長的神秘法術。

　　道士們試圖用「隔斷」法術，來斷絕瘟疫傳染。《無上玄元三天玉堂大
法》卷十三「斬瘟斷疫品第十五」，提供了「太上斬邪斷瘟消疫神符」、「太上
慈悲救苦共臥不染病厲秘符」、「太上治傳染斬瘟鬼符」和「火鈴流金斬瘟咒」
等等[25]。《道法會元》卷二一九〈神霄斷瘟大法〉中，保存有宋元時期的「隔瘟

23　王明，《抱朴子內篇校釋》（北京：中華書局，1985），頁275-276。

24　〔宋〕張君房，《雲笈七籤》（北京：中華書局，2003），卷108。

25　撰人不詳，《無上玄元三天玉堂大法》，收入《道藏》，冊4，頁41-42。其中敍
　　述之方法，如「斬瘟斷疫品」、「治屍勞法」、「斷除屍療品」、「治屋傳
　　法」、「治衣傳法」、「治食傳法」、「治傳屍總法」、「斷瘟法」等，某些處
　　置傳染的方法，合乎現代生物學原理。

法」文本：

> 凡鄰家有時災，恐不知忌烝息傳染者，須當擇一日，奏申行移如意，書
> 篆符命鎮斷。仍用桃符五個，一面書斷瘟符，一面書官將符，依前下符
> 法，按方埋之。仍用新水泔一小桶，以墨筆書符在內，望病人家向澆畫
> 地界，用畫河開五路九宮斷法禁之，牒檄官將守衛，再以和瘟符燒於灶
> 中及池井水缸等處。[26]

此等道法雖有強烈的象徵性，卻同樣使我們感受到道士對於隔斷傳染的夢求。

鈔本《治麻疹秘訣論》〈看痘明經訣法〉中有傳自道教的「膈（隔）斷痘
法」：

> 一人祖師，二人本師，三人三大金綱〔剛〕，四戈口，五戈口，六，七
> 戈口，都是吾家弟子伏吾身。來尋影，去尋蹤，你歸陰，我歸陽，吾師
> 為號令。急急如律令。用前光後暗黑決〔訣〕。[27]

這裡使用的「前光後暗黑訣」，同樣見於《道法會元》所輯錄的某些送瘟神科儀
中[28]。

雖然這些隔斷傳染的方法，僅僅局限於神秘法術的層面，但畢竟道士們引
導信人做出了禁斷傳染、有意識地規避傳染源的舉動，應能強烈提升信眾避免傳
染的自我保護意識。從這一角度看，這種法術在古代社會生活中同樣發揮了有益
的功能。

在運用驅禳之術的同時，道教更重內修自身、強健體魄以禦瘟疫，以服務
於「藉眾術之共成長生」之宗旨。《抱朴子內篇》〈微旨〉載，修道之人：

26　撰人不詳，《道法會元》，卷219，收入《道藏》，冊30，頁366-367。
27　鈔本《治麻疹秘訣論》，長19.3公分，寬11.8公分。鈔寫時代未詳。
28　撰人不詳，《道法會元》，卷220、221，收入《道藏》，冊30，頁371、374。

蓋藉眾術之共成長生也。……所爲術者，內修形神，使延年愈疾，外攘邪惡，使禍害不幹，……是以斷穀辟兵，厭劾鬼魅，禁禦百毒，治救眾疾，入山則使猛獸不犯，涉水則令蛟龍不害，經瘟疫則不畏。[29]

《抱朴子內篇》〈釋滯〉：

欲求神仙，唯當得其至要，至要者在於寶精行炁，服一大藥便足，亦不用多也。……故行炁或可以治百病，或可以入瘟疫，或可以禁蛇虎，或可以止瘡血，或可以居水中，或可以行水上，或可以辟饑渴，或可以延年命。[30]

《雲笈七籤》卷三十三：

故行氣可以治百病，可以去瘟疫，可以禁蛇獸，可以止瘡血，可以居水中，可以辟饑渴，可以延年命。

同書卷三十六：

善其術者，可以攻遣百病，消逐邪風。及中惡卒急，尸注所忤，心腹切痛，瘟虐溪毒，引炁驅之，不過五六十通，無不即除。……又治金瘡，以炁吹之，血斷痛止。

此外，《太上三五傍救醮五帝斷殟儀》則載：

皆是天行疫鬼，雲中李子遨、張元伯、劉元達、烏丸鬼等病患人家。但

29　王明，《抱朴子內篇校釋》，頁124-125。
30　王明，《抱朴子內篇校釋》，頁149。

> 是人家若患天行時疫，三年内皆再發一度，可於醮曆檢定良日，求一道
> 士，延請就宅，若辦，得修神咒齋一日兩夜、三日三夜，若不辦，只請
> 一人，醮五帝。

並為此購置所需物品，請道士入壇解穢。祝告辭曰：

> 今有弟子某家，累年已來，……故炁疫癘，鬼兵八部魔邪，暴害良善，
> 門門唯聞哭屍之響，不聞雅樂之音，大小哀哉。……今於當處結壇，
> (拜請帝君賜福，解釋禍殃，使)瘟疫疾病萬代消亡，收攝百鬼，……蕩
> 除街巷村陌並及弟子某宅内瘟疫斑黃……。[31]

在敍述其鬼神信仰的同時，又記錄了道士對瘟疫週期性復發現象的觀察。

　　所有這些表明，道教徒為了「藉眾術之共成長生」，在各個層面探索抵禦瘟
疫的方法。儘管他們的方法和結果很多都是屬於神秘法術層面的內容，很多也都沒
有取得現代醫學和科學所能確認的結果，但在科學並不昌明的古代和中世紀生活
中，卻同樣表達著人類對生命的關懷、對瘟疫的抵抗，和對免疫方法的夢求。

(三)免疫探索：通過解「胎毒」而免疫的嘗試

　　痘疹源於胎毒說，是中醫學從古代多種醫學傳統中繼承轉換而成的病因學
說，其中包括道教的病因學說。解胎毒的一系列方法，也因而帶有很濃厚的古宗
教或巫術思維特徵。然而行之有效的人痘接種術，恰恰就產生於「取類比象」這
種根植於上古巫術的原始思維，是這種思維在「攻」這一方面的醫學實踐的結
果。正是這種思維方式在醫學實踐中的作用，符合邏輯地誕生了「以痘治痘」這
種合理的中醫思想和方法。如果這一點成立，那麼我們將再一次有理由說，必須
認真而合理地看待人類一切文化遺產，包括具有複雜濃厚神秘思想的傳統宗教。

31　撰人不詳，《太上三五傍救醮五帝斷殟儀》，收入《道藏》，冊18，頁333、
　　334。

　　具有宗教性的解胎毒法的顯著特點之一，是強調某種具有先天性或類似於
《太平經》所謂「承負」性的病因說(這是道教對多種疾病和遭遇的傳統解釋方
式)。痘疹主要發生於嬰幼兒身上，也使這種解釋方式頗有說服力。因為嬰幼兒
尚未進入社會環境，無法以其個人的道德問題，來解釋染患疾病或遭遇不幸。以
下簡要說明各種基於解胎毒理論而成的治痘、防痘之法。

1. 神黃豆

　　《池北偶談》：

> 神黃豆，產滇之南徼西南彝中，形如槐角，子視常豆稍巨，用箇瓦火焙
> 去其黑殼，碾作細末，白水下之，可永除小兒痘毒。服法：以每月初二
> 日、十六日為期，半歲每服半粒，一歲每服一粒，一歲半每服一粒半，
> 遞加至三歲，服三粒，則終身不出痘矣。或曰：按二十四氣服之，以二
> 十四粒為度。[32]

2. 葫蘆藤

　　明高濂撰《遵生八牋》卷三：

> 元日四更時，取葫蘆藤煎湯，浴小兒，終身不出痘瘡。其藤須在八九月
> 收藏。又云在除夕葫蘆煎湯亦可。

康熙五十四年《欽定月令輯要》卷一：

> 解胎毒：《增經驗方》：七八月或三伏日或中秋日，剪壺盧鬚如環子腳
> 者，陰乾，於除夜煎湯浴小兒，則可免出痘。

又卷五：

32　〔清〕王世禎，《池北偶談》(北京：中華書局，1982)，卷22，〈談異三〉，頁
　　539。

浴兒：《增體仁彙編》：五六月取絲瓜蔓上卷鬚，陰乾，至正月初一日子時，用二兩半煎湯，父母只令一人知，溫浴小兒身面上下，以去胎毒，永不出痘。原《月令通考》：元日四更時，取葫蘆藤煎湯浴兒，則終身不出痘瘡，其藤須八九月取之。[33]

3. 兔紅丸

以「生兔」[34]為核心的巫術內容。《赤水元珠》卷二十七上：

兔紅丸(服此可免出痘)：辰砂，甘草，六安茶，各等分，臘(臈)八日午時，取生兔子血為丸，梧桐子大，逢三六九與兒食之。

---

33 《景印文淵閣四庫全書》。

34 以兔厭勝之術，在歷史上形成為中醫之一傳統。醫籍多有以兔療疾之術。明繆希雍撰《神農本草經疏》卷17〈獸部中品〉：「『兔頭骨：平，無毒，主頭眩痛癲疾，腦主凍瘡，肝主目暗，肉味辛平無毒，主補中益氣。』疏：兔屬金，得太陰之精，故其性喜望月。兔至秋深時可食者，金氣也，其肉味辛，氣平，無毒。然詳其用，味應有甘，氣應作涼。經曰：裏不足者，以甘補之，又曰熱傷氣味甘而氣涼，所以能補中益氣也。肝為風，木之位，太過則搖動撼物。兔屬金，而頭骨在上，尤得氣之全，故能平木邪，療頭眩痛癲疾也。肝開竅於目，兔目不瞬而瞭然，其肝氣足也，故能主目暗。河間云：兔肝明目，因其氣有餘以補不足也，腦為髓之至精，性溫而滑潤，故主塗凍瘡皸裂，及世人用為催生利胎之聖藥也，血味鹹寒，能涼血活血，解胎中熱毒，亦能催生易產，屎一名明月砂，明目，治目中翳膜、勞瘵、五疳、痔瘻，殺蟲解毒。⋯⋯《博濟方》〈催生散〉：用臘月兔腦，攤紙上，夾勻，陰乾，剪作符子，於面上書『生』字一箇，候產母痛極時，用釵股夾定，燈上燒灰，煎丁香酒調下。《和劑局方》〈催生丹〉：麝香、乳香、母丁香，為末，臘月兔腦，和丸如芡實大，陰乾密封，每一丸，溫水下，即時產下，隨男女左右手中握藥丸是驗。《劉氏保壽堂方》〈兔血丸〉：小兒服之，終身不出痘瘡，即出亦稀少。臘月八日，取生兔一隻，刺血和蕎麥麵，少加丹砂，雄黃四五分，候乾，丸菉豆大，初生小兒以乳汁化下二三丸，遍身發出紅點是其徵驗也。但兒長成，常以兔肉啖之尤妙。《蘭氏經驗方》：痘後目瞖，直往山中東西地上，不許回顧，尋兔屎二七粒，以雌雄檳榔各一箇同磨，不落地井水調服，百無一失，其效如神。」尤其是書中所引《博濟方》中的「催生散」用臘月兔腦攤紙上陰乾後剪作符子，然後在面上書「生」字，則顯然承自道教以神符為人治療之傳統。

《欽定佩文韻府》卷六十六之六「生兔」：

> 《後漢書》卷五十五章帝八王列傳第四：母宋貴人。……竇皇后寵
> 盛，……謀陷宋氏。……後於掖庭門邀遮得貴人書，云『病思生兔，令
> 家求之』，因誣言欲作蠱道祝詛，以兔爲厭勝之術，日夜毀譖，貴人母
> 子遂漸見疏。又《梁冀傳》：移檄所在，調發生兔，刻其毛以爲識，人
> 有犯者罪至刑死。《本草》：臘月八日，取生兔一隻，刺血，和蕎麥麵，
> 少加雄黃四五分，丸如綠豆，初生小兒，以乳汁送下，終身不出痘瘡。

此頗合古代蠱道祝詛厭勝的巫術傳統。

4. 雞卵或鸛卵

明繆希雍撰《神農本草經疏》卷十九：

> 用頭生雞卵七枚，童便浸七日，取出煮熟，每日食一枚，永不出痘。

《本草綱目》卷四十七「鸛」：

> 卵主治預解痘毒。水煮一枚，與小兒啖之，令不出痘，或出亦稀(時
> 珍。出《活幼全書》)。

5. 四脫丹

《赤水元珠》卷二十七上又有：

> 四脫丹：蟬退，蛇退，鳳凰退(即啅出雞子殼)，神仙退(即父母爪甲)。
> 右各等分，焙爲末，每服一錢，煉蜜爲丸，菉豆大。每年除夜服，服三
> 年，永不出痘。

此法頗似道教去三尸法。

6. 臍帶

明孫一奎撰《赤水元珠》卷二十五：

> 又秘法：用本兒落下臍帶，瓦上焙燥爲末，入辰砂、黄連、甘草各末五分，和勻蜜拌，作三五次塗乳母乳上，俟兒吞之，必使一日夜吞盡，次日惡毒皆從大便而出，日後不但痘疹稀踈，竟有不出痘者。俟臍帶落下，即便製服，在六七八日之間爲妙。其辰砂必須研極細末，以甘草湯飛過，任服無害。此方一以解毒，一以補養，蓋臍帶乃有生初之河車也，繫於母之命門，兩腎之所主，乃以腎補腎，腎既充足，即不受邪，故無他日變黑歸腎之症，亦無囟[35]門不合之疾，生一兒即得一兒，眞保生最上一乘良法。[36]

7. 川練（楝）子[37]

《鏡花緣》〈第五十五回〉田鳳翾道：

> ……我家向來就有稀痘奇方。即如妹子，自用此方，至今並未出痘，就是明驗。……此方得自異人，我家用了數代。凡小兒無論男女，三歲以內，用川練子九個；五歲以內，用十一個；十歲以內，用十五個。須擇曆書『除日』，煎湯與小兒洗浴，洗過，略以湯內濕布揩之，聽其自乾。每年洗十次：或於五月、六月、七月，檢十個除日煎洗更好：因彼時天暖，可免受涼之患。久久洗之，永不出痘；即出痘，亦不過數粒，隨出隨愈。如不相信，洗時可留一指不洗，出痘時其指必多。

35　頭頂前方正中的部位曰「囟」。《脈經》，9：「小兒病而囟陷。」

36　《景印文淵閣四庫全書》。又見於〔明〕王肯堂，《證治準繩》，卷72，〈幼科・初生門〉。

37　按川楝子爲楝科植物川楝的乾燥成熟果實。苦，寒；有小毒。歸肝、小腸、膀胱經。舒肝行氣止痛，驅蟲。用於胸脅、脘腹脹痛，疝痛，蟲積腹痛。成分中含楝素(Toosendanin)，爲驅除蛔蟲的有效成分。果實對金色葡萄球菌有抑菌作用。可見《鏡花緣》用此藥洗痘兒有一定的中醫學根據。

　　以上各種解胎毒之法，形形色色，但卻有某些較爲突出的共同特徵。試看：用「葫蘆」煎湯洗小兒方，須用在元日四更時、除夕(除夜)、正月初一日子時(且父母只令一人知)、元日四更時。又用「四脫丹」方，使用蟬退、蛇退、鳳凰退(即哺出雞子殼)、神仙退(即父母爪甲)，其中前三種現象乃屬動物蛻皮更新表皮，在此皆屬以體殼之「蛻」爲用，強烈暗示(或曰象徵)出痘者將蛻去惡皮得新生。尤其其中包含嬰兒父母的爪甲焙爲末成蜜丸，每年除夜服，道教傳統色彩十分明顯。在道教信仰中，三尸是與人體同在的道德監督系統，負責監督記錄該人的心念言行，而於庚申之日(其中因除夕夜爲一年之末，象徵著要清算年終總帳，因而是最重要的一次)，上天向司命神彙報，司命將據其罪過程度減人之壽算。而三尸的基本傾向是欲利用人欲，使人遭患各種疾病以減其壽。按道經言：「常以七月十六日去手爪甲，燒作灰服之，即自滅。消九蟲，下三尸。又法：凡寅日去手爪甲，午日去足爪甲，名之斬三尸。」[38]除夕乃道教守庚申去三尸的重要時刻，而爪甲燒灰服乃斬三尸之法，爲藥令嬰兒服用，顯然暗示的是不欲小兒承父母所積之過惡而遭疾病懲罰，故以父母爪甲燒灰令兒服用，斬去傳負於嬰兒的罪責。

　　專於除夕夜實施各種防痘措施的作法，其根據明顯亦在於上述道教傳統的去三尸信仰與法術，具有很強的宗教醫學特徵。

　　臍帶則從醫學思想上，被認爲乃「有生初之河車也，繫於母之命門，兩腎之所主，乃以腎補腎」，屬中醫傳統的以髒補髒理論所爲。

　　神黃豆服法以每月初二日、十六日爲期，或按二十四氣服之，以二十四粒爲度，此源於古人相信人體與天地二十四節氣變化之間存在某些神秘關係。又按古人視痘乃人身上所起豆狀病物也，故象形而名之曰「痘」；又依此象形之意，古人選擇「神黃豆」以治痘，或以其名曰豆，與痘同音，且此物有一定的解毒功效，而其爲豆亦符合對應治療人身之豆(痘)這一「取類比象」的原始思維。然事實表明：「神黃豆，調水飲，能解小兒痘毒，然亦不甚驗也。」[39]

38　張君房，《雲笈七籤》，卷83，〈庚申部〉。

39　〔明〕謝肇淛，《滇畧》，卷3，「產畧」，收入《景印文淵閣四庫全書》。按神黃豆又名回回豆，爲豆科植物鈍果決明的果實。性溫，味甘苦。入心、脾經。功

按《景嶽全書》卷四十四：

> 凡發痘之藥，用本不同：有以毒攻毒而發痘者，如川山甲、人牙、蟬
> 酥、蟬退之屬是也；有解毒清毒而發痘者，如紫草、紅花、牛旁子、犀
> 角、木通、連翹、金銀花之屬是也……。

明郭子章《博集稀痘方》和李時珍《本草綱目》中，都記載有用(白)水牛虱和粉做餅，或將其燒灰存性和粥飯服下以防天花的方法。這可以說是在「以痘攻痘」思想產生前夕，免疫領域以毒攻毒思維獲得的階段性進展。

古代的巫術、巫醫與道教，進而中醫治療傳統中的對應式原始思維，如以毒攻毒、以髒補髒，逐漸成為中醫學「取類比象」的思維傳統，至金元時期則上升為藥性理論。現在我們可以認定，在「攻」、「補」這兩大方向，中國古人均依此傳統來進行治療學的思考，而種痘術的出現，正是這一傳統思維方式的邏輯產物，儘管它可能是在瞬間完成的理論結果或實踐結果。這應是種痘術之產生在思維方式上的根源。

文獻記載表明，通過接種來治療某些疾病的方法，早在唐代道士醫家孫思邈《備急千金要方》中已有記載。該書卷十三〈少小嬰孺方・癰疽瘰癧第八〉有用患瘡者瘡中黃膿接種防治某些疾病的方法：

> 治小兒疣目方：以針及小刀子決目四面，令血出，取患瘡人瘡中汁黃膿
> 傅之，莫近水三日，即膿潰根動，自脫落。[40]

依此推度，唐代會不會已有種痘術呢？目前沒有任何直接的證據。唯清董

> 效解毒，主治麻疹，皮膚瘙癢。其化學成分：種子含固定油(Fixedoil)、半乳糖配
> 甘露聚糖。花含節果決明甙(Nodososide)、節果決明醇乙酸酯(Nodolidate)、節果
> 決明內酯甙(Azralidoside)、棕櫚酸、硬脂酸、花生酸、廿二酸、廿四酸、油酸、
> 亞油酸、廿六醇、γ-穀甾酵和它的α-葡萄糖甙等。

40 《景印文淵閣四庫全書》。

玉山《牛痘新書》(1884)說：「考上世無種痘。諸經自唐開元間(713-741)，江南趙氏，始傳勢苗種痘之法。」這條資料具體指稱唐代始傳種痘術，並有始傳者的姓氏和具體的養苗種痘方法，但缺少具體證據，且書晚出而憑借孤證，存疑[41]。但從上述孫思邈所記用膿汁接種治療某些疾病的方法，以及唐到金元時期中醫學「取類比象」的思維方法，走向理性化自覺所取得的新進展，或可猜測唐代發明人痘接種術之可能性。

(四)1522年：已知最早的種痘記載[42]

醫學史上，人痘接種術在幫助古人抵制天花瘟疫，具有重要意義。經過眾多學者研究，古代種痘術的諸多細節問題已漸漸清晰，尤其是清代種痘的情形基本明瞭。但是種痘活動的記載究竟早到什麼時候，以及其早期的傳播問題，至今仍然存在許多疑問，學人意見不一。不同主張下的種痘術初傳年代，前後相差達八百年。概言之，迄今國內外關於種痘術的初傳時間，有唐代說、宋代說、明代說與清初說等。其中清初說因確鑿史料而被證偽，唐代說因缺乏證據而較少回應，爭論的焦點主要落在宋、明兩說。已知記載種痘活動的文獻均不早於明，即便唐宋已有種痘術的資料，同樣也是出現在明代以後的文獻中。

通過一些新見史料，筆者發現最早的種痘活動記載乃是1522年。這裡擬通過對新見《廣布天花說》等文獻中相關資料的比較研究，檢討關於種痘始傳人物傳說的邏輯構成要素，並提出值得進一步探討的問題。

關於種痘的最早記載，根據以往的研究，論者主要有隆慶說、1549年說。在這些研究的基礎上，筆者在文獻中發現新資料，遂將種痘活動的最早記載推溯到1522年。

41　馬伯英，〈中國的人痘接種術是現代免疫學的先驅〉，《中華醫史雜誌》，1995：3(北京)。該文亦以此一史料「孤證，存疑待考」。

42　本節「(四)1522年：已知最早的種痘記載」，以及「(五)關於種痘術之若干神話傳說」之主要內容，曾以〈1522年中國種痘的最早記載及傳說考論〉為題發表於中國科學院之《自然科學史研究》，2008：1(北京)。

1. 隆慶（1567-1572）説

　　明確的種痘活動見諸史籍較晚，均不早於明。比較重要的早期相關史料，所見諸説均圍繞隆慶年間。

　　清初俞茂鯤《痘科金鏡賦集解》（1727）中則把發明人痘接種術確定在明代隆慶年間：「又聞種痘法起於明隆慶年間，甯國府太平縣，姓氏失考，得之異人丹家之傳，由此蔓延天下。」[43]張琰在《種痘新書》自序中説：「余祖承聶久吾先生之教，種痘箕裘，已經數代。」可知張琰之父善種人痘，傳自其祖父，其祖則稱傳自聶久吾。聶久吾（尚恒）生於明隆慶六年（1572），而現存聶久吾著《活幼心法》等醫書中均無種痘內容。按張琰自序：「宇內方書總無種痘之説，豈治痘之方則宜傳之於世，而種痘之術不可向人言乎？蓋秘其訣而不肯筆之於書，私其技而不欲公之於世也。余今乃洩人之所未洩，傳人之所不傳。」清伍士山《種痘新書序》亦説張琰曾歎言：「醫書充棟，惟種痘之術不傳，蓋術家欲專其利，故秘其術以自私也。」[44]可見種痘術確曾長期在少數方家內部秘傳。因而《活幼心法》等醫書均無種痘內容便容易理解了。故張琰關於種痘術來歷的説法是可信的。不過聶久吾活動時間要晚於隆慶數十年。有學者提到《金陵瑣事剩錄》卷二「小兒受用過」有「陳評事生一子，頗鍾愛。……其受用過分，未幾種荳夭」的説法[45]。該書作於明天啓年間（1621-1627年），即聶久吾五十歲左右時。作於順治元年（1644）至康熙三十六年（1697）的董含《三岡識略》卷二「種痘」條，稱「安慶張氏傳種痘法，云已三世」[46]。若以張氏三代從事種痘、每代間隔二十年來推算，應始於1584-1603年間，其上限頗近隆慶。

　　以上四則材料均有比較確定的種痘記載，時間亦比較集中，且甯國府、安

43　《中國科學技術史・醫學卷》指出：「這段記載雖也不免有傳聞色彩，但其去古未遠，可信性比較強。」廖育群、傅芳、鄭金生，《中國科學技術史・醫學卷》（北京：科學出版社，1998），頁416。

44　〔清〕張琰，《種痘新書》，收入《續修四庫全書》（北京：中國中醫研究院圖書館藏清乾隆刻本），〈子部・醫家類〉。

45　張箐，〈天花的起源、傳佈、危害與防治〉，《科學技術與辯證法》，2002：4（太原）。

46　〔清〕董含，《三岡識略》（瀋陽：遼寧教育出版社，2000），頁32。

慶以及江西張琰等均集中於皖贛一帶，故范行准認爲：「朱純嘏等謂種痘始於宋
眞宗時峨眉山人固不可靠，而董玉山說唐開元時已有種痘術，更屬鑿空之談。但
究在何時始有此術？當以第三說明隆慶間最爲可靠。據我所知的文獻，中國之有
種痘術，至16世紀才有正確的記錄。」[47]諸多學者認同其說。又有學者依1683年
黃百家爲傅政初《天花仁術》一書所作序來進一步印證此說。《天花仁術序》
云：

> 天道好生，物極必返。邇乃有種豆之仁術。……政初，商霖之兄也，文
> 譽斐然，本其家授，兼以此術濟世。蓋自明初，其遠祖實繼先生從戴原
> 禮遊，即精於醫，傳至其曾祖思川、祖岐山，始以種痘術聞遠近，父希
> 成、叔希美，爲格等繼之，而政初集其大成。[48]

據此，傅氏種痘術始於其曾祖，已經四代，若以每代二十年上推，其術當始於16
世紀末或17世紀初，與隆慶年間較接近，故有學者認爲：「黃百家《天花仁術》
〈序〉爲俞茂鯤人痘接種技術起於明隆慶年間安徽甯國的單中心說提供了新的目
前最接近的旁證，記載了17世紀中後期人痘接種技術從浙中一帶曲折地傳入浙東
的重要史實。」[49]再次肯定俞茂鯤之言。又有研究者提出：「基本可以確定種痘
始於明隆慶年間，即16世紀中葉」；「種痘術最初於晚明出現在皖南和江西的弋
陽等地，大約在清初傳入江南」；「人痘術在明隆萬年間已在皖南和江西等地出
現，而且至遲到18世紀中葉，江南的人痘接種術已在全國居於領先地位。」[50]

2. 1549年說

當今國內許多研究者仍在反復論證種痘術之出於隆慶年，而李約瑟於1980
年已撰文提出：「最早的資料似乎記載在萬全所寫的《痘疹世醫新法》（引者

47　范行准，《中國預防醫學思想史》，頁114。

48　〔清〕黃百家，《南雷學箕初稿》〈天花仁術·序〉，收入《四部叢刊》（上海：
　　上海商務印書館，1936），冊341，頁286。

49　楊小明，〈〈天花仁術·序〉中有關人痘接種技術的新史料〉，《中華醫史雜
　　誌》，2000：3（北京）。

50　余新忠，〈清代江南種痘事業探論〉，《清史研究》，2003：2（北京），頁29。

按：此錯譯，當作《痘疹世醫心法》)一書中，這本書論述了天花和麻疹這兩種疾病，它在1549年第一次出版，但遲至1687年才再次印刷。談到治療問題時，萬全偶爾提到婦女接受預防天花接種後，有可能會意想不到地引起月經紊亂。他的書中沒有專門論述這一問題的章節，但他的記載清楚地表明，即使人們沒看到書裡所寫的種痘方法，那也能知道在作者所處的這一時期，種痘一定是很普遍的了。」[51]然而李約瑟的這一觀點此後並未引起關注。《痘疹心法》的記載是：「女子種痘，經水忽行，暴暗不能言語者。」[52]儘管萬全(ca. 1488-1578)沒有論及種痘之詳情，但下文將證明，1549年(嘉靖二十八年)以前已有種痘實踐，卻是肯定的。

3. 1522年種痘：新資料

經進一步考證，2002年筆者發現一條記載種痘的新資料，時間在《痘疹心法》之前。明鄭善夫[53]著《少谷集》卷二十〈書四・與應南洲〉云：

> 春間得越中二手教，繼得顯仁濟上種痘事；近又得二兄宦跡，皆好音

51　李約瑟，〈中國與免疫學的起源〉，收入潘吉星編，《李約瑟文集》，頁1028。另見SCC的敘述："The earliest reference ...... seems to be in the book of Wan Chhuan on smallpox and measles, Tou chen hsin fa, first published in +1549 ......" Joseph Needham, Lu Gwei-Djen, edited and with an introduction by Nathan Sivin, *Science and Civilisation in China*, vol. 6, "Biology and Biological Technology, Part VI: Medicine" (UK/Cambridge: Cambridge University Press, 2000), p.134.

52　〔明〕萬全，《萬密齋醫學全書》(北京：中國中醫藥出版社，1996)，頁775。

53　〔清〕張廷玉等撰，《明史》(北京：中華書局，1997)，卷286，〈文苑二〉，頁7356：「鄭善夫，字繼之，閩縣(今福州市)人。弘治十八年(1505)進士。連遭內外艱，正德六年(1511)始為戶部主事，榷稅滸墅，以清操聞。時劉瑾雖誅，嬖幸用事。善夫憤之，乃告歸，築草堂金鰲峰下，為遲清亭，讀書其中，曰：『俟天下之清也。』寡交遊，日晏未炊，欣然自得。起禮部主事，進員外郎。武宗將南巡，偕同列切諫，杖於廷，罰跪五日。善夫更為疏草，置懷中，屬其仆曰：『死即上之。』幸不死，歎曰：『時事若此，尚可靦顏就列哉！』乞歸未得，明年(1520)力請，乃得歸。嘉靖改元(1522)，用薦起南京刑部郎中，未上，改吏部。行抵建寧，便道游武夷、九曲，風雪絕糧，得病卒，年三十有九。」〔清〕鄭方坤，《全閩詩話》(福州：福建人民出版社，2006)，卷7：「其(鄭善夫)赴召也，便道游武夷，深入九曲，絕糧抱病，放舟南下，抵家而卒，年三十九，其徒高瀚傅汝舟為庀棺斂，太守汪文盛葬焉。」

也。善夫入秋，病稍去體，然神思大減，眼就花，齒半搖動，百年未
中，而衰颯如此，不肖可言耶。白下之命，於病軀散才甚稱，且得以暇
日，求吾斯未信處，竊自慰也。石龍兄此時想履任相聚之喜，良莫可
喻。[54]

文中提到的「顯仁」，在卷十八〈寄應南洲〉一信中又曾提及：「顯仁親事，尚
爾優遊。」[55]據此可知「顯仁」時當在冠齡之下。而「濟上」則是地名，卷二十
五《病中懷鄭繼之二首》詩句「衛川分手去，濟上寄書來」[56]，即其證。又按宋
王應麟《通鑑地理通釋》卷七：「濟上：濟水之上。」[57]綜上，「顯仁濟上種痘
事」是說顯仁在濟南或濟寧完成種痘之事[58]，從信中提到的「白下之命」（指嘉
靖元年，即1522年，明朝南京朝庭的詔命），及文中「石龍兄此時想履任相聚之
喜，良莫可喻」一句，可知此信寫於嘉靖元年，那一年他被薦任南京刑部郎中，
不久改吏部，而不應是翌年上任途中罹病返家之後去世之前所寫。

　　由上可見，文獻所見最早關於種痘之事的記載，乃是1522年發生於山東濟
南或濟寧。種痘術始於明隆慶年間的觀點及李約瑟證諸1549年始印之《痘疹心
法》的結論，皆不能成立。

(五)關於種痘術之若干神話傳說

　　迄今所見的種痘術初傳神話，均見於清代文獻。茲以文獻問世的時序(即
1691年、1713年、1796年)，逐個檢討百年間出現的三種清代文獻中，所見有關
種痘術初傳者的三個神話傳說。

1.《廣布天花說》

　　始傳種痘術的歷史人物，已成為從民間到皇家一致崇拜的大神。筆者發

54　〔明〕鄭善夫，《少谷集》，收入《景印文淵閣四庫全書》，冊1269，頁263。

55　鄭善夫，《少谷集》，收入《景印文淵閣四庫全書》，冊1269，頁222。

56　鄭善夫，《少谷集》，收入《景印文淵閣四庫全書》，冊1269，頁320。

57　〔宋〕王應麟，《通鑑地理通釋》，收入《景印文淵閣四庫全書》，冊312，頁91。

58　考明代文獻中所見地名「濟上」，所指既有濟南亦有濟寧，此處無其他交叉資料
　　相佐證，目前尚無法辨別究指何地，不過於本文所關注問題無甚干係。

現，中國中醫科學院藏清康熙三十年(1691)鈔本《廣布天花說及符法》中，記載有較早的傳說。這部很可能傳自道門的醫書，保存了整個種痘過程中必須進行的道教祈禳儀式及許多相應的用符諸法。其中傅商霖所作《廣布天花說》〈序〉曰：

> 客問：種痘何昉乎？予曰：相傳宋仁宗時，湖廣一太守，子患危痘，諭能治者酬千金。時三道人從峨嵋來云：『洗去前痘，另換種，痘自安。』太守依法調治，果愈。遂拜求其術以救嬰兒。道人藏書香爐下而去。啓視之，知爲紫清宮眞人。種痘法事聞於上，敕封天妃無極金花聖母上、中、下三座娘娘。由是廣其傳於三閩江右間。大清三十年來，浙金種痘法皆江西王唐二先生所授也。[59]

從序文推知這部書的作者可能就是傅商霖[60]。按序所述，它應來自更早的版本，且與道教關係極爲密切，只是原始文獻是否尚存，難爲人知。事實上，《廣布天花說及符法》本身就是醫道合一的醫學文獻。

---

59 〔清〕佚名，《痘疹通治》(北京：中國中醫科學院藏清康熙三十年〔1691〕鈔本)，〈廣布天花說及符法〉。

60 很顯然，康熙三十年鈔本《痘疹通治》附《廣布天花說及符法》，所據應是更早時期的版本。而傅商霖的序中顯露出兩個時間點可用來判斷。序文在敘完上述種痘術初傳神話後，接著説：「大清三十年來，浙金種痘法皆江西王唐二先生所授也。予族潛庵爲格，抱術游都十餘載，往來諸王公大人家，其子弟痘多自去，非手種者，尋播聲大内，天子命種東宮皇太子痘，痘愈，一人有慶，萬邦賴之。康熙十八年(1679)十一月十六日大赦，授爲格武昌同知。」這裏有必要引進另一則相關史料，《聖祖仁皇帝禦制文集》，卷8，勅諭「諭吏部」收入《景印文淵閣四庫全書》，冊1298，頁95：「皇太子出痘痊癒，朕心欣悦。醫官甄國爵、候選知縣傅爲格，侍奉調理，小心勤慎，宜行議敘，以示加恩。爾部議奏。特諭。康熙十七年十二月二十五日。」細校其説，則《廣布天花說》所説「大清三十年」爲康熙十二年(1673)，而序中提及其族人傅爲格曾在京城十餘載往來諸王公大人家，爲其子弟種痘，並由此上聞朝廷。同時校之以康熙十七年(1678)十二月二十五日給吏部的勅諭，於是吏部議敘加恩的結果，便有《廣布天花說》所説康熙十八年傅爲格被授武昌同知之銜的紀錄。由上可知，傅商霖的序當作於康熙十八年之後，康熙三十年以前。進而校之，則最遲在康熙七年(1668)以前，傅爲格就已在京城廣爲王公大人的子弟們種痘了。

2.《痘疹定論》

種痘術初傳神話的另一則重要資料，見於清初名醫朱純嘏著《痘疹定論》(1713)，言其種痘術乃傳自峨眉山頂的種痘女神醫「天姥娘娘」。這個資料已廣為研究者所採用。該書卷二〈種痘論〉敍述這位天姥娘娘之神話傳說：

> 宋仁宗時，丞相王旦初生諸子，俱苦於痘。後老年生一子名素，招集諸幼科而告之曰：「汝等俱明於治痘否乎？」求應之曰：「不敢言明於治痘，但略知治痘之法也。」王旦曰：「能知之即能明之也。每年予各以十金相贈，俟小兒出痘，眾皆請來，共相認症，訂方用藥，俟結痂還元之後，再厚贈酬謝。幸勿吝教推諉。」

當時有一個四川人做京官者，乃請見而陳說峨眉山頂有種痘神醫，十可十全，百不失一：

> 王旦知之，喜相問曰：「此神醫是何姓名、何處居住也？汝既知之，為我請來。」彼應之曰：「此醫非男子，乃女人也。傳說生身於江南徐州之地，自幼吃齋念佛。長不婚嫁，亦不披剃，雲遊至四川峨眉山頂，蓋茅庵而居焉。惟時有上橋、中橋、下橋三處女人好善者，俱皆皈依，吃齋念佛。後此現身說法，自出痘症，至一十二日回水結痂，乃命上、中、下三橋女人曰：『此痘痂可種也，……此在人神而明之也。汝等依予之法，將汝自己之兒女種之，十可十全，百不失一。』遂如法種之，皆得全愈。自是環峨眉山之東西南北，無不求其種痘，若有神明保護，人皆稱為神醫，所種之痘，稱為神痘。若丞相必欲與公郎種痘，某當雇人夫肩輿，即往峨眉山，敦請此神醫，亦不難矣。」

於是兩個月後，女神醫被請到王旦家，對王素順利實施了種痘，然後辭謝厚賞復回峨眉：

至次年，傳三橋女人，前皈依者，明白指示之曰：「我非凡胎所生，乃
慈悲觀世音菩薩轉劫，指出種痘之法，欲天下之幼兒少女，咸躋壽域。
吾今以此法，傳授汝等，當爲我廣其傳焉。」三橋女人皆俯伏求慈悲普
度，俱稱讚神功，命我等稱何名號，以垂久遠？神醫曰：「吾乃天姥娘
娘，凡種痘之家，焚香禮拜，稱揚天姥娘娘，吾即於虛空之中，大顯神
通，化凶爲吉，起死回生。」言畢，坐化而去。[61]

朱純嘏接著說：「吾種痘俱依天姥垂訓，凡調治俱遵久吾聶氏《活幼心
法》，果然十可十全，百不失一。」[62]可知朱純嘏將自己所行種痘術，歸之於峨
眉山頂天姥娘娘所傳，而在調治上則按明代名醫聶久吾所傳。這裡透露出一點，
即清初種痘術已經在醫家內顯現出獨立的秘傳體系。

3.《種痘指掌》

清黃廷鑑於嘉慶丙辰(1796)春所得《種痘指掌》〈種痘原說〉云：

是法舊云傳自興醫古仙三白眞人，憫世間小兒痘患爲最痛苦，一遇險逆
之症，不惟父母哀告無從，即名醫亦手足無措，患痘者不獨行貌不堪，
抑亦恐其無及，因將種痘一法並所用藥餌相傳，以來久而無考三白眞人
之名，惟傳種痘者知之，他未之識也。習是法者，勿忘神痲，庶與小兒
有補云。[63]

這是一個很模糊的傳說。雖該書出現較晚，但卻可能較《痘疹定論》所述更早。
它在道教背景和人物活動的結構上，似乎更近似《廣布天花說》中的敍述。

《種痘指掌》〈種痘原說〉中提出的三白眞人始傳種痘之說少爲人知，研

61　〔清〕朱純嘏，《痘疹定論》，收入《續修四庫全書》(上海：上海古籍出版社，
　　2002)，〈子部・醫家類〉，冊1012，頁32-34。

62　朱純嘏，《痘疹定論》，收入《續修四庫全書》，〈子部・醫家類〉，冊1012，
　　頁34。

63　〔清〕佚名，《種痘指掌》，《叢書集成初編》(北京：中華書局，1985)，第1427
　　種，頁24。

究者亦鮮論及。李約瑟《中國之科學與文明》第六卷雖曾論及，但其判斷缺乏依據：「《種痘指掌》的作者說，到王旦家裡去的那位醫生就是『古仙三白眞人』。」[64]顯然這只是李約瑟自己的判斷，而非《種痘指掌》作者本意。且峨眉山頂女神醫「天姥娘娘」的特徵，很多方面也難與《種痘指掌》中簡單描述的「古仙三白眞人」的特徵相合。

清初有關始傳種痘術之神秘人物，有不同的傳說流傳。至於初傳之眞人神醫，或其最初傳授對象，爲何總是以「三」爲其人格結構來表達（如「三道人」、「上中下三橋女人」、「古仙三白眞人」），則值得進一步研究。

究竟種痘術起源於什麼時候呢？范行准根據同治《湖州府志》中的下述故事，否定宋代說：「國朝胡美中名璞，以字行，崇禎後棄家而精於醫。……時無種痘法，託名峨眉山人創爲之，後遂傳播。康熙壬辰後，不知何往，雍正初有於金陵見之者。」認爲這則材料「除了說明胡璞活動的時間有可疑者外，還帶有鄉曲之見。……把發明種痘的榮譽歸於他，不知16世紀中葉已有此術了。但宋眞宗時峨眉山人發明種痘術的謠言，當是胡氏所編造散布的，自有此異說後，康雍以來，各地且有種痘仙師之廟，如清初時顧震濤《吳門表隱記》說，蘇州石磐巷中有種痘仙師，廟神宋峨眉山人，像如純陽祖師的記載了」[65]。實即認爲此術始於16世紀中葉。

不少學者並未如此斷論。如李約瑟認爲：「有一種傳統說法，認爲接種是由四川的游方道家醫生在將近10世紀末的時候首先實行的，我們認爲，這一傳統說法必須認眞對待。從中國醫學的初始階段起，就存有『禁方』和『秘傳藥方與醫療技術』，這兩項內容都是醫生和煉丹家中由師傅傳給徒弟的，有時徒弟還得用血宣誓爲之保密。有些書也以同樣的方式傳下來。……如果我們接受接種傳統始於宋朝(960-1279)的觀點，那麼傳遍歐、亞、非這四面八方的預防醫學中的這種大膽實踐也已有八、九個世紀的歷史了，而我們認爲實際上正是如此。」[66]馬

64　Joseph Needham, Lu Gwei-Djen, edited and with an introduction by Nathan Sivin, *Science and Civilisation in China*, vol. 6, *Biology and Biological Technology*, Part VI, p. 154.

65　范行准，《中國預防醫學思想史》，頁114。

66　李約瑟，〈中國與免疫學的起源〉，收入潘吉星編，《李約瑟文集》，頁1022。

伯英認為：「《千金要方》有『種疹法』，……總之，預防思想和方法在唐代已有生髮。北宋初峨嵋山一帶有種痘法出現，不會是空穴來風。……看來11世紀前後四川及河南一帶已有種人痘法實行，比較可信。但仍只在民間散傳，未曾廣行。」[67]兩者皆認為種痘始於10世紀末前後。筆者亦曾嘗試分析新獲清鈔本《正一道門慶麻痘娘科》[68]和《痘門拜娘娘誥全科》[69]。在這兩部祈請和拜謝娘娘種痘的道經中，反覆提到的「戊子己丑行正令」這個說法[70]。筆者曾考慮「戊子己丑」時間點所行「正令」為何？是否指「洗去前痘，另換種」使「痘自安」（見前引《廣布天花說》傅商霖序）的種痘術？並猜想「戊子己丑」是否可能指宋太宗端拱（此年號僅用了兩年）元年和二年（988-989）？存疑。

　　無論如何，上文所引1522年發生在「濟上」的種痘活動證據，提醒我們必須重新審視明代隆慶始傳種痘術的觀點，要更認真地對待、更仔細地辨析宋代說。

　　諸多研究者提出，上述《痘疹定論》的傳說敍述中，「宋仁宗（1023-1063）為宋真宗（998-1022）之誤」[71]，因為其中的王旦（957-1017）係真宗朝有名的「太平宰相」，旦子素（1007-1073）的少年時期也與這一時段相符。現在看來，這個所謂的訛誤並非不留意所致，而是不同版本的傳說內容在民間流傳中拼接組合所致。它表明，《痘疹定論》中的這個傳說，是不同版本受到民間社會某些選擇傾

67　馬伯英，《中國醫學文化史》，頁810-811。

68　清嘉慶二十年鈔本，封面題《神娘科》，二經同卷，第一部分無題，據內容判斷為《造船科》，第二部分題《正一道門慶麻痘娘科》。長23.3公分，寬14.5公分。作者藏書。

69　清代鈔本，封面題《痘科拜誥》，內題《痘門拜娘娘誥全科》。長24.4公分，寬15.2公分。文中「玄」字缺筆；另，書末正文外有民國初年持經者所擬詩文稿。作者藏書。

70　因傳統生活方式之穩定性，而得長久流傳於民間的宗教科儀文本，往往用秘言訣語的方式，保存著歷史上某些鮮為人知的重要資訊。《正一道門慶麻痘娘科》：「拜請天宮天姆娘，功德齊天不可量，戊子己丑行正令，普天伐土佈恩光」。《痘門拜娘娘誥全科》：「拜請天宮天姥娘，功德其大不可量，戊子己丑行正令，遍遊天下種痘瘡，是男是女賴清吉，或老或少得安康」。從其思想文本之正性敍述，理解「戊子己丑行正令」應是指在「戊子己丑」年裡傳布神聖的種痘術。

71　譬如馬伯英先生說。馬伯英，《中國醫學文化史》，頁811。

向，進而出現了拼接雜糅的結果：它採取了《廣布天花說》中，關於宋仁宗時有三位道人從峨嵋來傳授種痘術說法中的宋仁宗這個人物背景，但略去了「湖廣一太守」，另外安排了一位更高地位且有宗教背景的受益人，即宋眞宗時信佛的宰相王旦。

由上可見，種痘始傳人物傳說的文本構成，主要包括：(1)出於道教、(2)人物或化身有三、(3)始傳種痘術、(4)儀式祈請及拜謝、(5)時間指向宋代、(6)地點指向峨嵋山（宋以前道教名山之一）。但究竟種痘術眞正始傳於何時，尚無信史記載或發現其他直接的史料。目前所有討論皆根據傳說，已知大體指向宋代。

李約瑟《中國科學技術史》第六卷提出：「總而言之，對我們來說，似乎最爲審愼的結論是，種痘產生於宋代初期或宋代以前，或許更早至隋代——的道教環境之中。」[72]其主要論證是：「最遲從康熙(1662)接受種痘術的時代，蘇州和湖州就開始有了用來向『種痘仙師』和『宋峨眉山人』許願還願的廟子。其中的神像看上去總是與純陽祖師，即著名的煉丹家呂洞賓非常相象，而呂洞賓的生活年代可能在8世紀以後。」[73]其實種痘初傳於唐代說，早見於清武榮綸、董玉山合編《牛痘新書》(1885)：「考上世無種痘，諸經自唐開元間(713-741)，江南趙氏，始傳鼻苗種痘之法。」[74]這條資料具體指稱唐代始傳種痘術，並有始傳者的姓氏和具體的方法，但缺少具體證據，且書晚出而憑藉孤證，存疑[75]。儘管用接種的方法治療某些疾病，在唐代道士醫家孫思邈《備急千金要方》卷五下〈少小嬰孺方·癰疽瘰癧第八〉，已有用患瘡者瘡中黃膿接種防治某些疾病的方法：「治小兒疣目方：以針及小刀子決目四面，令似血出，取患瘡人瘡中汁黃膿傳之，莫近水三日，即膿潰根動，自脫落。」[76]但唐代是否已有種痘術，尚未發

72　Joseph Needham, Lu Gwei-Djen, edited and with an introduction by Nathan Sivin, Science and Civilisation in China, vol. 6, Biology and Biological Technology, Part VI, p. 168.

73　Joseph Needham, Lu Gwei-Djen, edited and with an introduction by Nathan Sivin, *Science and Civilisation in China*, vol. 6, *Biology and Biological Technology*, Part VI, p. 157.

74　〔清〕武榮綸、董玉山，《牛痘新書》（線裝木刻本，光緒十一年乙酉〔1885〕刊）。

75　馬伯英，〈中國的人痘接種術是現代免疫學的先驅〉，《中華醫史雜誌》，1995：3，亦以此說「孤證，存疑待考」。

76　〔唐〕孫思邈，《備急千金要方》（北京：人民衛生出版社，1982），頁96。

現直接證據。

綜合上述，新發現史料證明，中國古代種痘活動已知的最早記載，並非隆慶年間，亦非李約瑟所據1547年印行的萬全《痘疹心法》，而是《少谷集》所存嘉靖元年(1522)鄭善夫與應南洲的通信。清初有關種痘術始傳者不同神話的流傳，造成這些文獻中出現一些表面上看似「傳鈔之訛」的問題，實是不同傳說之間在百年流傳過程中的文本拼接所致。種痘術起源的時間，根據已知傳說的討論，大體指向宋代，但是否成立，仍待信史資料的發現。

二、從司痘神到種痘神信仰之發展及其內部結構

(一)祈神治痘之傳統

早期道經《老子想爾注》言：「道設生以賞善，設死以威惡。」[77]瘟疫之巨災，在道教思想傳統看來，是神界對人類罪惡的懲罰方式之一。故成書於北宋以後的道經《眞武靈應護世消災滅罪寶懺》指出，世間之所以太多瘟疫邪毒流行，是因爲「下元末世淺薄，人心破壞，五情離亂」，社會道德敗壞，以致「動見患難，……或複家遭瘟疫，身染毒氣大小疾病，人口死亡，六親斷絕，財物耗散，諸如等苦，並是六天故氣，北酆帝王，八部鬼率，人間死將，五嶽之神，遍行天下，乘其罪釁，致其毒氣，以殺惡人」，因此若無「北方眞武神將」等大神保護，瘟疫妖邪流行，不僅把惡人剷除，也會有很多百姓「枉橫」而死。爲此天尊說「吾遣威神，分佈世間，按行救度」[78]。人如不敬拜祈求神靈，一意孤行，難免遭到瘟疫之災。

所以人們相信，並不是有解痘毒之法就意味著生命獲得安全，仍必須崇拜痘神，祈求痘神的關照庇佑。《鏡花緣》〈第五十五回〉載田鳳翾提供稀痘奇方，用川練子煎湯與小兒洗浴：

77　饒宗頤，《老子想爾注校證》(上海：上海古籍出版社，1991)，頁25。
78　撰人不詳，《眞武靈應護世消災滅罪寶懺》，收入《道藏》，冊18，頁352。

秦小春道：「妹子聞得世間小兒出花，皆痘疹娘娘掌管。男有痘兒哥哥，女有痘兒姐姐，全要仗他照應，方保平安。今你五位姐姐只知用藥煎洗，若不叩祝痘疹娘娘，設或痘兒姐姐不來照應，將來弄出一臉花樣，不獨婉如姐姐那句擇婿的話要緊，並且滿臉高高下下，平時搽粉也覺許多不便。倘花樣過深，還恐脂粉搽不到底，那才是個累哩。」紅紅道：「閨臣妹妹府上可供這位娘娘？」閨臣道：「此是廟宇所供之神，家中那得有此。」若花道：「婦女上廟燒香，未免有違閨訓，這卻怎好？」閨臣道：「上廟燒香，固非婦女所宜，且喜痘疹娘娘每每都在尼庵。去歲妹子海外尋親，亦曾許過觀音大士心願，至今未了。莫若稟知母親，明日我同五位姐姐央了嬤嬤一同前去，豈不一舉兩便。」紅蕖道：「妹子意欲求籤問問哥哥下落，明日如果要去，妹子也要奉陪。」閨臣當時稟過母親，與嬤嬤說明。好的緊鄰白衣庵就有痘疹娘娘。

到了次日，史氏帶著唐閨臣、洛紅蕖、陰若花、枝蘭音、廉錦楓、黎紅紅、盧亭亭來到間壁尼庵。……末空又引至痘疹娘娘殿內，一同參拜，焚化紙帛……。

此乃時人信仰之折射。

作為道教的一種傳統，與治痘相關的宗教科儀在道門內的師徒秘傳，直到清代以後一仍其舊。民國三十一年寫本道書《停留秘旨》中即提到當年冬十二月二十三夜，「師父曹悅來……傳授弟子陳永生痘科、紮隔、三蔔、推拿」[79]。是其一斑。

前引民國二十六年鈔本《痘母真經》（《太上靈寶天尊說消愆益壽利痘保重真經》）[80]，敍述了痘神虢國公(張勝)統領的「七十二侯童」，其中所述童子各

79　民國三十一年寫本《停留秘旨》，長21.6公分，寬12.1公分，封面署陳氏祉生。作者藏書。

80　民國二十六年鈔本，內題《太上靈寶天尊說消愆益壽利痘保重真經》，封面題《痘母真經》，長25.6公分，寬14.3公分。作者藏書。該道書為一痘疹患兒之父母為求鈔經之功德而鈔寫於民國二十六年，該道書實際產生的年代顯然要早。值得注意的是，一般說痘神為張帥，而此鈔本說是張勝，且細述其籍貫和生年。

自的職責(表示爲七十二童子名)曰:

> 清寒暑童子。壯脾胃童子。利頭項童子。和肚腹童子。分陰陽童子。安
> 心神童子。進飲食童子。添肌肉童子。延壽命童子。消內毒童子。解外
> 毒童子。平臟腑童子。開關煞童子。福男女童子。補元氣童子。暢血脈
> 童子。稀痧痘童子。喜全美童子。去腎色童子。轉紅活童子。起頂盤童
> 子。送邪祟童子。回清涼童子。宵手足童子。瘥牙口童子。益壽算童
> 子。援急難童子。還元神童子。化胎毒童子。托膿漿童子。散邪熱童
> 子。朗音聲童子。複形容童子。免疤痕童子。美容顏童子。活經絡童
> 子。明耳目童子。遠災害童子。扶危困童子。驅痘毒童子。滋精神童
> 子。現順症童子。卻逆症童子。全顯症童子。起助發童子。護結秀童
> 子。應藥餌童子。減臃腫童子。降吉祥童子。得安恬童子。注福德童
> 子。鎮三魂童子。守七魄童子。調氣血童子。長智慧童子。庇身命童
> 子。垂蔭佑童子。錫禎祥童子。賜團圓童子。開歡笑童子。蠲禍患童
> 子。掃瘟疫童子。蕩邪魔童子。生土氣童子。結成收童子。舒花蕊童
> 子。老漿水童子。衛房幃童子。除厭穢童子。顯威靈童子。保萬全童
> 子。痊諸恙童子。

這些童子中的大部分表達的是痘疹中醫治療的過程、方法、狀態及期待等,與當
時使用的道教驅禳及中醫治療結合的抗痘方法密切相關。其中,醫療話語之宗教
化和符號化,以道教特有的童子神形象加以表達,易行於社會各層。

其中的咒文,則比照中醫的病理描述,表述了痘疹之發生及其好轉的過
程:

> 人生太極,氣衛血榮,陰陽成象,天地皆同,五行生汪,先見心紅,轉
> 白傳肺,本色微青,本傳於土,黃熟成膿,老黃傳腎,疤疕幹形,速行起
> 發,速溜成功,氣運聚會,血迷歸從,一切賊惡,勿令來逢,五方童子,
> 保護收成,伏屍故氣,遠離門庭,康寧福壽,元亨利貞。急急如律令。

整個咒語描繪了人體的本質構成、痘之根源、生髮過程中不同階段的狀態，並表達了追擊痘魔志在必勝的強烈意志。

（二）《神霄遣瘟送船儀》和《神霄遣瘟治病訣法》的遣瘟送痘科儀文本

《道法會元》輯錄有宋元時期各派道法，其中與痘神崇拜相關的科儀文本，內容已相當系統而豐富，所涉諸神亦增多，爲後來的種痘神崇拜科儀奠定了基礎。卷二二○《神霄遣瘟送船儀》道士先上表造送瘟船畢，上啓諸神：

> 〔拜請〕天符天令大帝，雷音電吼不動尊王，聖父妙化天君，聖母善惠夫人，恭望降臨船筵，……。
> 〔奉請〕泗州普照明覺禪師，和瘟師主匡阜眞人，治病趙侯，天符都天正元帥，地符押瘟副元帥，主瘟侍郎，六眼判官，降赴船筵，……。
> 〔奉請〕……麻痘娘娘，苦飮婆婆，發汗判官，乍寒乍熱神君，箍頭縛腦神君，行麻種痘神君，……降赴華船，受今辭餞……。[81]

這裡的「泗州普照明覺禪師」尚未與恩賜人間種痘免疫之神相聯結，「行麻種痘神君」也不是前引《痘疹定論》所說的「天姥娘娘」，而是指在天上向人間播種痘疹瘟疫、使人類面臨生死考驗的痘神。

卷二二一《神霄遣瘟治病訣法》，同樣保存了與後來的種痘科儀相似的某些文本模式。其中，《造遣瘟神船法》所祈請諸神[82]，有些與全眞道和正一道的種痘科儀文本相同。前半部分「送神船出門」的儀式完成後，道士退至門首祭設念曰：

> 太上立教，利濟爲先。凡庶投誠，熏香是首，謹運眞香，皈命啓請：洞淵三昧天尊，天符令帝都天元帥，六臂明王，和瘟教主，匡阜靜明眞

81　撰人不詳，《道法會元》，卷220，〈神霄遣瘟送船儀〉，收入《道藏》，冊30，頁370。

82　原題注：「用潔淨茭茅爲之，做成小船亦可。」《道藏》，冊30，頁372。

人，勸善明覺大師，泗州大聖，俵藥主事，主瘟聖公，監瘟聖母，布炁
大神，押瘟太尉，五方行瘟聖者，十二年王，十二月將，三十六神君，
七十二候聖眾，雌雄白虎神王，船頭大王，船尾小王，……一切神威，
伏望來臨香座……。

伏聞大聖奉天符而行令，本是化人，小民敬露悃以求憐，從而徵福象管
繪成新聖像，龍舟飛動現真龍，赫赫有靈，洋洋來格，手不持於桶勺，
腰不掛於葫蘆，放下蘭橈，來吸泗州之水，收回藥櫃，妙融五氣之
春，……叩大慈大悲之聖，盧醫匡阜，返危脈以向安地，……。

又在回向之後，再次祈求：

惟願天符聖眾，鹹依明覺之法言瘟部諸神，亞奉洞淵炸敕旨，拾起葫蘆
藥杖，收回羽扇湯瓢，大家洗腳上船，各自小心解纜，……載取瘟災
去。[83]

在卷二二保存的這個科儀文本中，「泗州大聖」顯然是整個祈求崇拜活動
中的主要神靈。推測這一儀式的文本可能形成於宋以後，值泗州大聖崇拜盛行之
時。

在結構上，這種送瘟神儀式與後來的拜神種痘科儀，有很多內容上的一致
性。但此種科儀與種痘儀式的重大區別，就在於後來道士的種痘科儀活動，往往
與施行種痘的醫療過程合而為一。

這種送瘟神科儀文本，在後來的道教祭拜種痘女神天姥娘娘的儀式中，被
充分保留沿用，只是在民間鈔本中逐漸被約簡，有關送瘟船的內容消失，而保留
了祈請痘神──尤其是後來更為明顯的敬拜為人種痘免疫之神──的內容。而傳
統的送瘟神科儀中所祈請遣送的那些主要神靈，在對種痘免疫之神的崇拜中，同

83　撰人不詳，《道法會元》，卷221，〈神霄遣瘟治病訣法〉，收入《道藏》，冊
30，頁372-374。

樣得到保留，只是不再以遣送的話語相待。後來的種痘神崇拜科儀中表現的這一特點，可在下文的有關討論中看出。

　　祈神保佑生痘孩童度過難關，是父母長者的一大要事。前引鈔本道書《太上靈寶天尊說消愆益壽利痘保重眞經》有複雜的祈神儀式，並提供了患痘疹之家所應崇拜的「痘神虢國公」名「張勝」。末尾附文稱，痘神「姓張名勝，河南虢州閿鄉人，生於唐貞觀六年五月初五日，勅掌管人間痧痲疹痘，以其功大於痘，遂統名痘神云」，要求患痘之嬰孩的父兄應虔心用朱砂黃紙敬書「勅掌管天花府虢國公痘神哥哥之神位」供奉於中堂，朝夕焚香跪誦。但鈔經者在封面卻署以《痘母眞經》，可見在民間傳鈔過程中，古代的司痘神與後來的種痘神醫天姆娘娘，被混而爲一了。

　　此外，《痘疹定論》中提到的「上、中、下三橋女人」之說，本指三處的女人們，而後被道書演繹爲峨眉山上「三大娘」、「姊妹三人」進而是「花台會上三位娘娘」[84]；或「上、中、下三位郎娘」、「雲中得道三位大德仙娘」、峨眉山上「金花天姆娘三(仙位)姊妹」[85]。不過，「三橋」本亦一宗教文學話語，非記實之辭，這也是宗教特有的話語結構。

　　至於瘟神，在痘神分化出來之前，一種可能是本來就包括痘神身分，一種可能則是後來追加了司痘功能。不過，後來的瘟神仍包括司痘功能。至於痘神之問世，上引鈔本道書《太上靈寶天尊說消愆益壽利痘保重眞經》說痘神誕生於唐代，在嚴格意義上應稱之爲司痘神，其職涉治痘，但不涉種痘。

（三）《痘疹定論》述種痘術與道教之關係：以峨眉山頂種痘女神醫天姥娘娘神話為中心

　　李約瑟曰：「天花預防接種這一科目是世界醫學史科學史上極其重要的一項內容，因爲它構成了所有免疫學方法的最原始的形式。」[86]《禦撰醫宗金鑒》〈編輯幼科種痘心法要旨〉：「夫痘，……爲生人所不能免。……種痘一法，起自江右，達於京畿。究其所源，云自宋眞宗時，峨眉山有神人，出爲丞相王旦之

84　見前引清鈔本《痘門拜娘娘誥全科》。
85　見前引嘉慶鈔本《正一道門慶痲痘娘科》。
86　李約瑟，《中國與免疫學的起源》，收入潘吉星編，《李約瑟文集》，頁1033。

子種痘而愈，遂傳於世。其說雖似渺茫，然以理揆之，實有參贊化育之功，因時制宜之妙。蓋正痘感於得病之後，而種痘則施於未病之先，正痘治於成病之時，而種痘則調於無病之日。」[87]徐大椿亦說：「種痘之法，此仙傳也，有九善焉。」[88]馬伯英研究認為，俞茂鯤《痘科金鏡賦集解》(1727)所謂甯國府太平縣的種痘術「得之異人丹家之傳」的說法，「即峨眉山神人一脈傳來。屬道教醫學家的發明和偉大貢獻……道教文化背景產生了這一偉大發明」[89]。

考諸醫史文獻說種痘術源自道教仙傳，蓋始於清初朱純嘏撰《痘疹定論》。書中詳述種痘方法，亦交代其種痘術之宗教淵源，保存著目前所見最詳盡的關於種痘術始傳情形的文本，稱種痘乃源於宋真宗時峨眉山頂女神醫「天姥娘娘」。《痘疹定論》卷二〈種痘論〉，長篇敘述了這位深化般的天姥娘娘，前曾簡引，茲錄其詳：

> 宋仁宗時，丞相王旦初生諸子，俱苦於痘。後老年生一子名素，招集諸幼科而告之曰：「汝等俱明於治痘否乎？」求應之曰：「不敢言明於治痘，但略知治痘之法也。」王旦曰：「能知之即能明之也。每年予各以十金相贈，俟小兒出痘，眾皆請來，共相認症，訂方用藥，俟結痂還元之後，再厚贈酬謝。幸勿各皆推諉。」
>
> 時有四川人做京官者，聞其求醫治痘，乃請見而陳說種痘之有神醫，治痘之有妙方，十可十全，百不失一。王旦知之，喜相問曰：「此神醫是何姓名、何處居住也？汝即知之，為我請來。」彼應之曰：「此醫非男子，乃女人也。傳說生身於江南徐州之地，自幼吃齋念佛。長不婚嫁，亦不披剃，雲遊至四川峨眉山頂，蓋茅菴而居焉。惟時有上橋、中橋、下橋三處女人好善者，俱皆皈依，吃齋念佛。後此現身說法，自出痘

87　乾隆十四年《欽撰醫宗金鑒》，卷60，「編輯幼科種痘心法要旨」。《景印文淵閣四庫全書》，〈子部・醫家類〉。

88　〔清〕徐大椿，《醫學源流論》，卷下，「附種痘說」。《景印文淵閣四庫全書》，〈子部・醫家類〉。

89　馬伯英，《中國醫學文化史》，頁811-812。

症，至一十二日回水結痂，乃命上、中、下三橋女人曰：『此痘痂可種
也。一歲之兒女，可用此痂三十粒，於淨磁鍾內，以柳木作杵，研此痂
爲細末，用潔淨棉花些須，又用潔淨之水，春秋溫用，夏則涼用，冬月
略帶熱些，摘三五點，入於鍾內。乾則又加幾點，總以研勻，不乾，捏
成棗核樣，以紅絲線栓定，約有寸許則剪去其線，納於男左女右之鼻孔
內，線露在外，以防吸上。未滿一歲之兒種六個時辰取出，若二三歲之
兒，種十個時辰取出，即種十二個時辰足亦可。……此在人神而明之
也。汝等依予之法，將汝自己之兒女種之，十可十全，百不失一。』遂
如法種之，皆得全愈。自是環峨眉山之東西南北，無不求其種痘，若有
神明保護，人皆稱爲神醫，所種之痘，稱爲神痘。若丞相必欲與公郎種
痘，某當僱人夫肩輿，即往峨眉山，敦請此神醫，亦不難矣。」

不逾兩月，敬請神醫到汴京。見王素，摩其頂曰：「此子可種。」即於
次日種痘。至七日發熱，後十二日，正痘已結痂矣。由是王旦喜極而厚
謝焉。神醫年近九十，乃辭厚贈，對王旦曰：「我修行人，要金帛何
用？汝爲丞相，內則贊助君德，外乃表率臣工，鎮中國而撫四邊，令天
下萬民，共用太平，此則我受汝之酬謝也，比金帛更多焉。」由是辭回
峨眉。

至次年，傳三橋女人，前皈依者，明白指示之曰：「我非凡胎所生，乃
慈悲觀世音菩薩轉劫，指出種痘之法，欲天下之幼兒少女，咸躋壽域。
吾今以此法，傳授汝等，當爲我廣其傳焉。」三橋女人皆俯伏求慈悲普
度，俱稱讚神功，命我等稱何名號，以垂久遠？神醫曰：「吾乃天姥娘
娘，凡種痘之家，焚香禮拜，稱揚天姥娘娘，吾即於虛空之中，大顯神
通，化凶爲吉，起死回生。」言畢，坐化而去。[90]

　　朱純嘏說他的種痘術乃依天姥娘娘所傳，調治則依聶久吾。這透露出，種
痘術可能未經聶久吾傳承。張琰《種痘新書》(1741)自序說：「余祖承聶久吾先

_____

90　《續修四庫全書》，〈子部・醫家類〉，冊1012，頁32-34。

生之教，種痘箕裘(按：指種痘對象既有窮人也有富人)，已經數代。」說其父善種人痘，傳自其祖父，其祖則傳自聶久吾。聶久吾(尚恒)生於明隆慶六年(1572)，而現存其著《活幼心法》等醫書雖長於治痘，但均無種痘內容。可能是張琰為理其傳承關係，附會於這位明代治痘名醫，而種痘術或當自有傳承線索。至於《痘疹定論》述女神醫天姥娘娘「所種之痘，稱為神痘」。故此，凡其他文獻中有稱「神痘」者，皆意味著乃依峨眉山頂女神醫天姥娘娘所傳方法而行的種痘。如方以智《物理小識》：「神痘法：丸痘汁，納鼻，呼吸，即中矣。」《康熙字典》：「痘：……神痘法：凡痘汁納鼻，呼吸即出。」[91]以及下文所引清代徽州婺源日用類書《目錄十六條》中的《放神痘疏文》所指，皆是。

究其根本，種痘神醫天姥娘娘的歷史傳說顯係源於道教文本，而在滿清崇佛的政治背景下，被人為改造成觀音信仰性質的文本。

三、道書及醫籍所存道教迎神種痘科儀[92]

《痘疹定論》所見天姥娘娘文本，對其後道教的種痘科儀有構造性的影響。如此神聖之道術，齊天之功德(道書語，見下文)，在古人心目中，較之今人感觸當更為強烈。傳播種痘術的神醫究竟是何人，今已難考，但她已成為人類的拯救者，享世代民人之崇拜祭祀。道書和醫籍保存著諸多迎神種痘科儀文本，以下略作分析。

(一)《禳痘疹全集》所見全真道士的種痘實踐與種痘科儀

在清代雲峰羽客陳仲遠校輯的大型科儀類道書《廣成儀制》中，有一部名為《禳痘疹全集》[93]。該經書為清代龍門派全真禳痘科儀經典。在《禳痘疹全

91　〔清〕張玉書等編，《康熙字典》(北京：中華書局，1958)，「疒部」，頁773。

92　這部分內容已於2008年初以〈道門拜痘神儀式──卿希泰先生八十華誕紀念〉為題，提供給四川大學宗教研究所。

93　胡道靜、陳耀庭、林萬清主編，《藏外道書》(成都：巴蜀書社，1994)，冊13，頁422-425。按《廣成儀制》為已知最為齊全的全真科儀經典彙輯，清末雲峰羽客陳仲遠校輯，清宣統三年辛亥(1911)成都二仙庵(今青羊宮)刊版，民國二年

集》等道書中，可以看到較之醫書更多更完整、與種痘實踐相結合的種痘科儀。

《禳痘疹全集》在法師臨壇行法時「秉職啓請」的諸神中，涉及道教全眞派以外如靈寶派、神霄派等的諸多神靈，特別是經文中提到「天妃無上天母娘娘」、「峨眉山頂明覺禪師」、「行漿童子布種郎君」、「藥王會上明覺妙劑歷代眞師」[94]，可知該經似乎對前述朱純嘏《痘疹定論》中提到的峨眉山頂始傳種痘術的女神醫「天姥娘娘」的神話文本，以及唐宋以來的號「明覺禪師」的「泗州大聖」等文本，相互整合。具體而言，種痘女神醫「天姥娘娘」的文本，吸納整合了來自西域的泗州普照寺和尚明覺禪師的文本，而成爲救人出痘疫之災的嬰兒保護神，從而超越了唐宋以來盛行民間的「泗州大聖」崇拜。

《禳痘疹全集》的成書時代，考經文內容，應屬清代全眞龍門派，其內容是信人將道師延請至家中作法，爲兒童種痘並祈求痘神佑護。作法中，高功道士恭對瑤壇秉職上啓諸神曰：

> 茲因信人○爲孩○自生以來未沾痘疹，切慮天行布化，痘瘡稠密，特延弟子於家舒壇，迎司痘之神祇，施種痘之妙方。[95]

試觀其文，可知信徒請道師至家中，不僅要在家中設壇迎「司痘之神祇」，而且更重要的是，要請法師種痘。而且上啓諸神的表文中特別提到，信人爲其孩兒請道士來，「按遺方而布種，依舊典以行持」[96]，祈求諸神予以佑護，「使厭穢以無幹，令痘疹而清吉」。這裡透露一個重要歷史事實，亦即全眞道士被延請至信人家中，不僅作法，而且要給小兒實施種痘。由此亦可在某種程度上，觀照古代道士握秘術以濟世，而獲人民接納尊重之社會歷史情景。

(續)————————————

　　(1913)重刊。原藏四川青城山古常道觀，其中若干卷已缺，經天師洞道人鈔錄配齊。

94　胡道靜、陳耀庭、林萬清主編，《藏外道書》，冊13，頁424。

95　胡道靜、陳耀庭、林萬清主編，《藏外道書》，冊13，頁423。

96　胡道靜、陳耀庭、林萬清主編，《藏外道書》，冊13，頁425。

（二）《種痘新書》保存的道教種痘科儀

最近在對《種痘新書》的研究中[97]，發現這部醫書保存了從種痘方法到種痘科儀的一系列道教文本，值得研究。此類長期佚失的道書資料，隱身於醫籍而獲保存，本身就反映了中國傳統醫學與道教思想文化之間血肉相連的天然同盟關係，甚至可以說，兩者互相依存，並共同構成一種文化生態。對於這種天然共生的兩者來說，這種文化生態是不可或缺的。17世紀以來中醫學的裹足不前，或即根源於此。

分析表明，《種痘新書》從種痘方法到種痘兒童禁忌，皆自道教秘傳而來。在這部著作中，中醫學與道教的融會一體狀態，非常典型地表現出來。該書「論要敬神」部分說：

> 司痘之神形於眉睫，奉其教者，是其弟子，弟子於先師，而敢或慢乎？犯其症者，是其司命，司命之所臨，而敢或褻乎？故起壇必要敬謹，謝神須要虔誠，晨昏必要香燈茶酒，禱祝化財；壇上務宜灑掃潔淨，不可花言亂語，冒犯神聖，安奉水碗，尤不敢動，動則必不吉矣，戒之，戒之。謝壇時要求賜香火，將香紙帶往訓壇燃化，壇完則帶香火歸家奉祀，則神之格思，必然默祐，否則神不我庇，烏能咸獲吉乎？余昔在建邑袁宅種痘，主家不敬神明，香燈俱無，錢財不化，忽一日，壇上所存紙錢，無故自燃，只化紙錢，餘皆未煅。後其家果不吉。又於泰邑丁宅種痘，有人素盜壇土香者，其兒發症，自言腹中有二百線香燃燒，熱不可當。其兒竟斃。此皆神明顯聖之明驗也。願舉一二而示天下，以為慢神之鑒云。

書中「論兒避穢」要求對「犯痘之兒，宜置之溫和清潔之室，禁忌生人來往，腥膻穢汙之氣，邪淫不潔之行，梳頭跣足，胎產臨經，俱不可近」。事實

97　《續修四庫全書》，〈子部・醫家類〉。

上，這些要求顯然取自道教的修行戒律，甚合全真道戒律(如《道藏》太平部所收金馬鈺撰《丹陽神光燦》提及的早期全真道戒律中，即有「永除氣財酒色，棄榮華戒斷腥膻」。)。鑒於有些人對道教某些特有的生活方式視爲荒謬，書中特別還提出「古有遺訓，不可自作，勿謂余言之謬而不聽也」。張琰這位清代名醫如此拒絕從中醫實踐中去除道教的宗教內容，非常值得注意，將做進一步研究。

(三)鈔本《正一道門慶麻痘娘科》和《痘門拜娘娘誥全科》中的祈神科儀

與此同時，某些正一派道經中，也保存了豐富的祈神保痘和種痘科儀。新發現的嘉慶二十年(1815)鈔本《正一道門慶麻痘娘科》即其一例。書中一處讚頌天姆娘娘「統領二十四炁，七十二候行正令，遍遊天下種痘瘡」，另一處又贊她「統領氣候行正令」，祈求天姆娘娘保風調雨順少疫病。經中道師「領下民信士」端拜上啓文本曰：

> 天妃無上天姆娘娘，天符宣令，上善平安大帝，四洲大聖，勅封金花天姥，上中下三位郎娘，雲中得道三爲避免大德仙娘，雲中顯相三位報應大爺，雲程行痘、種痘、看痘、守痘、收痘、擔痘、邏痘娘娘，雲中俵花撒種、起水護膿、灌漿、滿頂、住痛、速血郎娘，雲中龍鳳二舡，舵上稍〔艄〕工、水手，二十四氣，七十二候，滿會眾聖，歲駕護佑，莪〔峨〕眉仙境，蓮宮綵女，諸神列聖，年王月將，氣候神祇，當今在世，起眼遙觀，慧真遙聞，恭望威光，證盟禮請……。

從文字表面看，似乎僅僅在羅列龐雜的神靈，實際上文中用藝術化的語言，仔細描繪了對從種痘(撒種)開始，到收醫爲止的整個過程的仔細觀察，這非常符合道教中善於觀察思考自然和人自身各種現象的文化傳統，是道教徒用神學語言表達的對免疫實施過程的思考和觀察。

該經明確表達了對儒釋道三教一體關係的認同和肯定：「三宗在上，儒釋道爲尊。」基於這種思想，在其虔誠拜請的諸神中，便包括佛教的「南無佛法僧」、「釋加(迦)牟尼佛」、「彌勒尊佛」、「南海得道大慈大悲觀音大士」，

道教的「北方鎮天眞武玄天上帝」「三界伏魔關聖帝君」，以及儒家宗法傳統中的「本音門中三代宗親」、「家堂侍敬」、「香火福神」等等。這些拜請對象，基本包容了古代民眾信仰中最主要的神靈。

鈔本道書《痘門拜娘娘誥全科》，乃種痘科儀專用經書，然所涉非僅拜娘，亦可整體理解爲種痘過程之內容。該經意義頗爲重要。從該經可見痘神的分化，痘神細分職掌，一分爲三，因而崇拜儀式中出現了三位娘娘。

1.「行痘娘娘」

其職責是行痘瘡，科儀中祈求娘娘「行好痘」，以便種痘者有「好種」。該經拜請「天宮行痘娘」一節曰：

> 生身往在徐州府，峨眉山上立壇場，……曾授〔受〕玉皇親勅封，執掌天花行豆瘡。惟願娘娘施相公施好豆，專行寶豆種凡鄉，疏疏朗朗早結寔，顆顆粒粒潤祥光。五明六水起痘苗，七起八灌漲膿漿，九屬十收完豆果，十一十二放毫光。

這裡表述的是觀察種痘之後十二天內發痘的情況，是一套隱密的「口訣」，而以朗朗上口的詩言形式寫在經內：

> 五明六水起痘苗，七起八灌漲膿漿，九屬十收完豆果，十一十二放毫光。

其實裡面的數字乃指從種痘那天開始起算的天數。

2.「種痘娘娘」

該經拜請「天宮種痘娘、種痘娘子下壇場」一節，記述的是種痘實施過程：

> 一果〔按：「果」字當衍〕更豆果是仙種，二更豆果是娘當，三更豆果娘來發，四更豆果娘上漿，五更豆果功圓滿，功圓果滿謝娘娘。

這應是對種痘操作過程的描述。

3.「掃痘娘娘」

祈求天宮掃痘娘娘，爲種痘孩兒最後掃除身上所出痘瘡，不留疤痕：

> 拜請天宮掃痘娘，手執掃箒下壇場，掃除五方陰陽穢，堂中房內放毫光，掃去今年今月今日常今時常，立誨弟子洗身淨穢保豆瘡，保得豆果功圓滿，三生酒禮謝娘娘。

這位天宮掃痘娘娘「手執掃箒下壇場」，負責爲種痘兒掃淨痘痕，儼若慈母掃堂房。

此外，種痘儀式中還要請龍王相助：

> 拜請東海五龍王，急急相請下壇場，天姥仙娘金台座，五條金龍立五方，種豆仙娘蘸花現，五龍渡水早上漿，珍珠頭上三日水，玉粒要滿四日漿，七日七夜微風雨，微風細雨灑豆瘡，漲其水，灌其漿，紅花結子保安康，保得豆果功圓滿，三生酒禮謝龍王。

可見請龍王的目的是要「五龍渡水早上漿」，讓種好的痘漲水、起漿，以免種痘失敗。

鈔本道書《正一造船科文》、《餞送船上科文》和《餞送點發兵科文》，均屬種痘法術文本[98]。《餞送船上科文》曰：「伏願天姥鸞駕，坐鎮船艙，部領位下，布種兒郎，收拾行囊器械，竟往他方，行化留恩降福，永保春童。」是爲種痘後送痘神離去之程式。

98　證明這一文本之秘傳性質的，是與該經同卷的清代鈔本《祭將法事》。該鈔本長21.2公分，寬14.5公分，五經同卷，封面及第一篇經文已失多頁，第二篇題〈正一造船科文〉，第三篇題〈餞送船上科文〉，第四篇題〈祭將法事〉，第五篇題〈餞送點發兵科文〉。文中「玄」字缺筆，書法精美。作者藏書。

(四)關於敬拜痘神娘娘的「十二朝」現象

《紅樓夢》（一二○回本）〈第二十一回〉：

> 誰知鳳姐之女大姐病了，正亂著請大夫來診脈。大夫便說：「替夫人奶奶們道喜，姐兒發熱是見喜了，並非別病。」王夫人鳳姐聽了，忙遣人問：「可好不好？」醫生回道：「病雖險，卻順，倒還不妨。預備桑蟲豬尾要緊。」鳳姐聽了，登時忙將起來：一面打掃房屋供奉痘疹娘娘，一面傳與家人忌煎炒等物，一面命平兒打點鋪蓋衣服與賈璉隔房，一面又拿大紅尺頭與奶子丫頭親近人等裁衣。外面又打掃淨室，款留兩個醫生，輪流斟酌診脈下藥，十二日不放家去。賈璉只得搬出外書房來齋戒，鳳姐與平兒都隨著王夫人日日供奉娘娘。
>
> 一日大姐毒盡瘢回，十二日後送了娘娘，闔家祭天祀祖，還願焚香，慶賀放賞已畢，賈璉仍複搬進臥室。

把痘神娘娘請來供奉的時間為十二天。

十二天是完成種痘過程一個大略的週期。前引17世紀中葉董含《三岡識略》記載安慶張姓醫師為人種痘，用稀痘漿「染衣，使小孩穿著，三日萌芽，五日痘長，十日痘萎」。前引《痘疹定論》：女神醫來到王旦家，「即於次日種痘。至七日發熱，後十二日，正痘已結痂矣」。又《御纂醫宗金鑑》卷六十：

> 痘苗取出之後，其苗氣漸次而入，傳遍五藏，至七日始發熱，發熱三日而苗見，見苗三日而出齊，出齊三日而灌漿，漿足三日而回水，結痂大功成矣。
>
> 痘衣種法：小兒出痘者當長漿，漿足之時，則彼痘氣充盛，取其貼身裡衣，與未出痘之兒女服之，服二三日，夜間亦不脫下，至九日十一日始發熱此乃衣傳，然恐氣薄不透，多有不熱不出，其法不靈，故不可用。
>
> 自出種：痘以七日為期，五藏傳遍始發熱者，常也，或有至九日十一日

而發者，此傳送遲慢之故，亦無足慮，若發熱於五日以前，此時苗氣尚未傳至，其毒何由而發，必因種後適逢天行時氣，小兒感染而成，是乃自出之痘，非關苗氣引出者。

清徐大椿《醫學源流論》卷下〈附種痘說〉：

> 凡痘，必十二朝成靨，並有延至一月者。[99]

民國《痘症急救應驗》〈痘疹日期論〉：

> 凡痘三日發熱，三日出齊，三日起脹，三日灌漿，三日收厭〔靨〕，蓋三五一十五天爲症期，惟有出齊起脹六日，吉凶皆定於此，切莫忽略。而症之輕者，或十二三日皆收靨者有之，症之重者，或至二十餘日，而後全靨者有之，但痘色明潤，根腳紅活，二便如常，又無雜症，即遲早數日，亦可無妨。

又張琰《種痘新書》卷三「論痘發日期」部分討論了種痘後的發展情況：

> 夫痘毒藏於命門，此先天之毒，是固有之孽也，種痘者不過以外苗引其內毒耳。吹苗之後，其苗如腹由淺入深，一日傳過一經，要六日方到命門，外苗相感，內毒乃(乃)動，至七日其毒乃發。若八九日後而發者，其苗氣弱，而傳送緩，故痘發亦稍遲耳，七八日必發者，乃常數也。

受傳染出痘疹的週期與種痘所需時日大致相同。《景嶽全書》卷四十三：

> 日期五：痘瘡大約之數，發熱三日，報痘三日，起脹三日，灌膿三日，

---

99 《景印文淵閣四庫全書》。

結靨三日，共十五日，乃大率常數，此其正也。惟痘密毒甚者，常過其
期；痘疏毒微者，常不及期，固有不可一例拘者。但得痘色明潤，根窠
紅活，飲食二便如常，又無表裡雜證，雖遲數日不妨。設有當出不出，
當起不起，當膿不膿，當靨不靨者，須詳察其證。或為元氣虛弱，不能
運行，則補其元氣，或為雜證攻剝，不能通灌，則去其雜證。又六日以
前毒發未盡，有雜證者常也；六日以後，毒該盡出，雜證當除而不出者
為逆，須詳辨而急治之。

從上述資料可以看出，除部分將「灌膿三日」的納入計算，而使時日增加
外，自生痘或種痘過程大致在十二天左右得以完成。這就是拜痘娘科儀活動持續
十二天的醫學基礎。

(五)若干拜痘神活動史跡及種痘儀式文本在民間傳播中的約簡

方志記載清代各地痘神廟不勝枚舉，但今多不存。1999年，廣西桂林出土
清康熙五十九年(1720)《新建痘神廟碑記》石碑一塊及石構件一批，反映了痘神
在當時人們生活中的重要意義，惜已難覓。

今澳門提督馬路的著名禪院蓮峰廟，尚存「痘母殿」。該廟建於明朝，距
今已有近四百年歷史。主廟現供奉觀音、天后，此外有武帝殿、仁壽殿、醫靈
殿、沮誦殿及金花娘娘痘母殿等。痘母殿包柱對聯曰：「寶痘勻圓，喜個個金丹
換骨；天花消散，願家家玉樹成林。」[100]表達了人們對安全度過痘疹命關的虔
誠心願。這裡崇拜的金花娘娘痘母，就是專司為兒童種痘的職業神痘神娘娘。

按照前述道教種痘科儀，給兒童種痘前，須將痘神請入村莊族落，加以虔
誠供奉。不過民間一般種痘活動，顯然並不像道教經書中的安排那樣按部就班，
繁複冗長。王振忠曾發表關於清代徽州婺源日用類書《目錄十六條》中的〈放神
痘疏文〉，其內容為：

---

100 感謝譚世寶教授在澳門代為拍照及鈔錄痘母殿對聯。

據大清國江南徽州府△縣△鄉　社奉神布種天花信士弟子△△，童男△
△，童女△△，暨合眾男女等，盥手拈香百拜。伏以慈光朗照，誕開文
運於凡塵；聖德宏敷，廣發好生於黎庶。誠通化感，心格祥臻，言念眾
信等，……今以男女痘關未度，疹厄莫逃，爲此協志欽崇，求苗布種，
普度天花之厄，齊祈順遂之庥。眾願咸孚，輿情共載，肅涓良日，敬獻
微忱，伏願聖衷俯納，仁慈下照，俾信童男女等臟腑均和，星晨順度，
花苗清秀，三災八厄以蠲除；窠粒分明，四序千秋而迪吉。降福延生，
消愆弭患，從此永賴神功，俯仰不忘聖惠，……大清皇號△年△月日侍
香弟子△頓首百拜。[101]

　　這裡「奉神布種天花」所祈請的無疑就是專司種痘的痘神娘娘，種痘的方
式乃依其所傳「神痘」術。前揭張琰《種痘新書》卷三保存的道教種痘科儀文本
中的「起壇總訣」部分，亦存有若干類似的文本。

　　這一拜痘娘文本的簡約特點，則透露出隨著種痘的普及，民間種痘拜神需
求增多，在規模上，拜痘娘儀式活動的過程和章表文本，均明顯地被簡化了。然
而這也使道教的種痘科儀，包括道師爲民間實施的種痘活動，能夠在更廣泛的社
會層面上得到接受和傳播。

(六)附錄：牛痘按穴接種及拜神現象思考

　　1805年牛痘接種法經澳門傳回中國。本來在歐洲牛痘接種並不講究穴位，
可是傳到中國又被神秘化，似乎不找到穴位就不安全或無效。醫師爲了神化其
術，甚至宣稱牛痘接種中唯一需要師徒秘傳的就是穴位的定位法。按清邱熺《西
洋種牛痘法》（1817）：

　　種痘者，用尺接攜准穴道，以左手執定小兒之臂，勿令伸縮，右手將

---

101 王振忠，〈清代前期徽州民間的日常生活──以婺源日用類書〈目錄十六條〉爲
　　例〉，中央研究院「中國日常生活的論述與實踐」國際學術研討會論文(台北：
　　中央研究院，2002年10月25日至27日)。

刀尖向兩臂消爍，清冷淵穴，刺破薄皮，然後點苗，每臂沒穴，各種一
顆。如小兒年至八九歲以上，日啖腥膩、五味，恐後天毒重，則於天井
穴〔原注：在手節兩高骨之間〕，又各種一顆。

其中有些小兒種痘不出，或者種三、四次才出：

此非引泄不驗〔原注：亦有苗久與穴不的，始不驗者〕，良由小兒先天
毒盛，根深蒂固，一時難於引拔。
又有剽竊之輩，天資甚高，摹擬穴法刀法，公然為人點放〔原注：此等
人目今有之〕，及至發時，十出二三，甚者不過五六〔原注：是不知穴
法也〕。

事實上，原因可能是因為刺破程度不夠，導致疫苗失效，絕不存在種痘之穴位問
題，因而更無所謂穴位之準與不準。又：

篇中所言牛痘諸法，可謂金針盡度矣，獨不言穴法者，非吝也，蓋以嬰
兒有大小，手臂有長短，與其語言陳跡，不惟無益於人，且有索驥之
誚。書中之圖，乃大概規模而已，必須師傳，銅人圖尺寸法，神明而變
化之，點苗時自能百發百中〔原注：牛痘與奧竅，惟穴法必須師傳〕。
操術者，必於此等處留神，庶免誤人。

事實上，種痘術傳去歐洲後，經過實驗發展為牛痘術，已經過「袪魅」
(disenchantment)過程，根本不存在穴位問題。傳回中國又講求種痘的「穴
位」，乃是再度「附魅」(enchantment)所致。

歷史表明，種痘術與拜痘娘之間的原始融合關係，隨著種痘免疫功能之現
實性及受到承認，與其同生共存的拜神內容逐漸失去神聖色彩，種痘與拜娘之張
力漸形鬆解矣。

人痘術傳到歐洲後，種痘與拜痘娘之間的原始融合關係，因文明傳遞過程

中的「過濾功能」(功能選擇)而失去其中的宗教部分，兩者徹底解構，張力消解，種痘術的內容留存下來，並得到單純推進和改造，遂成爲近代科學之牛痘免疫醫學。然而當1805年傳回中國後，牛痘術卻重新與本土的拜痘神傳統結合，再度本土化(重神秘化)。或許這就是文化傳統的力量、特徵、功能，也是值得進一步研究的問題。

仔細研究這些現象，將可發現，宗教家、醫家相繼神秘其事，秘之以訣，實乃傳統思想文化背景下科學技術傳播之表現，亦中世紀人類思想文化之共通特徵。是者是之，非者卻難以非之，只能考之以當下之文化生態。斯亦可謂歷史之客觀不可干預：史家坐閱長河千年，焉得奈何？

本文原發表於中央研究院歷史語言研究所、宗教與醫療研究計畫、亞洲醫學史學會主辦，「宗教與醫療學術研討會暨亞洲醫學史學會第二次年會」。台北：中央研究院歷史語言研究所，2004.11.16.-19。全文下載網址：http://www.ihp.sinica.edu.tw/~medicine/ashm/lectures/paper/paper17.pdf.此次發表已做修訂。

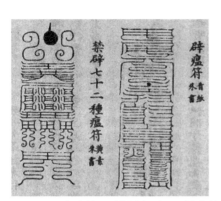

圖一　辟瘟符，禁辟七十二種瘟符

（《道法會元》，卷219）

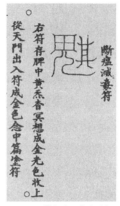

圖二　斷瘟滅毒符

（《道法會元》，卷219）

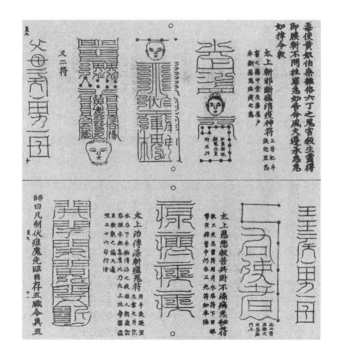

圖三　治傳染斬邪斷瘟消疫神符

（《無上玄元三天玉堂大法》，卷13）

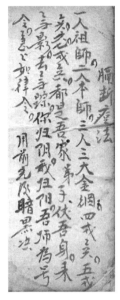

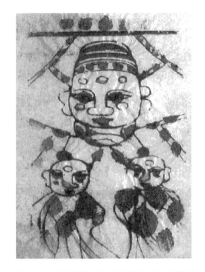

圖四　鈔本《治麻疹秘訣論》　　圖五　江蘇鎮江民間繪畫「痘神」
　　　中的「隔斷痘法」

（作者藏書）

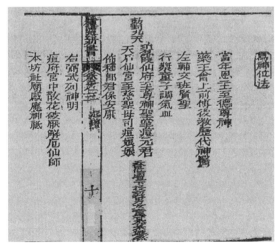

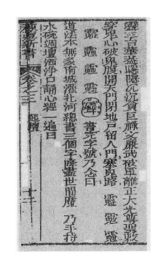

圖六　《種痘新書》寫神位法　　　　圖七
　　　　　　　　　　　　　　　　《種痘新書》書符式

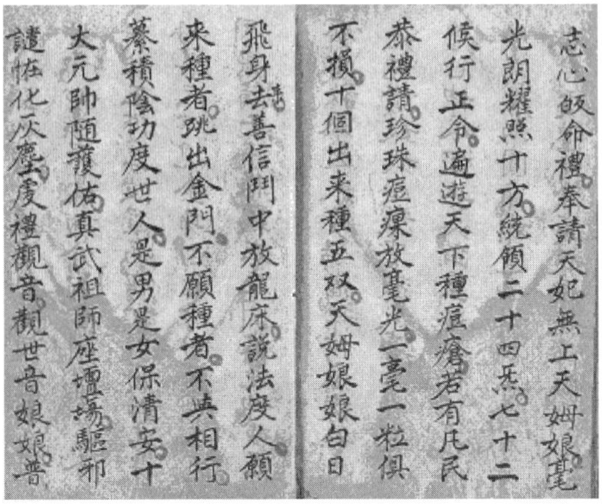
志心皈命禮奉請天妃無上天姆娘毫
光朗耀照十方統領二十四氣七十二
候行正令遍遊天下種痘瘡若有凡民
恭禮請珍珠痘瘰放毫光一毫一粒俱
不損十個出來種五双天姆娘娘白日
飛身去善信門中放龍床說法度人願
來種者跳出金門不顧種者不與相行
藥積陰功度世人是男是女保清安十
大元帥隨獲佑真武祖師座壇場驅邪
護恤化灰塵慶禮觀音觀世音娘娘普

圖八　鈔本《正一道門慶痲痘娘科》奉請天姆娘娘

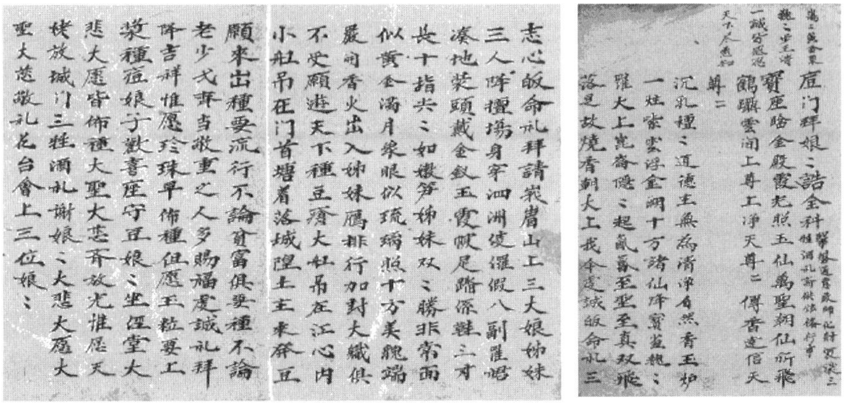
痘门拜娘娘誥全科
寶座臨金殿霞光照玉仙爲聖網仙所飛
鶴躡雲间上尊上淨天尊二傳香達信天
尊二
沉乳種種道德主無爲清淨自然香玉炉
一炷紫雲浮金網十方諸仙降寶座鑒觀
降大上寬齋懺悔起氤氳至聖至真双飛
落足放燒香對大上我今虔誠皈命礼三
志心皈命礼拜請峩眉山上三大娘姊妹
三人降壇場身穿四洲使僊假八副[illegible]
滚地裝頭戴金釵玉霞帔足踏深鞋三寸
長十指尖尖如嫩笋姊妹双双勝非常面
似黄金滿月衆眼似琉璃照十方美貌端
嚴聞香火出入姊妹腾排行加封大職俱
不受願遊天下種豆瘡大杜吊在江心内
小杜吊在门首壇着落城隍土主來栾豆
願來出種要流行不論貧富俱要種不論
老少文弄当敬重之人多賜福慶誠礼拜
降吉祥惟願珍珠早佈種但愿王粒要上
漿種痘娘子歡喜座守豆娘娘坐涯堂大
悲大愿皆佈施大聖大慈齊放光推屈天
姥放城门三牲酒礼謝娘娘大悲大愿大
聖大慈敬礼花台會上三位娘娘

圖九　鈔本《痘門拜娘娘誥全科》

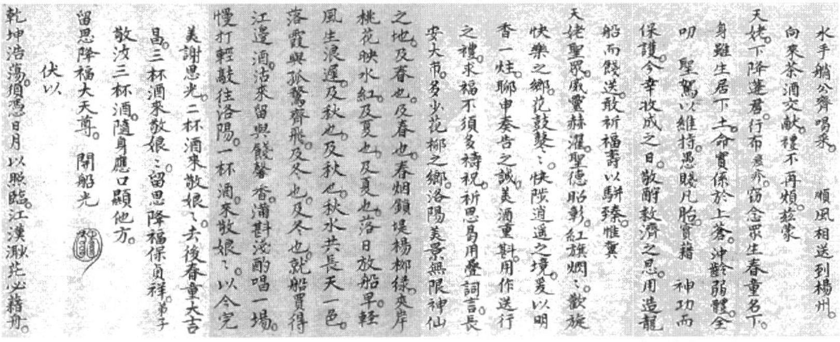
水手稍公齊唱采　順風相送到楊州
向來茶酒交献禮不再煩兹蒙
天姥下降蓮碁行布[illegible]伏念衆生春童名下
身雖生居下土命實係於上蒼沖齡弱體全
叨聖駕以維持愚賤凡胎實藉神功而
保護今幸收成之日敢酧救濟之恩用造龍
船而餞送敢祈福壽以駢臻惟冀
天姥聖衆威靈赫濯聖德昭彰紅旗炯炯歡旋
快樂之鄉花鼓鼕鼕快陟逍遥之境爰以明
香一炷聊申奏告之誠美酒重斟用作送行
之禮求福不須多待祝祈恩曷用疊詞言長
安大市多少花柳之鄉洛陽美景無限神仙
之地及春也及春也春烟鎖堤楊柳綠夾岸
桃花映水紅及夏也及夏也落日放船早輕
風生浪遲及秋也及秋也秋水共長天一色
落霞與孤鶩齊飛及冬也及冬也就船買得
江邊酒浩浩留與餞馨香浦對泛酌唱一場
慢打輕鼓往洛陽一杯酒來散娘娘以今完
美謝恩光二杯酒來散娘娘去後春童大吉
昌三杯酒來散娘娘留恩降福保貞祥弟子
敬汝三杯酒隨身應口顯他方
留恩降福大天尊　開船光
伏以
乾坤浩蕩須憑日月以照臨江漢[illegible]必藉舟

圖十　《餞送船上科文》拜謝天姥娘娘布種

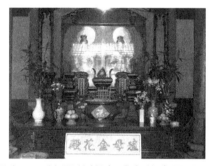

凡痘三日發為三日出齊三日起脹三日灌漿三日收腳蓋三五
一十五天為症規惟有出齊起脹六日吉凶皆定于此切宜慎
而症之輕者或十二三日皆收斂者有之症之重者或至二十餘
日而後全癒者有之但痘色明潤根腳紅活二便如常又無雜症
卽延早敕民亦可無妨

痘疹日期論

圖十一　民國《痘症急救應驗》　圖十二　澳門蓮峰廟「金花痘母殿」
痘疹日期論

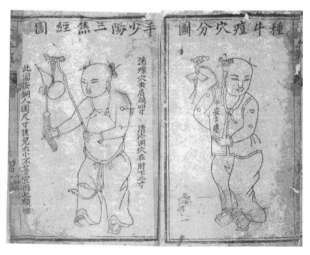

圖十三　清邱熺《西洋種牛痘法》示接種手臂穴位圖

第六章

漢譯密教文獻中的生命吠陀成分辨析：

以童子方和眼藥方爲例

陳明(北京大學東方文學研究中心教授)

　　印度佛教醫學是印度古代醫學文化體系的組成之一，來源於與婆羅門教對立的沙門思潮影響下所產生的沙門醫學。自佛教興起後，印度佛教醫學吸收了佛教的相關義理，而成為一種相對獨立的醫學傳統。佛教醫學對印度古典梵語時期的生命吠陀醫學體系的豐富與發展，起到了相當大的作用，二者有著錯綜複雜的關係。印度佛教醫學的主體部分，體現在傳世的佛經文獻以及出土的文書之中，漢譯佛經是其內容最豐富的載體之一。

　　作為印度佛教醫學的一個組成部分，漢譯密教文獻中所記載的醫學知識內容頗為豐富。一般看來，對於疾病的袪除，密教文獻中有多種手法：念誦咒語真言、設立壇場、禱告神靈、奉獻供養、療病法印、使用藥物等。這些方法或單用，或混用，但人們往往強調密教醫療活動中的咒語類等神秘性的特色，而忽視其中源於傳統醫學——生命吠陀的藥物治療原理。首先，在密教文獻中出現了一些醫仙的名單。《孔雀王咒經》卷下，列舉了幾十位大仙人的名字，經過初步比對，發現其中夾雜有印度古代醫家的名字。其次，從密教經文的藥方和治療法，我們不難看到直接根源或者移植於生命吠陀的諸多成分。本文主要以《大正新修大藏經》所收漢譯密教文獻為對象，選取經文中的「童子方」和眼藥方內容，將其與生命吠陀的相關藥方和療法進行比勘，分析、辨別其中的生命吠陀成分，初步探討密教在醫療活動中，對生命吠陀漢譯密教文獻中的生命吠陀成分辨析知識的具體應用情況。

　　本文的初步結論有二個。第一，密教文獻確實吸收了大量的生命吠陀成分，主要體現在眼科、兒科(含婦科)等方面。密教的眼藥方的藥物治療原理，與生命

吠陀《妙聞本集》和《八支心要方本集》等基本是一脈相通的，由大型眼藥方的
比對特別能夠證明這一點。可以說，密教醫學知識的主要來源之一，就是生命吠
陀。

第二，通過《佛說護諸童子陀羅尼經》、《羅嚩拏說救療小兒疾病經》、
《千手千眼觀世音菩薩治病合藥經》、《觀世音菩薩秘密藏如意輪陀羅尼神咒
經》等文本與生命吠陀醫籍的對比，發現兩者的醫方對應部分存在差異，說明密
教對生命吠陀的知識進行了修正，而且密教對生命吠陀的藥方加諸了多種形式的
宗教化處理，使其從原來單一性的醫用，發展出多重性的宗教用途。一方面，擴
大了藥方的使用範疇，從醫用到宗教性的目的。另一方面，藥劑的配製和使用方
式也發生了變化。配製藥物過程時，亦需念誦真言，還要與大手印、設置曼荼羅
相配合，以求得「成就藥法」。藥物的使用也在生命吠陀原有的內服、外敷、
滴、洗等方式上，增加了佩藥等新的形式，用藥的時辰也按照密教的規定有所選
擇。

印度佛教醫學是印度古代醫學文化體系的組成之一，來源於與婆羅門教對
立的沙門思潮影響下所產生的沙門醫學。自佛教興起後，印度佛教醫學吸收了佛
教的相關義理，而成為一種相對獨立的醫學傳統。佛教醫學對印度生命吠陀
(Āyurveda)醫學體系的豐富與發展，起到相當大的作用，二者有著錯綜複雜的關
係[1]。印度佛教醫學的主體部分，體現在傳世的佛經文獻以及出土的文書之
中，漢譯佛經是其內容最豐富的載體之一。印度佛教醫學的研究成果較多，茲
不贅述[2]。本文主要以《大正新修大藏經》所收漢譯密教文獻為對象，通過與生
命吠陀典籍的對比，分析、辨別密教文獻所記載的醫學知識中的生命吠陀成分，
為進一步探討密教在醫療活動中對生命吠陀知識的具體應用奠定基礎。

1　K.G. Zysk, *Asceticism and Healing in Ancient India: Medicine in the Buddhist Monastery* (Delhi: Motilal Banarsidass Publishers Private Limited, 1998).

2　主要參見〔日〕大日方大乘，《佛教醫學の研究》（東京：風間書房，1965）；〔日〕福永勝美，《佛教醫學事典》（京都：雄山閣，1990）。

一

　　作爲印度佛教醫學的一個組成部分，漢譯密教文獻中所記載的醫學知識內容頗爲豐富。一般看來，對於疾病的祛除，密教文獻中有多種手法：念誦呪語眞言（mantra，曼陀羅）、設立壇場（maṇḍala，曼荼羅）、禱告神靈、奉獻供養、療病法印（mudrā）[3]、使用藥物等。這些方法或單用，或混用。但人們往往強調密教醫療活動中的呪語類等神秘性的特色，而忽視其中源於傳統醫學的藥物治療原理。印度傳統醫學的主流就是生命吠陀。漢譯佛經中有不少地方記載了生命吠陀的相關學說，最明顯的體現在《金光明經》卷三（北涼曇無讖譯）、《金光明最勝王經》（唐代義淨譯）卷九的「除病品」[4]、《道地經》（後漢安世高譯）「五種成敗章第五」、《修行道地經》（西晉竺法護譯）卷一的「五陰成敗品」[5]、《佛說胞胎經》（西晉竺法護譯）[6]，以及《大寶積經》卷五十五「佛爲阿難說處胎會第十三」（唐代菩提流志譯）等處[7]。中土僧人撰述中，則以義淨的《南海寄歸內法傳》卷三中的敘述最爲詳細[8]。生命吠陀是由八個部分（a ṣṭāṅga-）構成的，該詞在

3　《佛說陀羅尼集經》卷2中收錄了一種「阿彌陀佛療病法印」：「先仰左手，四指仍屈。即以右手覆於左手，右手四指亦屈，與左手急相鉤。令二拳節各拄掌心，其二大指各直豎之。是一法印，降伏一切諸惡鬼神。有人病者，當用印之其病即愈。此等諸印皆誦心呪。」《大正新修大藏經》（以下簡稱《大正藏》），卷18，No. 901，頁802c。

4　《金光明經》，收入《大正藏》，卷16，No. 663，頁351b-352b；《金光明最勝王經》，收入《大正藏》，卷16，No. 665，頁447b-448c。Johannes Nobel, "Ein Alter Medizinischer Sanskrit-Text und seine Deutung," *Journal of the American Oriental Society*, Supplement 11(New Haven, 1951), pp. 1-35.

5　《道地經》，收入《大正藏》，卷15，No. 607，〈五種成敗章第五〉，頁232a-235b。有關該經的翻譯，參看Florin Deleanu，〈A Preliminary Study on An Shigao's 安世高Translation of the Yogācārabhūmi道地經〉，《關西醫科大學教養部紀要》，17(大阪，1997)，頁33-52；《修行道地經》，卷1，收入《大正藏》，卷15，No. 606，〈五陰成敗品第五〉，頁183b-189b。

6　《大正藏》，卷11，No. 317，頁886a-890c。

7　《大正藏》，卷11，No. 310，頁322a-325c。

8　〔唐〕義淨著，王邦維校注，《南海寄歸內法傳校注》（北京：中華書局，1995）。

佛經中有「八術」、「八種術」、「八種藥」、「八分醫方」、「八醫」等多種
譯法[9]。通檢密教經文，筆者雖未發現其中提到過「生命吠陀」或者「八術」這
樣的專門詞彙，但並不等於其中沒有生命吠陀的成分。

　　首先，在密教文獻中出現了一些醫仙的名單。印度醫學傳說源自梵天
(Brahman)，然後由天神因陀羅(Indra)、雙馬童(Aśvinau)等傳給在大地上修行
的仙人(ṛṣi)。《孔雀王呪經》(梁代僧伽婆羅譯)卷下，列舉了幾十位大仙人的名
字[10]，經過初步比對，發現其中夾雜有印度古代醫家的名字。此段經文中可以對
應的人物有：婆悉他大仙人(Vasiṣṭha，另譯「婆斯瑟侘」、「婆私瑟侘」、「覆
住大仙」)、迦葉波大仙人(Kāśyapa，另譯「迦攝波」、「迦葉大仙」)、頗羅墮
大仙人(Bhāradvāja，另譯「婆囉納縛惹」)、阿底離大仙人(Ātreya，另譯「阿怛
囉耶」)、訶里底大仙人(Hārīta，另譯「訶利底」、「賀哩多」、「採清大仙」)
等。又，《陀羅尼雜集》(未詳撰者，今附梁錄)卷四收錄「婆視羅仙人說救一切
病種種方法陀羅尼一首」(出典未詳)。「婆視羅」可能即梵語Parāśara的音譯。
甚至《囉嚩拏說救療小兒疾病經》(北宋法賢譯)的經名中，就有醫家囉嚩拏
(Rāvaṇa)的名字。這些仙人的名字屢見於生命吠陀典籍之中。在西域出土的《鮑
威爾寫本》(*The Bower Manuscript*)的第一個殘卷第八頌中，就有這樣的傳說記
載：

　　　阿底離〔Ātreya〕、訶里底〔Hārīta，青苗〕、婆羅舍羅〔婆視羅，Parāś
　　　ara〕、毗盧〔Bhela〕、竭羅伽〔Garga，另譯「揭瞿大仙」〕、舍婆耶
　　　〔Śāmbavya〕、妙聞〔Suśruta〕、婆私吒〔婆悉他，Vasiṣṭha〕、迦樓羅

　9　在敦煌出土文獻P.4640(《金光明寺故索法律邈眞讚並序》)、上圖068(《溫室經
　　　疏》)等中有「八術」一詞。吐魯番出土的Дx09888殘片中，還有對此「八術」內
　　　容的解釋。陳明，《印度梵文醫典〈醫理精華〉研究》(北京：中華書局，
　　　2002)，頁550-555；〈「八術」與「三俱」：敦煌吐魯番文書中的印度「生命吠
　　　陀」醫學理論〉，《自然科學史研究》，22：1(北京，2003)，頁26-41；陳明，
　　　《殊方異藥：出土文書與西域醫學》(北京：北京大學出版社，2005)，頁168-
　　　181。
　10　《大正藏》，卷19，No. 984，頁457b-c。

〔Karāla〕、迦波耶〔Kāpya〕。他們相伴經行數百次，探究了所有藥用本草的味道、性能、形狀、藥力和名稱。[11]

　　為何說密教經文中的這些大仙人與醫學有關係呢？因為在《孔雀王呪經》下文中云「彼先仙人造四阿韋陀，常說呪術，能使人善惡苦行成就」[12]。對照《梵文孔雀明王經》，「四阿韋陀」對應的是vedānāṃ karttāro mantrāṇāṃ[13]，因此，此處不僅是指四部吠陀本集，還包括副吠陀（upaveda），生命吠陀即是其中之一。所以，這句話就表明了他們與醫學呪術有一定的關係。另外，在生命吠陀典籍中論述預後內容時，往往會涉及病者（或其親屬）的夢兆[14]，而密教經文中亦有不少處提到夢中所見的善相與惡相。二者之間有何牽涉，尚值得作進一步探討。

　　其次，從密教經文的藥方和治療法中，我們不難看到直接根源或者移植於生命吠陀的諸多成分。四部吠陀本集中不乏治病的呪語，生命吠陀中也沿用了不少的呪術，但無論從數量還是從性質上都無法同密教相比。密教文獻中有專門使用純呪術治病的經典，諸如《佛說呪小兒經》、《佛說呪時氣病經》、《佛說呪齒經》、《佛說呪目經》、《除一切疾病陀羅尼經》、《觀世音菩薩秘藏和意陀羅神呪經》、《能淨一切眼疾陀羅尼經》、《佛說長壽滅罪護諸童子陀羅尼經》等，可以說是呪術（mantra、dhāraṇī、tantra）的質變和大發展。不過，密教的《佛說護諸童子陀羅尼經》（元魏天竺三藏菩提流支譯）、《千手千眼觀世音菩薩廣大圓滿無礙大悲心陀羅尼經》（異出本《千手千眼觀世音菩薩治病合藥經》，唐西

11　A.F. Rudolf Hoernle ed. & trans., *The Bower Manuscript: Facsimile Leaves, Nāgarī Transcript, Romanized Transliteration and English Translation with Notes* (New Delhi: Aditya Prakashan, 1987), vol. 1, p. 1.

12　《大金色孔雀王咒經》卷一：「阿難，斯等是先出大仙，造四圍陀，所為如意，苦行嚴迅，有大威勢，所作悉辦。斯等亦以此《大孔雀王呪經》，擁護某甲，令受百歲，得見百秋。」《大正藏》，卷19，No. 986，頁478b。

13　〔日〕田久保周譽校訂，《梵文孔雀明王經》（*Ārya-Mahā-Māyūrī Vidyā-Rājñī*）(Tokyo Sankibo：山喜房佛書林，1972)，頁54。

14　*Siddhasāra*: 4.20.1-4.21.2.參見Emmerick R.E. ed., *Siddhasāra of Ravigupta, vol.1: The Sanskrit text*（=Verzeichnis der orientalischen Handschriften in Deutschland, ed. W. Voigt, Supplementband 23.1, F. Steiner Verlag, Wiesbaden, 1980), p. 39；陳明，《印度梵文醫典〈醫理精華〉研究》，頁356-357。

天竺三藏伽梵達摩譯)、《佛說陀羅尼集經》(大唐天竺三藏阿地瞿多譯)、《囉嚩拏說救療小兒疾病經》、《陀羅尼雜集》(闕名)、《大佛頂廣聚陀羅尼經》等經文中所包含的醫學內容就相當豐富。限於篇幅，以下將選取上述經文中的「童子方」(Kumāratantra)和眼藥方(Śalākya)內容，將其中與生命吠陀相關的藥方和療法進行比勘。

(一)《佛說護諸童子陀羅尼經》[15]

該經內容主要為大梵天王(Mahā-brahman or Brahmendra)講述鬼神的名稱和呪語，以保護童子。它屬於八術之一的童子方範疇。與之相關聯的還有《童子經念誦法》(唐代善無畏譯)，以及《佛說守護大千國土經》(北宋施護譯)卷下的一小段內容[16]。類似的內容還見於《西方陀羅尼藏中金剛族阿蜜哩多軍吒利法》(唐代義操譯)卷一中的「軍茶利治鬼病呪品第二十一」[17]。諸經文中列條了十五位鬼神的名稱、鬼神的形狀、導致小兒病患的症狀、具體的呪語等，而沒有藥術的成分。列表如下：

表一　密教經文中的bāla-graha

經名 神名 (梵名)	《護諸童子陀羅尼經》			《佛說守護大千國土經》			《西方陀羅尼藏中金剛族阿蜜哩多軍吒利法》		
	譯名	形狀	症狀	譯名	形狀	症狀	譯名	形狀	症狀
Mijuka	彌酬迦	牛	眼睛迴轉	曼祖計	牛	惡吐逆	泯如迦	可畏形	壯熱不喫乳曬啼哭不止
Mṛgarāja	彌伽王	師子	數數嘔吐	鹿王	鹿	惡吐逆	蔍王		
Skanda	騫陀	鳩魔羅天	兩肩動	塞健那	知童子	搖頭	塞乾陀		
Apasmāra	阿波悉魔羅	野狐	口中沫出	阿鉢娑麼囉	柴狗	口吐涎沫	阿跛塞摩羅		

15　《大正藏》，卷19，No. 1028A，頁741b-742c。

16　《大正藏》，卷19，No. 999，頁591a-b。

17　《大正藏》，卷21，No. 1212，頁70b-c。

Muṣṭikā	牟致迦	獼猴	把捲不展	母瑟致迦	烏	手指拳縮	母瑟迦		
Mātṛkā	魔致迦	羅剎女	自齧其舌	麼底哩迦	羖羊	長喘而笑	摩底里迦	狀如母相	令壯熱嬾喫乳之時或啼或笑
Jāmikā	闍彌迦	馬	喜啼喜笑	惹弭迦	馬	不飲其乳			
Kāminī	迦彌尼	婦女	樂著女人	迦弭寧	驢	睡即驚怖悟即啼哭	伽泯尼		好暉光不喫乳，夜即作聲
Revatī	黎姿坻	狗	見種種雜相	黎嚩底	狗	常咬其舌	梨鉢底		疲無顏色干瀨極即熱患虐不喫乳曬作聲啼哭
Pūtanā	富多那	豬	眠中驚怖啼哭	布單那	鸚鵡	噎氣咳嗽	布單那		臭穢無顏色常曬啼哭不得安穩
Mātṛmandī/ Mātṛmandā	曼多難提	貓兒	喜啼喜笑	麼底哩難那	貓兒	作種種色	摩底里難那		啼哭返跳口中沫出無顏色眼睛不住轉
Śakunī	舍究尼	鳥	不肯飲乳	爍俱寧	飛鳥	嗅諸臭穢	捨矩儞		痾寒熱作聲喉中干不欲得於母邊去顏色黃赤
Kāṇṭha-pāninī/ -pāṇī	捷吒波尼尼	雉	咽喉聲塞	建蛇播扼	雞	咽喉閉塞	乾佗跛儞		項僵頭痛兩手作拳
Mukha-maṇḍikā	目佉曼茶	獷狐	時氣熱病下痢	目佉滿扼	獷狐	口頻蹙縮	木佉摩尼迦		兩眼向上看啼哭喉干嬾上氣不喫乳兩手自搔駁駁動
Ālambā	藍婆	蛇	數數噫餓	阿監麼	雉	餒餓	阿藍麼		不動多睡咬齒不得安穩

　　《童子經念誦法》中只列出了鬼神的名字和咒語，表中未及。《護諸童子陀羅尼經》與《佛說守護大千國土經》的次序完全相同，但在描述鬼神的形狀、引發小兒的病患方面有些差異。《西方陀羅尼藏中金剛族阿蜜哩多軍吒利法》中與前二者出入較大，它沒有描述鬼神的形狀，但對小兒的病症比前二者更爲詳細。該經中云：「此等十五鬼神愛食小兒者，十箇是女，五箇是男。此等十五鬼斷一切人命，及入胎中。」但經文中實際並未全部列出十五個鬼名，其咒語部分有一個鬼名(羯吒布單那)，與他經不能對應。

　　密教經文中的這種護諸童子的鬼神，在生命吠陀典籍中稱之爲bāla-graha。《妙聞本集》(Suśruta-saṃhitā)的〈補遺部〉(Uttara-sthāna)第二十七章中[18]，有關bāla-graha的名稱有九種(nava-grahā)：Skanda(騫陀，形如鳩摩羅天)、Skanda-Apasmāra(阿波悉羅，形如野狐)、Śakunī(含究尼，形如鳥)、Revatī(黎婆坻，形如狗)、Pūtanā(富都那，形如豬)、Andha-pūtanā(使小兒致病的一種女魔，黑色富都那)、Śita-pūtanā(白色富都那)、Mukhamaṇḍikā(目佉曼荼，形如熏狐)、Naigameṣa或者Pitṛ-graha。

　　摩陀婆(Mādhava)的《摩陀婆病理經》(Mādhava Nidānam)是一部論述疾病源候的專著，成書於7世紀前期。該書共七十章，第六十八章爲「童子病」(Bāla roga nidānam)，主要說明各種小兒疾病的症狀及其緣由。其中也分別提及九種bāla-graha所導致的病症[19]，與《妙聞本集》中的九種次序幾乎雷同。同樣爲九種的，還出現在後期Bhāvamiśra撰寫的《明解集》(Bhāvaprakāśa)的中卷(madhya-khaṇḍa)第七十一章，即Skanda、Skandāsaka(Skandāpasmāra或viśākā)、Śakunī、Revatī、Pūtanā、Andhapūtanā、Śītapūtanā、Mukhamaṇḍika、Naigameya。此與《妙聞本集》中大同小異。

18　Priya Vrat Sharma ed. & trans., *Suśruta-saṃhitā, with English Translation of Text and Ḍalhaṇa's Commentary along with Critical Notes* (Varanasi: Chaukhambha Visvabharati, 1999), vol. 3, pp. 141-163; Kaviraj Kunjalal Bhishagratna, Laxmidhar Dwivedi ed., *Suśruta Saṃhitā: Text and English Translation* (Varanasi: Chowkhamba Sanskrit Series Office, 1999), vol. 3, pp. 286-290.

19　K.R. Srikanta Murthy trans., *Mādhava Nidānam (Roga Viniscaya) of Madhavakara* (Varanasi: Chaukhambha Orientalia, 1993), pp. 232-233.

　　在生命吠陀文獻中，比較詳細論述bāla-graha的是《八支集要方》（Aṣṭāṅga -saṃgraha）。其〈後續部〉共五十章，前四章分別論述了新生兒的護理、少兒疾病的治療、有關bāla-graha的知識以及治療bāla-graha的方法。第六、七、八章有關治療辟支魔（Pratyeka graha）和惡鬼（Bhūta）的「鬼病方」內容，也與這些魔鬼有些關聯。其中第三章「Bālagraha Vijñānīya」（有關bāla-graha的知識）的開篇介紹了bāla-graha的來歷、種類及其導致小兒患病的症狀[20]，試譯如下：

> 很久以前，諸graha由溼婆大神〔Śūlapāṇi〕所創造，旨在保護「六面子」〔神名，Guha/Ṣaṇmukha/昴宿，kārtikeya〕，他們中有五種雄性的、七種雌性的。Skanda、Viśākha、Meṣāsya、Śvagraha、Pitṛgraha，這五種是雄性的；Śakunī、Pūtanā、Śīta-pūtanā、Adṛṣti-pūtanā（Andha-pūtanā）、Mukhamaṇḍitikā、Revatī、Suṣkarevatī〔後七種為雌性〕。〔As.ut.3.2-3〕他們獻身於保護塞建陀〔Skanda/「六面子」，Ṣaṇmukha〕，能夠隨意變化身形。其中，Skanda-graha〔塞建陀之魔〕是首腦，因為他被指派為塞建陀的統治者〔「持童子」，bāladhāra〕。當塞建陀長大成人之後，溼婆大神〔Rudra〕使他成為由這些可怕的妖魔組成的軍隊的指揮官，這些妖魔正乞求[溼婆大神]准許他們搶占一些東西，[溼婆大神]說：「你們可以攫取那些人的生命，[他們]甚至在特殊的日子裡也不供奉客人、神靈及其祖先，他們放棄了[宗教和傳統的]正行法則，他們沒有給神靈提供祭品或者祭祀，他們在銅製的破盆中進食；[你們]也可以[攫取]這類人的孩子的健康、生命及其安寧。」
>
> 在溼婆大神〔Śūlī〕的這一規定之下，他們〔這批妖魔〕希望獲取供品和祭祀，就[去]攫取那些憤怒的人、受驚嚇的人、心地殘酷的人、在被禁止的地方〔墓地、鬧鬼的屋子等處〕獨自漫遊的人、吃別人剩下的食

20　A Board of Scholars trans., *Vāgbhaṭa's Aṣṭāṅga Saṃgraha* (Delhi: Sri Satguru Publications a division of Indian Books Centre, 1999), vol. 3, pp. 45-46; K.R. Srikantha Murthy trans., *Aṣṭāṅga Saṃgraha of Vāgbhaṭa: Text, English Translation, Notes, Appendices and Index* (Varanasi: Chaukhambha Orientalia, 2000), Uttarasthāna, vol. iii, pp. 37-42.

物的人、穿戴[別人的]花環、裙子和首飾的人；[妖魔們也攫取]那些骯
髒的、在早晨或晚上哭泣的兒子或者其母親；妖魔們化作熊、貓頭
鷹、貓或者其他任何可怕的模樣來恐嚇人，基本上是在特殊的日子〔新
月日和滿月日、日蝕和月蝕等〕[出沒]。妖魔們抓人趁睡覺時，有時甚
至是[人]醒著的時候，通常是在[人]犯錯誤的時候。〔As.ut.3.4-10〕
邪魔要攫取人，只有聖典的純潔的眼睛才能察覺。抓小孩時，也如此；
乾闥婆〔gandharva〕抓母親時，也相似。〔As.ut.3.11〕
被邪魔攝取的小兒，其最初的特徵為持續發燒和哭鬧。其基本的症狀
為：害怕、過多的打哈欠、眉毛跳動、膽怯、嘴巴外翻、目光向上呆
視、嘴唇和牙齒打顫、失眠、哭喊、呻吟、討厭母奶、聲音改變、無緣
無故地用指甲抓自己或者母親的身體。〔As.ut.3.12-14〕

在《八支心要方本集》(Aṣṭāṅga-hṛdaya-saṃhitā)的〈後續部〉(Uttara-
sthāna)中，作者將《八支集要方》的上述八章相關內容壓縮為五章。祇有第三
章為「Bāla-graha prati ṣedha」(治療妖魔)，共六十一頌。所提及的妖魔也是十二
種[21]，即：Skanda、Viśākhā、Meṣākhyā、Śvagraha、Pitṛgraha、Śakuni、Pūtanā、
Śītapūtanā、Adriṣṭipūtanā、Mukhamaṇḍitikā、Revatī和Śuṣkarevatī。其內容與《八
支集要方》大體相似。

Bāla-graha的觀念並非始出於醫籍之中，而是始出於《往世書》(Puraōa)
中，大史詩《摩訶婆羅多》(Mahābhārata)等文獻中也有所記載[22]。這種「護諸童
子」的內容還出現於敦煌藏經洞之中。一組帶有于闐語、漢語雙語題記的殘紙畫
(英藏Ch.00217a-c，現編號為BM OA 1919.1-1.0177(1-3))，就描繪了「護諸童
子」的女魔圖像(圖一)[23]。

21　K.R. Srikantha Murthy trans., *Vāgbhaṭa's Aṣṭāṅga Hṛdayam: Text, English Translation,
　　Notes, Appendix and Indices*, vol. iii, pp. 27-37.
22　Radha Banjeree, "Female Spirits as Delineated in Three Pothī Leaves from Cave 17，
　　Dunhuang," 收入敦煌研究院編，《2000年敦煌學國際學術討論會論文提要集(英文
　　部分)》(蘭州：敦煌研究院編印，2000)，頁38-39。
23　〔日〕松本榮一，《敦煌畫の研究(圖像篇)》(東京：東方文化學院東京研究所，

（二）《囉嚩拏說救療小兒疾病經》（Rāvaṇaprokta-bāla-cikitsā sūtra）

　　該經主要爲囉嚩拏論述十二曜母鬼「執魅小兒年月時分所患疾狀」以及「大明救療之法」。這十二種曜母鬼在特定的時間執魅小兒，造成疾患，因此，需要對其祭祀和念誦大明呪語。經中的內容可在生命吠陀醫籍中找到對應。M. Filliozat很早就對醫籍中收錄的囉嚩拏的童子方及幾種單行本進行研究[24]。他指出，造成小兒疾患的曜母鬼，見於《妙聞本集》的「童子方」（Kaumārabhṛtya）、《遮羅迦本集》（Caraka-saṃhitā）的童子病部分、《八支心要方本集》的「童子方」（Kumāratantra）等之中。但他沒能找到囉嚩拏的童子方與佛教相關聯的資料。後來，師覺月（P. C. Bagchi）在〈研究囉嚩拏童子方的新材料〉（"New Materials for the study of the Kumāratantra of Rāvaṇa"）一文中，根據尼泊爾地區的一種佛教寫卷和漢譯的《囉嚩拏說救療小兒疾病經》，將此研究推進了一步[25]。通過梵漢文本的對照，他發現漢譯「曜母鬼」的原語是graha-mātṛkā。mātṛkā源於mātṛ，意爲母親，kā-爲詞綴。「鬼」字爲意譯，表示其特性。而「曜」字應當來自graha，因爲graha-（raptores, beings who seize）原意爲攝取、抓取，常譯爲「執」。所以，法賢譯之爲「曜母鬼」。

　　在兒科專著《迦葉本集》（Kāśyapa-saṃhitā）中，雖有關於bāla-graha的內容，但並未提及這十二個曜母鬼的名稱。比《囉嚩拏說救療小兒疾病經》（譯於937年後）稍晚、成書於11世紀的生命吠陀醫書《輪授方》（Cakradatta）第六十四

（續）————————————

　　　1937），頁 763-769；Mauro Maggi, "A Chinese-Khotanese Excerpt from the Mahàsàhasrapramardanã," La Persia e l'Asia centrale di Alessandro al X secolo…(Roma, 9-12 Novembre 1994), Rome 1996 (publ. 1997), pp. 123-137; Prods Oktor Skjærvø, Khotanese Manuscripts from Chinese Turkestan in the British Library: A Complete Catalogue with Texts and Translations (London: The British Library, 2002), p. 583.

24　Jean Filliozat, "Le Kūmaratantra de Rāvaṇa," Journal Asiatique, 226 (Paris, 1935), pp. 1-66; Jean Filliozat, Étude de démonologie indienne: Le Kâmaratantra de Rāvaṇa et les textes parallèles indiens, tibétains, chinois, cambodgien et arabe (Paris: Imprimerie Nationle, 1937).該書將囉嚩拏「童子方」的梵、藏、漢等相應文本進行了比較研究。

25　P.C. Bagchi, "New Materials for the Study of the Kumāratantra of Rāvaṇa," Indian Culture, 7 (Patna, 1941), pp. 269-286.

章《童子病》中，記錄了囉嚩拏(Rāvaṇa)所寫的《童子方》(the Kumāratantra of Rāvaṇa)。二者內容大體相同。其中的「曜母鬼」名稱對應可列表如下：

表二　《囉嚩拏說救療小兒疾病經》中的「曜母鬼」及其對應

編號	梵名	《囉嚩拏說救療小兒疾病經》	《輪授方》	《八支心要方本集》
1	Mātṛnandā	摩怛哩難那	Nandā-mātṛkā	Skanda
2	Sunandā	蘇難那	Sunandā	Viśākhā
3	Revatī	哩嚩帝	Pūtanā	Meṣākhyā
4	Mukhamuṇḍikā	目佉曼尼迦	Mukhamuṇḍitikā	Śvagraha
5	Viḍālī	尾拏隸	Kaṭapūtanā	Pitṛgraha
6	Śakunī	設俱儞	Śākunikā	Śakuni
7	Pūtanā	布多曩	Śuṣkarevatī	Pūtanā
8	Śuṣkā	輸瑟迦	Aryakā	Śītapūtanā
9	Aryakā	阿哩也迦	Sūtikā	Adṛṣṭipūtanā
10	Jambukā	染婆迦	Nirṛtā	Mukhamaṇḍitikā
11	Pilipicchikā	必隸冰砌迦	Pilipicchikā	Revatī
12	Skanda	塞健馱	Kāmukā	Śuṣkarevatī

上表中，《囉嚩拏說救療小兒疾病經》與《八支心要方本集》(Vāgbhaṭa著，7世紀中期成書)中的鬼名可以對應的有五個，即Skanda、Śakunī、Pūtanā、Revatī、Śuṣkā(Śuṣkarevatī)。《囉嚩拏說救療小兒疾病經》與《輪授方》能夠對應的有Mātṛnand(Nandā-mātṛkā)、Sunandā、Pūtanā、Śakunī(Śākunikā)、Mukhamuṇḍikā (Mukhamuṇḍitikā)、Revatī、Śuṣkā(Śuṣkarevatī)、Aryakā、Pilipicchikā，一共九個。這說明graha-mātṛkā與bāla-graha性質基本相同，而且它們的數目和名稱在醫書和佛教典籍中有所變化。

《八支集要方》與《八支心要方本集》中，均指出「很久以前，諸graha由濕婆大神所創造，旨在保護『六面子』」。而且，這些妖魔危害人間小兒，也是得到濕婆大神的允許。濕婆是婆羅門教的三大主神(另為梵天、毗濕奴)之一，因此bāla-graha的觀念無疑與婆羅門教有很深的淵源關係。在密教經文中，這些

graha-mātṛkā、bāla-graha的數目，以及其對應的方法(設壇場祭祀、念呪語、香薰、沐浴等)，都發生了不少的變化，顯然是對醫籍中的記載做出了修改和補充。這說明與「護諸童子」相關的這些內容，甚至體現了密教與婆羅門教(印度教)在醫學領域的混融。

(三)其他密教經文中的童子方

在其他經文中亦有一些童子方的記載。《佛說陀羅尼集經》卷四，云：

> ……若小兒病，用五色線，一呪一結成三七結，繫其頸上。呪師手作此印，印小兒項。其病即差。[26]

一些學者在討論密教與道教的關係時，常以「五色線」作爲標準，凡是密教經文中提到五色線的地方，就斷定這是密教抄自道教，因爲「五色線」是中國楚地的風俗。然而，在印度，繫聖線是婆羅門教(印度教)人生儀禮中的一件大事。在印度醫書中，也有繫聖線的習俗。7世紀成書的《醫理精華》(Siddhasāra，作者Ravigupta)第二十九章「童子方」，云：

> ……爲了使邪魔〔graha〕平息，要〔誦〕具備各種功能的曼陀羅呪語，要供奉祭品、並燒掉這些能帶來安寧的祭品，還應該繫上一根施過呪語的聖線等等。〔Si. 29.57〕

密教經文中的「五色線」與醫籍中的聖線同源，功能也相當，因此，不宜憑漢譯的「五色」二字，就將其統統歸屬於道教的範疇。

在《千手千眼觀世音菩薩治病合藥經》[27]中，記載了四條小兒方，分別主治

26　《大正藏》，卷18，No. 901，頁817c。

27　Sukumar Sen, "Two Medical Texts in Chinese Translation," *Vishvabharati Annals*, 1 (Santiniketan, 1945), pp. 70-95.對伽梵達摩譯經的研究，見曹仕邦，〈唐代伽梵達摩譯出密宗佛經中之藥物知識〉，收入臺灣學生書局編，《唐君毅先生紀念論文

夜啼不安眠(目下書鬼字)、頭生諸瘡(瞿摩/gomaya牛糞、豬脂)、患舌腫(東方桑汁？)、口中生瘡(黃連根、男子母乳汁)[28]，每方均需加上呪語。筆者目前尚未在生命吠陀醫籍中找到能與它們對應的藥方。

此外，在生命吠陀的體系中，婦科亦歸於童子方的範疇[29]。密教經文中記載了一些治療難產的醫方，主要如下：

> 又法：若婦人難產，呪胡麻油七遍，以摩臍上，即得生兒。[30]
>
> 若有婦人患產難者。取胡麻油，呪三七遍，摩產婦臍中及玉門中。若令口吞，易生。若有女人懷妊死腹中者，取阿婆末唎草一大兩，以水二升和煮，絞去滓，取一升汁。呪三七遍。服即出，一無苦痛。若不出胎衣者，亦服此藥，即出差阿婆末唎草，牛膝草是也。[31]
>
> 又法：若有女人，兒死腹中不出者，可取水，手中著少許阿魏藥，呪一百八遍，令服，即出。[32]
>
> 若有女人，將產之時，被胎所惱，腹中結痛，不能疾出，取阿吒留瓅根或牛膝根，取無蟲水磨擣令碎，呪之七遍，塗在臍下，即能易出。[33]

這幾條醫方基本上可以在生命吠陀醫書中找到根據。胡麻油(taila)是生命吠陀醫書中使用頻率非常高的藥物，中醫本草亦記載其功能之一為「利胎衣不落」[34]。阿魏藥(hiṅgu)，主「下惡氣」。Si.29.30(《醫理精華》第二十九章第三十頌)提到用「以長胡椒(Pippalī)為首的那一組藥」(Pippalaidi-)來下胎盤，阿魏藥就包

(續)————————————

　　集》(台北：臺灣學生書店，1983)，頁177-198。

28 《大正藏》，卷20，No. 1059，頁105a-b。

29 《醫理精華》，第29章，「童子方」。

30 《大正藏》，卷18，No. 901，頁873b。

31 《大正藏》，卷20，No. 1059，頁104a-b。

32 《大正藏》，卷20，No. 1103b，頁468c。

33 〔唐〕義淨譯，《曼殊室利菩薩呪藏中一字呪王經》，《大正藏》，卷20，No. 1182，頁781b。

34 〔宋〕唐慎微著，尚志鈞等校點，《證類本草》(北京：華夏出版社，1993)，卷24，頁581。

括在這一組藥物中。《八支心要方本集》的第二部(Śarīra-sthāna)第一章「Garbhāvakrānti Śarīra」(Embryology)中，第88-89a頌的那個藥方中也使用了阿魏[35]。牛膝草，梵語爲apāmārga，音譯阿婆末唎、阿波末迦、阿波末哩迦等，拉丁學名爲Achyranthes aspera。它也有「出胎衣」的作用。從這些難產方可以看出，密教經文的醫方在極端強調呪語(呪七遍、呪三七遍、呪一百八遍)作用的背後，實際上有生命吠陀的醫理在支持著。換言之，密教經文襲用了生命吠陀的醫方，在其中加入了屬於密教核心內容的呪語等因素，使其轉變爲密教醫方的一部分。

二

　　眼科在生命吠陀中屬於Śalākya，義淨在《南海寄歸內法傳》中稱之爲「針刺首疾」，包括治療喉嚨以上部位的所有疾病。《醫理精華》第二十六章就是如此，R. E. Emmerick就將Śalākya譯爲Eye medicine。漢譯佛教密宗典籍中包含的眼藥方不在少數，也可以從中找到其與生命吠陀千絲萬縷的聯繫。與上述的童子方一樣，密宗的眼藥方也非常強調呪語的作用，其用藥的過程也是與密教的儀軌緊密相連的。這類眼方若撇開其中的呪語成分，其方劑的組成原則不難於印度生命吠陀醫典中求證。唐代伽梵達摩譯《千手千眼觀世音菩薩廣大圓滿無礙大悲心陀羅尼經》云：

> 若有患眼睛壞者，若青盲眼暗者，若白暈、赤膜、無光明者，取訶梨勒果、菴摩勒果、鞞醯勒果，三種各一顆，搗破細研。當研時，唯須護淨，莫使新產婦人及豬狗見。口中念佛，以白蜜若人乳汁，和封眼

35　"Medicated oil prepared with (decoction and paste of) śatāhvā, sarṣapa, ajāji, śigru, tīkṣnaka, citraka, hiṅgu, kuṣṭha and madana, added with cow's urine, milk and oil of sarṣapa should be used of anuvāsana (fat enema) through the rectum or vagina (douche)." K.R. Srikantha Murthy trans., *Vāgbhaṭa's Aṣṭāṅga Hṛdayam: Text, English Translation, Notes, Appendix and Indices*, vol. i, p. 377.

中。……其藥和竟，還須千眼像前呪一千八遍。著眼中滿七日。在深室慎風，眼睛還生。青盲、白暈者，光奇盛也。[36]

這是一個比較簡單的藥方，實際上是使用了三種果藥(tri-phalā)：訶梨勒果(harītakī)、菴摩勒果(āmalaka)、鞞醯勒果(vibhītaka)，而它們合用治眼，見於Bo.1.74-76a、Su.Ut.18.92-94、Si.26.19、Si.26.48、Si.26.59、Si.26.60、Si.26.61等多個藥方中，特別是Bo.1.83b-84a中使用三果藥和女人乳汁，Bo.1.84b-85a中使用了三果藥、蜜和人乳，可以證明密教的這條眼藥方是來自生命吠陀。

密教經文中的眼藥方往往為大型的眼科複方，方劑的組成多達十幾、二十幾味藥物。唐代實叉難陀譯《觀世音菩薩祕密藏如意輪陀羅尼神呪經》「觀世音心輪眼藥品第五」，記載了一個眼藥方：

慢室迦拘豎、紅蓮花、青蓮花、海水末或烏賊魚末、牛黃、欝金香、漢欝金、畢撥、胡椒、乾薑，並等分擣細篩訖。前藥有一兩。即著射香、龍腦香半兩細研。……即得用銅筋點藥著眼頭，治眼頭一切病：瞖障、白暈、流淚、赤膜、清盲、頭痛。每日一度著此藥置眼中，一切眼病皆得除差。[37]

又，寶思惟譯《觀世音菩薩如意摩尼陀羅尼經》載：

復說眼藥之法成就最上。若有用者，即得成就決定無疑：摩那叱羅雄黃、迦俱婆婆樹子汁、紅蓮花、青蓮花、海沫一名海浮石、牛黃、欝金根一名黃薑、小柏根、胡椒、畢撥、乾薑。以前件藥，並擣研為極細末，以龍腦香、麝香和之。……即塗眼中已，所有眼病乃至有目青盲、

36 《大正藏》，卷20，No. 1060，頁110b。該藥方還見於《千手千眼觀世音菩薩治病合藥經》，收入《大正藏》，卷20，No. 1059，頁104a。

37 《大正藏》，卷20，No. 1082，頁199a-b。

胎努肉悉得除差。[38]

又，菩提流志譯《如意輪陀羅尼經》的「如意輪陀羅尼經眼藥品第八」記載了一個眼藥方：

> 其藥等分，雄黃、迦俱婆昵夜珊唐云蒼耳子、燒取瀝。餘本譯云取蒼耳子人、紅蓮華鬚、青蓮花葉、牛黃、鬱金香、黃檀餘本譯云乾薑，未詳、小折一云象膽，二本小柏、蓽茇，胡椒，海水沫。……相和蔦研。又以麝香、龍腦香、自生石蜜，各減前藥半分，相和精研。盛銅器中，置壇內聖觀自在前。誦根本明、大心明、小心明。……當誦前三明，一百八遍，則當塗眼。所有翳障、白暈、眵淚、赤膜、雀目、胎赤、風赤、眼中努肉，皆得除差。[39]

菩提流志譯《不空羂索神變真言經》卷二十五云：

> 三昧眼藥小柏煎，檀黃、蓽茇、白胡椒，乾薑、商佉、訶黎勒，鞞醯勒果、餘甘子，青優鉢羅華、雄黃，仙陀婆鹽、欝金香，海末、銀礦、甘松香，數量等分精合治。加龍腦香、麝香等，十六數中齊一分。重復和合精研治，廣大明王央俱捨，真言其藥數千遍，以藥點眼得無畏。不為一切鬼神嬈，眼中瞖膜、冷熱淚，風赤、雀目皆除差，眼目精明滅眾罪。[40]

又，卷二十七云：

> 雄黃、牛黃、鉢怛囉，海沫、胡椒、鬱金香，紅蓮華鬚、胡乾薑，青鬱鉢囉華、蓽鉢，白栴檀香、商佉末，檀黃根藥、小柏煎，斯藥鮮上數等

---

38 《大正藏》，卷20，No. 1083，頁201b。
39 《大正藏》，卷20，No. 1080，頁195a。
40 《大正藏》，卷20，No. 1092，頁368a。

量，散惹那汁亦等量。石蜜、麝香、龍腦香，多前藥分三分量。……盛置波斯琉璃器，曼拏羅中像前置。……則能作現世出世，一切諸法皆成驗。[41]

以上五個藥方藥劑均超過十味。爲了明晰它們之間的關係，茲將藥物列表如下：

表三　密教經文中的大型眼藥方

藥名 ＼ 經名	《觀世音菩薩祕密藏如意輪陀羅尼神呪經》	《觀世音菩薩如意摩尼陀羅尼經》	《如意輪陀羅尼經》	《不空羂索神變眞言經》	
				卷二十五	卷二十七
manaḥśila		摩那叱羅/雄黃	雄黃	雄黃	雄黃
padma	紅蓮花	紅蓮花	紅蓮華鬚		紅蓮華鬚
utpala	青蓮花	青蓮花	青蓮花葉	青優鉢羅華	青鬱鉢囉華
samudraphena/phena	海水末/烏賊魚末	海沫/海浮石	海水沫	海末	海沫
gorocana	牛黃	牛黃	牛黃		牛黃
kuṅkuma	鬱金香	鬱金根	鬱金香	鬱金香	鬱金香
haridre	漢郁金(？)	黃薑	黃檀	檀黃	檀黃根藥
		小柏根	小柏	小柏	小柏
pippalī	畢撥	畢撥	蓽芨	蓽芨	蓽鉢
marica	胡椒	胡椒	胡椒	白胡椒	胡椒
nāgara	乾薑	乾薑		乾薑	胡乾薑
mahābhāgā	麝香	麝香	麝香	麝香	麝香
karpūra	龍腦香	龍腦香	龍腦香	龍腦香	龍腦香
śarkarā			自生石蜜		石蜜
harītakā				訶黎勒	
vibhītaka				鞞醯勒果	
āmalaka				餘甘子	
saindhava				仙陀婆鹽	
rūpya				銀礦	

---

41 《大正藏》，卷20，No. 1092，頁376c。

māṃsī / māṃsī-kakkolī	慢室迦拘豎			甘松香	
candana					白栴檀香
śaṅkha				商佉	商佉末
patra					鉢怛囉
rasāñjana					[羅]散葱那汁
		迦俱婆婆樹子汁	迦俱婆昵夜珊/蒼耳子		

這五個眼藥方的基本上一致，大約有十二種主要藥物是相同的。另一個與它們有關的小型眼方，見於《大佛頂廣聚陀羅尼經》卷二的「大佛頂無畏寶廣聚如來佛頂眼藥品第七」之中，使用了十種藥物(表四)[42]。密教經文中這些配方相同或者相近的藥方並不少見，這五個基本配方相同的藥方或許有一個共同的來源，也就是說，它們可能是對生命吠陀某一個或幾個藥方進行了改造。在生命吠陀醫籍中頗有些類似的藥方，比如Su.*Ut.*18.92-94，內容如下：

> ……雄黃〔manaḥśilā〕、天木香〔devadāru〕、薑黃和小蘗〔haridre〕、三果〔tri-phalā〕、三辛〔tryuṣaṇa〕、紫膠、大蒜、茜草、烏鹽〔saindhava〕、豆蔻、蜂蜜、sāvaraka Rodhra、鐵、銅、kālānu-sārivā，以及雞蛋的外殼，每等分研磨成散，與牛奶調製成大小適中的藥丸。這種安膳那藥主治眼中發癢、失明症、śuklārma〔白色眼翅翳〕以及「血絲病」〔raktarājī，一種特殊的眼病〕等眼病。

另二個藥方出自《八支心要方本集》，即：

---

42 《大正藏》，卷19，No. 946，頁162c。

用 kālānusarī、三辛〔trikaṭu〕、三果〔triphalā〕、豆蔻、雄黃和海沫〔phena〕配製成的眼膏，用山羊奶浸泡，它有益於夜盲症。〔Ast.Hr.Ut.13.87〕[43]

用烏鹽、三果〔triphalā〕、三辛〔vyoṣā〕、商佉〔śaṅkhanābhi，珂貝〕、海沫〔samudraphena〕、木蘋果和白膠香配製成的眼膏，主治痰性眼病〔adhimaïtha〕。〔Ast.Hr.Ut.16.24〕[44]

不妨將其中的藥物列表如下：

表四　密教眼藥方與生命吠陀眼藥方之比較

經名 藥名	《不空羂索神變眞言經》卷二十五	《大佛頂廣聚陀羅尼經》卷二	Su.Ut.18.92-94	Ast.Hr.Ut.13.87	Ast.Hr.Ut.16.24
manaḥśila	雄黃	雄黃	manaḥśilā	manaḥśilā	
utpala	青優鉢羅華	青蓮華			
samudraphena	海末	海水沫		phena	samudraphena
gorocana		牛黃			
kuṅkuma	鬱金香	鬱金花			
haridre	欛黃	兩種黃薑	haridre		
	小柏				
tryuṣaṇa (pippalī、marica、nāgara)	蓽茇		vyoṣā (=tryuṣaṇa)	tri-kaṭu (=tryuṣaṇa)	vyoṣā
	白胡椒				
	乾薑				
mahābhāgā	麝香				

43　K.R. Srikantha Murthy trans., *Vàgbhaña's Aṣñàñga Hçdayam: Text, English Translation, Notes, Appendix and Indices*, vol. iii, p. 128.

44　K.R. Srikantha Murthy trans., *Vàgbhaña's Aṣñàñga Hçdayam: Text, English Translation, Notes, Appendix and Indices*, vol. iii, p. 146.

karpūra	龍腦香			
tri-phalā harītakī、 vibhītaka、 āmalaka）	訶黎勒	tri-phalā	tri-phalā	tri-phalā
	鞞醯勒果			
	餘甘子			
saindhava	仙陀婆鹽	saindhava		saindhava
rūpya	銀礦			
tagara	甘松香			
śarkarā	石密（蜜）			
sauvīraka-añjana	蘇味羅安 舍那			
elā	荳蔻子	elā	elā	
śaṅkha	商佉			śaṅkha-nābhi

　　同《不空羂索神變眞言經》卷二十五中的藥方相比，Su.Ut.18.92-94中共用的藥物有十種：雄黃（manaḥ-śilā）、薑黃和小檗（haridre）、三果（tri-phalā，訶黎勒、鞞醯勒果、餘甘子）、三辛（tryuṣaṇa，白胡椒、蓽茇、乾薑）、仙陀婆鹽（saindhava）。Ast.Hr.Ut.13.87中相同的藥物有八種：雄黃（manaḥ śilā）、海沫（samudraphena）、三果（tri-phalā）、三辛（trikaṭu）。而Ast.Hr.Ut.16.24中相同的藥物有九種：海沫（samudraphena）、三果（tri-phalā）、三辛（vyoṣā）、仙陀婆鹽（saindhava）、商佉（śaṅkha-nābhi）。這清楚地表明它們之間存在著一定的關聯。此外，密教經典的眼藥方中，多用甘草水洗眼和蓽茇末點眼，密教藥方中對長胡椒和甘草的使用原理，也與生命吠陀一致[45]。通過上述對密教藥方與生命吠陀醫典中的藥方所進行的比對，就不難看出兩者間共同的醫理背景。而且，很有可能，密教藥方將生命吠陀醫典中的幾個同用多種藥物的小型方劑，合爲一個大藥方。

45　陳明，〈隋唐五代時期西域外來的眼科知識及其應用〉，收入季羨林、饒宗頤主編，《敦煌吐魯番研究（第8卷）》（北京：中華書局，2005），頁137-166。

　　不僅上述幾個特大型的眼藥方重複見於多部密教文獻中，較小型的眼藥方也不乏重複。比如，《蘇悉地羯羅經》(唐天竺三藏輸波迦羅譯)卷下「分別悉地時分品第三十三」中的一個眼藥方，使用了「蘇嚕多安膳那(srotāñjana)、濕沙蜜(sūkṣmailā)、龍腦香(kapura)、蓽撥(pippalī)、丁香皮(lavaṅga)、得伽羅香(tagara)、自生石蜜(śarkarā)」七種藥物[46]，該經的別本亦載此藥方，唯藥名譯法略有不同[47]。

　　以眼藥方爲例，也可看出，密教經文在引用生命吠陀藥方時，並不是全盤照搬的。密教那些配方相同或者相近的大藥方，多在生命吠陀醫方之上進行了改動，要麼是將幾個方劑混合在一起，要麼是在其中增加了數味藥物，但仍然保留原有的主打藥物。更爲突出的是，密教對這些藥方均進行了宗教化的處理，使其從原來單一性的醫用，發展出多重性的宗教用途。一方面，擴大了藥方的使用範疇，從醫用到宗教性的目的。眼藥方不僅僅是治療眼病，還用來「除去懈怠及所惛沈，有諸難起，夢預警見」[48]。甚至其眼藥還可以，「點此藥眼中。即便隱形眾中最勝」。至於那些不用任何藥物的「淨眼陀羅尼」起作用就更大了。另一方面，藥劑的配製和使用方式也發生了變化。配製眼藥時，亦需念誦眞言(比如佛部合眼藥眞言、蓮華部合眼藥眞言、金剛部合眼藥眞言等)[49]。眼藥製作的過程，還要與大手印、設置曼荼羅相配合，以求得「成就藥法」。眼藥的使用也在生命吠陀原有的內服、外敷、滴眼、洗眼等方式上，增加了佩藥等新的形式。而且用藥的時辰也要按照密教的規定有所選擇。

三

　　通過上述初步的分析，對密教文獻中生命吠陀知識的應用，筆者得到了以下的認識：

46　《大正藏》，卷18，No. 893b，頁655c。
47　《大正藏》，卷18，No. 893c，頁673c。
48　《大正藏》，卷18，No. 893c，頁673c。
49　《大正藏》，卷18，No. 893b，頁655c。

　　第一，密教文獻中確實吸收了大量的生命吠陀成分，主要體現在眼科、兒科(婦科)等方面。密教眼藥方的藥物治療原理，與生命吠陀基本是一脈相通的。可以說，密教醫學知識的主要來源之一就是生命吠陀。

　　第二，通過《佛說護諸童子陀羅尼經》、《囉嚩拏說救療小兒疾病經》、《千手千眼觀世音菩薩治病合藥經》、《觀世音菩薩秘密藏如意輪陀羅尼神呪經》等文本與生命吠陀醫籍的對比，我們可以發現兩者的醫方在對應上存在差異，說明密教對生命吠陀的知識進行了修正。此外，密教對生命吠陀的藥方加諸了多種形式的宗教化處理。

　　本文原發表於《古今論衡》，第14期，台北，2006，頁27-46。

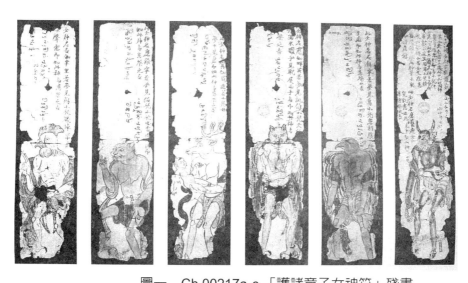

圖一　　Ch.00217a-c 「護諸童子女神符」殘畫

（採自Roderick Whitfield and Anne Farrer, *Caves of the Thousand Buddhas: Chinese art from the Silk Route.* London: British Museum Publications, 1990, pl. 69, pp. 90-91.）

第七章

戒律與養生之間：

唐宋寺院中的丸藥、乳藥和藥酒

劉淑芬(中央研究院歷史語言研究所研究員)

　　唐宋時期社會上普遍流行著養生的湯藥和藥物，這種養生文化也影響當時寺院的生活。禪宗的清規將養生的湯藥融入寺院生活的儀規裡，同時在宗教儀式裡，湯藥也成為禮拜的供養品。在日常生活中，僧人也喫各種丸藥、乳藥、石藥和藥酒。

　　由於佛教律典中對於僧人服藥有很細密的規定，因此本文探討僧人對於戒律和服食養生藥物的取捨與平衡。其中最值得注意的是藥酒。酒是佛教最基本的戒律「五戒」之一，即使俗家信徒受了五戒，都不應飲酒。本文透過唐宋時期佛教信仰的變化——包括從「聖僧」信仰發展出以酒供養僧人的習俗，以及部分漢譯密教儀軌中的以酒獻祭，說明對當時某些人而言，僧人飲酒和藥酒有其合理性。又，源自道家的各種養生藥品，一直流行在佛寺之中，從此也可看出道家養生思想及其實踐，對佛教教團實有不淺的影響。

一、前言

　　佛教的醫療向來是學界感興趣的主題之一，前此有關的研究主要集中在以下兩方面：一是純粹就佛教的醫療理論和醫方討論[1]，一是就佛教僧人的醫療行為而言[2]，但很少就僧人對自己身體的調理和照顧而論。從禪宗的清規，到日本入

1　〔日〕池口惠觀，《佛教と醫療》(大阪：東方出版，1992)；〔日〕二本柳賢司，
　　《佛教醫學概要》(京都：法藏館，1994)。
2　曹仕邦，《中國沙門外學的研究：漢末至五代》(台北：東初出版社，1994)；陳

唐僧人的著作中可以得知，唐、宋時期寺院僧人和當時俗人一樣，經常飲用隨著季節變換、調理身體的湯藥，並且將它融入寺院生活和宗教儀式之中。關於唐宋世俗社會、佛教寺院中流行飲用的養生湯藥，筆者另有專文討論[3]。除了湯藥之外，寺院僧人也不時服用丸藥、乳藥和藥酒，這是當時社會養生文化的一部分。

　　寺院中所喫的各種養生藥品，諸如丸藥、石藥、藥酒，都不是在生病的情況下服用，因此，首先會使人想到以下幾個問題：一，佛教律典中對於僧人服藥有很細密的規定，那麼它對在無病的情況下服食這些藥品，有沒有任何規定？二，酒是佛教最基本的戒律「五戒」之一，即使俗家信徒受了五戒，都不應飲酒，至於僧人喫藥酒——特別是喝養生的藥酒，是否違反戒律呢？本文首先敘述佛教律典對藥的界定和規範。律典對於食物和藥物有很詳細的規範，酒是五戒之一，理當在禁斷之列，不過，戒律允許以酒和藥治病，但也有一定的限制。第三、四節分別敘述僧人服用丸藥、金石乳藥和藥酒的情況，第五節則從唐、宋世俗社會中養生風氣的背景，探討當時寺院僧人服用的養生藥品。另外，從諸《高僧傳》，乃至於北宋來華訪學的日本僧人成尋(1011-1081)所撰的《參天台五臺山記》一書中，顯見有一部分僧人不但喫藥酒，也飲一般性的酒。本文透過唐、宋時期佛教信仰的變化——包括從「聖僧」信仰發展出以酒供養僧人的習俗，以及部分密教儀軌中的以酒獻祭，說明對當時人而言，僧人的飲酒和藥酒有其合理性。不過，就戒律的角度而言，這仍然是不合法的。

二、佛教戒律中的藥與酒

　　為了理解唐宋時期部分僧人所喫的養生藥品和藥酒，是否合乎佛教律典的規範，必得先了解戒律中對藥和酒的規定。就律典中藥食的規定，養生湯藥的材

(續)———————————
　　　明，〈沙門黃散：唐代佛教醫事與社會生活〉，收入榮新江編，《唐代宗教信仰
　　　與社會》(上海：上海辭書出版社，2003)，頁252-295。
3　劉淑芬，〈「客至則設茶，欲去則設湯」——唐、宋時期世俗社會生活中的茶與
　　湯藥〉，《燕京學報》，新16(北京，2004)，頁117-155；〈唐、宋寺院中的茶和
　　湯藥〉，《燕京學報》，新19(北京，2006)，頁67-97。

料都是植物，基本上不違反規定；至於金石乳藥，在戒律中鍾（鐘）乳列爲藥材，在食用上有一定的限制，這可能是文獻上多以鍾乳爲亡僧的供祭品，而未見僧人服用實例的原因。酒本在禁斷之列，就連藥草做成的酒也不許飲用，但如作爲治病之用，則可以使用。在此要特別說明的是：關於僧人飲酒或藥酒的情形，無論就不同宗派的寺院或是個別僧人，都有很大的差異，如禪宗寺院嚴格禁酒，又如有些僧人即使生病了也拒絕服用含酒的藥物，或者以酒治病。

(一)戒律中對「藥」的規定

佛教戒律中對「藥」的規範有兩個層次，廣義的藥是指所有的食物，狹義的藥則是生病時所服用或使用的藥物。此外，佛教中對「病」的界定，除了形體上的病痛之外，飢餓也是一種病。在形而上的層次裡，世人的迷而不覺更是大病。在治療形體上的疾病時，律典對於可以喫什麼藥，在什麼時候喫，以及服用的方法等，都有很細緻的規定。在治療飢病時，係以植物性的食物爲主。

在佛教的律典中，飢餓也是一種病，爲了治療飢病，便須用食物，因此，食物也稱之爲「藥食」。宋代僧人道誠所撰的《釋氏要覽》(大・2127)上篇「正食」條，集諸律將這一點詮釋得很清楚，他引《南山鈔》(即道宣，《四分律刪繁補闕行事鈔》，大・1804)云：「時藥，謂報命支持，勿過於藥，但飢渴名主病，亦名故病。每日常有故，以食爲藥醫之。」又引《阿毘達磨順正理論》(大・1562)云：「身依食住，命托食存，食已能令身心適悅安泰故。」[4]律典中「受藥法」的註釋云：「患累之，軀有所資待，無病憑食，有疾須藥。」[5]律典規定僧人在早粥、午齋之時，要有五種觀想：一計功多少量藥來處，二自知行德全缺應供，三防心離過貪等爲宗，四正事良藥爲療形苦，五爲成道業故[6]。其中

---

4 〔宋〕道誠編輯，《釋氏要覽》，收入大藏經刊行會編，《大正新修大藏經》(台北：新文豐出版公司影印，1983)，冊54，頁274上。爲求簡潔，以下《大正新修大藏經》的編者不再註明。

5 〔唐〕愛同錄，《彌沙塞羯磨本》(大・1424)，收入《大正新修大藏經》，冊22，卷1，頁221上。

6 〔唐〕道宣集，《曇無德部四分律刪補隨機羯磨》(大・1808)，收入《大正新修大藏經》，冊40，卷下，〈衣藥受淨篇第四〉，頁502中。

第四、五項也明言食物是一種治療形體飢苦的良藥,以及喫此食物爲的是延續生命,以資修行成就道業。唐代來華的日本僧人圓仁(794-864)所撰的《入唐求法巡禮行記》一書中,敘述他在五臺山竹林寺所見到的齋僧禮佛會上,係以「花燈、名香、茶、藥食供養賢聖」[7],以及在藍田縣的佛牙供養會上「諸寺赴集,各設珍供,百種藥食,珍妙菓花,眾香嚴備,供養佛牙」[8]。這些供佛、齋僧的食物,就稱爲「藥食」。

律典中將藥食分爲四種,包括時藥、夜分藥、七日藥和終身藥(盡形壽藥)。「時藥」主要作爲早齋和午齋的食物,分爲三大類,計十五種食物——五正食(麨、飯、麥豆飯、肉、餅)[9]、五助食(根、莖、枝、葉、菓)和五似食(麛粟、麵、麥、弟子、加師)[10],幾乎包含所有蔬食的食物。至於「夜分藥」指的是果汁[11],由於僧人過午不食,夜分藥係指晚間療飢的果汁,若喫果子,就算是「時藥」。「七日藥」指「酥、油、蜜、生酥、石蜜」五種[12],它不但可以治

7　〔日〕小野勝年,《入唐求法巡禮行記の研究》(京都:法藏館,1988),卷2,頁441,「開成五年(840)五月五日」。

8　小野勝年,《入唐求法巡禮行記の研究》,卷3,頁351,「會昌元年(841)二月八日」。

9　〔唐〕義淨譯,《根本薩婆多部律攝》(大・1458),收入《大正新修大藏經》,冊24,卷8,〈服過七日藥・學處第三十〉,頁569下:「言時藥者。謂五正食:一麨,二飯,三麥豆飯,四肉,五餅。」在大乘佛教出現之前的原始佛教和部派佛教並不禁食肉,故早先形成的律典中,「五正食」中就包括肉。

10　〔後秦〕鳩摩羅什譯,《十誦律》(大・1435),收入《大正新修大藏經》,冊23,卷42,〈十七僧殘中不共戒有十之初〉,頁307上。

11　《律戒本疏》(大・2788),收入《大正新修大藏經》,冊85:「夜分藥,謂八種菓醬:一名周利,二名牟利,三名拘利,四名舍利,五名舍都,六名頞樓,七名利,八名蒲桃;除蓏餘一切菓悉得作醬。八種菓醬未濟漉澄清,名『時藥』;已漉澄清,名一『夜分藥』。」由此可知,雖然律典中指稱八種果醬爲「夜分藥」,但是除蓏餘之外,其他一切果子都可以作果醬。《律戒本疏》雖然列在「疑僞部」,但是由於律典的部帙浩繁,僧人未能全讀,這種經過僧人重新整理的戒律疏本,正是流行在佛教教團中的戒律與規範。關於疑僞經典的價值,參見〔日〕牧田諦亮,《疑經研究》(京都:京都大學人文科學研究所,1976),頁104。

12　〔姚秦〕佛陀耶舍、〔晉〕竺佛念譯,《四分律》(大・1428),收入《大正新修大藏經》,冊22,卷42,〈藥揵度之一〉,頁869中-下。

病，同時也是美味的食品，俗家信徒有時用它來請法供養僧人[13]。為了防止僧人多所屯積，以及貪嗜此藥，所以服用此四藥超過七日是犯戒的[14]。另外，律典中有「四月藥」，指的是「蘇、油、蜜美味上藥」[15]，它原來是「七日藥」，即不可食用超過七日的食品[16]。不過，俗家信徒在四月時得以這些美味的食品供養僧人[17]，但過了四月就不可再喫，否則即是犯戒。正是因為酥、蜜等物是美味食品，在戒律中有所限制，因此梁武帝〈斷酒肉文〉中也禁斷自己和僧人食用酒肉，以及乳、蜜、酥、酪[18]。

至於針對生病所服的藥，律典中也有很詳細的規定，包括何種藥材可以服用，該在什麼時候服用，服用的期限和方法等，逾越此規範就是犯戒。金石類藥

13　〔劉宋〕佛陀什、〔劉宋〕竺道生譯，《彌沙塞部和醯五分律》（以下簡稱《五分律》，大‧1421），收入《大正新修大藏經》，冊22，卷18，〈第三分之四布薩法〉，頁123中：「時諸居士，布薩日持時食、時飲、七日藥、終身藥至僧坊供養，欲聽法受八分戒。」

14　佛陀耶舍、竺佛念譯，《四分律》，收入《大正新修大藏經》，卷23（二分之二明尼戒法），「三十捨墮法」，頁728中：「若諸病比丘尼畜藥酥油、生酥、蜜、石蜜得食殘宿，乃至七日得服。若過七日服，尼薩耆波逸提。」「波逸提」意為「墮」，是指戒律中的輕垢罪之一，如犯此戒，可以捨財物，或懺悔以除罪，否則必墮入惡道，所以稱「墮」。

15　《律戒本疏》，收入《大正新修大藏經》，冊85，卷1，頁636b：「（九十波夜提）七十四受四月自恣請乃至除獨自恣請釋摩界請佛及僧，夏四月施藥，隨所須服，一切自恣。六群比丘不病，限過更求，求蘇油蜜美味上藥。」按：本律疏係收在「疑偽部」，但近年來學者如牧田諦亮認為「中國撰述的經典」（疑偽經典）反而更能反映中國佛教的面貌。

16　佛陀耶舍、竺佛念譯，《四分律》，收入《大正新修大藏經》，冊22，卷10（初分之十），「三十捨墮法之五」，頁327下：「自今已去，與諸比丘結戒，集十句義，乃至正法久住，欲說戒者當如是說：若比丘有病殘，藥酥、油、生酥、蜜、石蜜齊，七日得服。若過七日服者，尼薩耆波逸提。」

17　〔蕭齊〕伽跋陀羅譯，《毘尼母經》（大‧1463），收入《大正新修大藏經》，冊24，卷8，頁844中：「夏四月中，用雨浴衣。若檀越施僧四月藥令服者，僧即應受用，不得過四月。」

18　道宣，《廣弘明集》（大‧2103），收入《大正新修大藏經》，冊52，卷26，〈慈濟篇‧斷酒肉文〉，頁297下：「弟子蕭衍今日當先發誓，以明本心：從今已去，至于道場，若飲酒放逸，起諸婬慾，欺誑妄語，噉食眾生，乃至飲於乳蜜，及以酥酪。願一切鬼神，先當苦治蕭衍身，然後將付地獄閻羅王，與種種苦。乃至眾生皆成佛盡。」

物的石英、鍾乳，都是列爲治病之用的[19]。《高僧傳》記載，劉宋時僧人道冏師事僧懿，僧懿生病時，曾命他到河南霍山去採鍾乳[20]。

律典對於不可食用的五辛如蒜等物，在作爲藥用的情況下，是可以使用的[21]。此外，對僧人喫東西的時間也有規定。因此，對於養生藥品的態度端看各個時代或個別僧人的取捨。以廣義的藥（即食物）而論，養生的藥當是可以服用的，但是如果就狹義的藥而言，則連服用律典所允許的酥油、糖、蜜等藥，都不可超過七日。

(二)戒律中的酒與藥酒

酒是佛教最基本的五戒之一，戒律中是完全禁酒的，對於酒的禁戒，在經典中隨處可見。即使在家信徒受了五戒，都不應飲酒，至於僧人則是絕對不可飲酒。佛教禁飲酒的原因是酒能亂性，使人犯過生罪，但即使喝酒而不亂性生罪者，仍然不可以飲酒，這是因爲戒律的精神在於防過生善。北周武帝毀廢佛法，建德六年(677)十一月，他到了北齊舊都鄴城，一位還俗僧人任道林上書請恢復佛教，周武帝召見他，和他討論佛教的教義，其中就論及了佛教對於酒戒的態度：

> 詔曰：「罪有遮性，酒體生罪，今有耐酒之人，能飲不醉，又不弊神，亦不生罪，此人飲酒，應不得罪，斯則能飲無過，不能招答，何關斷酒，以成戒善，可謂能飲耐酒，常名持戒，少飲即醉，是大罪人。」奏

19　道宣，《四分律刪繁補闕行事鈔》(大・1804)，收入《大正新修大藏經》，冊40，卷下，〈四藥受淨篇第十八〉，頁117下：「……隨以藥首一名標目，餘者藥分稱之。如石英、鍾乳、黃耆、白木、丸散湯膏煎等，並例知用之。」

20　〔梁〕慧皎，《高僧傳》(大・2059)，收入《大正新修大藏經》，冊50，第12，〈亡身誦經・誦經第七・釋道冏傳〉，頁407上；慧皎撰，湯用彤校注，湯一介整理，《高僧傳》(北京：中華書局，1992)，卷12，〈誦經・宋京師南澗寺釋道冏傳〉，頁462。

21　《四分律》，收入《大正新修大藏經》，冊22，卷25，〈一百七十八單提法之二〉，頁736下：「若比丘尼噉蒜者波逸提。……不犯者。或有如是病。以餅裏蒜食。若餘藥所不治。唯須服蒜差聽服。若塗瘡不犯。」

曰：「制過防非，本爲生善，戒是正善。身口無違，緣中止息，遮性兩斷，乃名戒善。今耐酒之人，既不亂神，未破餘戒，實理非罪，正以飲生罪。酒外違遮，教緣中生犯，仍名有罪。以乖不飲酒，猶非持戒。」[22]

如上所述，飲酒無論如何是犯戒的，唯一的例外是在生病時，用其他的藥都無法治癒，才可以用到酒，《四分律》卷一六：「不犯者，若有如是如是病，餘藥治不差，以酒爲藥；若以酒塗瘡，一切無犯。」[23]不過，酒作爲藥用也是很審慎的，從最輕微的用法和用量著手，如《彌沙塞部和醯五分律》（又稱《五分律》）卷八記載的一則故事中即可顯示。因佛制戒禁飲酒，一位名叫沙竭陀的弟子素有飲酒癖好，驟然斷酒導致氣絕欲死，佛陀指示先給他嗅酒器，以酒味來治療，未能奏效。再讓他食用滲有酒的餅食或羹、粥，也沒能成功。最後，佛陀允許給他酒，沙竭陀才好起來。他康復之後，佛陀便命他漸次斷酒[24]。

戒律允許以酒作藥，或者以酒入藥，用以治療病患。不過，養生的藥酒畢竟不是在生病時飲用的，是否犯戒呢？在佛經和戒律中，都明言從沙彌、沙彌尼到沙門皆不許飲藥酒，《佛開解梵志阿颰經》（大‧20)明言僧人不得飲藥酒：

沙門不得飲酒、嗜肉、思嘗氣味，不得服藥酒，及詣酒家。[25]

《沙彌十戒法并威儀》（大‧1471)卷一，也說沙彌不可飲藥酒：

22　道宣，《廣弘明集》，收入《大正新修大藏經》，冊52，卷10，〈辯惑篇第二之六‧周高祖巡鄴除殄佛法有前僧任道林上表請開法事〉，頁155下-156上。
23　佛陀耶舍、竺佛念譯，《四分律》，收入《大正新修大藏經》，冊22，卷16，〈九十單提法之六〉，頁672中。
24　佛陀什、竺道生譯，《五分律》，收入《大正新修大藏經》，冊22，卷8，頁59下。
25　〔吳〕支謙譯，《佛開解梵志阿颰經》，收入《大正新修大藏經》，冊1，頁259下。

沙彌之戒，盡形壽不得飲酒、無得嘗酒、無得嗅酒，亦無粥酒。無以酒飲人，無飲藥酒，無止酒舍。……寧飲洋銅，慎無犯酒，有犯斯戒，非沙彌也。[26]

《大愛道比丘尼經》(大·1478)卷上，更說不得以有病作爲藉口，而喝藥酒：

五者沙彌尼盡形壽不得飲酒，不得嘗酒，不得嗅酒，不得粥酒，以酒飲人，不得言有〔疾〕欺藥酒，不得至酒家。[27]

《大智度論》(大·1509)也認爲藥酒是不可以喝的，雖然其中提到酒「能破冷益身，令心歡喜」，對身體有益，但終究是益少害多，仍是不該：

不飲酒者，酒有三種：一者穀酒、二者果酒、三者藥草酒。……藥草酒者，種種藥草，合和米麴、甘蔗汁中，能變成酒；……如是等能令人心動放逸，是名酒，一切不應飲，是名不飲酒。問曰：酒能破冷益身，令心歡喜，何以不飲？答曰：益身甚少，所損甚多，是故不應飲。[28]

唐·法藏所撰《梵網經菩薩戒本疏》(大·1813)，以及隋·智顗(538-597)《法界次第初門》(大·1925)中，也節略前述《大智度論》的話，認爲不飲酒戒中也包括了藥酒[29]。

26　《沙彌十戒法并威儀》，收入《大正新修大藏經》，冊24，頁926下。

27　《大愛道比丘尼經》，收入《大正新修大藏經》，冊24，頁947中，按：「不得言有欺藥酒」，當作「不得言有疾欺飲藥酒」。據〔宋〕義寂，《梵網經菩薩戒本疏》(大·1813)，收入《大正新修大藏經》，冊40，卷4，〈飲酒戒第二〉，頁636上，引本經云：「大愛道比丘尼經云：不得飲酒，不得嘗酒，不得嗅酒，不得鬻酒，不得以酒飲人，不得言有疾，欺飲藥酒，不得至酒家。」

28　鳩摩羅什譯，《大智度論》，收入《大正新修大藏經》冊25，卷13，〈釋初品中戒相義第二十二之一〉，頁158上。

29　〔隋〕智顗，《法界次第初門》，收入《大正新修大藏經》，冊46，卷上之下，〈五戒初門第十四·五不飲酒戒〉，頁671上；義寂，《梵網經菩薩戒本疏》，收

三、寺院中的丸藥、乳藥和石藥

從唐代中期以後，茶被視爲一種養生飲料，和當時社會上流行的養生湯藥，逐漸在寺院生活中扮演重要的角色。關於養生湯藥，唐人常飲用的是茯苓湯、赤箭湯、黃耆湯、雲母湯、人參湯、橘皮湯、甘豆湯，宋人所飲用的湯藥則有豆蔻湯、木香湯、桂花湯、破氣湯、玉眞湯、薄荷湯、紫蘇湯、棗湯、二宜湯、厚朴湯等[30]。禪宗清規中對於在什麼時間喫茶，什麼時間喫湯藥，都有細緻的規定，寺院在特定的節日、寺職交接任命之時，都會舉行「茶會」、「湯會」或「茶湯會」，並且衍化成寺院中的茶禮和湯禮[31]。此外，有些僧人即使未生病，也會不時服用養生的丸藥、乳藥和石藥。

(一)丸藥

唐、宋寺院中僧人所服用的丸藥包括以下三種，一是在茶會、湯會或茶湯會中服用的「茶藥丸」；二是風藥丸，它是在冬天或洗浴之後，爲保養調劑身體服食的；三是其他各種丸藥，如辰砂丸、靈寶丹等。值得注意的是，至少在北宋的禪寺中，茶藥丸是茶會、湯會儀式中的一環，由此可見寺院對於養生丸藥的重視。

1. 茶藥丸

唐、宋時人稱「茶藥」，絕大多數是指茶和養生的湯藥，多半的時候是以「點湯」或「點茶藥」明示[32]。另外，還有一種稱爲「茶藥丸」的丸藥，也簡稱

(續)
　　　入《大正新修大藏經》，冊40，卷3，〈初篇酤酒戒第五〉，頁626上。
30　劉淑芬，〈「客至則設茶，欲去則設湯」——唐、宋時期世俗社會生活中的茶與湯藥〉，《燕京學報》，新16，頁117-155。
31　劉淑芬，〈唐、宋寺院中的茶與湯藥〉，《燕京學報》，新19，頁67-97；〈《禪苑清規》中所見的茶禮和湯禮〉，《中央研究院歷史語言研究所集刊》，第78本第4分(台北，2007)。
32　〔日〕平林文雄，《參天台五臺山記：校本並に研究》(東京：風間書房，1978)，卷1，頁36，「延久四年五月廿八日」條：「廿八日丁未，雨下，辰時向州衙，謁知沙卿，先來向階下，次共登著寄子。通判郎中第二官人著赤衫，與使君對坐。

作「茶藥」。成尋在《參天台五臺山記》一書中記載,他在宋神宗熙寧五年(日本後三條天皇延久四年,1072)十月二十九日住在汴京(今開封市)太平興國寺傳法院時,當寺的廣智大師請他喫茶藥丸:

> 至曉向廣智大師房,有茶藥二丸。[33]

宋代禪寺的茶會、湯會中,喫茶藥丸是其中一個重要內容。茶會的程序是:一,先燒香;二,請喫茶,再勸茶;三,發給藥丸(稱為「行藥」),請喫藥;四,再請茶,再勸茶;五,茶罷,收茶具。這種程序在為各種不同目的而舉行的寺院茶會、湯會中都是相同的[34]。宋代僧人宗賾的《禪苑清規》(成書於北宋徽宗崇寧二年〔1103〕)一書中,隨處可見僧人在茶、湯會中喫茶藥丸的規定,「茶藥丸」有時候簡稱作「藥」,如〈僧堂內煎點〉:

> 茶遍燒湯,卻來近前當面問訊,乃請先喫茶也。湯餅出,次巡堂,勸茶如第一翻,問訊、巡堂,但不燒香而已。喫茶罷,特為人收盞。……行藥罷,近前當面問訊,仍請喫藥也。[35]

又如〈知事頭首點茶〉:

(續)————————————

　　次小僧坐奧,小僧以通事申云欲安下國清寺由,即奉國清寺牒并自牒,令覽杭州牒。有點湯。退出之,使君被送。從階下切告令歸了。次向司理秘書衙,有點茶藥。」

33　平林文雄,《參天台五臺山記:校本並に研究》,卷4,頁140,「延久四年十月廿九日」條。

34　劉淑芬,〈唐、宋寺院中的茶與湯藥〉,《燕京學報》,新19,頁67-97;〈《禪苑清規》中所見的茶禮和湯禮〉,《中央研究院歷史語言研究所集刊》,第78本第4分。

35　〔日〕鏡島元隆、〔日〕佐藤達玄、〔日〕小坂機融,《譯註禪苑清規》(東京:曹洞宗宗務廳,1992),卷5,頁185。《禪苑清規》另有蘇軍的標點校對本(收入《中國禪宗典籍叢刊》〔鄭州:中州古籍出版社,2001〕),此二書各擅勝場,前者校對較精,且在文字上忠於原本;後者中文斷句較為精準,可惜將原文改為簡體字,難以呈現此書的原貌。因此,本文的引文以《譯註禪苑清規》為主。

〔燒香、問訊罷〕澆茶三、兩椀，擎茶盞揖當面特爲人只揖參頭，及上下位，然後喫茶。茶罷或收盞，只收主人盞，起身問訊，離位燒香，歸位問訊同前。次藥遍，請喫藥。次請先喫茶，茶罷，收盞訖，問訊起送客至門首。[36]

「行藥」係指將「藥」——「茶藥丸」發給所有與會者。當所有僧眾前面都有「茶藥丸」時，就叫做「藥遍」。另外，此書也規範僧人在茶會中喫茶藥丸的禮儀，〈赴茶湯〉一節中云：

右手請茶藥擎之，候行遍，相揖罷方吃。不得張口擲入，亦不得咬令作聲。[37]

僧人在茶會中喫茶藥丸時，要用右手拿著「茶藥」，等所有與會的人都發給藥丸後，才可以開始喫，喫的時候「不得張口擲入，亦不得咬令作聲」。顯見這種茶藥是一種藥丸。

在湯會中，也有喫茶藥丸這道程序，禪寺中的湯會比照茶會，兩者的禮節儀式幾乎完全一樣，如《禪苑清規》等清規中對於湯禮就不再特別敘述，僅在茶禮下附註小字補充。然而，從下列一段文字中的小註，即可知湯會中也有茶藥丸。〈眾中特爲煎點〉：

安排坐位、香花、照牌了，當至時，門首迎客。……行茶澆湯約三、五椀，即問訊云「請先喫茶」。湯餅出，即於特爲人處問訊，勸茶收盞罷如不收盞，即云「茶籠，恕不換盞」；如點湯不換盞，即云「湯籠，恕不換盞」，再燒香問訊特爲人。次行藥遍，即問訊云「請喫藥」。次行茶澆湯，請先喫茶，并勸茶同前。茶罷陳謝云……。[38]

36　鏡島元隆、佐藤達玄、小坂機融，《譯註禪苑清規》，卷5，頁190。
37　鏡島元隆、佐藤達玄、小坂機融，《譯註禪苑清規》，卷1，〈赴茶湯〉，頁61。
38　鏡島元隆、佐藤達玄、小坂機融，《譯註禪苑清規》，卷5，〈堂頭煎點〉，頁

在茶、湯會中喫茶藥丸的規定，也見於同書的〈堂頭煎點〉、〈入寮臘次煎點〉、〈法眷及入室弟子特為堂頭煎點〉等茶、湯會的記載，此處就不一一舉出[39]。

「茶藥丸」是各種茶會中必備之物，〈堂頭煎點〉條中列舉在茶會之前必須先準備的物品中，有湯餅、盞橐、茶盤、香花、坐位、茶藥、照牌、煞茶：

> 齋前提舉行者準備湯餅換水燒湯、盞橐、茶盤打光洗潔、香花、坐位、茶藥、照牌、煞茶，諸事已辦，子細請客。……齋罷，侍者先上方丈，照管香爐位次。如湯餅哀、盞橐辦，行者齊布茶訖，香臺只安香爐、香合，藥栋、茶盞各安一處……次藥遍，請喫藥。[40]

此處的茶藥當是指茶藥丸，因為後文的小註中說明有「藥栋、茶盞各安一處」，此處的「藥栋」當指置藥丸的容器。如果不是泛請全寺僧人喫茶，而是臨時起意的情況下，住持的侍者也要令行者「安排坐位、香火、茶藥訖」，然後再請客人就坐[41]。另外，在〈法眷及入室弟子特為堂頭煎點〉中，早齋之後要到方丈處為住持點茶前，須先到方丈室「照管香火、茶藥、盞橐、湯餅，慮或失事」[42]。為了充分供應寺院裡茶會、湯會的需要，負責寺院財產及採買寺院所需食品和用品的「庫頭」，也必須留意「藥」的購買，他的職務之一是：「如山野寺院，城市稍遠，眾僧所用，及藥、蜜、茶、紙之類，亦宜準備。」[43]此「藥」所指除了治病和做湯藥的藥材之外，還有茶藥丸的材料。下文將會提到四明天壽院的風藥

194。

39　鏡島元隆、佐藤達玄、小坂機融，《譯註禪苑清規》，卷5，〈堂頭煎點〉，頁180、192、200。

40　鏡島元隆、佐藤達玄、小坂機融，《譯註禪苑清規》，卷5，〈堂頭煎點〉，頁177-180。

41　鏡島元隆、佐藤達玄、小坂機融，《譯註禪苑清規》，卷5，〈堂頭煎點〉，頁183。

42　鏡島元隆、佐藤達玄、小坂機融，《譯註禪苑清規》，卷6，〈法眷及入室弟子特為堂頭煎點〉，頁200。

43　鏡島元隆、佐藤達玄、小坂機融，《譯註禪苑清規》，卷4，〈庫頭〉，頁138。

丸聞名於當世，可知有一些寺院是由僧人自行製作藥丸的。

　　到底「茶藥丸」指的是什麼樣的藥丸？在以上的資料中都未說明。它很可能和湯藥一樣，是根據季節變換而有不同的內容。由於它是和茶一起服用的，故稱做「茶藥丸」。鄭谷(848-911)〈宗人惠四藥〉詩云：「宗人忽惠西山藥，四味清新香助茶。爽得心神便騎鶴，何須燒得白朱砂。」[44]可以幫助我們了解它服用的情形。此外，《千金翼方》中的一段話，也可爲「茶藥丸」提供一些線索：

> 人非金石，犯寒熱霧露，既不調理，必生疾癃。常服藥、辟外氣、和藏府也。平居服五補七宣丸、鍾乳丸，量其性冷熱虛實，自求好方常服。其紅雪三黃丸、青木香丸、理中丸、神明膏、陳元膏，春初水解，散天行茵陳丸散，皆宜先貯之，以防疾發。忽有卒急，不備難求。臘日合一劑烏膏楸葉膏，以防癰瘡等。[45]

寺院所服用的茶藥丸可能接近文中提及的七宣丸、鍾乳丸、紅雪三黃丸、青木香丸、理中丸之類的藥丸。

2. 風藥丸

　　在寺院生活中，僧人通常在冬季和洗浴之後，服用風藥丸[46]。《禪苑清規》卷四〈浴主〉敍述浴主的職責，就包括在開浴之前要準備眾僧在浴室中所需的用具，以及浴後所喝的茶和風藥：

> 至日，齋前掛開浴、或淋汗、或淨髮牌，鋪設諸聖浴位，及淨巾、香花、燈燭等，並諸僧風藥、茶器。[47]

44　北京大學古文獻研究所編，傅璇琮等主編，《全宋詩》(北京：北京大學出版社，1991)，冊20，卷677，頁7762。

45　〔唐〕孫思邈，《千金翼方》(台北：中國醫藥研究所，1990)，卷14，〈退居‧服藥第三〉，頁161-162。

46　「風藥」主要指可以除風疾的藥。另外，凡是可以製作除風的植物藥草，也可稱爲風藥，如石南、蘭葉。

47　鏡島元隆、佐藤達玄、小坂機融，《譯註禪苑清規》，卷4，〈浴主〉，頁139。

成尋在熙寧六年(延久五年，1073)一月二十日早齋之後，到汴京的大相國寺浴堂
沐浴，浴罷之後，照大師送他「酒一瓶、菓子、風藥三丸」：

> 廿日甲子，天晴，齋後小師等行向相國寺浴堂，賴緣供奉一人留，以通
> 事送薪沐浴。成尋一人既畢，照大師送酒一瓶、菓子、風藥三丸。[48]

「照大師」指的是太平興國寺的慈照大師(見下文)。此外，僧人也在多月裡服用
風藥，如熙寧五年十二月二十六日，成尋在巡禮五臺山之後，回到了汴京的太平
興國寺傳法院，當時有兩名來自五天竺西北的大天國僧人也寄居在同一院中，請
成尋去他們的房間裡喫茶、喫陽藥：「午時，從大天國僧房有請，即行向喫茶并
陽藥。」[49]風藥就是陽藥的一種[50]。

　　風藥之中，有一種叫做「黑神丸」。熙寧六年三月五日，因久旱不雨，成
尋和其他著名僧人被請入皇宮後苑的瑤津亭祈雨七日。十日中午，祈雨法事結束
後，眾僧約好去諸大乘師住宿的房裡，「慈照大師、惠淨和尚以『風藥丹』各一
丸，與小僧點茶」[51]。次日，華藏大師在瑤津亭僧人休息處，請眾僧喫茶，慈照
大師也拿出「黑神丸」，作為茶後的丸藥：

> 十日癸寅，天晴。……瑤津亭橋左右有兩亭，西名「澄柱之亭」，東名
> 「極曦之亭」，人休息處也。華藏大師為喫茶請，即具通通事小師行
> 向，華藏、慈照兩大師各點茶。慈照大師與「黑神丸」一裹。[52]

48　平林文雄，《參天台五臺山記：校本並に研究》，卷6，頁198，「延久五年一月
　　廿日」條。

49　平林文雄，《參天台五臺山記：校本並に研究》，卷5，頁178，「延久四年十二
　　月廿七日」條。

50　〔宋〕崔敦禮，《宮教集》，收入《景印文淵閣四庫全書》(台北：臺灣商務印書
　　館，1983)，冊1151，卷7：「譬之醫者之治病也，病寒邪以陽藥治之，病熱邪以
　　陰藥治之。」

51　平林文雄，《參天台五臺山記：校本並に研究》，卷7，頁236，「延久五年三月
　　九日」條。

52　平林文雄，《參天台五臺山記：校本並に研究》，卷7，頁237，「延久五年三月

寺院的僧人不僅服用風藥黑神丸，當時有些佛寺製作的丸藥還很受世人歡迎，如天壽院所製作的風藥黑神丸遠近馳名，《歸田錄》記載北宋眞宗時的宰相張齊賢食量驚人，一次就能吃下五、七兩的天壽院風藥黑神丸：

> 張僕射齊賢體質豐大，飲食過人，尤嗜肥豬肉，每食數斤。天壽院風藥黑神丸，常人所服不過一彈丸，公常以五七兩爲一大劑，夾以胡餅而頓食之。[53]

按：名爲「天壽院」的寺院不僅一處，此處可能指的是北宋都城汴京的天壽院[54]。寺院所製作的丸藥有可能是和信徒檀越結緣的，但從前述「天壽院風藥黑神丸，常人所服不過一彈丸，公常以五七兩爲一大劑」看來，一則當時似乎有一些人是服用天壽院的黑神丸，二則如張齊賢一次要喫五、七兩，應該就不是寺院所能大量贈與的，因此，它也有可能對俗人發售。

另外，還有「辰砂丸」。熙寧六年二月十六日，成尋住在五臺山的傳法院，當寺三藏法師送給他「辰砂丸」十五粒，並且囑咐他「一服七粒，臨非，以生薑湯吞下」：

> 十六日庚辰，天晴。齋了，梵義大師送茶，三人喫了。辰砂丸十五粒，三藏送給，嬾良藥也。一服七粒，臨非，以生薑湯吞下云云。今夜以酒服七箇了。[55]

十日」條。

53　〔宋〕歐陽修撰，李偉國點校，《歸田錄》（北京：中華書局，1981），卷1，頁12。

54　宋代汴梁、四明、鄞縣都有天壽院，但張齊賢在京城爲官，比較可能是食用汴梁天壽院的黑神丸。〔宋〕趙彥衛撰，傅根清點校，《雲麓漫鈔》（北京：中華書局，1996），卷4，頁58：「張忠文公叔夜嵇仲，靖康間以南道總管知鄧州，……第六子仲熊，字慈甫，隨行祭祀。丁巳年十一月十八日到東京相國寺慧林禪院，後於天壽院前幕士馮眞家下。」

55　平林文雄，《參天台五臺山記：校本並に研究》，卷6，頁213，「延久五年二月十六日」條。

不過，成尋在未生病的情況下，當晚就將它和酒一起服用，可見它也是一種保養的藥劑。「辰砂丸」有不同的處方，可治風疾、瘴疾等病，三藏法師送給成尋的應屬一種風藥。風藥辰砂丸有治重症的，也有屬於保養型的，如人參辰砂丸與和劑局方的辰砂丸[56]。

寺院中還服用一種叫做「靈寶丹」的風藥，醫書上記載它的功效是「治筋骨風氣，漆精益髓，神氣清爽，好顏色紅悅，久服輕健補暖水藏」[57]。宋代的禪寺中，有僧人製作這種丸藥[58]。

值得注意的是，唐、宋時期，風藥是社會上流行的養生丸藥，寺院僧人服用風藥丸殆受世俗社會的影響。當時社會從上至下，都有服用風藥的風習，在一些城市中也有風藥舖，如南宋都城就有專賣風藥的「風藥舖」[59]，宋人樓鑰（1137-1213）《攻媿集》中，也敘及當時宿州城內有「蔡五經家餅子風藥」的店舖[60]。從五代開始，皇帝經常賜給大臣及在外鎮戍的將帥風藥，因此，後晉高祖時安從進謀反，襄州道都行營先鋒指揮使郭金海所戰皆捷，安從進便送他「金瓶金合酒與風藥」以誣陷他[61]。宋人王安中的〈謝賜臘藥表〉：「臣某言：伏蒙聖恩，賜臣御筆金花牋詔書、臘晨風藥一銀合者。」[62]如前述的靈寶丹，就是宋朝

56 〔明〕朱橚等編，《普濟方》（北京：人民衛生出版社，1982），卷104，〈諸風門‧風冷附論〉，頁376：「人參辰砂丸出《便良方》：治去骨髓內風冷、壯筋力、安神爽思、寬快膈脘、益胃進食。」〈諸風門‧風痰附論〉，頁386：「辰砂丸出《和劑方》：治諸風痰盛、頭痛惡心、精神昏憒、目眩心忪、嘔吐痰涎、胸膈煩悶。」

57 〔朝鮮〕金禮蒙等收輯，浙江中醫研究所、湖州中醫院校點，《醫方類聚》（北京：人民衛生出版社，1981-1982），冊9，卷203，〈養性門五‧聖惠方二‧丹藥序‧紫粉靈寶丹〉，頁477。

58 〔宋〕惟蓋竺編，《明覺禪師語錄》（大‧1996），收入《大正新修大藏經》，冊47），卷4，頁694下：「師一日問僧：『偂作簡什麼來？』僧云：『合靈寶丹來。』師云：……。」

59 〔宋〕吳自牧，《夢粱錄》收入〔宋〕孟元老，《東京夢華錄(外四種)》（上海：上海古典文學出版社，1956），卷13，頁240。

60 〔宋〕樓鑰，《攻媿集》，收入《景印文淵閣四庫全書》，冊1153，卷111，頁14。

61 〔宋〕薛居正等撰，《舊五代史》（北京：中華書局，1976），〈晉書〉，卷94，〈郭金海傳〉，頁1249，引《洛陽縉紳舊聞記》。

62 〔宋〕王安中，《初寮集》，收入《景印文淵閣四庫全書》，冊1127，卷4，頁45-46。

皇帝賜給大臣風藥中的一種。宋高宗曾賜龍圖閣直學士耿延禧「金帶一條、通犀帶一條、錦綺等一百匹、靈寶丹、蘇合香圓、透冰丹各一百貼」[63]。宋朝官方太醫局所製的「靈寶丹」也爲北方大金國人所熟知、喜愛，靖康二年(1127)正月三十日，金人擄宋欽宗至青城，向宋室要求各種珍寶，其中就包括「太醫局『靈寶丹』二萬八千七百貼」[64]。此外，皇帝賜給大金國、高麗國使臣酒果、風藥，也成爲慣例[65]。由於金朝的官員喜好宋朝的風藥，因此它也成爲趙宋致贈金朝官員的禮品之一[66]。

3. 其他丸藥

宋代僧人也服用其他的丸藥，如熙寧五年六月七日，成尋在杭州寄居寺院的寺主送他「安元治氣正元丹」，並且告訴他服用的方法[67]。「正元丹」也是風藥的一種[68]。

熙寧六年四月十二日夜，三藏法師送成尋一個裝了藥的小瓶子，成尋喫了此藥[69]。由於在此前後文中，成尋都沒有提及自己身體不適，可知這也是一種養生的丸藥。熙寧六年二月十九日，三藏法師送給住在傳法院的成尋「散十六

63　〔宋〕徐夢梓，《三朝北盟會編》(上海：上海古籍出版社，1987)，卷63，〈靖康中帙三十八〉，頁474上。

64　徐夢梓，《三朝北盟會編》，卷78，〈靖康中帙五十三〉，頁587。

65　〔元〕脫脫，《宋史》(北京：中華書局，1977)，卷72，〈禮志二十二・賓禮四・金國使副見辭儀〉，頁2812；〔宋〕慕容彦逢，《摛文堂集》，收入《景印文淵閣四庫全書》，冊1123，卷9，〈賜高麗國進奉人使臘辰風藥口脂酒果口宣〉，頁6。

66　〔金〕佚名編，金少英校補，李慶善整理，《大金弔伐錄校補》(北京：中華書局，2001)，卷2，〈別幅〉：「本朝和議使鄧紹密回日，皇子郎君令館伴蕭實導意欲得白花蛇，除已附一合送皇子郎君外，恐恩相元帥亦欲得之，以一合附送。酒五十瓶、果子四合、茶一合、風藥一合、白花蛇一合，右請撿留白。」

67　平林文雄，《參天台五臺山記：校本並に研究》，卷2，頁45，「延久四年六月七日」條：「七日乙卯，天，巳時，陳一郎松花餅廿枚持來，從壽昌寺子章童行送者也。寺主送安元治氣正元舟(丹)，無服廿丸，湯下無忌。」

68　檽等編，《普濟方》，卷226，〈諸虛門・補益諸虛〉，頁3534：「正元丹：開三焦，破積聚，消五穀，益子精。祛冷除風，能令陽氣入腦，補益極多，不可盡述。」

69　平林文雄，《參天台五臺山記：校本並に研究》，卷8，頁269-270，「延久五年四月十二日」條：「入夜，三藏送小瓶子，服藥已了」。

個」，同房的僧人一同分食[70]。此「散」也應是一種養生的藥品。

(二)寺院中的乳石丹藥

　　唐宋時期，社會上服用石藥、燒煉丹藥之風很盛。石藥可以調配成五石散、三石散等散藥服食，或者燒煉成丹藥以吞服，據傳它的作用至少可以令人延年長壽。唐代王燾〈乳石論序〉稱「按古先服餌，賢明繼踵，合和調鍊，道術存焉。詳其羽化太清，則素憑仙骨，若以年留壽域，必資靈助，此蓋金丹乳石之用」[71]。至宋代黃庭堅(1045-1105)〈乞鍾乳于曾公袞〉詩猶云：「寄語曾公子，金丹幾時熟。願持鍾乳粉，實此罄懸腹。遙憐蟹眼湯，已化鵝管玉。刀圭勿妄傳，此物非碌碌。」[72]

　　石藥之中，最重要的是鍾乳，稱之爲「乳藥」。由於此藥甚爲珍貴，因此成爲俗家信徒對僧人的供養品之一，同時在高僧圓寂之後，也以此藥作爲祭品。信徒對僧人財物的奉獻，常稱「充乳藥之費」。開皇十一年(591)，篤信佛教的隋文帝爲國師智琰在宣州(治所在今安徽宣城)稽亭山建妙顯寺，並賜法器什物：「賜錢五千貫、絹二千疋，充乳藥。」[73]景龍元年(707)十一月，唐中宗派遣內侍至韶州曹溪禪宗六祖慧能禪師的住處，送他「絹五百疋，充乳藥供養」[74]。大

70　平林文雄，《參天台五臺山記：校本並に研究》，卷6，頁214，「延久五年二月十九日」條。

71　〔唐〕王燾，〈乳石論序〉，收入〔清〕董誥等編，《全唐文》(北京：中華書局，1983)，卷397，頁4051下。

72　北京大學古文獻研究所編，傅璇琮等主編，《全宋詩》，卷998，頁11466。

73　〔隋〕鄭辨志，〈宣州稽亭山妙顯寺碑銘〉，收入《全隋文》(收入〔清〕嚴可均校輯，《全上古三代秦漢三國六朝文》〔北京：中華書局，1958〕)，卷28，頁4187上。

74　〔唐〕佚名，《歷代法寶記》(大・2075)，收入《大正新修大藏經》，冊51，卷1，〈唐朝第六祖韶州漕溪能禪師〉，頁182中：「景龍元年十一月，又使内侍將軍薛簡至曹溪能禪師所，宣口勅云：『將上代信袈裟奉上詵禪師，將受持供養。今別將摩納袈裟一領，及絹五百疋充乳藥供養。』」按：長壽元年(692)，武則天敕命天冠郎中張昌期前往韶州請慧能禪師到京師來，慧能託病不去；萬歲通天元年(696)武則天再命人徵請慧能，仍然不肯行。武則天於是向慧能要求請得上代達摩祖師信傳袈裟至宮裡的内道場供養。後來武則天將此袈裟賜給智詵禪師帶回四川供養。因此，中宗才有上面一番話，並且另賜給慧能摩納袈裟。

曆八年(773)春天，代宗賜僧人不空「絹二百疋。充乳藥」[75]。五代時期，吳越國王錢鏐賜給淨光法師「乳藥絹二十疋，茶二百角」[76]。宋代俗人對僧人信施，也還稱「乳藥」若干。熙寧五年七月十六日，少卿以錢供養成尋，便稱「今送錢貳索文省，且宛乳藥之費，幸留撿」[77]。

　　由於乳藥成為檀施的代名詞，在禪宗的清規中，寺院住持的特支費稱為「堂頭乳藥」，禪宗的清規中也敍述了寺院職事「化主」外出化緣，所得錢物之中，有一分是住持的「乳藥」之費。化主外出化緣得來的財物，要分兩本記錄，一是「施利狀」，一是「乳藥狀」[78]。施利狀的內容包括募化的供僧物品、錢財若干，供養羅漢的財物、錢財若干，化到僧粥若干。至於「乳藥狀」的範本是：

> 參學比丘某甲某物若干，右謹獻堂頭和尚，聊充乳藥，伏乞慈悲容納，
> 謹狀。某年某月某日參學比丘某狀。[79]

　　前面所提到的僧人乳藥之費，似乎鍾乳僅是一種代名詞，很難看出來僧人是否真的服食乳藥。不過，丹波康賴(912-995)所撰的《醫心方》中，載有「鑑真服鍾乳隨年齒方」。僧人鑑真(688-763)係在唐玄宗天寶十二年(753)年底東渡日本，《皇國名醫傳》稱「鑑真又能醫療」[80]，在《醫心方》收錄了四種名為「鑑真方」的醫方，此係其中之一。唐、宋時期，日本接受中國文化的許多成分，公元756年，日本聖武天皇逝世後，光明皇后把宮廷所存藥品送到東大寺，今奈良東大寺「正倉院」收藏有當時捐獻的《種種藥帳》中所列的一些石藥，如雲母粉、鍾乳床、赤石脂等十一種石藥，以及在藥帳中沒有記載的白石英、雄

75　〔唐〕趙遷，《大唐故大德贈司空大辨正廣智不空三藏行狀》(大・2056)，收入《大正新修大藏經》，冊50，頁292中。

76　〔宋〕宗曉，《四明尊者教行錄》(大・1937)，收入《大正新修大藏經》，冊46，卷7，〈螺谿振祖集・吳越錢忠懿王賜淨光法師制(三道)〉，頁924下。

77　平林文雄，《參天台五臺山記：校本並に研究》，卷2，頁69，「延久四年閏七月十六日」條。

78　鏡島元隆、佐藤達玄、小坂機融，《譯註禪苑清規》，卷5，〈化主〉，頁171。

79　鏡島元隆、佐藤達玄、小坂機融，《譯註禪苑清規》，卷5，〈化主〉，頁171。

80　〔日〕淺田宗伯，《皇國名醫傳》(東京：名著出版，1982)，卷上，頁48。

黃、丹等八種石藥[81]。這些石藥和正倉院其他藥物，似可從唐宋寺院養生文化對
日本宮廷與寺院的影響來理解，將以另文討論。

當寺院重要僧人圓寂之時，乳藥也是致祭的供品。如代宗大曆九年(774)，
密宗大師不空遷化，將葬之日，鄧國夫人張氏「謹以乳藥之奠奉祭于故國大德三
藏不空和尚之靈」[82]。不空的弟子慧勝也以乳藥致奠於亡師靈前[83]。南唐李後主
〈祭悟空禪師文〉：「保大九年歲次辛亥九月，皇帝以香茶、乳藥之奠，致祭於
右街清涼寺悟空禪師。」[84]禪宗的清規中，也提到寺院重要僧人亡故後的葬儀
中，都有乳藥作爲供品，《禪苑清規》卷七〈尊宿遷化〉：

> 其入龕、舉龕、下火、下龕、撒土、掛眞，並有乳藥。喪主重有酬謝，
> 院門稍似定疊，如上尊宿諸人，須當特爲陳謝。[85]

由上可見，乳藥在寺院中確實存在。從唐代僧人懷信《釋門自鏡錄》(大・2083)
所收錄一則隋代僧人的故事，亦可證明某些僧人曾服用鍾乳。開皇十六年
(596)，有一名叫道相的僧人來到山東靈巖寺，突然暴亡，在地獄中見到大勢至
菩薩化身爲靈巖寺主曇祥，帶他去看墮入地獄中的僧人，其中有一名靈巖寺僧人
法迴落在「方梁壓地獄」，旁邊有一個牌子寫著他墮地獄的罪由是：「此人私用
僧三十匹絹。」曇祥要他回去告訴還在陽世的法迴，趕快將他濫用寺院財物三十
匹絹歸還，將來死後才得免墮地獄之苦。法迴起初還不肯承認，後來道相敘述他
在地獄所見法迴盜用寺院財物具體事由：原來在開皇五年時，靈巖寺教法迴上京

81 〔日〕柴田承二監修，宮内庁正倉院事務所編集，《圖說正倉院藥物》(東京：中
　央公論社，2000)，〈《種種藥帳》記載の藥物石藥類〉、〈《種種藥帳》外の藥
　物石藥類〉，頁157-168。

82 〔唐〕圓照集，《代宗朝贈司空大辨正廣智三藏和上表制集》(大・2120)，收入
　《大正新修大藏經》，冊52，卷4，〈臨葬日鄧國夫人張氏祭文一首〉，頁847b。

83 圓照集，《代宗朝贈司空大辨正廣智三藏和上表制集》，收入《大正新修大藏
　經》，冊52，卷4，〈弟子苾芻慧勝祭文一首〉，頁847下：「維大曆九年歲次甲寅
　七月戊戌朔五日壬寅。僧弟子慧勝。謹以乳藥之奠敢昭告于亡和尚之靈。」

84 〔宋〕陸游，《入蜀記》，收入《景印文淵閣四庫全書》，冊460，卷1，頁19。

85 鏡島元隆、佐藤達玄、小坂機融，《譯註禪苑清規》，卷7，頁263。

奏請皇帝賜給寺額，給了他絹百匹，作爲打點之用，恰好朝廷有一位通事舍人是其寺的檀越，就上奏皇帝頒給寺額，不費一文錢，法迴覺得自己於寺院有功，就用了其中三十匹絹，買了一些物品，以「六匹市鍾乳及石斛」，十餘年之後，鍾乳、石斛都用盡，可知法迴確實服用了鍾乳[86]。

除了鍾乳之外，皇帝也賜給僧人其他的石藥，如隋文帝仁壽二年（602），就曾賜給天台山僧人智越等人一些藥物，其中有光明砂。智越在謝啓中稱：「貓酥五瓶，充身去患；光明一斛，藥食兼濃。」[87]貓酥殆酥的一種，《太平御覽》引《傅咸集》中〈楊濟與咸書〉曰：「酥治瘡上急。」[88]故云「充身去患」。「光明一斛，藥食兼濃」，可知此光明砂是用來服食的。光明砂在醫藥上的用途很廣，《本草綱目》稱「石砂有十數品，最上者爲光明砂」[89]。它同時也是服餌重要的成分，如唐人呂頌在皇帝生日進貢光明砂的奏狀，就明說是它是「服餌所尚」，「有驗於仙方」：

前件光明砂丹等，管內所出，服餌所尚，生依仙谷，誠有驗于仙方。[90]

僧人也有煉食丹藥者。宋代新舊黨爭時，被打爲「元祐黨人」而被貶謫到福建臨汀的孫升撰有《孫公談圃》，其中敘述蘇軾曾告訴他有僧人送燒煉藥之事。後來爲孫升整理此書的劉延世以爲，蘇軾雖然被貶謫到海南島，但沒有水土

86　〔唐〕懷信，《釋門自鏡錄》，收入《大正新修大藏經》，冊51，卷下，〈慳損僧物錄十・隋冀州僧道相見靈巖寺諸僧受罪苦事(靈巖寺記)〉，頁819下，法迴自述他盜用百匹絹的用途：「十四買金，五匹博絲布，六匹市鍾乳及石斛，六匹買沈香。三匹買鍮石簪鎖三十具，其二十五具賣，五具仍在匱中。其香並現在，鍾乳、石斛用訖，絲布現兩匹在匱，金一兩亦未用。」

87　〔隋〕智寂等錄，〔唐〕灌頂纂集，《國清百錄》（大・1934），收入《大正新修大藏經》，冊46，卷3，〈天台眾謝啓第八十〉，頁814下。

88　〔宋〕李昉等編，孫雍長、李長庚、王珏校點，《太平御覽》（石家莊：河北教育出版社，1994），冊7，卷858，〈飲食部十六・酪酥附醍醐〉，頁853。

89　〔明〕李時珍，《本草綱目》（北京：人民衛生出版社，1975），卷9，〈金石部二・金石之三・石類上・丹砂〉，頁517。

90　〔唐〕呂頌，〈降誕日進光明砂丹等狀〉，收入董誥等編，《全唐文》，卷480，，頁4910上-下。

不服，終無病恙，可能係拜此藥之賜：

> 子瞻在黃州，術士多從之游。有僧相見，數日不交一言，將去，懷中取
> 藥兩貼，如蓮藥而黑色，曰：「此燒煉藥也，有緩急服之。」子瞻在京
> 師爲公言，至今收之。後謫海島無恙，疑得此藥之力。[91]

由上文看來，丹藥也有助於調劑衛生。

四、寺院中的藥酒

關於佛教與酒，日本學者道端良秀已做了詳細的討論[92]，不過，他的文章中
並未引用成尋親訪北宋佛寺的《參天台五臺山記》。本節主要利用此書的資料及
唐、宋詩文，對僧人飲藥酒和飲酒的情形做一具體的描述。唐、宋時期禪宗寺院
嚴格禁酒，但其他寺院則有一部分僧人不僅喝藥酒，還喝一般的酒。《參天台五
臺山記》一書裡，有不少成尋在北宋寺院中和僧人一起飲酒的記載，從杭州到汴
京，從天台山到五臺山的寺院，都有僧人飲酒。本文認爲，唐、宋時期從「聖
僧」信仰衍化而來的酒供養，和部分密教儀軌中以酒作爲供祭品，使得僧人飲酒
具有某種程度的正當性。不過，僧人飲酒或藥酒是不合乎戒律的，在諸《高僧
傳》中，仍是以嚴守酒戒的僧人占絕對多數。

(一)藥酒

從唐詩中的描述，可知當時世俗社會中有以藥酒待客的習俗，僧院中也有
類似的情況。張籍(ca. 767-830)〈題韋郎中新亭〉詩云：「藥酒欲開期好客，朝

---

91 〔宋〕孫升，《孫公談圃》，收入《叢書集成新編》（台北：新文豐出版公司，
   1985據《百川學海》宋咸淳九年左圭輯刊本影印），冊83，卷中，總頁709上。
92 〔日〕道端良秀，〈佛教の酒──毒酒と藥酒〉，收入氏著，《中國佛教史全集》
   （東京：書苑，1985），第7卷，頁379-542；〔日〕守屋東編輯，《佛教と酒：不
   飲酒戒史の變遷に就いて》（東京：少年禁酒軍，1933）。

衣暫脫見開身。」[93]姚合（ca. 779-846）〈喜馬戴冬夜見過期無可上人不至〉詩云：「客來初夜裡，藥酒自開封。」[94]另，〈喜胡遇至〉詩云：「病少閒人問，貧唯密友來。茅齋從掃破，藥酒遣生開。」[95]這都是俗人以藥酒招待客人的例子，從姚合〈題李頻新居〉詩中，則可知有些僧人是喝藥酒的：「勸僧嘗藥酒，教僕辨書簽。」[96]《太平廣記》中有一則出自《逸史》的記載，提到淮南一位能預知吉凶的僧人常監喫藥酒，由於他所飲藥酒中地黃的含量太多，使得他瀉肚子[97]。

唐代的僧人不僅飲藥酒，也有以藥酒待客者。何延之〈蘭亭始末記〉一文，記敘唐太宗派遣監察御史蕭翼去找僧人辨才，套出他深藏的「王羲之蘭亭序」帖的處所。蕭翼假扮為一個書生，前往越州山陰嘉祥寺參訪辨才，兩人談詩敘藝，相見恨晚，辨才留他住在寺裡，當晚還請他喫藥酒。兩人所做的詩作中，也都有對此酒的形容：

　　……設缸面藥酒、茶、果等，江東云缸面，猶河北稱甕頭，謂初熟酒也。酣樂之後，請賓賦詩。辨才探得來字韻，其詩曰：「初醞一缸開，新知萬里來。披雲同落寞，步月共徘徊。夜久孤琴思，風長旅鴈哀。非君有祕術，誰照不然灰。」蕭翼探得招字韻，詩曰：「邂逅款良宵，殷勤荷勝招。彌天俄若舊，初地豈成遙。酒蟻傾還泛，心猿躁自調。誰憐失羣翼，長苦蒹葭空飄。」[98]

在成尋的記敘裡，他有四次在寺院中喫藥酒的經歷。熙寧五年六月十日，

93　〔清〕曹寅、〔清〕彭定求等編，《全唐詩》（北京：中華書局，1960），冊12，卷385，頁4333。

94　曹寅、彭定求等編，《全唐詩》，第15冊，卷501，頁5702。

95　曹寅、彭定求等編，《全唐詩》，第15冊，卷501，頁5701。

96　曹寅、彭定求等編，《全唐詩》，第15冊，卷501，頁5701。

97　〔宋〕李昉等編，《太平廣記》（台北：文史哲出版社，1987），卷84，〈異人四‧宋師儒〉，頁546：「常監飲藥酒，服地黃太多，因腹疾，夜起如廁。」

98　〔唐〕何延之，〈蘭亭始末記〉，收入董誥等編，《全唐文》，卷301，頁3059下-3060上。

成尋在天台山國清寺訪學，這一天他去參訪天台第十三代祖師惠光大師看經之院後，到其院僧人如日、文章兩人的宿房點茶；在回到寄宿的房間之前，他去拜訪國清寺的寺主，蒙寺主殷勤招待，有寺院待客的茶和果子，並且請他喫藥酒：

> 十日戊午，天晴。午時參惠光大師看經之院，……還房之次，參寺主院，令見懺法私記并我心自空圖，感喜不少，爲寫本借留已了。切切相留，點茶、菓子、藥酒，望晚歸了。[99]

第二次同樣也是到國清寺主的房裡，寺主以果子、茶和藥酒招待他。熙寧五年七月十日，成尋爲了要去五臺山巡禮事拜訪天台縣知縣，回到國清寺之後：

> 十日，……晚還寺，從寺主許有請，一行皆參，有菓、茶、藥酒等。[100]

同年八月五日，成尋從天台縣回到國清寺，「酉時，寺主院有菓、藥酒等」[101]。熙寧五年十二月二十六日，成尋從五臺山巡禮畢，返回汴京的太平興國寺傳法院，熙寧六年一月六日，他受邀到此寺慈照大師的房裡喫藥酒[102]。

　　僧人的飲藥酒，可能和自古以來人們相信酒有養生的功效有關，漢代王莽在詔書中曾說「酒，百藥之長，嘉會之好」[103]。宋代僧人法雲編《翻譯名義集》（大・2131）卷三，〈什物篇第三十七〉敘述酒有穀酒、果酒、藥酒三種，其後云：「漢書：酒者天之美祿，所以頤養天下，享祀祈福，扶衰養疾。」[104]不

99　平林文雄，《參天台五臺山記：校本並に研究》，卷2，頁49-50，「延久四年六月十日」條。

100　平林文雄，《參天台五臺山記：校本並に研究》，卷2，頁67，「延久四年閏七月十日」條。

101　平林文雄，《參天台五臺山記：校本並に研究》，卷3，頁79，「延久四年八月五日」條。

102　平林文雄，《參天台五臺山記：校本並に研究》，卷6，頁188-189，「延久五年一月六日」條。

103　〔漢〕班固，《漢書》（北京：中華書局，1962），卷24，〈食貨志下〉，頁1183。

104　〔宋〕法雲編，《翻譯名義集》，收入《大正新修大藏經》，冊54，頁1107下。

過，佛教戒律是禁酒的，何以唐、宋以後出現了一些僧人飲酒的情形？除了受社會上酒和養生相關聯的影響之外，應從佛教本身的一些變化而論。

(二)唐宋僧人飲酒的背景

六朝以降，迄於明清，佛教教團飲酒之事時見諸記載，道端良秀認爲這是因爲飲酒在中國有長遠歷史，故佛教的禁酒運動難以徹底推行的緣故[105]。其實，部分僧人飲酒的問題很難用單一的原因來解釋，本文試圖從盛唐以後佛教信仰的兩項變化來理解，一是基於南北朝以來逐漸流行的「聖僧」信仰，衍生出以酒供養僧人的習俗；二是受到盛唐以後部分密教儀軌中，有以酒供祭的影響所致。

1.「聖僧信仰」的影響

南北朝以來逐漸流行的「聖僧」信仰，到了唐代衍生出以酒供養僧人的習俗。所謂的「聖僧」，是指諸佛菩薩、羅漢、聖人以不同的面貌和形式應化人間，唐代以後寺院中的食堂有「聖僧龕」，僧人入浴之前，也要替聖僧準備一份用品[106]。他們的化身常是出人意表的。聖僧顯化時，經常以奇異的行徑出現，如飲酒的僧人就是其中的一種。《宋高僧傳》敘述，唐代宗時晉州僧人代病顯示飲酒的神蹟，開啓了佛教信徒以酒供養僧人之始：

> 釋代病者，台州天台人也。……大曆元年，登太行遊霍山，……太守感之，躬就迎請，移置大梵寺，……由是檀信駢肩躡踵，有寘毒於酒者，賄貧女往施之。代病已知，貧女紿之曰：「妾家醞覺美，酌施和尚求福，況以佛不逆眾生願。」代病曰：「汝亦是佛。」然貧女懼，反飲，具以情告。代病執杯啜之，俄爾酒氣及兩脛，足地爲之墳裂，聞者驚怪。以酒供養，自茲始也。[107]

105　道端良秀，〈佛教の酒──毒酒と藥酒〉，收入氏著，《中國佛教史全集》，頁509。

106　劉淑芬，〈唐宋寺院中的聖僧龕與儀式空間〉（未刊稿）。

107　〔宋〕贊寧，《宋高僧傳》（大・2061），收入《大正新修大藏經》，冊50，〈唐

另如北宋蘇州東禪寺的遇賢和尚有很多異事，又好飲酒，人們稱之爲「聖僧」，又號爲「酒仙」[108]。遇賢常去酒家飲酒都不給錢，一日嘔吐成酒黃，稱此可以抵償酒價。當年瘟疫盛行時，店家將酒黃泡酒，讓病者服用，竟然都痊癒了。《嘉泰普燈錄》（大・1559）將他列於「應化聖賢」類[109]。柯嘉豪研究《宋高僧傳》中關於喫肉喝酒僧人記載，他們都被重新界定爲具有神力，這是因爲僧傳作者欲將此不合戒律之事合理化的緣故[110]。其實，這種神力正是「聖僧」顯化的特質。上述《宋高僧傳》有關僧人代病的記載應是可信的，唐、宋時期，在家信徒確有以酒供養僧人者，如成尋《參天台五臺山記》書中，有很多官員或俗家信徒送酒給他及其他僧人的記載。鄭炳林和魏迎春的研究指出，晚唐五代時期敦煌佛教教團並不限制僧尼飲酒，各寺院中的僧尼普遍擁有酒。又，當時佛教教團對於各種活動裡不合規定者的科罰之中，最常見的是罰納酒若干[111]。五代時敦煌歸義軍節度使曾送給僧人龍辯等「麥酒壹瓮」[112]。

正是因爲有信徒以酒供養僧人，所以僧團中開始討論僧人可否飲此供養的酒。道世撰集的《諸經要集》（大・2123）中，便引《十住毘婆沙論》（大・1521）討論在家俗人以酒供養僧人是否有罪的問題，其答案是俗人雖然無罪，但僧人仍

（續）——————

晉州大梵寺代病師傳〉，頁877下-878上；贊寧撰，范祥雍點校，《宋高僧傳》（北京：中華書局，1987），下冊，卷26，〈唐晉大梵寺代病師傳〉，頁669-670。

108 〔明〕吳寬，《家藏集》，收入《景印文淵閣四庫全書》，冊1255，卷53，〈跋林酒仙詩〉：「酒仙名遇賢，俗姓林，在宋爲蘇城東禪寺僧。人傳其事甚異，至號『聖僧』；以其嗜酒故，又號『酒仙』。」

109 〔宋〕正受編，《嘉泰普燈錄》，收入《大正新修大藏經》，冊79，卷24，〈應化聖賢・酒仙遇賢和尚〉，頁434下。

110 John Kieschnick, *The Eminent Monk: Buddhist Ideals in Medieval Chinese Hagiography* (Honolulu: University of Hawai'i Press, 1997), pp. 51-63.

111 鄭炳林、魏迎春，〈晚唐五代敦煌佛教教團的科罰制度研究〉，《敦煌研究》，2004：2(敦煌)，頁51-52。唐五代敦煌僧人普遍飲酒，學界已有一些討論，如李正宇，〈晚唐至北宋敦煌僧尼普聽飲酒——敦煌世俗佛教系列研究之二〉，《敦煌研究》，2005：3(敦煌)，頁68-79、116；潘春輝，〈晚唐五代敦煌僧尼飲酒原因考〉，《青海社會科學》，2003：4(西寧)，頁81-83。

112 周紹良主編，《全唐文新編》（長春：吉林文史出版社，2000），第18冊，卷921，〈龍辯等謝司空賜物狀〉(伯・4638)，頁12663：「應管內參外釋門都僧統、賜紫沙門龍辯、都僧錄惠雲、都僧政紹忠，草鼓壹升，麥酒壹瓮，謹因來旨，跪捧領訖。」

然不可飲此酒：

> 又十住毘婆沙論問曰：「若有人捨施酒，未知得罪以不？」答曰：「施者
> 得福，受者不得飲，故論云：是菩薩或時樂捨一切，須食與食，須飲與
> 飲。若以酒施，應生是念：今是行檀時，隨所須與，後當方便，教使離
> 酒，得念智慧，令不放逸。何以故？檀波羅蜜法，悉滿人願，在家菩薩
> 以酒施者，是則無罪。」[113]

查龍樹菩薩的《十住毘婆沙論》中並沒有提及「受者不得飲」之句[114]，可見在
俗家信徒以酒供養僧人的情況下，道世想藉用龍樹菩薩來警示僧人不得飲酒。

　　事實上，還是有僧人飲了俗人所供養的酒，也有一些人對此提出批評，如
蘇東坡認為有些僧人稱酒為「般若湯」，乃文飾其名，是「不義」的：

> 僧謂酒為「般若湯」，謂魚為「水梭花」，雞為「鑽籬菜」，竟無所益，但
> 自欺而已，世常笑之。人有為不義而文之以美名者，與此何異哉！[115]

宋人竇革(子野)撰《酒譜》「般若湯」條，也說：「北僧謂為『般若湯』，蓋廋
辭以避法禁。」[116]值得注意的是，此處說「北僧」稱酒為「般若湯」，似乎意
味著南方僧人不用此稱。梁武帝禁斷僧人食用酒肉，當時他的權力所及只限於南
方，隋唐帝國統一南北，是否仍然貫徹梁武帝以政治力干預僧團內部生活的政
策，是一個值得思考的問題。

---

113 〔唐〕道世集，《諸經要集》，收入《大正新修大藏經》，冊54，卷17，〈酒肉
　　部第二十六〉，頁157中。
114 鳩摩羅什譯，《十住毘婆沙論》，收入《大正新修大藏經》，冊26，卷7，頁56
　　中。
115 〔宋〕蘇軾撰，王松齡點校，《東坡志林》(北京：中華書局，1981)，卷2，〈道
　　釋・僧文葷食名〉，頁39。
116 〔宋〕竇革撰，《酒譜》(石家莊：河北教育出版社，1995)，頁335。

2. 部分密教儀軌的影響

雖然絕大多數的密教經典都禁止飲酒[117]，但盛唐以後一些密教儀軌有以酒肉為祀者，如「又毘那夜迦呪法」：

> ……如是作法乃至七日，隨心所願，即得稱意。正灌油時，數數發願，復用蘇蜜和麨作團，及蘿蔔根，并一盞酒，如是日別新新供養，一切善事隨意成就，一切災禍悉皆消滅。其所獻食必須自食，始得氣力。[118]

不僅以酒奉祀，還必須飲下所供養的酒，這可能為某些僧人飲酒提供了合法性。密教對於僧人飲酒的影響，可以從宋真宗的兩道詔令中反映出來。宋真宗景德四年(1007)曾經一度下令，在寺觀百步之內不許賣酒肉，若賣酒、肉、五辛等物給僧尼、道士，要處以重罪：

> 〔景德〕四年，詔京城鬻酒肉者，並去寺觀百步之外；有以酒肉五辛酤市於僧道者，許人糾告，重論其罪。[119]

天禧元年(1017)四月，因為新譯的《頻那夜迦經》中，有以葷血為祀的敘述，真宗下令此經不得入藏，並且諭令不得再翻譯含有此類內容的經典：

> 天禧元年四月，詔曰：金仙垂教，實利含生；貝葉騰文，當資傳譯。苟師承之或異，必邪正以相參，既失精詳，寖成訛謬；而況葷血之祀，甚瀆於真乘，厭詛之辭，尤乖於妙理。其新譯《頻那夜迦經》四卷，不許

---

117 〔唐〕不空譯，《大日經持誦次第儀軌》(大‧860)，收入《大正新修大藏經》，冊18，頁187云：「諸酒木菓等漿可以醉人者。皆不應飲噉。」

118 〔唐〕阿地瞿多譯，《陀羅尼集經》(大‧901)，收入《大正新修大藏經，》冊18，〈又毘那夜迦呪法第五十〉，頁884下。

119 〔宋〕志磐，《佛祖統紀》(大‧2035)，收入《大正新修大藏經》，冊49，卷44，〈法運通塞志第十七之十一〉，頁403上。

入藏。自今後，似此經文，不得翻譯。[120]

除了《頻那夜迦經》不許入藏之外，此一詔令中還提到了「況葷血之祀，甚瀆於真乘，厭詛之辭，尤乖於妙理」，此二者都暗暗指涉部分的密教經典。真宗這些舉動，被《佛祖統紀》重新登錄在卷五一〈聖君護法〉[121]，因為真宗所維護的是佛教最基本戒律之中的兩項：酒戒和不殺生戒。

　　可能由於以上原因，出現了部分僧人飲酒的情況。不過，佛教首重戒律，僧團中還是有很多僧人堅持遵守酒戒。如律典允許以酒治病，但有的僧人寧死也不願破戒。如北宋溫州靈巖德宗禪師寧死也不肯以酒入藥，認為不可破戒而逃死[122]，有的僧人在生病時飲酒治病，但是病癒之後始終耿耿於懷。

　　雖然有些僧人飲酒或藥酒，但佛教的戒律還是在他們的心中，如成尋雖然常常喝酒，但他有時候想到戒律以及喝酒犯戒的罪報時，也會有所退縮。以下是出自《參天台五臺山記》中一段很生動的描述。熙寧五年十二月九日，成尋到太原府平晉驛過夜，當日太原府知府龍圖送果子、菜餚和各種食物，以及「酒大九瓶」。成尋留下兩瓶，給通事一瓶，小師(受戒未滿十年者)等人一瓶，其餘七瓶就退回去了。值得注意的是，他還是留下一瓶給小師等僧人，而且後來成尋和大家一起用飯時，似乎也喝了酒：

> 九日癸未，天晴。……過十五里至太原府平晉驛宿，未二點止了。龍圖送菓飯種種食、酒大九瓶，而通事一瓶，小師等一瓶留下，七瓶返納了。食次有酒，珍菓十許種，中兩三種分留已了。[123]

120　志磐，《佛祖統紀》，收入《大正新修大藏經》，冊49，卷44，〈法運通塞志第十七之十一〉，頁405下-406上。

121　志磐，，收入《大正新修大藏經》，冊49，卷51，〈歷代會要志第十九之一‧聖君護法〉，頁452中。

122　正受編，《嘉泰普燈錄》，收入《大正新修大藏經》，冊79，卷12，頁366中：「宣和辛丑六月二十三日應供次，偶中油毒病革，門人請以酒進藥，師叱曰：『有生則有死，可破戒而逃死乎？』乃揮偈曰：『一住二十四年，隨宜建立因緣，如今去也何時節，風在青松月在天。』飲目而化。」

123　平林文雄，《參天台五臺山記：校本並に研究》，卷5，頁170-171，「延久四年

　　第二天(十日)，知府龍圖請他到知府邸用齋，齋後命人送他回驛館，又送來十五瓶酒，並指定要給成尋四瓶，老小師二人、通事每人各兩瓶，五位小師各一瓶。此時，成尋念及戒律和破戒所招致的罪報，僅留下給通事的兩瓶酒，而將其餘給包括自己和其他僧人的十三瓶酒全都退回去，他自述這種作法是「依思罪報」的緣故：

> 十日甲申，天晴。卯時，龍圖送粥。……未時，酒十五瓶送之，予四、老小師二人、通事各二，五小師各一瓶，如前每瓶一斗。即通事二瓶留下，十三瓶返上已了，依思罪報也。[124]

　　社會上有俗人以酒供養僧人，或是在一些密教儀軌中有酒的供獻，因此，在法令上僧人飲酒不被認為是非法的，如宋真宗並沒有下令不許僧人飲酒，而是下令商家不准賣酒肉給僧人和道人。在此情況下，僧人飲藥酒就更不成問題了，在《太平御覽》中有一則故事，敘述唐代會稽尉李師旦稱「飲酒法所不禁，況乃飲藥酒耶？」[125]可以借用來說明藥酒在某些寺院中存在的合法性。

　　不過，有些捍衛戒律的僧人則在戒律的注疏中，指出「不得言有疾，欺飲藥酒」[126]，似乎指責僧人飲藥酒的行為是假稱有疾而行犯戒之實。宋代元照《四分律行事鈔資持記》(大‧1805)卷上〈釋標宗篇〉，對某些僧人這種不遵守戒律的行為，提出了更嚴厲的批評：

> 即世學者，說律訓人，自貿㲲衣，言遵王制。夜粥晏齋，謂是隨方；非時啖飯，妄言未必長惡；貪飲藥酒，便言有病療治。不學愚僧，傳為口

(續)——————————————————

　　十二月九日」條。

124 平林文雄，《參天台五臺山記：校本並に研究》，卷5，頁171，「延久四年十二月十日」條。

125 李昉等編，《太平廣記》，卷259，〈嗤鄙二‧李師旦〉，頁2018。

126 義寂，《梵網經菩薩戒本疏》，收入《大正新修大藏經》，冊40，卷4，〈輕垢罪篇第二‧飲酒戒第二〉，頁636中。

實，誣聖亂法，豈復過是。來者有識，慎勿隨邪。[127]

　　雖然佛教戒律中有酒禁，但戒律中也有開緣，僧人飲酒其實是一個很複雜的問題，值得做更深入的研究。

五、寺院養生藥物的背景：唐宋世俗社會中的養生風氣

　　前述寺院僧人食用各種養生藥品的情形，並不是寺院獨有，事實上，僧人所食用的藥品是唐宋社會養生文化的一部分。唐宋時期，上自皇帝，下至庶人，都很重視養生的湯藥和丸藥。皇帝有時賜給大臣茶和湯藥，或者藥酒，而在特定的季節裡，也有不同的賞賜，如夏日賜給「夏藥」，冬天賜給「臘藥」。另外，有時也賜給大臣和少數僧人珍貴的乳藥和金石之藥。

　　唐宋時期養生的觀念可以追溯到《神農四經》「上藥延命，中藥養性，下藥去疾」之說，到東晉葛洪撰《抱朴子》一書時，已經形成一完整的體系：

> 抱朴子曰：《神農四經》曰，上藥令人身安命延，昇為天神，遨遊上下，使役萬靈，體生毛羽，行廚立至。又曰，五芝及餌丹砂、玉札、曾青、雄黃、雌黃、雲母、太乙禹餘糧，各可單服之，皆令人飛行長生。又曰：中藥養性，下藥除病，能令毒蟲不加，猛獸不犯，惡氣不行，眾妖併辟。[128]

這種看法發展到唐宋時期，就逐漸發展出「善服藥者，不如善保養者」、「病後能服藥，不如病前能自防」[129]。同時，也衍生出依季節調養服食之法。

127　道宣撰，〔宋〕元照述，《四分律行事鈔資持記》，收入《大正新修大藏經》，冊40，頁179下。

128　〔晉〕葛洪撰，王明校釋，《抱朴子內篇校釋》（北京：中華書局，1985），卷11，〈仙藥〉，頁177。

129　〔宋〕陳直撰，〔元〕鄒鉉編次，黃應紫點校，《壽親養老新書》（北京：團結出版社，1994），卷4，〈保養〉。按：本書卷一為宋代醫學家陳直撰，本名《養老

在《抱朴子》卷一一〈仙藥〉中，列舉了許多延命的藥物，可分為兩類，一是礦石之藥，一是植物性的藥草，而以礦石之藥較為高等：

> 仙藥之上者丹砂，次則黃金，次則白銀，次則諸芝，次則五玉，次則雲母，次則明珠，次則雄黃，次則太乙禹餘糧，次則石中黃子，次則石桂，次則石英，次則石腦，次則石硫黃，次則石䃍，次則曾青，次則松柏脂、茯苓、地黃、麥門冬、木巨勝、重樓、黃連、石韋、楮實、象柴，……。[130]

其中礦物性的藥，就是魏晉迄唐、宋時期，不少上層人士所服用的石藥，稱為「寒食散」，或稱為「五石散」。余嘉錫〈寒食散考〉首先對此有詳細的考證，近年來蔣力生〈《外臺祕要方》服石文獻研究〉，對於從魏晉迄唐代的服石內容有更詳細的研究[131]。然而，關於植物方面的服食，則少有人討論，而這一部分正是影響及唐宋時期人們所飲的湯藥。唐人常飲用的是茯苓湯、赤箭湯、黃耆湯、雲母湯、人參湯、橘皮湯、甘豆湯，宋人所飲的湯藥有豆蔻湯、木香湯、桂花湯、破氣湯、玉真湯、薄荷湯、紫蘇湯、棗湯、二宜湯、厚朴湯、五味湯、仙朮湯、杏霜湯、生薑湯、益智湯、茴香湯、橙麴蓮子湯、蜜湯、橘紅湯[132]。

唐代社會的養生風氣，可說是以皇帝領軍，注重延命養生。唐玄宗本人曾經讀了仙經，找到一個神方，做成仙藥，分給他的兄弟，要和他們一起長生不死「同保長齡，永無限極」[133]。當他的弟弟李憲去世時，尚食局為他預備置放在

（續）

奉親書》（成書不晚於1085年）。卷2以後，由元大德中泰寧鄒鉉續增為《壽親養老新書》，參見《四庫全書總目提要》（上海：商務印書館，1933），卷103，子部13，醫家類，〈壽親養老新書四卷〉，頁2096。

130 葛洪撰，王明校釋，《抱朴子內篇校釋》，卷11，〈仙藥〉，頁177-178。

131 余嘉錫，〈寒食散考〉，收入氏著，《余嘉錫論學雜著》（北京：中華書局，1963）；蔣力生，〈《外臺祕要方》服石文獻研究〉，收入王燾撰，高文鑄等校注研究，《外臺祕要方》（北京：華夏出版社，1993），頁1166-1183。

132 劉淑芬，〈「客至則設茶，欲去則設湯」——唐、宋時期世俗社會生活中的茶與湯藥〉，《燕京學報》，新16，頁117-155。

133 〔後晉〕劉昫等撰，《舊唐書》（北京：中華書局，1975），卷95，〈睿宗諸子·

墳墓裡的「千色味」食品之中，就包括了藥酒三十餘種[134]。另外，《舊唐書》也記載唐穆宗「餌金石之藥」[135]。唐朝皇帝還將這種觀念和方法透過賜藥的形式，推廣及於大臣、將帥。當時社會上注重依季節攝養的觀念，有所謂「夏藥」和「臘藥」，皇帝經常賜大臣和在外將帥這兩類藥物。至於夏藥、臘藥是哪些內容呢？由於茶也有益健康，宋代日本來華僧人榮西(1141-1215)著有《喫茶養生記》，卷首就說：「茶也，養生之仙藥也，延齡之妙術也。」[136]因此皇帝的恩惠經常是「茶、藥」並賜[137]。唐代臘日賜藥似乎是常例，玄宗〈答張九齡謝賜藥〉批云：「臘日所惠，固其常耳。」[138]關於臘藥，唐代以來皇帝在臘日賜給大臣多季護膚和護唇的藥品——即「面膏」和「口脂」[139]，用現代的話來說，就是面霜和護唇膏。這些護膚的面霜和護唇的唇膏，其作用是保護臉上的肌膚免受寒霜凜風的侵害，其中唇膏以紅雪口脂和紫雪口脂最為珍貴，如唐德宗貞元十七年(729)，賜杜佑「臘日面脂、口脂紅雪紫雪，并金花銀合二、金稜合二」，劉禹錫代撰的謝表中就稱「雕奩既開，珍藥斯見，膏凝雪瑩，含液騰芳。頓光蒲柳之容，永去癙疵之患」[140]。一直到宋代，臘日仍以口脂面膏賜大臣和守邊的

(續)————————————————————

　　讓皇帝憲傳〉，頁3011：「玄宗既篤於昆季，雖有讒言交搆其間，而友愛如初。憲尤恭謹畏慎，未曾干議時政及與人交結，玄宗尤加重之。嘗與憲及岐王範等書曰：『……頃因餘暇，妙選仙經，得此神方，古老云「服之必驗」。今分此藥，願與兄弟等同保長齡，永無限極。』」

134　劉昫等撰，《舊唐書》，卷95，〈睿宗諸子·讓皇帝憲傳〉，頁3013-3014：「及將葬，上遣中使敕瑝等務令儉約，送終之物，皆令眾見。所司請依諸陵舊例，壙內置千味食，監護使、左僕射裴耀卿奏曰：『尚食所料水陸等味一千餘種，每色瓶盛，安於藏內，皆是非時瓜及馬牛驢犢麞鹿等肉，並諸藥酒三十餘色。儀注禮料，皆無所憑。』……。」

135　劉昫等撰，《舊唐書》，卷16，〈穆宗紀·長慶四年〉，頁504。

136　〔宋〕榮西，《喫茶養生記》，收入佛書刊行會編纂，《大日本佛教全書》(東京：佛書刊行會，1913-1918)，第27冊，頁419。

137　關於唐宋皇帝賜茶、藥，見劉淑芬，〈「客至則設茶，欲去則設湯」——唐、宋時期世俗社會生活中的茶與湯藥〉，《燕京學報》，新16，頁117-155。

138　董誥等編，《全唐文》，卷37，玄宗〈答張九齡謝賜藥批〉，頁406上：「臘日所惠，固其常耳，信則微物亦有嘉名，與卿共之，何足為謝。」

139　〔唐〕權德輿，〈為趙相公謝賜金石凌表〉，收入董誥等編，《全唐文》，卷485，頁4958上。

140　〔唐〕劉禹錫著，瞿蛻園校點，《劉禹錫全集》(上海：上海古籍出版社，

將帥，宋人周密(1232-1298)《癸辛雜識・別集》云：

> 和劑惠民藥局，當時製藥有官，監造有官，監門又有官。……獨暑藥、
> 臘藥分賜大臣及邊帥者，雖隸御藥，其實劑局爲之。稍精緻若至寶丹、
> 紫雪膏之類，固非人間所可辦也。[141]

　　唐代夏藥的內容是什麼，不得而知，可能是一些做湯藥的藥材。此外，還
包括金石凌、紅雪等，如唐憲宗曾在夏日賜令狐楚金石凌、紅雪各一兩[142]，據
《本草綱目》，金石凌和紅雪都是解熱結的藥[143]。至於宋代的夏臘藥，陳騤
《南宋館閣錄》卷六「夏臘藥」條有具體的說明，夏藥包括大順、五苓、香薷、
三倍、駐車、桂苓，臘藥則是蘇合、鹿茸兩種。這些藥物或是煎湯，或是做成
藥丸：

> 自提舉官以下，等第分送秘書省日歷所、國史院，皆依例，夏：大順、
> 五苓、香薷、三倍、駐車、桂苓。香薷養脾，理中消暑水瓢。冬：蘇
> 合、鹿茸，養脾理中，嘉禾勻氣，潤補橘皮，煎其品數，改丸修合，日
> 稟議焉。[144]

至於暑藥，除了前面提到的藥材之外，另有「冰壺散」，《朱子語類》敘述名
將劉錡(1098-1162)作戰之前，都先備暑藥[145]，此暑藥的內容是「暑藥以薑麵

（續）————
　　　　1999)，卷12，〈爲淮南杜相公謝賜歷日面脂口脂表〉，頁86。
141　〔宋〕周密撰，吳企明點校，《癸辛雜識》(北京：中華書局，1997)，〈別集
　　　上・和劑藥局〉，頁225。
142　〔唐〕元稹撰，冀勤點校，《元稹集》(北京：中華書局，1982)，卷36，〈爲令
　　　狐相國謝賜金石凌紅雪狀〉，頁411：「右：中使實千乘至，奉宣進止，以臣將赴
　　　山陵，時屬炎暑，賜前件紅雪等。」
143　李時珍，《本草綱目》，卷3，〈百病主治藥・火熱〉，頁152：「朴消胃中結熱。
　　　紫雪、碧雪、紅雪、金石凌，皆解熱結藥也。」
144　〔宋〕陳騤撰，張富祥點校，《南宋館閣錄》(北京：中華書局，1998)，卷6，頁
　　　72。
145　〔宋〕黎靖德，王星賢點校，《朱子語類》(台北：華世出版社，1987)，卷132，
　　　〈本朝六・中興至今日人物下〉，頁3166。

爲之，與今冰壺散方大概相似」[146]。冰壺散的作用是「治中暍，解暑毒煩躁」[147]。除此之外，暑藥也有製成湯藥者，如紫蘇熟水[148]，宋人黃天麟常行善事，「居當通衢，夏月每虔製暑藥，以飲行者」[149]。

臘藥中還包括一些丹丸，如上述的「至寶丹」，其用途不詳，但從人們以「至寶丹」來形容好言富貴的詩，可知它是很珍貴的丹藥[150]。除此之外，如唐玄宗曾賜張九齡(678-740)鹿角膠丸[151]、賜李林甫(? -752)吃力伽丸等[152]。另外還有「虎頭丹」，如《武林舊事》卷三〈歲晚節物〉：

> 臘月賜宰執、親王、三衙從官、內侍省官，并外閫、前宰執等臘藥，係和劑局方造進，及御藥院特旨製造，銀合各一百兩，以至五十兩、三十兩各有差。伏日賜暑藥亦同。……八日，……醫家亦多合藥劑，侑以虎頭丹、八神、屠蘇，貯以絳囊，饋遺大家，謂之「臘藥」。[153]

---

146 黎靖德，王星賢點校，《朱子語類》，卷136，〈歷代三〉，頁3240。

147 金禮蒙等收輯，浙江中醫研究所、湖州中醫院校點，《醫方類聚》，冊1，卷26，〈諸暑門二・聖濟總錄・中熱暍・冰壺散〉，頁705。

148 〔清〕顧嗣立編，《元詩選》(北京：中華書局，1987)，初集，甲集，〈桐江集・次韻志歸〉十首，頁197：「未妨無暑藥，熟水紫蘇香。」

149 〔元〕吳澄，《吳文正集》，收入《景印文淵閣四庫全書》，冊1197，卷85，〈黃愚泉墓誌銘〉，頁7。

150 丁傳靖輯，《宋人軼事彙編》(北京：中華書局，1981)，卷11，〈王珪〉，頁527：「王岐公詩，喜用金玉珠璧字，以爲富貴。其兄謂之『至寶丹』。《後山詩話・王直方詩話》云：王禹玉詩，世號『至寶丹』。有人云：『詩能窮人，且試作些富貴語，看如何。』思索數日，得一聯云：『脛脡化爲紅玳瑁，眼睛變作碧琉璃。』」

151 〔唐〕張九齡，〈謝賜藥狀〉，收入董誥等編，《全唐文》，卷289，頁2937上：「右：高力士宣奉恩旨，賜臣等鹿角膠丸及駐年面脂。」鹿角膠丸的功用據〔宋〕王懷隱編，《太平聖惠方》(台北：新文豐出版公司，1980)，卷30，〈治虛勞腰腳疼痛諸方〉，頁2607：「治虛勞腰□疼痛不可行步，宜服鹿角膠圓方。」

152 〔唐〕苑咸，〈爲李林甫謝臘日賜藥等狀〉，收入董誥等編，《全唐文》，卷333，頁3372上：「右。昨晚內使曹侍仙至。奉宣聖旨。賜臣臘日所合通中散駐顏面脂及細合。並吃力伽丸白黑蒺藜煎揩齒藥等。」

153 〔宋〕周密，《武林舊事》，收入孟元老，《東京夢華錄(外四種)》，卷3，〈歲晚節物〉，頁383-384。

風藥是臘藥中很重要的一個項目，宋代陳元靚(1137-1181)編《歲時廣記》一書中「送風藥」，引《歲時雜記》：

> 醫工以臘月獻藥，以風藥爲主，亦有獻口脂、面藥及屠蘇者。[154]

皇帝賜給大臣的臘藥中也有這一項，《初寮集》卷四〈謝賜臘藥表〉云：「臣某言，伏蒙聖恩，賜臣御筆金花牋詔書、臘晨風藥一銀合者。」[155]此外，臘藥還包括製作湯藥的藥材，汪應辰(1119-1176)〈四川安撫制置使兼知成都府晁公武銀合臘藥敕書〉裡，就提及所賜的臘藥是供製作湯藥的藥材：「卿綏拊西南，勤勞夙夜，歲華云晏，寒氣方凝，特頒湯液之良，往助節宣之用。」[156]

又，皇帝在賜給臣下藥物時，通常是將它置於金、銀製造的盒子裡，稱爲「金合」或「銀合」，連同金、銀合一併賜予。以金、銀器裝盛藥物，主要是因爲金、銀器和養生也有關聯[157]，《史記》記載方士李少君對漢武帝說，丹砂可以化成黃金，用它做成飲食器，則可以益壽延年。唐、宋時期，茶不但是日常生活重要的飲料，同時被視爲一種養生的藥物[158]，飲茶的器用則「以金銀爲上」[159]，這也可以說明爲什麼出土的唐代金銀器大都是飲食器皿，而陝西西安近郊何家村出窖藏金銀器裡，所裝盛的大多是養生的藥品[160]。從唐、宋時期受賜暑藥、臘藥的大臣謝狀中，可知這兩類藥的作用主要是調養，如王安石(1021-

154 〔宋〕陳元靚，《歲時廣記》，收入藝文印書館編，《歲時習俗資料彙編》(台北：藝文印書館，1970)，冊7，卷39，〈臘日‧送風藥〉，頁1196。

155 王安中，《初寮集》，收入《景印文淵閣四庫全書》，冊1127，卷4，頁45至46。

156 〔宋〕汪應辰，《文定集》，收入《武英殿聚珍板書》(台北：中央研究院歷史語言研究所傅斯年圖書館藏，清光緒二十五年廣雅書局刊本)，集部冊533-536，卷8，頁20。

157 盧兆蔭，〈關於金銀器的幾個問題〉，《文物天地》，1985：6(北京)，頁56。

158 榮西，《喫茶養生記》，收入佛刊行會編纂，《大日本佛教全書》，卷上，頁421，云心臟好苦味，故喫茶有益於心臟：「以上末世養生之法如斯，……唐醫云：若不喫茶人，失諸藥効，不得治病，心臟弱故也。」

159 〔宋〕蔡襄，《茶錄》，收入《叢書集成新編》，冊47，頁4。

160 耿鑒庭，〈西安南郊唐代窖藏裡的醫藥文物〉，《文物》，1972：6(北京)，頁56-58。

1086)〈撫問河北西路臣寮兼賜夏藥口宣〉稱：「有勑：卿等，時方鬱蒸，氣或疵癘，永惟黎獻，方寄外憂，當有分頒，以助調養」[161]。又如劉才邵(1109-1180)〈撫問統制田師中、岳超、王權、劉表賜銀合臘藥口宣〉云：「有勑：卿任屬總戎，實膺重寄，時當凝沍，宜慎保調，珍劑分頒，式昭眷意。」[162]

　　除了調養的暑藥和臘藥之外，唐、宋的上層階級也服用礦石性的藥物，皇帝經常以這類藥物賜給大臣們，最常頒賜的礦石藥是石鍾乳。唐太宗因太子右庶子高季輔數度上言得失，賜他「鍾乳一劑」，並且說「進藥石之言，故以藥石相報」[163]。又，唐朝皇帝似乎有在端午節頒賜大臣鍾乳的慣例[164]。

　　另外，皇帝也賜臣下金石凌、藥金(服食用的黃金)等。根據葛洪《抱朴子》關於上藥的敘述，黃金是僅次於丹砂的藥：「仙藥之上者丹砂，次則黃金，次則白銀，次則諸芝，次則五玉，次則雲母，次則明珠，次則雄黃。」因此，黃金也是服食的礦物性藥物之一。權德輿(759-818)〈為趙相公謝賜金石凌表〉中，稱皇帝賜趙憬金石凌，以及金石凌方和服食的方法[165]。唐玄宗曾賜中書舍人苑咸藥金，還令內侍輔朝俊教他服金之法[166]。至於服食藥金有什麼好處呢？孔戣曾受皇帝賜藥金，他在謝表中稱「上藥本於金精，足以蠲除疫癘」[167]。苑

---

161 〔宋〕王安石，《臨川文集》，收入《景印文淵閣四庫全書》，冊1105，卷48，頁16。

162 〔宋〕劉才邵，《檆溪居士集》，收入《景印文淵閣四庫全書》，冊1130，卷7，頁27-28。

163 劉昫等撰，《舊唐書》，卷78，〈高季輔傳〉，頁2703。

164 〔唐〕劉肅撰，許德楠、李鼎霞點校，《大唐新語》(北京：中華書局，1984)，卷7，〈容恕第十五〉，頁109-110：「端午日，玄宗賜宰臣鍾乳。宋璟既拜賜，而命醫人鍊之。醫請將歸家鍊。子弟諫曰：『此乳珍異，他者不如，今付之歸，恐招欺換。』璟誡之曰：『自隱爾心然，疑他心耶？仗信示誠，猶恐不至，矧有猜責，豈可得乎？』」

165 權德輿，〈為趙相公謝賜金石凌表〉，收入董誥等編，《全唐文》，卷485，頁4958上：「臣憬言：伏奉恩敕賜臣金石凌并方及服法，并金花銀合一。」

166 苑咸，〈謝賜藥金盞等狀〉，收入董誥等編，《全唐文》，卷333，頁3372上-下云：「右：內給事袁思藝奉宣聖旨，賜臣藥金盞一匙，並參花蜜餘甘煎及平脫合二；晚兼令中使輔朝俊親授昨所賜金方者。伏以聖澤無涯，已沐九天之施；真方不祕，更示八公之法。」

167 〔唐〕孔戣，〈謝賜手詔兼神刀藥金狀〉，收入董誥等編，《全唐文》，卷693，頁7109上。

咸在另一次受賜的謝狀，稱它除了對身體有所補益之外，還可以駐顏不老，長命延年：

> 右：內給事袁思藝至，奉宣聖旨，賜臣江東成金二挺。若服之後，深有補益，兼延駐者。伏以仙方所祕，靈藥稱珍，必候休明之辰，上益無疆之壽。不意復迴天眷，念及微臣，賜九轉之金，駐百年之命。[168]

除了上述的養生藥物之外，皇帝有時也頒賜藥酒。如宋真宗賜太尉王旦(957-1017)「蘇合香酒」，助他保養身體。由於此酒甚有效果，皇帝也賜給近臣，並且告以此藥酒之方，從此士庶之家都仿效飲此藥酒：

> 王文正太尉，氣羸多病，真宗面賜藥酒一斛，令空腹飲之，可以和氣血，辟外邪。文正飲之，大覺安健，因對稱謝。上曰：「此蘇合香酒也。每一斗酒，以蘇合香丸一兩同煮，極能調五臟，却腹中諸疾。每冒寒夙興，則飲一杯。」因各出數榼賜近臣。自此臣庶之家，皆做爲之，蘇合香丸盛行於時。此方本出《廣濟方》，謂之「白朮丸」，後人亦編入《千金》、《外臺》，治疾有殊效，予於《良方》敘之甚詳。然昔人未知用之。錢文僖公集《篋中方》，〈蘇合香丸〉注云：「此藥本出禁中，祥符中嘗賜近臣。」即謂此也。[169]

　　唐代上層階級貴族文士服丹藥和石散的事實，除了文獻資料外，還有出土文物作爲佐證。1970年陝西西安南郊何家村出土兩瓮唐代窖藏文物，包括金銀器皿二百七十一件，以及一些藥物，包括丹砂(光明紫砂、光明砂、光明碎紅砂、次光明砂、紅光丹砂、朱砂、井砂)、石鍾乳、白石英、珊瑚、金屑和金箔、蜜

---

168 苑咸，〈謝賜藥金狀〉，收入董誥等編，《全唐文》，卷333，頁3372下。此文作者一作孔戣，見卷693，頁7110上。

169 〔宋〕彭乘撰，孔凡禮點校，《墨客揮犀》(北京：中華書局，2002)，卷8，〈蘇合香酒〉，頁377。

陀僧、琥珀(圖一、二)[170]。另外還出土了煉丹的專用器具「石榴罐」，其中出土的藥物中，鍾乳石、紫石英、白石英可以配製「三石更生散」，其效果和五石散相仿[171]。

　　以上所述唐、宋時期社會中流行的養生藥物，也都見於同一時期的寺院裡，可見僧人雖然逃離世俗生活，棲居寺院之中，但他們所服用的丸藥、乳藥、石藥、藥酒，和世俗社會的養生藥品，並無太大的差別。

六、結語

　　唐、宋時期，社會上普遍流行著養生的湯藥和藥物，這種養生文化也影響當時寺院的生活。禪宗的清規將養生的湯藥融入寺院生活的儀規裡，同時在宗教儀式裡，湯藥也成為禮拜的供養品，並且用以祭祀亡僧[172]。在日常生活中，僧人也喫各種丸藥、乳藥、石藥和藥酒，此外也使用養生的枕頭，唐太宗之女合浦公主曾經送沙門辯機一個「金寶神枕」[173]，北宋五臺山十寺副僧正承鎬曾贈送成尋兩個「五課藥枕」[174]。《雲笈七籤》卷四八有〈神枕法并敘〉，稱此方是「女簾以此方傳玉青，玉青以傳廣成子，廣成子以傳黃帝」[175]。宋人王堯臣(1001-1056)等人編的《崇文總目》卷一○〈道書七〉，列有《藥枕方》一卷[176]，無論是神枕或藥枕，都淵源自神仙道教[177]，而非來自佛教。

---

170 耿鑒庭，〈西安南郊唐代窖藏裡的醫藥文物〉，《文物》，1972：6，頁56-58。
171 耿鑒庭，〈西安南郊唐代窖藏裡的醫藥文物〉，《文物》，1972：6，頁60。
172 劉淑芬，〈唐、宋寺院中的茶與湯藥〉，《燕京學報》，新19。
173 〔宋〕歐陽修等撰，《新唐書》(北京：中華書局，1975)，卷83，〈諸帝公主‧太宗二十一女合浦公主〉，頁3648。
174 平林文雄，《參天台五臺山記：校本並に研究》，卷5，頁166，「延久四年十二月十一日」條。
175 〔宋〕張君房校輯，《雲笈七籤》，收入湯一介主編，《道學精華》(北京：北京出版社，1996)，卷48，頁2011。
176 〔宋〕王堯臣，《崇文總目》，收入許逸民、常振國編，《中國歷代書目叢刊‧第一輯上》(北京：現代出版社，1987)，卷10，〈道書類七〉，頁63。
177 〔日〕吉元昭治，〈神枕(藥枕)〉，收入牧尾良海博士喜壽記念論集刊行會編，《牧尾良海博士喜壽記念‧儒、佛、道三教思想論考》(東京：山喜房佛書林林

　　服食餌藥這類養生思想是從神仙道家孕育出來的，這種思潮深深地浸透六朝以後的社會。寺院生活也是社會生活的一部分，僧人在出家之前，便受社會文化影響，因此寺院生活薰染世俗社會風尚習俗也是很自然的。再則，佛教初傳之時，往往依附黃老和道術以傳教，有一些僧人也嫻習養生之術。如東晉名僧支遁（ca. 314-366）「雅尚老莊」[178]，他曾和道俗二十四人在吳縣土山墓下，共修一日一夜的八關齋，齋會結束後，大家紛紛散去，支遁便獨自登山採藥[179]。另如東晉僧人單道開服食各種植物和礦石的藥物十餘年：「絕穀餌栢實，栢實難得，復服松脂。後服細石子，一吞數枚，數日一服。或時多少噉薑、椒，如此七年後，不畏寒暑，冬溫夏涼，晝夜不臥。」[180]一直到唐宋時期，像這樣講求養生服食的僧人不絕如縷[181]。

　　雖然佛教教團中有人覺得「服食非佛盛事」[182]，但道家各種養生之方，卻一直流行在佛寺之中。寺院不僅吸收了世俗社會中道家淵源的養生藥品，並且有所創新。《普濟方》中有「甘露湯」，就是出自於京口甘露寺[183]。智顗的疾病觀除了祖述一些佛典的觀念之外，也有傳統醫學和道教醫學的影子[184]。這是因為他受南北朝末年中國僧人曇靖撰述的《提謂波利經》影響之故，此書將佛教的

(續)────────────────

　　　式會社，1991)。

178　慧皎，《高僧傳》(大・2059)，收入《大正新修大藏經》，冊50，卷4，〈義解一・支道林傳〉，頁349下。

179　道宣，《廣弘明集》，收入《大正新修大藏經》，冊52，卷30，沙門支道林〈八關齋詩序〉，頁350上：「余旣樂野室之寂，又有掘藥之懷，遂便獨住，於是乃揮手送歸，有望路之想，靜拱虛房，悟外身之眞，登山采藥。」

180　慧皎，《高僧傳》(大・2059)，收入《大正新修大藏經》，冊50，卷9，〈單道開傳〉，頁387中。

181　贊寧，《宋高僧傳》(大・2061)，收入《大正新修大藏經》，冊50，卷20，〈唐洛京慧林寺圓觀傳〉，頁839下，圓觀和他俗家好友李源一起到四川的青城峨眉等山洞求藥。

182　〔梁〕寶唱，《比丘尼傳》(大・2063)，收入《大正新修大藏經》，冊50，卷2，〈宋廣陵中寺光靜尼傳〉，頁939中。劉宋時期比丘尼光靜「絕穀餌松」，身體力行辟穀養生，後來一位比丘法成告訴她「服食非佛盛事」，光靜才恢復食用米糧。

183　朱橚等編，《普濟方》，卷36，〈胃腑門・胃反附論〉，頁909。

184　〔日〕安藤俊雄，〈治病方として天台止觀〉，《大谷大學研究年報》，23(京都，1971)，頁1-58。

五戒，和儒家的五常、陰陽五行結合在一起，五戒神掌管人五臟六腑的機能，依此可以長壽不死[185]。到了宋代，佛教的養生法中更加入了密教的成分[186]，榮西所撰《喫茶養生記》一書中，敘及養生之法有飲茶、服桑，以及運用密教經典和儀軌，如《尊勝陀羅尼破地獄法秘鈔》對五臟、五行和五味的關聯，再配合《五藏曼荼羅儀軌鈔》中的手印和眞言加持，使五臟永無病患。另外，他也記載了五種因鬼魅而引起的疾病，都可以用桑治療，稱此方「頗有于受口傳于唐醫矣，亦桑樹是諸佛菩提樹，攜此木天魔猶以不競，況諸餘鬼魅附近乎！」[187]這似乎是在當時流行的醫方中，加上佛教的成分。由此可見，道家養生思想及其實踐對佛教教團實有不淺的影響。

　　本文原發表於《中央研究院歷史語言研究所集刊》，第77本第3分，台北，2006，頁357-401。

185　〔日〕中嶋隆藏，〈疑經に見える疾病・養生觀の一側面——「提謂經」とその周邊〉，收入〔日〕坂出祥伸編，《中國古代養生思想の綜合研究》（東京：平河出版社，1988），頁649-673。

186　〔日〕田中文雄，〈「五輪九字秘釋」と養生思想〉，收入坂出祥伸編，《中國古代養生思想の綜合研究》，頁674-698。

187　榮西，《喫茶養生記》，收入佛書刊行會編纂，《大日本佛教全書》，卷下，頁422下。

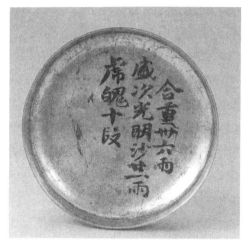

圖一　陝西西安何家村窖藏出土唐代銀盒之盒蓋內的墨書

（陝西歷史博物館、北京大學考古文博學院、北京大學震旦古代文明研究中心編著，《花舞大唐春：何家村遺寶精粹》〔北京：文物出版社，2003〕，頁169，圖版39。）

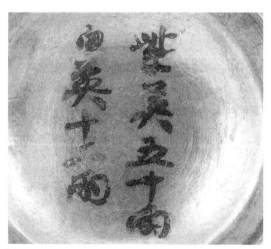

圖二　何家村窖藏出土的唐代鎏金鸚鵡紋提梁銀罐之罐蓋內墨書

（陝西歷史博物館、北京大學考古文博學院、北京大學震旦古代文明研究中心編著，《花舞大唐春：何家村遺寶精粹》，頁271，圖版72。）

第八章

當病人見到鬼：

試論明清醫者對於「邪祟」的態度

陳秀芬（國立政治大學歷史學系副教授）

本文旨在考察明清醫者對於「邪祟(病)」的理解與態度，希冀呈現中國傳統醫療的特色，並釐清「祝由」在明清醫史中的角色。本文發現，明清受過儒學與醫學經典訓練、兼具閱讀與書寫能力的文人醫者，對於「邪祟」的病因、病機、證候、脈象、診斷與治療容或有異，然其內在思維與外在態度卻頗為一致，亦即，他們多半試圖將「邪祟」的現象「病理化」、「醫療化」。這些醫者一方面強調「邪祟」之能侵犯人，其前提在於患者身心虛衰、欠缺自我防禦能力。另一方面，他們也認為透過尋常的醫療手段，必要時輔以特殊方法，就足以治癒「邪祟」病症。換言之，方藥與針灸仍是明清醫者應付「邪祟(病)」的主要手段。他們雖認為「祝由」這類古老的禁術有存在的價值，但其主要用途在於幫助診斷病因與安慰病患。祝禱雖有助於平復非身心因素所造成的特殊病症，但是單靠祝由無法治癒重大疾病。這樣的醫療觀點，除了展現傳統中醫「身心一元」的特色，以及劃分疾病與神異現象的界線外，同時也使得醫者表面上有別於倚重儀式醫療的巫、卜、術士等。儘管如此，本文所論及的醫者嚴格說來並非無神論者，完全否認鬼妖精怪的存在。他們亦沒有完全摒棄對於「祝由」的使用。準此，對於某些當代學者將「理性主義」視為明清之前中國傳統醫學的特色，本文認為有再商榷的必要，因為此種觀點並不足以說明當時醫療行為的複雜性與多元性。

一、前言

在人類的文明中，從鬼神的角度來解釋疾病的成因，有相當長的歷史。但

同時，所謂「自然主義式」(naturalistic)的思維，即不訴諸超自然力量的解釋觀點，在不少醫學傳統中亦占有一席之地，甚至成為近現代醫學的主流[1]。由於超自然與自然主義這兩大病理詮釋系統及其治則與療程，在同一個社會中往往先後出現、相互消長，要不就是處於彼此糾葛、並存競爭的局面，加上當今學者常依據「自然(哲學)醫學」的出現與否，來判斷一個醫學體系是否已達到所謂的「理性化」(rationalization)的程度，因此，釐清鬼神論與自然論在傳統醫學中的關係，就成為醫療史研究的一個重要課題。

以古希臘醫學為例，論者認為西方醫學奠基之作——《希波克拉提斯全集》(Hippocratic corpus)的「成就」之一，乃是將鬼神論排除在病因學之外[2]。無獨有偶，當今某些醫學史家亦認為，中國醫學史的主要特色，在其「理性」的面向[3]。因而，像扁鵲著名的「六不治」原則中的「信巫不信醫」，常被視為中國傳統醫學從「巫醫分立」邁向「理性主義」的重要突破[4]。

值得注意的是，「信巫不信醫」之所以成為扁鵲「六不治」的醫學標誌，其實是源自太史公對於扁鵲的評價，而非扁鵲本人的自述[5]。太史公之所以對

1　筆者曾考慮到，所謂「自然」與「超自然」的二分法，乃現代西方「已經除魅」的思維下的一種知識分類方式，不見得適用於人與鬼神、物怪等關係較為曖昧的前現代社會。但由於當今不少學者採用此種二元對立的角度進行詮釋，為了便於討論，本文只好暫時採行類似的術語來區辨不同的立場。

2　最常被提到的例子是「神聖的疾病」(sacred disease)——癲癇。此病在古希臘被解釋為鬼神作祟所致，並施以宗教治療。希波克拉提斯全集的作者們卻指出，此病主要是因為連接大腦與器官的血管內的氣體受到痰的堵塞所引起。G.E.R. Lloyd ed., J. Chadwick and W.N. Mann trans., *Hippocratic Writings* (London: Penguin Books Ltd., 1978/1983), pp. 237-251; G.E.R. Lloyd, *Magic, Reason and Experience: Studies in the Origin and Development of Greek Science* (Cambridge: Cambridge University Press, 1979), p. 15.

3　持此主張的至少有石田秀實、宮下三郎。石田秀實曾以「理性」與「非理性」二分法的角度，來討論中國古代的精神疾病。〔日〕石田秀實，〈中國古代における精神疾病觀〉，《日本中国学会報》，33 (東京，1981)，頁29-42。宮下三郎的說法轉引自李建民，〈祟病與「場所」：傳統醫學對祟病的一種解釋〉，《漢學研究》，12：1 (台北，1994)，頁115。

4　馬伯英，《中國醫學文化史》(上海：上海人民出版社，1997)，頁208-215。

5　〔漢〕司馬遷，《史記》(北京：中華書局，1962)，卷105，〈扁鵲倉公列傳〉，頁2794。

「巫」有此評價，除了其家學淵源與知識背景使然，更重要的目的是在批判漢武帝崇祀鬼神的作爲[6]。此外，在《漢書・藝文志》撰者眼中，扁鵲、秦和「各專一能」的醫術特色，較諸同爲上古名醫的岐伯、俞拊的「兼上數術」，其實是一種醫術的「分化與倒退」[7]。就此而言，今人以「巫醫分立」或西方的「理性主義」來評斷扁鵲在醫學史上的成就與地位，倒是模糊了原有的歷史脈絡。若說自扁鵲的時代起，中國醫學就開始進入「巫醫分立」的階段，那麼我們該如何理解自中古到近世諸多官修與私撰醫書，均闢有專章記載「禁術」的現象？又該怎樣解釋自隋唐到晚明「祝由」與「咒禁」（或名「禁咒」、「祝禁」、「書禁」）之術，曾經成爲官方醫學的專科長達千年之久呢？當明清某些醫者一再提及「邪祟」，他們的記載究竟透露出什麼訊息與心態？縱觀傳統中國醫／療體系，「理性」與「非理性」的劃分，足以作爲有效的歷史判準嗎？

　　眾所周知，明清教育以儒學爲主軸，因科舉制度而產生的官僚、士人、鄉紳等，構成了社會菁英的主體。在醫者方面，所謂菁英醫者主要由儒醫與世醫組成。謝觀曾指出，「自宋以後，醫乃一變爲士夫之業，非儒醫不足見重於世」[8]。儒醫在宋代的意義有二，原指由士人轉習醫業，後擴充解釋爲醫者有儒行[9]。明清多數名醫若非家中世代業醫，就是由儒轉醫。這些醫者往往自幼學習舉業，以科考成就爲人生目標，卻因屢試不中，或中舉後仕途不順，或家中親人病故，或自己體弱多病，因緣際會開始習醫、行醫。他們繼承了《黃帝內經》（以下簡稱《內經》）、《傷寒論》、《脈經》以來的古典醫學知識，接受以這套知識爲基礎的醫技訓練[10]。他們當中不乏有人沿襲儒

6　此一看法得自金仕起，〈司馬遷「病有六不治」論發微——古史札記之一〉（未刊稿）。

7　金仕起，〈《漢書・藝文志》的方技史圖象——從其學術立場與現實義涵的考察出發〉，《國立政治大學歷史學報》，22（台北，2004），頁46-50。

8　謝利恆，〈鈴醫秘方〉，收入氏著，《中國醫學源流論》（台北：新文豐出版公司，1997），頁129。

9　陳元朋，《兩宋的「尚醫士人」與「儒醫」：兼論其在金元的流變》（台北：國立臺灣大學，1997）。

10　關於明清的基礎醫學訓練，請參考Angela Ki Che Leung, "Medical Learning from the Song to the Ming," in Paul Jakove Smith and Richard von Glahn eds., *The Song-Yuan-Ming*

生對於「道統」的關懷，為提升醫者的社會地位，以建構或復興「醫統」為己任。

在明清以各種術士——涵蓋草澤鈴醫(走方醫)、道士、僧尼、師婆、藥婆、巫、卜、祝等——所構成的醫療市場中，文人醫者人數未必最多，卻以其寫作與出版的優勢留下驚人的著作數量。當筆者發現他們的作品對於邪祟不乏有專論時，心中不免產生幾個疑問：這些醫者對於邪祟究竟有何看法與見解？他們之間的態度是否一致？對於邪祟，文人醫者有無獨特的診斷與治療方式？醫者們對於以儀式醫療為主的「祝由」的態度又是什麼？這些問題將是本文探討的重心。

二、邪祟的意涵與病機

在中國傳統醫療的脈絡裡，邪祟既是病因本身，亦可指涉由此病因所引發的病症或證候。李建民曾以「祟病」一詞泛稱所有的「鬼神之病」，本文則以「邪祟」名之，不只因為「邪」在這類疾病的概念中占有重要位置，也由於邪祟在明清醫籍裡乃為常見的疾病分類術語[11]。

關於「祟」字，簡言之，有鬼神禍害之意。更確切地說，「祟」指涉鬼對人的作用而導致人的魂魄暫時離去[12]。至於「邪」的醫學意義，就更複雜了。文樹德(Paul U. Unschuld)認為，「邪」的概念在中國古代曾歷經重大改變，在遠古時期指涉「邪鬼」(demons)、「鬼神」等力量，等到「系統對應醫學」

Transition in Chinese History (Cambridge, MA and London: Harvard University Asia Center, 2003), pp. 374-398.

11 以《四庫全書》所收醫書為例，無論是以「邪祟」、「鬼邪」或「鬼病」檢索所得出的書目與條目，都比「祟病」要多得多。《文淵閣四庫全書電子版——原文及全文檢索版》(香港：迪志文化出版有限公司，1998)。

12 蒲慕州，〈中國古代鬼論述的形成〉，收入氏編，《鬼魅神魔——中國通俗文化側寫》(台北：麥田出版社，2005)，頁23。另見羅竹風主編，《漢語大詞典》(上海：漢語大詞典出版社，2002)相關條目，並參考李建民，〈祟病與「場所」：傳統醫學對祟病的一種解釋〉，《漢學研究》，12：1，頁101，註1。

(medicine of systematic correspondence)興起之後，則逐漸被無關鬼神、純指致病因素(pathogenic agents)的「邪氣」所取代[13]。李建民進一步提出：(1)在《內經》的內、外因分類架構下，以「邪」、「氣」(或「風」)或「邪氣」等觀念來理解祟病的病理，成為重要的醫學史傳統；(2)宋代醫者陳言(1131-1189)提出「三因」說，將「疰、忤、附著、畏、壓、溺」等「有背常理」的病症歸於「不內外因」，說明了此類病症無法完全用七情(內因)、六淫(外因)的常理加以相衡[14]。因此，可以推斷，直到宋代為止，中國的菁英醫者不外是以外因(自然因素)與不內外因(超自然因素)來解釋邪祟病症。

那麼，明清醫者在這個議題上有無不同於前的見解呢？

(一)邪祟病非關邪祟

在明清時期，某些醫者對於邪祟的病因界定與病症分類，乃因襲《內經》的觀點而來，將之等同於無涉鬼神的「邪」。例如，虞摶(1438-1517)《醫學正傳》(1515)在探討邪祟時說道：「夫經之所謂邪者，風、寒、暑、濕、燥、火有餘之邪耳，非若世俗所謂鬼神之妖怪也。」[15]徐春甫(1520-1596)與李中梓(1588-1655)亦持類似觀點[16]。在他們眼裡，所謂邪祟即醫經所說的自然界的「六氣」所衍生變化的邪(或稱「六淫」)。

既然如此，那麼何以有人會出現「如醉如癡，如為邪鬼所附」或「登高

13　「系統對應醫學」一詞最早出自德國學者Manfred Porkert，用來指稱《黃帝內經》形成之後，以陰陽、五行、五臟、六腑、季節、方位、顏色、氣味、聲音等的對應關係為特色的醫學體系。至於「邪」的解說，見Paul U. Unschuld, *Medicine in China: A History of Ideas* (Berkeley & Los Angeles: University of California, 1985), pp. 67-68.

14　李建民，〈祟病與「場所」：傳統醫學對祟病的一種解釋〉，《漢學研究》，12：1，頁108、116。陳言的說法請看〔宋〕陳言，《(陳無擇)三因方》(台北：臺聯國風出版社，1991)，卷2，〈三因論〉，頁6。

15　〔明〕虞摶，《醫學正傳》(北京：人民衛生出版社，1981)，卷5，〈邪祟〉，頁270。

16　〔明〕徐春甫，《古今醫統大全》(北京：人民衛生出版社，1991/1996)，卷49，〈邪祟敘論〉，頁1414；〔明〕李中梓，《刪補頤生微論》(北京：中國中醫藥出版社，1998)，卷17，〈邪祟論〉，頁118。

而歌，棄衣而走」的古怪言行呢？《醫學正傳》主張「皆痰火之所爲」[17]。至於「見鬼」，虞摶的解釋是：「人見五色非常之鬼，皆自己精神不守，神光不完故耳，實非外邪所侮，乃元氣極虛之候也。」即使患者對於所見「邪鬼」指證歷歷，若同行之人不見有物，則可斷其爲妄[18]。李梴（16世紀）《醫學入門》（1575）也說：「視、聽、言、動俱妄者，謂之邪祟。甚則能言平生未見聞事及五色神鬼。此乃氣血虛極，神光不足，或挾痰火壅盛，神昏不定，非眞有妖邪鬼祟。」[19]虞、李二人認爲各種感官的幻覺與看似擁有預知能力常被視爲邪祟所致，其實不然。這些現象實爲元氣、氣血之「虛」或「痰火」的作用造成的。此種觀點與元代醫者朱震亨（1282-1358）論「虛病、痰病有似邪祟」的角度，可謂一脈相傳[20]。自金元以來，醫者常以痰的概念來解釋許多疾病的生成，這可謂當時病因學的重要特色。明朝醫者大抵不脫此種思維。李梴就說過，「妄言未見如神鬼，邪祟由來痰作祟」[21]。除了虞摶、李梴，徐春甫亦認爲若人出現「如爲邪鬼所附」的徵兆，很可能是由「痰火」所引發[22]。張介賓（ca. 1563-1640）也主張怪病多半是肇因於痰的作祟[23]。

　　至於「虛」，更是「虛勞」、「虛損」醫學論述的核心概念，可細分爲陽虛、陰虛、氣虛、血虛等類型。歷代醫家注意到在氣虛、血虛的情況下，患者常有妄視、妄聽、妄言、妄動等異常言行。例如，在婦科胎產的相關醫論中，常

17　虞摶，《醫學正傳》，卷5，〈邪祟〉，頁270。

18　虞摶，《醫學正傳》，卷5，〈邪祟〉，頁271。

19　〔明〕李梴，《醫學入門》（天津：天津科學技術出版社，1999），卷4，〈雜病分類〉，頁920。《醫學正傳》與《醫學入門》的記載亦見〔朝〕許浚，《東醫寶鑑》（北京：中國中醫藥出版社，1996），〈雜病篇〉，卷7，「邪祟」，頁630。

20　朱震亨主張「若夫氣血兩虧，痰客中焦，妨礙升降，不得運用，以致十二官各失其職，視聽言動皆有虛妄，以邪治之，其人必死。」〔元〕朱震亨，《格致餘論》，收入氏著，《丹溪醫集》（北京：人民衛生出版社，1995），〈虛病、痰病有似邪祟論〉，頁23。

21　李梴，《醫學入門》，卷4，〈內傷類・痰類〉，頁920。

22　徐春甫，《古今醫統大全》，卷49，〈邪祟皆自心生〉，頁1414。

23　〔明〕張介賓，《質疑錄》（江蘇：江蘇科學技術出版社，1981/1985），〈論怪病多屬痰〉，頁15。

有「如見鬼神」、「乍見鬼神」的記載。宋代醫者陳自明(ca. 1190-1270)認
為：「產後如見鬼神，或言語譫妄，皆由血氣虧損，陰虛發熱，或淤血停
滯，以致心神煩躁而然也。」[24]明代的萬全(15-16世紀)、孫一奎(ca. 1522-
1619)、王肯堂(1549-1613)等均以類似觀點解釋人之「見鬼」的原因[25]。除
了婦人產後，張介賓認為常人的「氣血虛弱」，亦可能引發各種看似為神靈
作祟的病症：「即有云怪病者，如人入廟登塚，飛尸、鬼擊、客忤，亦由人
氣血虛弱，邪乘虛入，見為譫妄邪祟，若有神靈所憑，而為怪耳！」[26]孫志
宏也沿襲朱震亨的觀點說：「世俗謂沖斥邪惡為病，有諸奇怪之狀及妄聞
見，妄言作。誠因其人元氣耗損，心血虧傷而致。」[27]清初傅山(1607-1684)
治療產後的「妄言妄見」時，還特別強調若以藥物調理「氣血虛，神魂無
依」的病症，則「其病自癒，勿謂邪祟。若噴以法水驚之，每至不救」[28]。
直到18世紀，儒醫徐大椿(1693-1771)論及「病有鬼神」，仍是以「夫人精神
完固，則外邪不敢犯。……若神氣有虧，則鬼神得而憑之，猶之風寒之能傷
人也」來解釋[29]。當時有一婦人「產後別無他病，時若與人對語，或驚叱，
或悲愁。家人勸慰，乃大聲曰：『鬼神滿室，結隊成群，曷不與我敬送
之！』」經徐大椿診斷，此病正是因「血氣大虛，心失所養，而神不守舍」

24　〔宋〕陳自明著，〔明〕薛己補注，《校註婦人良方》(台北：旋風出版社，出版
　　年不詳)，卷19，頁1。

25　〔明〕萬全，《萬氏婦人科》，收入《傅青主先生男女科・萬氏婦人科集證》(台
　　北：新文豐出版社，1997)，卷2，頁200；〔明〕孫一奎，《赤水玄珠》，收入韓
　　學杰、張印生主編，《孫一奎醫學全書》(北京：中國中醫藥出版社，1999)，卷
　　23，〈產後乍見鬼神〉，頁486；〔明〕王肯堂，《證治準繩・女科》，收入陸拯
　　主編，《王肯堂醫學全書》(北京：中國中醫藥出版社，1999)，卷5，〈乍見鬼
　　神〉，頁2235-2236。

26　張介賓，《質疑錄》，〈論怪病多屬痰〉，頁15。

27　〔明〕孫志宏，《簡明醫彀》，卷4，收入《中華醫典》電子書(長沙：湖南電子音
　　像出版社，2000)。

28　〔清〕傅山，《傅青主女科・產後編》，收入《傅青主先生男女科・萬氏婦人科集
　　證》，卷上，〈妄言妄見〉，頁133-134。

29　〔清〕徐大椿，《醫學源流論》，收入氏著，江忍庵增批，林直清校刊，《徐靈胎
　　醫書全集》(台北：五洲出版社，1998)，卷1，〈病有鬼神論〉，頁71。

所引起的「乍見鬼神」[30]。

從以上討論，可見以個人身體的虛損來追溯邪祟病的成因，儼然成爲明清文人醫者的基本立場。在考量邪祟能否致病時，醫者首先注意的是個人是否具備自我防禦的能力，亦即其心、神、氣、血等方面是否充實。此種病理觀在中國史上出現得很早。隋代醫書《諸病源候論》(610)主張：「人稟五行秀氣而生，承五臟神氣而養。若陰陽調和，則臟腑強盛，風邪鬼魅不能傷之。若攝衛失節，而血氣虛衰，則風邪乘其虛，鬼干其正。」[31]這番話雖是針對婦女的「與鬼交通」而發，但直指中國醫學的基本預設：所謂「鬼神」病的發生，乃內因(個人)、外因(環境)交相作用的結果。不同的是，明清醫者對於邪祟的理解雖也注重外因的影響，但似乎更強調個人因素。在六氣、虛、痰等因素之外，尤其值得注意的，是張介賓對於所謂「似鬼神」的病症提出了「七情」之說。他對於七情、氣與神志病症的關係有如下的見解：

> 凡人之七情生於好惡，好惡偏用則氣有偏并，有偏併則有勝負，而神志易亂，神志既有所偏，而邪復居之，則鬼生於心。故有素惡之者，則惡者見，素慕之者，則慕者見，素疑之者，則疑者見，素畏忌之者，則畏忌者見。不惟疾病，夢寐亦然。是所謂志有所惡，及有外慕，血氣內亂，故似鬼神也。[32]

在這段話裡，張介賓認爲人之所見、所夢，盡源自個人好惡及其七情(怒、喜、思、憂、悲、恐、驚)表現。個人由於好惡有別，故氣有強弱，以致神志紊亂，

---

30 徐大椿因此決定朝以八珍湯加棗仁、遠志補氣血，晚用加味歸脾湯加棗仁、伯仁調理，終將這名婦女治癒。徐大椿，《女科醫案》，收入氏著，江忍庵增批，林直清校刊，《徐靈胎醫書全集》，卷4，〈乍見鬼神門〉，頁215-216。

31 〔隋〕巢元方等編修，丁光迪主編，《諸病源候論校注》(北京：人民衛生出版社，1992/1996)，卷40，〈婦人雜病諸候‧與鬼交通候〉，頁1149。

32 張介賓，《類經》(台北：國家圖書館藏明天啓四年〔1624〕會稽張氏原刊本，天德尚賢堂梓行)，卷12，〈論治類‧祝由〉，頁38b-39a。另收入李志庸主編，《張景岳醫學全書》(北京：中國中醫藥出版社，1999)，卷12，〈論治類‧祝由〉，頁205。

進而心生內鬼。這種把「鬼神之病」理解為個人情志的作用，雖然有別於上述其他醫者，但基本上仍是從氣、虛等醫學觀點衍伸而來。換言之，即使外邪不強盛或根本不存在，患者仍可能因身體虛損、精神耗弱、七情作祟，而出現種種感官幻覺與異常言行。上述的病因學演變趨勢，亦即從「外因」的理解，逐漸轉向身心並重的「內因」的分析，頗值得注意。

(二)邪祟病由邪祟而起

前述明清醫家試圖從自然因素變異與個人身心虛損所引發的錯覺來詮釋邪祟的病症，是否表示這群文人醫者乃徹底的無神論者，否認自然界中存在有自主意志、能禍害人類、使人生病的邪祟呢？也不盡然。至少他們當中有幾位曾具體指涉邪祟的內容。

徐春甫在論及血氣虛易使人「中邪」時，其實已間接肯定鬼魅妖怪的存在：「凡山谷幽陰處所，或有魍魎魑魅、狐精狸怪，及人間多年雞犬，亦間有成妖，縱使迷人，則不過近於氣血虛而正氣弱者。」[33]儘管如此，醫者總認為鬼邪不會無故犯人。徐再三強調致病與否的關鍵在於個人：「正氣弱，即心邪，心邪則妄見、妄聞、妄言、妄走，無非邪也。」若是「惟此心一正」，則「百邪俱避，何邪祟之疑哉！」[34]李中梓也有類似論調，主張雖然山谷有各種鬼魅妖怪肆虐，「然有犯與不犯者，抑又何也？一則曰因虛而入，正氣虛則陽明之氣不足以勝其幽潛。一則曰因心而客，邪心起則淫亂之神適足以招其類聚」[35]。前述張介賓主張有一類「似鬼神」的病症乃個人好惡與情志所致，然而，他在探究「夢與鬼交」之證時，仍將之分為「鬼生於

---

33 在古代，魍魎魑魅是害人的鬼怪的總稱。根據《說文解字》的解釋，「魑，山神，獸形」，「魅，怪物」，魍魎則是水神。至於鬼神物怪何以能禍人，請參考蒲慕州，〈中國古代鬼論述的形成〉；林富士，〈釋「魅」〉，均收入蒲慕州編，《鬼魅神魔──中國通俗文化側寫》，頁19-40、109-134。

34 徐春甫，《古今醫統大全》，卷49，〈邪祟敘論〉，頁1415。

35 李中梓，《刪補頤生微論》，卷17，〈邪祟論〉，頁118。同一段話亦錄於〔清〕馮兆張，《馮氏錦囊秘錄雜證大小合參》，收入田思勝主編，《馮兆張醫學全書》(北京：中國中醫藥出版社，1999)，卷5，〈邪祟論〉，頁171-172；〔清〕羅國綱，《羅氏會約醫鏡》，卷12，收入《中華醫典》電子書。

心」與「外邪入侵」兩類：

> 婦人之夢與邪交，其證有二：一則由慾念邪思，牽擾意志而爲夢者，此
> 鬼生於心，而無所外干也；一則由稟賦非純，邪得以入，故妖魅敢於相
> 犯，此邪之自外至者亦有之矣。[36]

簡言之，張介賓並未否認在人類之外有所謂的「妖魅」存在。他與徐春甫、李中梓這些醫者看法相似，雖肯定邪祟本身能夠禍人，卻更注重邪祟發生的前提：一是患者身體虛弱；二是患者心思「淫邪」。除了氣血虛，他們對於患者「心思不純」的揣測，印證明代醫者對於疾病內因的重視似大於外因。

在清代中葉，沈金鰲（1717-1767）《雜病源流犀燭》（1773）對於邪祟病的病機亦有分析。他把邪祟病的發生以內、外因分爲兩類，前者指人身極度虛弱、神志恍惚，乃至有妄言妄見、顛倒是非的症狀，與外力無必然關係；後者的病症有多種，主要是來自外在的邪祟所犯（邪祟的類型容後再述）。它們的共同前提仍是個人的虛損狀態：「元苟精充足，陽氣壯盛，亦未見邪祟之能爲禍也。」[37]換言之，邪祟之能犯人，其實有程度之別——身心較弱的人自然較易遭到襲擊。

沈金鰲的說法，與同時代的徐大椿互相呼應。徐說：「凡疾病有爲鬼神所憑者，其愚魯者，以爲鬼神實能惑人；其明理者，以爲病情如此，必無鬼神，二者皆非也。」[38]顯然他對於「鬼神之病」抱持著折衷的態度，既不否認鬼神的存在，也不認爲疾病全爲鬼神所致。徐又說：「夫鬼神，猶風、寒、暑、溼之邪耳。衛氣虛，則受寒；營氣虛，則受熱；神氣虛，則受鬼。蓋人之神屬陽，陽衰，則鬼憑之。」[39]這種看待鬼神的態度，雖與《內經》

36　張介賓，《景岳全書》（北京：人民衛生出版社，1997），卷39，〈人集・婦人規〉，「帶濁遺淋類・婦人夢與鬼交」，頁871。

37　〔清〕沈金鰲，《雜病源流犀燭》，收入氏著，《沈氏尊生書》（台北：自由出版社，1988），卷20，〈內傷外感門・邪祟病源流〉，頁492-493。

38　徐大椿，《醫學源流論》，卷1，〈病有鬼神論〉，頁71。

39　徐大椿，《醫學源流論》，卷1，〈病有鬼神論〉，頁71。

以降對於「邪」的解釋相去不遠，但差別在於徐同時承認鬼神禍害人類的可能。他說：

> 其外更有觸犯鬼神之病，則祈禱可愈。至於冤譴之鬼，則有數端。有自作之孽，深仇不可解者；有祖宗貽累者；有過誤害人者。其事皆鑿鑿可徵，似儒者所不道，然見於經史。[40]

徐顯然把「鬼神之病」分為三類：(1)若純粹只是因「神氣虛」所致，那麼只要「充其神而已」；(2)若是由於「觸犯鬼神」所致，則需藉由祈禱等儀式來處理；(3)一旦涉及「冤譴之鬼」的恩怨情仇、因果報應等事，「此則非藥石、祈禱所能免矣」，已經超出醫者的能力範圍[41]。在論及「卒死」時，徐也認為「至於暴遇神鬼，適逢冤譴，此又怪異之事，不在疾病之類矣」[42]。這些均說明徐大椿在繼承「夫鬼神，猶風、寒、暑、溼之邪耳」之餘，也承認民間流行的鬼神與報應之說，及其對人的可能影響。

　　至於晚清的龍之章主張，「邪祟中人無他訣，祇因人情未清澈，人心一動他已知，每乘淫機暗交接」，除了預設外在的邪祟有其知能，同時還從患者的心理(非生理)因素，來解釋邪祟的成因[43]。

　　從本節的討論，可以看出明清醫者對於邪祟與鬼神之事的態度有同有異。相同的是，他們皆預設患者的生理(氣血)與／或心理(精神)狀態是決定邪祟作為外因是否致病的前提。其中，有醫者甚至以患者的「邪思」、「人情不純」來解釋邪祟的發生機制，偏重於病人心理層面的推斷與解讀。此乃前代沒有的特色。不同的是，有些醫者(例如虞摶、李梴)謹守《內經》以來的傳統，從作為自然因素的「六淫之邪」來理解各種古怪病症；有些醫者(例如徐春甫、李中梓)認可邪

40　徐大椿，《醫學源流論》，卷1，〈病有鬼神論〉，頁72。
41　徐大椿，《醫學源流論》，卷1，〈病有鬼神論〉，頁72。
42　徐大椿，《醫學源流論》，卷1，〈卒死論〉，頁71。
43　〔清〕龍之章，《蠢子醫》，收入裘吉生主編，世界書局編輯所增補，《增補珍本醫書集成》(台北：世界書局，1962)，卷4，頁126。

祟作為鬼魅妖怪的可能。還有些醫者(例如張介賓、龍之章)則指出七情、人情的因素對於這類病症的作用。若以徐大椿作為指標性人物,則可說直到18世紀,中國的醫者在面對邪祟或「鬼神」時,其實是以自然與超自然並存的角度看待。相較於巫術與宗教醫療盛行的上古時代,明清醫者的關懷並不在於對外因的本質與能力的畏懼,而是強調個人在維護健康與自我照護方面的責任與自主性。一旦個人能夠強化自我防禦能力,則無須受制於外在因素。

三、邪祟的分類與病證

若說明清醫者對於邪祟病因的理解有兩種,一是由自然因素的變異所引起,例如風、寒、暑、濕、痰、火、血虛、氣虛、情志等,另一是由鬼妖精怪等超自然力量所引起,那麼這兩者的界線何在?醫者又是根據那些標準作區辨?這些問題涉及疾病的分類與辨證,是本節分析的重點。

欲辨識某些與鬼神、精魅、妖怪等無關卻常被視為邪祟的病症,「痰病」與「虛病」是兩個重要例證,由於前已論及,茲不贅述。另一必須與邪祟劃清界限的疾病是癲、狂、癇。一如邪祟的成因,明清醫者同樣是以痰、火解釋癲、癇的發生,然而,他們卻刻意區辨這兩類疾病的不同。例如,皇甫中(16世紀)認為:「癲者,癲狂如有所見,經年不愈,心經有損,是為真病。若悲哭呻吟,為邪有所憑者,非狂也。」[44]顯然他不僅主張癲狂與邪祟有別,而且認為後者乃外邪的「憑依」所致,與外在力量作祟有關[45]。從明清的醫案記載,亦可看出醫者在臨床方面相當注意辨證論治,儘量避免將癲、狂、癇誤診為邪祟[46]。此外,沈

44　〔明〕皇甫中原著,王肯堂訂補,邵達參補,《明醫指掌》(北京:人民衛生出版社,1982),頁187。

45　更多的例證詳見陳秀芬,〈中國醫學史中的「癲」與「癇」:一種或多種疾病的類型?〉,《中醫兒科醫學雜誌》,5:1(台北,2003),頁13。

46　相關的醫案細節見姚若琴、徐衡之編纂,《宋元明清名醫類案》(台北:旋風出版社,1971),上冊,〈滑伯仁醫案・癇〉,頁8;下冊,〈蕭琢如醫案・狂〉,頁34-36;〔明〕張璐,《張氏醫通》,收入夏翔、王慶其主編,《歷代名醫醫案精選》(上海:上海人民出版社,2004),〈神志門・狂〉,頁205;傅山,《傅青主男科》,收入《傅青主先生男女科・萬氏婦人科集證》,卷下,〈發狂見

金鰲認為「癲邪」、「冒鬱」與「卒死」三症，「皆緣自己元神不守，恍恍惚惚，造無為有，如有見聞，乃極虛之候，非真為鬼邪所侮也」[47]。還有，癎症與少陽經症或因病苦乍寒乍熱，或因出現「見鬼神」的症狀，偶爾也會被時人誤以為是「鬼神」作祟。金朝醫者張從正(ca. 1156-1228)與明代孫一奎，因而特別從病理澄清這兩種病症與邪祟無關[48]。

至於由邪祟引起的病症類型，李時珍(1518-1593)的《本草綱目》(1578/1596)至少列出「百精老物」、「殃鬼邪氣」、「中惡腹痛」、「鬼附啼泣」、「鬼疰精氣」、「尸疰傳尸」、「鬼擊」、「魍魎」、「鬼胎」、「中惡魘寐」、「婦人夜夢鬼交」等病症[49]。晚明的龔廷賢亦把客忤、飛尸、遁尸、風尸、沉尸、尸疰、中惡歸類為邪祟的病症範疇[50]。關於這些病症的具體指涉，約在兩個世紀之後，沈金鰲的《雜病源流犀燭》有非常明確且系統的定義。他把「實有邪祟為患」的病症分為十種，分別是十疰、五尸、中惡、客忤、鬼擊、鬼打、鬼排、鬼魅、鬼魘、尸厥。就它們彼此之間的相關(似)性而言，筆者認為還可細分為五組如下：

表一 〔清〕沈金鰲《雜病源流犀燭》所列「邪祟病」類型。[51]

病症類型	病因與證候
十疰 五尸	為病相似，或因人死三年之外，魂神化作風塵，著人成病；或逢年月之厄，感魑魅之精，因而瘵氣流行身體，令人寒熱交作，昏昏默默，不能的知所

(續)————————
鬼〉，頁46；〔清〕周學海，《讀醫隨筆》(江蘇：江蘇科學技術出版社，1983/1985)，卷3，〈自囓狂走是氣血熱極非祟也〉，頁112-114。

47 沈金鰲，《雜病源流犀燭》，卷20，〈內傷外感門‧邪祟病源流〉，頁492。

48 〔金〕張從正，《儒門事親》，收入氏著，《子和醫集》(北京：人民衛生出版社，1994/1996)，卷1，〈瘧非脾寒集鬼神辨〉，頁37-40；卷6，〈腰胯痛〉，頁37-40；孫一奎，《赤水玄珠》，卷8，〈瘧門〉，頁181。

49 〔明〕李時珍著，劉衡如、劉山永校注，《本草綱目》(北京：華夏出版社，1998)，卷3，〈邪祟〉，頁149-150。

50 〔明〕龔廷賢，《壽世保元》(上海：上海科學技術出版社，1959/1993)，卷10，〈邪祟〉，頁713-714。

51 沈金鰲，《雜病源流犀燭》，卷20，〈內傷外感門‧邪祟病源流〉，頁492-493。從文字敘述的相似性來看，筆者認為沈金鰲或曾參考了龔廷賢的著作。

	苦，積久委頓，漸成癆瘵，肌肉盡削，以至於死。死後復傳疰他人，慘至滅門，可勝痛矣。
中惡 客忤 尸厥	凡人偶入荒墳、古廟、郊野、冷廁及人迹罕到之處，忽見鬼物，口鼻吸著鬼氣，卒然昏倒，不省人事，四肢厥冷，兩手握拳，口鼻出血、白沫，狂言驚忤，與尸厥略同，但腹不鳴，心腹俱煖爲異耳。 即中惡之類，多於道路得之，亦由感觸邪惡之氣，故即時昏暈，心腹絞痛脹滿，氣沖心胸，不速治，亦能殺人。 凡人卒中邪惡，與臟氣相逆忤，忽手足厥冷，頭面青黑，牙關緊閉，腹中氣走如雷鳴。聽其耳中，如微語聲者，即是尸厥。
鬼打 鬼擊 鬼排	卒者鬼氣如刀刃刺擊，或如杖打之狀，胸腹間痛不可按，排擊處亦痛，甚則吐衂下血。此等病，皆來之無漸，卒然而死者也。
鬼魅	或爲邪祟附著於體，沉沉默默，妄言譫語，乍寒乍熱，心腹滿，手足冷，氣短，不能食欲。或爲山林窮谷妖狐迷亂，精神減少，日漸羸瘦，能言未然禍福，毫髮皆驗，人有念起，即知其故。或婦女與鬼邪相交，每與交時，神思昏迷，口多妄語，醒則依然如故，面色嬌紅，日久腹中作痞，如抱甕然，名曰鬼胎。
鬼魘	人睡則魂魄外遊，或爲鬼邪魘屈其精神，弱者往往久不得寤，至於氣絕。此證於客舍冷房中得之爲多，但聞其人吃吃作聲，便叫喚如不醒，乃鬼魘不得近前。

　　從病因、病源來看，邪祟當然是上述疾病來源的總稱，但其實際內容則有「(死人)魂神化作風塵」、「魑魅之精」、「鬼物」、「邪(惡之)氣」、「鬼氣」、「妖狐」、「鬼邪」等不同。

　　在這些不同類型的邪祟之中，「妖狐」無疑是頗受矚目的一類。中國自古流行一種說法：「凡物之偷生於世者，年至千歲，皆能變化爲人。」[52]基於未知的原因，某些「物」得以較其同類年壽長久，在吸收日精月華後，遂修成了「怪」。有別於歐洲傳說中的「吸血鬼」(vampire)以吸取人類血液維生，傳統中國的物怪多以攝取人的「精」、「氣」爲修練捷徑。正因爲「精」爲生命之本，這些物怪幻化人形，藉由接觸、性交的方式，設法竊取人類的精氣，使人元

52　〔清〕陳士鐸，《辨證奇聞》（北京：中國中醫藥出版社，1995），卷10，〈中妖門〉，頁381、383。

氣大傷、形銷骨毀，或因物怪身上的餘毒，而染上怪病、性命垂危。以狐爲例，「狐千歲始與天通，不爲魅矣。其魅人者，多取人精氣以成內丹」[53]。根據學者研究，妖狐藉由性行爲來進行「採補」，以達到長壽的目的，在中國志怪傳統裡相關記載非常多，尤其是明清的文學作品[54]。就受害的對象而言，由於這些妖怪可幻化男形或女形勾引人類，是以女性、男性均可能受害。再從地域分布來說，晚明福建文人謝肇淛(1567-1624)提及，「齊、晉、燕、趙之墟，狐魅最多。今京師住宅有狐怪者十六七，然亦不爲患」，「江北多狐魅，江南多山魈，鬼魅之事不可謂無也」[55]。沈德符亦說：「狐之變化，傳紀最夥，然獨盛於京師。……然漸南漸少，齊趙梁宋之間，尙時作魅惑，過江則絕不聞。」[56]從這些筆記小說的記載，可以獲致一個印象：北方(尤其是北京)多狐妖，江南多山魈[57]。

　　就其他類型的邪祟的發生條件而言，儘管沈金鰲對於「尸厥」、「鬼打」、「鬼擊」、「鬼排」等場所並未特別著墨，但顯然道路、荒墳、古廟、郊野、冷廁、山林、窮谷與人迹罕至之處，以及客舍、冷房，乃是傳統醫家公認較易遭遇邪祟的高危險區。元末明初的沈野(從先)就指出：「凡遇尸喪、覘古廟、入無人所居之室，及造天地鬼神壇場歸來，暴絕面赤無語者，名曰鬼疰，即中祟也。」[58]清末醫者陸以湉(1801-1865)記載，杭州有名三十歲男子陳茂才，其人「形狀豐碩，氣體素健」，有天爲父親赴市集買藥時，忽然在藥舖門口倒地不起，店家僱車送歸延醫救治，不效。陸推斷這名男子之所以猝死，或許與其之前

53　〔明〕謝肇淛，《五雜俎》(瀋陽：遼寧教育出版社，2001)，卷9，頁179。

54　Rania Huntington, "Foxes and Sex in Late Imperial Chinese Narrative," *Nan Nü: Men, Women, and Gender in Early and Imperial China*, 2:1 (Leiden, 2000), pp. 78-128.

55　謝肇淛，《五雜俎》，卷9，頁178；卷15，頁320。

56　〔明〕沈德符，《萬曆野獲編》(北京：中華書局，1959/1997)，卷28，〈鬼怪・京師狐媚〉，頁729。

57　這個印象亦可從下書獲得映證。李建國，《中國狐文化》(北京：人民文學出版社，2002)，頁156-165。關於山魈，最近較重要的研究有Richard von Glahn, *The Sinister Way: the Divine and the Demonic in Chinese Religious Culture* (Berkeley, Los Angeles and London: University of California Press, 2004), Chapter 3.

58　〔元〕沈野，《暴證知要》，引自〔清〕陸以湉，《(精校)冷廬醫話》(台北：國立中國醫藥研究所，1997)，卷4，頁94。

曾赴喪家弔唁有關[59]。關於「祟病」與場所的關係，李建民已有精闢分析，本文
茲不贅述[60]。

再以邪祟發病的機制與證候來論，上表所示「疰」、「尸」類型雖各有十
種、五種之多，但其病機與發病條件卻頗為類似，傳播方式也差不多，不是因為感
染死人「魂神化作的風塵」，就是因為接觸到「魑魅之精」，其症狀主要是寒熱交
錯，久病削瘦，終化為癆瘵至死。更可怕的是即使死後，染病的屍體仍可把疾病傳
染給他人，造成滅門慘劇。這種對於疾病的描述，或許會令人聯想到今日所說的傳
染病，不過，古人對於「疰」、「尸」的傳染媒介與途徑的想像距今甚遠，大抵與
「鬼氣」、「鬼邪」與「蟲」的概念有關，相關記載至少可上溯至六朝時期[61]。

「中惡」、「客忤」與「尸厥」發生時的狀況相似，都是人在呼吸之間忽
然感觸到鬼氣、惡氣，就立即陷入昏迷、不省人事。就症狀而言，「中惡」與
「尸厥」都有手足厥冷、頭面異常的現象，但不同處在於「中惡」沒有腹鳴，
「尸厥」則有。客忤則是心腹絞痛、脹滿。前面論及，生產後血氣大虛的婦女較
容易「乍見鬼神」。此症雖非源自真的邪祟，但醫家倒是認為小兒與婦女同屬柔
弱的群體，較易受到邪祟的影響與侵襲。宋代兒科專書已論及小兒夜啼可能是邪
祟所引起。明初方書《普濟方》則記載半夏可治療「小兒邪祟所侵，兒目有所睹
而驚哭」[62]。「客忤」被歷來幼科視為小兒疾病，可謂其來有自[63]。

59　陸以湉，《(精校)冷廬醫話》，卷4，頁94。

60　李建民，〈祟病與「場所」：傳統醫學對祟病的一種解釋〉，《漢學研究》，
　　12：1，頁121-128。

61　張嘉鳳曾以《諸病源候論》為例，探討魏晉至隋唐之間的疫病與傳染的概念。張
　　嘉鳳，〈「疾疫」與「相染」：以《諸病源候論》為中心試論魏晉至隋唐之間醫
　　籍的疾病觀〉，《臺大歷史學報》，27（台北，2001），頁37-82。關於尸、疰與蟲
　　的討論，請參考李建民，〈祟病與「場所」：傳統醫學對祟病的一種解釋〉，
　　《漢學研究》，12：1，頁118-119。

62　〔宋〕佚名，《小兒衛生總微論方》，收入《景印文淵閣四庫全書》（台北：臺灣
　　商務印書館，1983），冊741，卷15，〈夜啼論〉，頁286；〔明〕朱橚等，《普濟
　　方》，收入《景印文淵閣四庫全書》，冊759，卷361，頁138下-139上。

63　Christopher Cullen, "The Threatening Stranger: *Kewu* 客忤 in Pre-modern Chinese
　　Paediatrics," in Lawrence I. Conrad and Dominik Wujastyk eds., *Contagion: Perspectives
　　from Pre-modern Societies* (Aldershot: Ashgate, 2000), pp. 39-52.

　　至於「鬼打」、「鬼擊」、「鬼排」，強調的是「鬼氣」對人的攻擊猶如刀刺、杖打，且驟然發生，讓受襲擊者的胸腹與被打之處痛不可抑，甚至瞬間斃命。根據《普濟方》的記載：

> 夫精全則神旺，精耗則神衰。精神耗衰，血氣虛弱，則邪氣易襲，故邂逅鬼邪相遇，則爲鬼擊之病。一方鬼排，言鬼排獨於人也。其得之無漸，卒著人，如矛戟所傷，令人脅腹滿急痛，不可抑按，或即吐血，或衄，或下血。輕者或獲免，重者每至不救。治宜符禁之法，兼以辟邪安正之劑。[64]

這段話清楚闡明「鬼擊」與「鬼排」的病機、病理、證候與治則。至於「鬼魅」、「鬼魘」最大的不同，乃是後者通常發生於睡夢中，因受「鬼邪」威逼、壓迫而醒不過來。「鬼魅」著重於對人的「附身」，病狀涵蓋甚廣，除了乍寒乍熱、心腹滿、手足冷、氣短、無法進食等，當事人還可能出現沉默、妄言或譫語等現象。有些患者在「妖狐」迷亂、媚惑之下，甚至有未卜先知、洞識人心的能力。還有一種病症涉及「與鬼(邪)交通」，不僅會讓患者神志陷入長期昏迷，亦可能導致女患者腹部如懷孕般隆起，醫家名之爲「鬼胎」[65]。

　　沈金鰲對於邪祟病的討論幾近完備，在明清醫書中無出其右者。就他所列舉的邪祟病證、病機與前代醫家稍作比較，還是可以發現它們之間的重點不同。例如，《諸病源候論》對於「鬼病」的觀點常爲後世醫家所徵引，是書所論的「鬼魅」，實已包括沈書中的「鬼魘」。《諸病源候論》也列出「鬼邪」的證

64　朱橚等，《普濟方》，收入《景印文淵閣四庫全書》，冊755，卷254，〈雜治門‧鬼擊〉，頁397。

65　關於「(夢)與鬼交通」與「鬼胎」的現象在傳統中國醫療史、性別史研究的意義，請分別參考陳秀芬，〈在夢寐之間：中國古典醫學對於「夢與鬼交」與女性情慾的構想〉，《中央研究院歷史語言研究所集刊》，81：4（台北，2010），頁701-734；Yili Wu, "Ghost Fetuses, False Pregnancies, and the Parameters of Medical Uncertainty in Classical Chinese Gynecology," *Nan Nü: Men, Women, and Gender in Early and Imperial China*, 4:2 (Leiden, 2002), pp. 170-206.

候，從文字敘述看來，此書所描述的「好悲而心自動」、「向壁悲啼」、「啼哭驚走」、「大怖懼如人來逐」等語，似乎比沈書更強調悲、恐、驚等強烈的情志起伏[66]。明代醫者在論及「如有邪鬼所附」時，也常有「病有心虛驚惕，如醉如癡」的形容[67]。

再以「中惡」作比較，明初醫者樓英(1332-1400)的《醫學綱目》(1396)說：

> 由人精神不全，心志多恐，遂爲邪鬼所擊。或附著，沉沉默默，妄言譫語。誹謗罵詈，詰露人事，不避譏嫌。口中好言未然禍福，及至其時，毫髮未失，人有起心，已知其故。登高陟險，如履平地。或悲泣呻吟，不欲見人，如醉如狂，其狀萬端。[68]

這段關於「中惡」的討論，已包含沈書所說的「鬼打」、「鬼擊」、「鬼魅」等證。同樣地，「悲泣呻吟，不欲見人」也是沈書所省略的。事實上，證諸不少明清醫書的診斷知識，「悲泣呻吟」其實是一個常被提到的邪祟(病)的判準。前面提到皇甫中說過，「若悲哭呻吟，爲邪有所憑者，非狂也」，就是一例[69]。由此可知，沈金鰲對於邪祟病的分類雖詳於他書，但他對於各證的描述顯然有個人取捨。

四、邪祟的診斷與治療：兼論「祝由」之義

要判斷邪祟病是否眞與鬼妖精怪有關，而非痰、火、血氣虛等病的誤判，

---

66 巢元方等編修，丁光迪主編，《諸病源候論校注》，卷2，〈風病諸候〉，「鬼邪候」，頁65；「鬼魅候」，頁70。

67 虞摶，《醫學正傳》，頁270；徐春甫，《古今醫統大全》，卷49，〈邪祟皆自心生〉，頁1414。

68 〔明〕樓英，《醫學綱目》(北京：中國中醫藥出版社，1996)，卷16，〈譫妄〉，頁316。

69 皇甫中原著，王肯堂訂補，邵達參補，《明醫指掌》，頁187。

除了證候觀察，脈象解讀在診斷中占有重要地位。以下列出明清醫籍當中的「邪脈」、「祟脈」、「鬼脈」等記載，以進行比對分析：

表二　明清醫書對於「邪祟脈」的記載。(粗體字是筆者的強調)[70]

書　名	作　者	病證與脈法
《醫學綱目》(1396)	〔明〕樓英	**疰**脈浮大可治；細數難治。
《醫學正傳》(1515)	〔明〕虞摶	脈乍疏乍數，乍大乍小，或促或結，皆**邪脈**也。脈緊而急者，**遁尸**。
《校註婦人良方》(1237/1547)	〔明〕薛己校註	若脈來乍大乍小，乍短乍長，亦為鬼祟也。
《古今醫統大全》(1556)	〔明〕徐春甫	乍疏乍數，乍大乍小，或促或結，皆**邪脈**也。脈緊而急為**遁尸**。脈滑者為**鬼疰**。
《萬病回春》(1587)	〔明〕龔廷賢	有人得病之初，便譫語或發狂，六部無脈。然切大指之下，寸口之上，卻有動脈。此謂之鬼脈，乃**邪祟**為之也。不須服藥，但符咒治之。
《壽世保元》(1615)《醫林狀元濟世全書》(1616)	〔明〕龔廷賢	**祟脈**面色黯慘，或邪視如淫。凡脈乍大乍小，乍浮乍沉，乍長乍短，乍有乍無，或錯雜不倫，或刮駃暴至，或沉浮，或雙弦，或鉤啄，或滾運，或橫隔，或促散，或尺部大於寸關，或關部大於尺、寸，皆是染**祟**得之。……大抵**祟脈**，心脈虛散，肝脈洪盛，尤可驗焉。蓋心藏神，肝藏魂，心虛則驚惕昏迷，神不守舍，而神氣得以入其魂耳。

70　表中資料來源：虞摶，《醫學正傳》，頁271；陳自明著，薛己校註，《校註婦人良方》，卷6，〈婦女夢與鬼交方論第八〉，頁16；徐春甫，《古今醫統大全》，卷49，〈邪祟敘論〉，頁1415；龔廷賢，《壽世保元》，卷10，〈邪祟〉，頁715；王肯堂原著，岳昌源刪補，《醫學津梁》(台北：力行書局，1986)，卷5，〈心痛‧附邪祟〉，頁143；龔廷賢，《醫林狀元濟世全書》，收入傅景華等編，《北京大學圖書館館藏善本醫書》(北京：中醫古籍出版社，1987)，第二冊，頁476；李中梓，《刪補頤生微論》，卷17，〈邪祟論〉，頁119；許浚，《東醫寶鑑》，〈雜病篇〉，卷7，「邪祟」，頁631；〔清〕林之翰，《四診抉微》(台北：樂群文化公司，1991)，卷5，〈祟脈〉，頁95；〔清〕吳謙等編，《御纂醫宗金鑑》(北京：人民衛生出版社，1963/2003武英殿版排印本)，卷34，《編輯四診心法要訣》，頁409；沈金鰲，《雜病源流犀燭》，卷20，〈內傷外感門‧邪祟病源流〉，頁494。

《刪補頤生微論》(1618/1642)	〔明〕李中梓	或兩脈而如出兩人,或一脈而浮沉不等,乍疏乍數,乍大乍小,或促或結,或滑或實。
《醫學津梁》(1641)	〔明〕王肯堂原著,岳昌源刪補	其脈乍大乍小,乍長乍短。
《編輯四診心法要訣》(1742)	〔清〕吳謙等編	**鬼祟**之脈,左右不齊,乍大乍小,乍數乍遲。

從上表內容可以歸納出三個要點。首先,不同時代的醫書內容重複性頗高。關於「邪脈」、「祟脈」的看法,究其根源,明清幾本醫書都是沿襲晉朝王叔和(3世紀)《脈經》「脈來乍大乍小,乍長乍短者,為祟」的觀察而來[71]。這說明中國傳統醫學有其一脈相傳的內涵,千百年來無數的醫者前仆後繼,試圖在既有的醫學經典基礎上,進行註解、詮釋、引伸、改寫的工作。其次,無論是那一類的邪祟,脈象的變幻莫測、難以捉摸甚至互相矛盾似乎是其主要特質,例如乍大乍小、或快或慢、忽緊忽弛、若有似無、難以捉摸等。最後,相較於前代醫書,明清醫者對於邪祟病的脈象,無論在分類與內容上都顯得簡化得多[72]。龔廷賢是個例外。從其對於「鬼脈」(「有人得病之初,便譫語或發狂,六部無脈。然切大指之下,寸口之上,卻有動脈」)與「染祟」(「面色黯慘,或邪視如淫」、「或錯雜不倫,或刮駃暴至,或沉浮,或雙弦,或鉤啄,或滾運,或橫隔,或促散,或尺部大於寸關,或關部大於尺、寸」)等細緻描述,可知他的見解較諸同時期與前代醫者都來得匠心獨具。

71　〔晉〕王叔和,《脈經》(台北:大孚書局有限公司,1999),卷4,〈平雜病脈第二〉,頁55。

72　例如,《諸病源候論》對於鬼祟脈的分類與描述非常複雜:「若脈來遲伏,或如雞啄,或去,此邪物也。若脈來弱,綿綿遲伏,或綿綿不知度數,而顏色不變,此邪病也。脈來乍大乍小,乍短乍長,為禍脈。兩手脈浮之細微,綿綿不可知,俱有陰脈,亦細綿綿,此為陰蹻、陽蹻之脈。此家曾有病痱風死,苦恍惚,亡人之禍也。脈來洪大弱者,社祟。脈來沉沉澶澶,四肢重,土祟。脈來如飄風,從陰趨陽,風邪也。一來調,一來速,鬼邪也。脈有表無裡,邪之祟上得鬼病也。」巢元方等編修,丁光迪主編,《諸病源候論校注》,卷2,〈風病諸候〉,「鬼邪候」,頁66。

在脈、因、病、證之後，接下來要討論的是邪祟的治療。明清醫書醫療邪祟的方法容或有異，包括藥物（又分內服與外用）、針灸、薰香等，偶而間以特殊手段作為輔佐。辨證論治、對症下藥乃是主要的原則。沈金鰲綜合前代醫書所歸納的心得是：「凡遇(邪祟)此等證者，審知其虛，必以補元為主。審知其邪，必以通神明、去鬼惡為主。其有挾寒、挾火、挾食、挾痰者，又當兼治之，而自無弗癒矣。」[73]前面一再強調，明清醫者多認為邪祟的發生，除了外邪的性質，與患者自身亦有絕對關係，不是個人的血虛、氣虛、上火、痰迷，就是精神不守、心思不純等造成其心神昏亂，讓邪祟得以侵犯，進而出現如醉如癡、妄言、妄見、妄行等症狀。因此，任何治療的行為，都得先釐清病因、病灶所在，才能徹底醫治病症。

（一）藥物

藥物的作用主要在袪鬼辟邪，或者調節患者身心，補其血氣與安神定志。《本草綱目》收錄不少民間治療邪祟的藥物與偏方知識。其中，常燒安息香據說可以治「心腹惡氣、鬼疰、魍魎、鬼胎、中惡魘寐」，亦可療「婦人夢與鬼交」。蘇合香功效類似，能夠「辟惡、殺鬼精物」，但多先煎汁作香膏，再入丸藥[74]。對於尸、疰之類的病，則獺肝研末服用最為有效[75]。醫書亦載有「簡便方」，用以治「五尸、邪惡、卒中」，其法為「掐人中，提頂髮，半夏、皂角末，搐鼻取嚏，或灶心土為末，吹入鼻。或灶突煤，薑汁酒調灌。燒諸香，多人圍繞，蘇醒方可移動。取雞蛋一枚，取白與吞，搖，頓令下」[76]。這些都算是民間的急救方。

亦有以蚯蚓(水)治邪病者。明代江陰人蔣仲賓來到吳中，遇到一位老兵在路上哭泣。蔣趨前關心，老人告知其子「為鬼魅所憑」，病情嚴重，卻無醫生可

73 沈金鰲，《雜病源流犀燭》，卷20，〈內傷外感門‧邪祟病源流〉，頁493-494。
74 李時珍，《本草綱目》，卷3，〈邪祟〉，頁150；卷34，〈安息香、蘇合香〉，頁1317-1318。
75 李時珍，《本草綱目》，卷3，〈邪祟〉，頁151；卷51，〈水獺〉，頁1893-1894。
76 孫志宏，《簡明醫彀》，卷4。

以治癒。蔣前往探視，見此人之子「裸體瞠目，大詬且毆，人不可近」，於是命令病人家屬取蚯蚓數十條搗爛，丟入水中去掉污泥，以此水遙示病者。病者一看到水，忽然上前搶走一口飲盡，爾後竟可安然睡臥在床。蔣又以藥瀉之，清其體內餘毒(惡)，遂治癒其病[77]。以蚯蚓治邪祟之病，在清代亦屬常見。《辨證奇聞》(1687)載：「夫祟最喜潔而惡穢，蚯蚓入水則水穢矣。穢宜鬼魅之所惡，然而水則投病者之喜，病者欲自飲，祟不得而禁之也。蚯蚓解胃中之惡，又善清心，故入口爽然也。心清而熱又解，祟又安能憑而復狂哉！」[78]

關於「人有無故見鬼，如三頭六臂者，或如金甲神，或如斷手、無頭死鬼之類」的病症，《奇病方》提供的方法是「用白朮、蒼朮各三兩，附子一錢，南星三錢，半夏、大戟、山慈菇各一兩，俱為末，研麝香一錢，加入前藥，如玉樞丹一樣。凡遇前病，用一餅，薑湯化開飲之，必吐頑痰碗許而癒」[79]。但看醫者所開的方以白朮、蒼朮、南星、半夏等理氣、化痰藥為主，顯見在其眼中這些疾病仍與氣滯、痰阻有關。

晚明還有位婦人被所謂「諸精、妖怪、狐狸、貓犬成精」所纏染，以致面黃肌瘦，不似人形，龔廷賢以十全大補湯加白茯神、遠志、酸棗仁、麥門冬、石菖蒲治之，服至一月奏效，半年而癒[80]。就其處方成分而言，十全大補湯素以辛溫相竄、大補氣血著稱，再加上茯神、遠志、酸棗仁這類安神定志之藥，考慮的是病患本身氣血兩虛與神志不安，對病患的身心兩方面均照顧到了。

除了內服，外用藥也屬常見。在治「狐狸精迷人，不問男女」時，龔廷賢的建議是：

> 凡男女被狐狸精纏迷致死者：其狐狸精來，先用口來陰戶一展，其女即昏迷；或男子來陽物上一展，即昏迷。用桐油抹在陰戶、陽物上，其怪

77　〔明〕江瓘編纂，〔明〕江應宿述補，《名醫類案》(台北：宏業書局，1994)，卷8，〈邪祟〉，頁243。

78　陳士鐸，《辨證奇聞》，卷10，〈中邪門〉，頁378。

79　《奇病方》，轉引自〔清〕沈源原著，朱曉鳴等編著，《奇症匯釋疑》(上海：上海中醫藥大學出版社，1998)，卷1，目部，〈無故見鬼〉，頁29-30。

80　龔廷賢，《醫林狀元濟世全書》，卷四，〈邪祟〉，頁478。

即大嘔而走，効不可言。[81]

據《本草綱目》所錄，桐(子)油「甘、微辛，寒，有大毒」，可外用於疥癬、蟲瘡、毒腫，亦可用來催吐、辟鼠等[82]。有毒的桐油可以驅鼠，用來驅逐狐狸精或同樣奏效。此外，《本草綱目》還推薦蠶退紙灰、古銅器等來治療邪祟[83]。據載雄黃亦有除蟲辟邪的效果[84]。

相較於前述狐狸精媚(魅)人首重性器官的說法，《辨證奇聞》主張妖狐魅惑人的方法乃先從口入：「以狐媚迷人，先以唾送入人口，人咽其津，即刻昏迷，彼即乘人之迷，乃用舌戰，人亦如夢非夢，聽其口吮，樂意而忘其泄精也。」對付妖狐要內服、外用藥並施。用「斷媚湯」內服，方中包含巴戟天、人參、熟地、山茱萸、茯苓，旨在補其心腎之虧。以「卻媚丹」外治，則是將花椒、生附子、麝香、砂仁、細辛、瓜蒂、山奈等藥研磨細末，用蜜調，「男搽陰莖頭上並根下，女搽陰門內外」。這些外治之藥均為妖狐所畏，主要是「因其所惡而制之也」，並說「狐見之，必大罵而去，不敢再犯」[85]。花椒、細辛、山奈與生附子等皆為辛溫甚至有毒之物，塗抹在患者的外陰部，一旦狐精與之交接，必然會感到不適。這或許是此招奏效的主因。

之前曾經提過清代儒醫徐大椿對於「鬼神之病」所秉持的折衷觀點。他對於病例的診斷與治療亦採類似的態度：

> 林家巷周宅看門人之妻，縊死自救得甦。余適寓周氏，隨眾往看，急以紫金錠搗爛，水灌之而醒。明日又縊亦遇救，余仍以前藥灌之。因詢其

81　龔廷賢，《醫林狀元濟世全書》，卷4，〈邪祟〉，頁477。《本草綱目》亦有類似的記載。

82　李時珍，《本草綱目》，卷35，頁1343-1344。

83　李時珍，《本草綱目》，卷3，頁158；卷8，頁345。其中，李時珍引趙希鵠《洞天錄》說道：「山精水魅多歷年代，故能為邪祟。三代鍾鼎彝器，歷年又過之，所以能辟邪也。」關於蠶退灰以治「邪祟」，宋代的唐慎微所編輯的《經史證類備急本草》，卷21亦有記載，詳見《中華醫典》電子書。

84　朱橚等，《普濟方》，收入《景印文淵閣四庫全書》，冊757，卷306，頁1-26。

85　陳士鐸，《辨證奇聞》，卷10，〈中妖門〉，頁378-379。

求死之故，則曰：「我患心疼甚，有老嫗勸我將繩繫頸，則痛除矣，故
從之，非求死也。」余曰：「此嫗安在？」則曰：「在床裡。」視之無
有。則曰：「相公來，已去矣。」余曰：「此縊死鬼，汝痛亦由彼作祟。
今後若來，汝即嚼余藥噴之。」婦依余言，嫗至曰：「爾口中何物？欲
害我耶！」詈罵而去。其自述如此，蓋紫金錠之辟邪神效若此。[86]

這個案例的意義在於：儘管病症本身經醫者判斷，應該是由「縊死鬼」的纏擾所
起，然而，徐大椿倚重的卻是方劑紫金錠，取其芳香、逐穢、辟邪的功用，而非
訴諸其他驅邪逐怪的特殊儀式[87]。類似的治病理念見於元代的羅天益。據記載，
信副使許可道「在路道邯鄲驛中，夜夢一婦人著青衣，不見面目，用手去脅下打
了一拳，遂一點痛，往來不止的，兼之寒熱而不能食，乃鬼擊也」。羅天益以八
毒赤丸就把許可道的「鬼擊」治好了[88]。晚明張介賓亦記載，「凡遭一切鬼祟、
鬼疰等毒者，急與八毒赤丸攻之」[89]。以藥物作為治病的主要手段，使得醫者得
以與偏重巫術、儀式治療的其他類型治療師區分開來。醫者之所以堅信藥物足以
調理身心，治癒邪祟，乃是基於他們對於邪祟的病理解釋。一旦他們能夠單純地
藉由方藥治病，不假其他手段，不僅病患本人，連部分家屬都會認可「金石之
藥，能鎮鬼神」。簡言之，「得養正鎮攝之功，當無神魂飛越之患」，仍是這類
醫者堅守的理念。這說明了從生活、起居、飲食、房室、勞動等日常細節做起的
「養正」工夫，對於維護健康的重要性[90]。

86　徐大椿，《洄溪醫案》，收入氏著，江忍庵增批，林直清校刊，《徐靈胎醫書全
　　集》，卷3，〈祟病〉，頁47。

87　據《中醫大辭典》（北京：人民衛生出版社，1998），《百一選方》記有紫金錠的
　　成分如下：山慈菇、文蛤、千金子仁、紅芽大戟、麝香。《外科正宗》方再加硃
　　砂、雄黃，其他方書的成分則或有增減。對於自縊溺水、心頭尚溫者，以冷水磨
　　灌之。

88　江瓘編纂，江應宿述補，《名醫類案》，卷8，〈鬼疰〉，頁242。

89　張介賓，《景岳全書》，卷35，〈諸毒〉，「解一切中惡邪祟鬼毒」，頁773。關
　　於八赤毒丸的成分，分別有雄黃、硃砂、礬石、附子、藜蘆、牡丹皮、巴豆、蜈
　　蚣。張介賓，《景岳全書》，卷55，〈古方八陣‧攻陣〉，「李氏八毒赤丸」，
　　頁1481。

90　以上引句出自張璐的醫案。姚若琴、徐衡之編纂，《宋元明清名醫類案》，上

(二)針灸

　　除了方藥可以治療邪祟，針灸也廣為醫者所使用。張介賓曾說：「凡犯屍鬼暴厥，不省人事，若四肢雖冷，無氣，但覺目中神采不變，心腹尚溫，口中無涎，舌不捲，囊不縮，及未出一時者，尚可刺之復甦也。五邪皆然。」[91]在邪祟的針灸療法中，源自唐代孫思邈的「十三鬼穴」常被提及，明代甚至有「孫真人針十三鬼穴歌」的歌訣流傳。究其實，這「十三鬼穴」原屬於十四經脈(即十二經脈加上任、督二脈)的穴道，卻分別被賦予鬼宮(人中)、鬼信(少商)、鬼壘(隱白)、鬼心(大陵)、鬼路(申脈)、鬼枕(風府)、鬼床(頰車)、鬼市(承漿)、鬼窟(勞宮)、鬼堂(上星)、鬼藏(會陰／玉門)、鬼腿(曲池)、鬼封(舌下中縫)的特殊名稱，擺明是為了打「鬼」、對付「百邪癲狂」而來。《針灸聚英》(1529)說：「此是先師真妙訣，狂猖惡鬼走無蹤。」[92]為了治「鬼魅狐惑，恍惚振噤」，還可以灸所謂的「鬼哭穴」，其方法是「以患人兩手大指相併縛定，用艾柱于兩甲角及甲后肉四處騎縫著火灸之」，等到患者(實為附身的鬼魅)哀求說「我自去」，病就會好了[93]。有些書又稱此法為「秦承祖灸鬼法」，顯示此法可能始自五世紀的中國[94]。

　　灸鬼哭穴的療法見於以下兩個病例。晚明李中梓(1588-1655)曾經「治章氏女在閣時，昏暈不知人，蘇合丸灌醒後，狂言妄語，喃喃不休」。由於章女的脈象呈現「祟憑之脈」，李中梓灸其鬼哭穴，「至七壯，鬼即哀詞求去」，又使之

(續)————————————

　　　　冊，〈張石頑醫案‧邪祟〉，頁30-31。

91　張介賓，《類經圖翼》，收入李志庸主編，《張景岳醫學全書》，卷11，〈邪祟〉，頁765。

92　〔明〕高武，《針灸聚英》(北京：中醫古籍出版社，1999)，卷4下，頁240；〔明〕楊繼洲，《針灸大成》(北京：人民衛生出版社，1963/1997)，卷9，〈孫真人針十三鬼哭歌〉，頁362。

93　李梴，《醫學入門》，卷1，〈治病奇穴〉，頁280-281；楊繼洲，《針灸大成》，卷9，〈捷要灸法〉，頁362-363。

94　徐春甫，《古今醫統大全》，卷49，〈邪祟門〉，頁1417；龔廷賢，《醫林狀元濟世全書》，頁477。秦承祖為南北朝時劉宋醫家，精通針灸與醫術，著作頗多，然均已佚。

服調氣平胃散加桃奴，數日後「祟」就完全消失了[95]。李中梓對於「灸鬼穴法」因而有以下論斷：「此屢試不誣者也。果患邪祟者，盍先從此治。」[96]清代嘉慶間醫者徐錦曾以灸鬼哭穴來醫治一位女病患：

> 魯恆隆染坊，有女患厥病三年，醫巫祈禱罔效。始也時尚淺，繼則動輒經日。每至厥時，見皂衣人持帖，無姓氏，延至一處，宮殿巍峨，有夫人留爲侍女，彼堅不肯，仍遣送歸。逾數日仍如前狀。雖病而形神不改。其家疑祟憑，訴之城隍，亦無影響。所最異者，病者在床，醫者在堂，方甫立，病人已言某藥苦，某藥穢，吾不服也。後竟厥兩日，僅存一息。一日薄暮，邀次兒往視，商之於余，乃謂之曰：「此非藥石能爲，又非符水可治。方書有鬼哭穴，何不灸之！」因此著艾指間，三壯未畢，狂哭曰：「吾去矣！」自此杳然不來。[97]

這一則病例恰好說明傳統社會常見的求醫態度：病家對於醫療者的類型並無明顯的偏好，在藥石罔效的情況下，病家多會轉試佛、道、巫、卜等。有時候情況相反，病家試盡其他類型的醫療無效後，才轉而請菁英醫者來探看。在徐錦的診病經驗中，當病家求助無數醫巫與祈禱皆枉然、藥石符水都失效時，灸鬼哭穴的方法竟適時發揮作用，足證醫學典籍所累積的經驗與智慧仍高於巫術與祈禱，同時也藉此突顯他的醫術運用優於其他醫者。

明代的《針灸大成》也針對「目妄視」、「見鬼」、「魘夢」等症，提出相應的穴道資訊以供參考[98]。至於《醫宗金鑑》，則收錄了「灸中惡穴歌」，以灸法來治尸疰、客忤、中惡等疾病[99]。

---

95 〔清〕魏之琇，《續名醫類案》（台北：宏業書局，1994），卷22，〈邪祟〉，頁557。

96 李中梓，《刪補頤生微論》，卷17，〈邪祟論〉，頁119。

97 〔清〕徐錦，《奇病錄》，轉引自單書健、陳子華、石志超編著，《古今名醫臨證金鑒·奇症卷》（北京：中國中醫藥出版社，2000），〈灸鬼哭穴〉，頁33-34。

98 楊繼洲，《針灸大成》，卷8，〈心邪癲狂門〉，頁316-317。

99 《編輯刺灸心法要訣·灸中惡穴歌》，收入吳謙等編，《御纂醫宗金鑑》，卷86，

（三）另類療法

　　醫藥治療固然是醫者在面對邪祟時的重要考量，然而延醫救治之前的急救方亦不能偏廢。清代醫者曾提醒，當「鬼疰」或「中祟」猝發時，「進藥便死」。比較恰當的作法是「宜移患人東首，使主人北面焚香禮拜之，更行火醋薰鼻法，則可復甦，否則七竅迸血而死」[100]。這裡強調的不僅是急救的重要，也意味著藥物治療有其極限。除了藥物、針灸、符水與祈禱等法，還有人以另類的方式來對付邪祟。清代醫書記載南齊醫生顧歡隱居於會稽，素以有道聞名，臨床常兼用醫藥與道術。曾經有病「風邪」者向顧歡請教治病之法，後者竟然建議其以《孝經》「置病人枕邊，恭敬之，當自差」，後來果然將病治癒。有人問其緣故，顧答道：「善禳惡，正勝邪，此病者所以差也。」[101]雖說顧歡的時代距明清甚遠，但因這個典故被收錄在18世紀的醫案選集裡，顯見編者認為此法仍有參考價值。以《孝經》作為辟邪之物，只因此經典成諸聖人之手，正氣凜然不可侵犯，這是很有趣的思維。明清部分筆記與通俗小說顯示，有些人深信古代經典具有驅邪的效果。例如，《庚巳編》（1510-1519）記載有一男子陳元善，被家中畜養十八年的雞幻化的「雞精」纏身致病的故事。陳以書符咒水、秘藏符於袖間，都無法制止精怪的糾纏，後來經高人指點，才以《周易》置裹肚中來辟邪，暫得遏阻之效[102]。這種對於經典「法力」的想像，結合儀式的治療，是否與以祝禱、巫術為核心的「祝由」、「咒禁」傳統有關，值得進一步探究。

　　除此之外，某醫者在治療一名「為狐精所憑」的婦人時，先命病家去尋覓「新鮮虎頭」，再「令病人穿單布衣，面向壁臥，潛將虎口扯開，咬住病人背脊，任其號哭，按之不使脫去，窺其力乏，始去虎頭，隨進扶正補劑，飲食調養，漸次復元」。有人問醫者何以如此處理？他答說：「吾用虎頭者，以虎為獸

（續）——————————————

　　　　頁1022。

100　陸以湉，《(精校)冷廬醫話》，卷4，頁94。

101　魏之琇，《續名醫類案》，卷22，〈邪祟〉，頁556。

102　〔明〕陸粲，《庚巳編》（北京：中華書局，1987），卷4，〈雞精〉，頁46-47。

之王，狐之所畏者也。」[103]虎頭在此不僅有其象徵意義，同時兼具恐嚇外邪、安撫病患的功能。

由於邪祟病非一般疾病，醫者有時會建議以祝禱、咒禁之法加以處理。元代名醫危亦林曾說：「或爲祟害，若移精變氣、祝由不可，則宜外尋禁閉厭禳之法以除之。」[104]晚明龔廷賢主張應付邪祟時「不用服藥，但宜用符咒治之，或從俗送鬼神亦可」[105]。盛清的徐大椿也說：「其外更有觸犯鬼神之病，則祈禱可愈。」[106]看來這些文人醫者並不排斥以符咒、祈禱、送鬼神等來治療邪祟與「鬼神之病」。究竟明清醫者對於儀式性治療抱持何種態度？中國自古有之的「祝由」之法，在邪祟病的醫療裡是否曾發揮作用？這是下一小節要探討的課題。

(四)祝由療法

關於中國古代的儀式性治療，主要分爲「祝由」與「咒禁」兩大類。

「祝由」醫療在中國起源甚早，可上溯至先秦時代；「咒禁」療法興起於六朝、隋唐，與道、佛兩教的挹注不無關係。范家偉指出，六朝隋唐的道、佛把禁咒加以「宗教化」，以與傳統的巫覡禁咒法有所區分；宋代之後由於儒醫人數漸增，禁咒法有從「宗教化」逐漸轉爲「儒家化」的趨勢[107]。「祝由」與「咒禁」兩者的內涵與施行者原有不同，在後世卻常混爲一談，不刻意區分。祝禁在中國醫學教育與考試之中成爲正式的科目，始自隋朝祝禁科(ca. 581)，繼之於唐

---

103 《聞見錄》，轉引自〔清〕程文囿，《醫述》，卷12，收入《中華醫典》電子書。

104 〔元〕危亦林，《世醫得效方》，卷1，收入《四庫全書珍本》（台北：臺灣商務印書館，1973），冊143，頁23-24。

105 龔廷賢，《萬病回春》（北京：人民衛生出版社，1988），〈邪祟〉，「秦承祖灸鬼法」，頁231。

106 徐大椿，《醫學源流論》，頁72。

107 必須注意的是，道釋對於禁咒的解釋模式不同：「道教著重世間有一套鬼神秩序，禁咒以召喚天上神祇，對付鬼物、精怪、動物；佛教著重以消滅業力及因果報應來解釋禁咒作用。」范家偉，《大醫精誠——唐代國家、信仰與醫學》（台北：東大圖書公司，2007），第七章，〈禁咒法〉，頁169-170、188。

朝咒禁科、宋朝金鏃兼書禁科、元朝祝由書禁科，終於明朝的祝由科。明初大型
官修方書《普濟方》，不僅將祝禁之術譽為上古的「治病良法，仁政先務」，並
且特闢〈符禁門〉一章，「載其術而冠以持受之法，使學者得於聲畫之間，而究
其所以然者，是乃神之微也」。此舉無異認可「符禁」之法在明初官方醫學體系
中的正當地位[108]。只是，明穆宗隆慶五年(1571)時，太醫院正式將祝由科從醫
學分科中廢除。由於清朝的醫政基本上因襲明制，故官方醫學已看不到「祝由」
這一科[109]。儘管如此，從一些醫書、筆記、小說的資料，仍可看出「祝由」之
術在明清民間相當流行。晚明醫者張介賓就說：「按國朝醫術十三科，曰大方
脈，曰小方脈，曰婦人，曰傷寒，曰瘡疾，曰鍼灸，曰眼，曰口齒，曰咽喉，曰
金鏃，曰按摩，曰祝由。今按摩、祝由二科失其傳，惟民間尚有之。」[110]據清
代典籍記載，以符咒治療「蜈蚣螫」、「蛇纏」之類的蟲咬、外傷、皮膚等病症
在民間頗為流行，收效甚速[111]。

　　囿於篇幅，加上已有學者從事相關研究，本文不擬詳究「祝由」的歷史與
明清醫政的沿革[112]。以下考察重在釐清「祝由」的意義與用途、明清醫者對於
「祝由」的態度，以及「祝由」在邪祟醫療中的角色。

　　關於「祝由」的意義，《素問》有言：「古之治病，惟其移精變氣，可祝
由而已。」唐代王冰對「移精變氣」的理解是「移謂移易，變謂變改，皆使邪不

108　朱橚撰，《普濟方》，收入《景印文淵閣四庫全書》，冊755，卷269，〈符禁
　　門〉，頁844上。

109　曾文俊，〈祝由醫療傳衍之研究〉(台中：中國醫藥學院中國醫學研究所碩士論
　　文，1998)，頁64-70。

110　張介賓，《類經》，卷12，〈論治類・祝由〉，頁37b；另收入李志庸主編，《張
　　景岳醫學全書》，卷12，〈論治類・祝由〉，頁205。

111　陸以湉，《冷廬雜識》(北京：中華書局，1984)，卷7，頁355。其他民間施行祝
　　由的記載，請見〔清〕歐陽兆熊、〔清〕金安清，《水窗春囈》(北京：中華書
　　局，1984)，卷上，頁21；〔清〕趙翼，《簷曝雜記》(北京：中華書局，1997)，
　　卷4，頁72。

112　Philip Cho, "Ritual and the Occult in Chinese Medicine and Religious Healing: the
　　Development of *Zhuyou* Exorcism" (UMI: Ph.D. Dissertation, University of Pennsylvania,
　　2005/2007).

傷正，精神復強而內守也」[113]。清代張志聰(1610-1674？)的注解則是：「移益其精，傳變其氣也。」寓意在於藉由「通祝于神明」的方法，讓「病從而可癒」[114]。

至於「祝由」的施行條件，主要有二，一是疾病的形態，一是施治者的能力。《黃帝內經・素問》主張，上古時期屬「恬憺之世，邪不能深入」，人們所患的病症通常較輕、較單純，故以「祝由」之法便足以醫治；後世由於疾病逐漸趨向嚴重、複雜，故唯有「毒藥」與「針石」才能處理[115]。其次，《黃帝內經・靈樞》認為，專司祝禱的人(例如巫者)須洞燭(病)機先，才能讓祝由法發揮最大功效[116]。是以明代醫者認為，「病者邪氣已衰，而咒者預習於平時，用之於當境，又加以精誠格之，原無不效；若邪氣方張，咒者又潦草塞責，恐不足治病也」[117]。此話正是在闡明祝由的施治者所需具備的要件。

在「祝由」僅能治小病、無法醫大病的古典訓示之下，元代的朱震亨對於「祝由」有如下的評價，自然不令人驚訝：

> 或曰：「《外臺秘要》有禁咒一科，庸可廢乎？」予曰：「移精變氣乃小術耳，可治小病。若內有虛邪，外有實邪，當用正大之法，自有成式，昭然可考。」[118]

---

113 《黃帝內經素問》，(北京：人民衛生出版社，1963/1996景印〔唐〕王冰注本，〔明〕顧從德刻本)，〈移精變氣論篇第十三〉，頁82，註8。

114 〔清〕張志聰集注，《黃帝內經素問集注》(台南：王家出版社，1983)，〈移精變氣論篇第十三〉，頁51。

115 《黃帝內經素問》，〈移精變氣論篇第十三〉，頁82-83。

116 「先巫者，因知百病之勝，先知其病之所從生者，可祝而已也。」郭靄春編著，《黃帝內經靈樞校注語譯》(天津：天津科學技術出版社，1999)，〈賊風第五十八〉，頁390。對照《黃帝針灸甲乙經》，筆者認為上述《靈樞》版本中的「先知其病知所從生者」，第二個「知」當為「之」的排版之誤，故逕改之。請同時參考黃龍祥校注，《黃帝針灸甲乙經》(北京：中國醫藥科技出版社，1990/1995)，卷5，〈四時賊風邪氣大論第五〉，頁297。

117 〔明〕周岳甫著，〔清〕張振鋆纂輯，《釐正按摩要術》(北京：學苑出版社，2001/2008)，卷2，〈咒法〉，頁154。

118 朱震亨，《格致餘論》，收入氏著，《丹溪醫集》，〈虛病、痰病有似邪祟論〉，頁23。

朱震亨雖未否定禁咒的療效，卻認為「移精變氣」之法乃治小病的末節技術。到了明中葉，虞摶認為，「古雖有咒禁一科，及龍樹咒法之治，皆移精變氣之術，但可解疑釋惑，以使心神之歸正耳」。他對於祝由的認可主要是在「解疑釋惑」、「心神歸正」方面的效用[119]。晚明張介賓進一步闡釋「祝由」的精神、用途及其局限：

> 然鬼既在心，則誠有難以藥石奏效，而非祝由不可者矣。……以此觀之，則巫祝之用，雖先王大聖，未始或廢，蓋借以宣誠悃，通鬼神而消災害，實亦先巫祝由之意也。故其法至今流傳，如時瘟、骨鯁、邪祟、神志等疾，間或取效。然必其輕淺小疾，乃可用之。設果內有虛邪，外有實邪，苟舍正大之法而崇尚虛無，鮮不誤事。[120]

張介賓認為，「心生內鬼」之人若難以藥石治療，那麼可改以祝由對付。流傳於晚明的祝由之法對於時瘟、骨鯁、邪祟、神志等疾有時可以奏效。不過，若患者內有虛邪、外有實邪，則必得先行處理，以免延誤治療時機。18世紀徐大椿主張「祝由之法，亦不過因其病情之所由，而宣意導氣以釋疑而解惑」，又說「古法今已不傳，近所傳符咒之術，間有小效；而病之大者，全不見功」[121]。此話顯然也在暗示，以祝由釋病雖有長久的傳統，但著重於疾病的解釋，而非疾病的治療——特別是針對重大的疾病而言。

　　由於「祝由」強調藉由「移精變氣」（即「精」與「氣」的移易）以達「神守」的目的，常令人聯想到所謂的心理治療。晚明張介賓在論祝由之義時，說道：「心有所注，則神有所依；依而不正，則邪鬼生矣。是所謂知其病所從生也。既得其本，則治有其法，故察其惡，察其慕，察其勝，察其所從生，則祝無

---

119 虞摶，《醫學正傳》，卷5，〈邪祟〉，頁270。
120 張介賓，《類經》，卷12，〈論治類·祝由〉，頁41a-41b；另收入李志庸主編，《張景岳醫學全書》，卷12，〈論治類·祝由〉，頁206-207。
121 徐大椿，《醫學源流論》，〈祝由科論〉，頁122。

不效矣。」[122]在他看來，顯然祝由已經不限於原有的祝說病由之義，同時還蘊含了深刻體察患者心理的療法。同時代的方以智亦說：「古有祝由科，丹砂作符填心，正謂人心有不自知、不自由者，藉諸呪力加持，皆此故也。」[123]清中葉的吳鞠通(ca. 1758-1836)則將祝由的心理治療之義發揮到極致。他說：「吾謂凡治內傷者，必先祝由。蓋詳告以病所由來，使病人知之而勿敢犯，又必細體變風、變雅，曲察勞人思婦之隱情，婉言以開導之，莊言以驚覺之，危言以悚懼之，使之心悅誠服，而後可以奏效，予一身治病得力於此不少。」[124]這裡的「內傷」指的是情志因素長期積累所致的病症。吳認為《素問》所說的「祝」乃「告也」，「由」則是「病之所以出也」[125]。他因而斷言「祝由」的功用在於醫者開導病患心理，告知患者生病因由，同時體察其病情中的難言之隱，利用各種語言來迎合患者心理，讓其在心悅誠服的情況下得到療癒。至此，祝由的意義可說是完全地「世俗化」了。

由上所述，可知明清醫者對於「祝由」的心理作用，顯然比身體影響更為重視。祝由(在此不特別與咒禁區分)偏重技術的行使，目的不外是釐清疾病成因，安定病患心神，消除其疑慮與困惑。當代學者研讀馬王堆醫書《五十二病方》與孫思邈《千金翼方・禁經》時，也特別指出其中所載「祝說病由」的方法，實與現代所謂覺醒狀態下的說理治療與暗示療法有很大的相似性[126]。在此意義下，祝由的古義「移精變氣」，被賦予病因預測與心理治療的特色。

值得注意的是，廖育群對此持不同的看法。廖認為「咒禁療法」不能算是「精神療法」，其理由有三：(1)咒語的對象並不是患者本身，而是能夠接受語言訊息的對象，例如動物、鬼怪、神靈等；(2)咒語的作用不是要影響患者的精

---

122 張介賓，《類經》，卷12，〈論治類・祝由〉，頁39a-39b；另收入李志庸主編，《張景岳醫學全書》，卷12，〈論治類・祝由〉，頁205。

123 〔明〕方以智，《物理小識》，收入《景印文淵閣四庫全書》，冊867，卷3，頁822上。

124 〔清〕吳鞠通，《醫醫病書》(江蘇：江蘇科學技術出版社，1985)，頁16。

125 吳鞠通，《醫醫病書》，頁16。

126 袁瑋，〈中國古代祝由療法初探〉，《自然科學史研究》，11：1 (北京，1992)，頁49。

神活動，而是要求神賜力以威攝受禁對象；(3)咒語的適用範圍不限於精神疾
病，主要是針對各種軀體疾患[127]。誠然，從咒禁本身的設計與構想，廖的論斷
並沒有錯。然而，他所考量的只是巫、醫等施作者的心態與立場，卻忽略了在儀
式性醫療中，患者的情志條件與精神狀態，也是影響醫療成敗的關鍵因素──無
論是任何類型的疾病。若說《五十二病方》之類的上古醫學文獻沒有論及「祝
由」對於患者本身的意義，至少上述明清醫者、文人們已注意到這一點。最近學
者亦指出，18世紀江南(特別是蘇州)的文人醫者傾向於以「世俗醫療」(secular
therapy)而非「驅邪」(exorcism)儀式來看待「祝由」。他們肯定祝由對於個人
情志失調、體內氣鬱的療效，對於男性患者常以理性討論來進行誘導。至於「難
以理喻」的女性患者，他們則會採取儀式性療法來欺騙或威嚇其情緒，進而導正
其行為[128]。準此，明清時期的「祝由」可作為精神療法殆無疑義。

　　只是，「祝由」這種近乎心理治療的構想，與現代西方意義下的「精神分
析」仍有相當的差距。祝由在醫療行為裡雖不能完全偏廢，不可否認的是，它們
在主流醫者眼中仍屬小術小道，無法獨立運作，須配合一般醫藥手段。例如，明
代醫者韓懋(16世紀)曾以霞天膏和白芥子粉末作墨書字，和水給一名患了「白虎
歷節風，久臥，尚巫而不能藥」的病人服用，最後治癒其疾。病人認定此乃因為
韓懋給的「符水有神」，但醫者則反思這純粹是奇招奏效，就像古之「祝由科」
全賴巫覡運作，僅是「仁人出奇以活人」而已，非醫療的真義[129]。同時代的徐
春甫也指出在治療邪祟病時，須以「禁咒」與「服藥」雙管齊下，才能發揮藥到
病除的功效：

> 治邪祟病，雖禁咒以釋其疑，服藥必詳虛實、痰火、輕重，調治則內外
> 合一，其病速癒。若只務巫而不用藥，其病不能去，必無可癒之理。若

127　廖育群，〈咒禁療法──「意」的神祕領域〉，收入氏著，《醫者意也──認識
　　中國傳統醫學》(台北：東大圖書公司，2003)，頁78-79。

128　Philip Cho, "Ritual and the Occult in Chinese Medicine and Religious Healing: the
　　Development of *Zhuyou* Exorcism," pp. 5-6.

129　〔明〕韓懋，《韓氏醫通》，卷下，〈懸壺醫案章第六〉，收入《中華醫典》電
　　子書。

> 只服藥而不用巫以釋其疑，雖癒效遲。是故內外兼治，斯速效矣。此祝
> 由之所由設也。[130]

這段話顯示巫術與藥物在邪祟療程中的互補作用，同時，它也展現傳統中醫「身心一體」、「內外合一」的觀點。晚明李中梓亦持類似觀點：「凡遇此症，但以補虛安神為主，祛邪逐祟為佐，有痰者逐之消之，有積者下之攻之，用禁咒灸法以治其外，用正言激論以醒其心，為有不瘳者也。」[131]直到18世紀，徐大椿仍有「祝由之法……此亦必病之輕者，或有感應之理。若果病機深重，亦不能有效也」的評斷[132]。

綜上所述，明清醫者對於邪祟病的施治仍以藥物、針灸為主，特殊情況才輔以禁咒之類的儀式治療。這說明何以在本文所參酌的明清資料中，除了少數例外，醫書對於符咒的細節多無詳細記載[133]。對多數醫者而言，藥石畢竟才是醫治邪祟病的主要途徑。儘管邪祟的某些病症差可比擬為當今學界所理解的「精神疾病」，而「祝由」的技法到後來也具備了「心理治療」的作用，然而，身心的整體觀與一元論，仍具體而微地展現在相關的治療思維與行為中。此乃中國古典醫學的主要特色，直到明清時期尚無革命性的變革。

五、小結

本文以明清時期醫者對於邪祟的態度為題，藉由醫籍與相關史料的文本分析，歸納出幾點觀察。

---

130 徐春甫，《古今醫統大全》，卷49，〈邪祟敘論〉，頁1418。
131 李中梓，《刪補頤生微論》，卷17，〈邪祟論〉，頁119。
132 徐大椿，《醫學源流論》，〈祝由科論〉，頁122。
133 除了前面提及的《普濟方》，筆者目前看到其他記載咒禁內容的醫書，包括清朝趙學敏《串雅內外編》(1759)、顧世澄《瘍醫大全》(1760)，卷17、鮑相璈《驗方新編》(1846)，卷18、張筱衫《厘正按摩要術》(1889)，卷2、袁仁賢《喉科金鑰全書》(1911)，下卷。這些書分別著重在走方醫、傷科、方藥、按摩與喉科等主題。〔清〕趙學敏，《串雅全書》(北京：中國中醫藥出版社，1998)。另見《中華醫典》電子書中的相關條目檢索。

　　首先，明清醫者對於邪祟作爲病因與病症的理解容或不同，但大致可分爲兩大類。一類是從自然因素來理解邪祟，將之視爲風、寒、暑、濕、燥、火等「六氣」在異常的情況下所形成的「邪」，或個人好惡與「七情」所滋生的內心之「鬼」。此種解釋並不涉及具體的鬼神意象。另一類詮釋則是把邪祟視爲某些(超)自然的存有物，例如鬼、神、妖、怪、精、魅，認爲這些因素在特定條件下會侵擾人類，使之患病。無論是那一類觀點，本文所提到的醫者多半強調，這些外來的因素對人並無絕對的威脅性——除非其人身心先有虧損，在身體虛弱、神志不守，甚至心思驚亂的狀態下，予外邪有機可乘。此種以近乎軍事攻防的想像，來比擬身體的疾病防禦，長久以來主宰了中國的病理學。邪祟作爲外來侵犯者，在人身自我防護最脆弱的時候，最容易逾越人與物(怪)之間的「疆界」，直接侵犯人，藉由媚惑、性交或附身等方式，來占有其「身」、擾亂其「神」，進而榨取其「精」與「氣」。此外，這些疾病的地域性也值得注意。邪祟病較易肇發於所有被視爲邊陲、偏僻、荒涼、與死人有關的地點，例如墳場、喪家、客舍與廟宇等「不潔」之處。

　　除了病因與病機的解釋，相信邪祟病由邪祟引起的醫者，也試圖從病證與脈象來區分其與他症的不同。除了將容易混淆的虛症、痰症、癲狂癇等症排除在外，這些醫者對於「鬼脈」與「祟脈」的脈象描述，某種程度反映了他們對於鬼祟力量的想像，亦即難以捉摸、不易分類、難以理解。無論是脈乍大乍小、忽急忽緩、若有似無，加以患者神志恍惚、面壁不欲見人、啼哭呻吟，或喜笑不休、妄見、妄聞、妄言、妄走等等，均可列入醫家所界定的邪祟病徵之列。這些神志困擾往往伴隨著生理症狀而來，因而無法單以心理治療對待。

　　在治療方面，無論是那類的邪祟，本文所提到的醫者多是以藥石、針灸處置，與治療他病無異。換言之，藥物、方劑、針、灸、薰香等方法的使用，在邪祟病的治療裡仍屬大宗。儘管有醫者建議在治療邪祟病時藥、禱並用，以藥物搭配一些民間偏方、宗教儀式，求取較快的療效，但他們也清楚指出，像祝由這類以祝禱儀式、心理療法來確認病因的古法，仍屬小術小道，雖可達到安撫病患、釋疑解惑的目的，卻仍需尋常的醫藥手段配合。這點適足以區分這些醫者與坊間的巫、祝、卜、道等宗教醫療者的不同。畢竟，後者對於祈禱、作法、符籙、唸

咒等法的倚重常大於方藥。

綜合上述，本文認為中國古典醫學在面對邪祟病時主要的態度，是試圖把「鬼神之病」病理化、醫療化，使得藥物、針灸等療效可以發揮到極致，去除此類病症被賦予的神秘色彩。如此說當然不表示這些醫者已經達到某些學者所宣稱的完全「理性化」的程度，一如當今的生物醫學將鬼神論完全排除在疾病的解釋模式外。本文提及的大多數醫者，對於鬼神、邪祟毋寧抱持一種既「不趨附」也「不迴避」的態度。無論病因、病症是否直接由鬼神而起，他們首要的考量，仍是在既有的醫藥知識範疇中，試圖去干預、調節、舒解、導正病人，使其身心狀態與內外條件達到整體的調和，進而恢復健康的常態。在此意義下，這些醫者雖非無神論者，卻與主要利用禁咒治病的巫、道、釋人士有相當的區別。

本文乃行政院國家科學委員會補助專題研究計畫「情之為病——明清時期情志疾病的醫療史」(NSC93-2411-H-004-027-)的研究成果之一。初稿曾以〈「子不語怪力亂神」？：明清醫者對於「邪祟」的態度初探〉為題，發表於「宗教與醫療」學術研討會(台北：中央研究院歷史語言研究所，2004年11月16-19日)，後經修訂刊登於《國立政治大學歷史學報》，第30期，台北，2008，頁43-86。本文的最後完稿日期為2010年11月30日。感謝所有讀過本文並提出建議的學者，以及協助進行校對與修訂的同學。

第九章

展示、説服與謠言：

19世紀傳教醫療在中國

李尚仁(中央研究院歷史語言研究所副研究員)

　　本文探討19世紀西方醫療傳教士在中國的活動，及他們所激起的爭議與衝突。傳教士希望透過慈善醫療手段，解除中國人的身體病痛，博取中國人的好感，進而讓他們樂於接受基督教福音。醫療傳教士偏好使用外科手術治療白內障、割除腫瘤，或是摘除膀胱結石，透過立即療效的戲劇效果，讓中國人信服西方醫學。然而，強調西方醫學神奇的療效卻有其危險。許多中國人認為傳教醫師在施行邪術，攻擊基督教的謠言、揭帖與小冊一再宣稱傳教士剜中國人眼睛、割掉中國人的內臟，乃至取出孕婦懷中胎兒來煉製迷藥與鴉片。這類謠言激起了好幾起攻擊傳教士的暴動事件。本文分析傳教士如何透過宗教儀式與論述，使得他們的醫療活動具有濃厚的宗教意涵，此外，檢視中國人對於傳教醫學神奇色彩的反應，並且探討反對基督教的士大夫為何認為西方醫學是種邪術，以及他們如何透過中國傳統醫學理論、民俗傳說以及正邪之分的文化傳統，來了解傳教醫療活動，進而動員民眾加以反對。

一、前言

　　從19世紀到20世紀初，醫療傳教士不只在中國的基督教傳教事業中扮演重要角色，也是介紹現代西方醫學到中國的先驅。雖然在17、18世紀天主教耶穌會傳教士在傳教工作中已經從事些醫療活動，但他們的作為僅限於在宮廷中施藥，以及翻譯一些西方解剖學著作。整體而言，耶穌會傳教士的醫學工作對中國醫學

的影響甚小[1]。相對地，19世紀基督教醫療傳教士在中國留下了不少醫學遺產。他們不只在城市中設立醫院，也到鄉下行醫施藥，並且在這過程中治療了爲數可觀的中國病人。他們所訓練的助手當中，有些人後來獨立開業，成了最早從事現代西方醫療工作的中國人。基督教醫療傳教士還透過創設醫學校與翻譯醫療書籍的方式來傳播西方醫學知識[2]。

醫療傳教士立意要在精神層面和肉體層面幫助中國人，可是他們的善行不見得都能得到善意的回應。這並不是因爲中國人不知感恩圖報，也不是中國社會不了解慈善醫療的價值。當時的中國是一個屢屢受西方列強勢力侵略，進而引發諸多衝突，以致社會動盪不安、文化秩序飽受衝擊的國家，因此陌生的宗教教義，加上新奇的醫療技術，有時反而引起當地人出乎意料的反應。中國人對於基督教醫療傳教活動的認知，常和傳教士的預期有很大出入。本文分析西方醫療傳教士如何利用醫療來進行傳教，並且進一步探討中國人對醫療傳教行爲的各種反應。

二、中國醫療傳教事業的興起

1883年，倫敦傳道會(the London Missionary Society)海外事務秘書湯普森(Rev. Ralph Wardlaw Thompson)在視察中國的傳教據點後，宣稱「在中國沒有任何一種傳教工作要比醫療傳教來得更成功、更有效」[3]。能贏得歐洲中心的傳教

---

1   關於耶穌會士引介西洋醫學知識——尤其是解剖學知識——到中國的努力，參見祝平一，〈The Flesh, the Soul and the Lord: Jesuit Discourse of the Body in Seventeenth-Century China〉，《新史學》，7：2（台北，1996），頁47-98；關於耶穌會士對中國醫學的影響，參見祝平一，〈貫通天學、醫學與人學：王宏翰與明清之際中西醫學的交會〉，《中央研究院歷史語言研究所集刊》，70：1（台北，1999），頁165-201。

2   G.H. Choa, *"Heal the Sick" Was their Motto: The Protestant Medical Missionaries in China* (Hong Kong: The Chinese University Press, 1990); K. Chimin Wong and Wu Lien-the(王吉民與伍連德), *History of Chinese Medicine* (Shanghai: National Quarantine Service, 1936), pp. 302-588.

3   Ralph Wardlaw Thompson, *London Missionary Society, Deputation to China, March 30 to June 16, 1883* (London: Alexander & Shepheard, 1885), p. 5.

組織如此高度的肯定，並非一朝一夕之功，而是眾多來華的醫療傳教士半個世紀辛苦努力的成果。伯駕（Peter Parker）這位同時具備神職和醫師資格的醫療傳教士於1834年10月26日抵達廣州，隨後和澳門的英國東印度公司的外科醫師科立芝（Thomas Colledge）以及傳教士裨治文（Elijah Bridgman），於1838年2月21日共同創立了中國醫療傳道會（the Medical Missionary Society in China），正式爲19世紀基督教在中國的醫療傳教事業揭開序幕。他們在創會說帖中聲明：「向中國人行醫可以促進他們和外國人之間的友善社交。」因爲醫療能夠超越種族和文化藩籬，人人也都能體會、珍惜抒解病痛的好處：「愛好安適、期望健康使得人們願意放棄成見，接受任何他們所能得到的幫助……儘管中國人的政策都非常排外，上述法則仍舊適用於他們……。」伯駕等人引用聖經記載耶穌多次爲人治病的事蹟，宣稱：「救主與他的門徒教誨人們認識攸關永恆利益之事時，並未忽視人們肉體的痛苦。」[4]日後醫療傳教士爲他們的醫療事業辯護時，還會不斷援引聖經記載耶穌和使徒醫治病的事蹟以爲範例。

　　中國醫療傳道會創建後的二十年間，陸續有數名醫療傳教士來到中國，其中最有名的包括在中國行醫二十五年的雒魏林（William Lockhart, 1811-1896），以及以中文譯寫西方醫學著作聞名的合信（Benjamin Hobson, 1816-1873）。這兩人都是由跨教派傳教組織，亦即倫敦傳道會派遣到中國。然而，僅此少數幾位醫師在中國從事醫療工作，醫療傳教事業的規模和影響範圍相當有限。19世紀上半葉，醫療傳教事業在中國還未能大開大闔的推展，是因爲19世紀初英美許多傳教組織對於透過醫療來傳道還抱有很深的懷疑。教會保守的成員認爲，只有神職人員佈道才是唯一正當而有效的宣教方式，至於耗費人力和經費的慈善醫療工作，只會

4　Thomas R. Colledge, Peter Parker and Elijah C. Bridgman, *Suggestions for the Foundation of a Medical Missioanry Society, Offered to the Consideration of all Christian Nations, More Especially to the Kindred Nations of England and the United States of America* (Canton: [s.n.], 1836), p. 3; Thomas R. Colledge, Peter Parker and Elijah C. Bridgman, "Address," in *The Medical Missionary Society in China: Address with Minutes of Proceedings, Etc.* (Canton: Office of the Chinese Repository, 1838), pp.11-21, on pp. 12, 18-19.

分散教會寶貴的資源[5]。此外，中國政府對於外國人活動的管制也使得當時醫療傳教的活動空間受到很多局限。

　　由於歐洲帝國主義的壓力，清政府終於開放西方傳教士來華宣教。鴉片戰爭後，於1843年簽訂的南京條約規定，中國必須開放五口通商，並允許外國人在這些港埠居住。自從清廷於1724年禁教以來，至此，西方傳教士終於能夠跨出廣州這個鴉片戰爭之前中國唯一開放和西方通商的城市。在英法聯軍之後簽訂的天津條約以及1860年簽訂的中法北京條約，進一步賦予了中國人信奉基督教的自由，也允許歐美傳教士到中國內陸傳教[6]。在1860和1870年代，越來越多的海外傳教經驗支持醫療傳教的作法。然而，英美的傳教組織對於醫療傳教事業仍舊只給予有條件的支持，因爲他們認爲慈善醫療是相當昂貴的傳教方法，只宜在其他傳教方式都無法打入當地社會的情況下進行。中國常被傳教士視爲是最抗拒福音的國家，因爲許多中國人無法接受基督教反對祭祖與攻擊「偶像崇拜」的立場，對傳教士抱有敵意。傳教士則試圖透過慈善醫療活動來克服這樣的障礙。美國醫療傳教士羅伯・科特曼(Robert Coltman Jr.)宣稱：「中國人對醫療傳教士要比對

5　Rosemary Fitzgerald, "'Clinical Christianity': The Emergence of Medical Work as a Missionary Strategy in Colonial India, 1800-1914," in Biswamoy Pati and Mark Harrison eds., *Health, Medicine and Empire: Perspectives on Colonial India* (London: Sangam Books, 2001) pp. 88-136, on pp. 88-97; C. Peter Williams, "Healing and Evangelism: the Place of Medicine in Late Victorian Protestant Missionary Thinking," in W. J. Sheils ed. *The Church and Healing: Papers Read at the Twentieth Summer Meeting and the Twenty-First Winter Meeting of the Ecclesiastical History Society* (Oxford: Basil Blackwell, 1982), pp. 271-284, on pp. 271-272.

6　Frederick Wakeman, Jr, "The Canton Trade and the Opium War" in Denis Twitchett and John Fairbank eds., *The Cambridge History of China, vol. 10: Late Ch'ing, 1800-1910, Part 1* (Cambridge: Cambridge University Press, 1978), pp. 163-212; Peter J. Cain and A.G. Hopkins, *British Imperialism: Innovation and Expansion, 1688-1914* (London: Longman, 1993), pp. 422-446.這些通商港埠的位置和開埠日期，參見Andrew N. Porter, *Atlas of British Overseas Expansion* (London: Routledge, 1991), p. 92.這些條約的內容，參見 William F. Mayers, *Treaties Between the Empire of China and Foreign Powers* (Shanghai: J. Broadhurst Tootal, 1877), pp. 1-48.關於中國傳教工作的一般性歷史敘述，參見 Kenneth S. Latourette, *A History of Christian Missions in China* (New York: Macmillan, 1929).

一般傳教士來得客氣許多，醫師能夠取得牧師所無法取得的寶貴讓步。」[7]在一個對外來事物經常抱持疑懼態度的保守國家，許多西方傳教士認爲醫療是少數能夠克服中國人懷疑與抗拒的手段。在1870年之後，許多基督教會和傳教組織開始認爲醫療是種有力的傳教工具[8]。

　　爲何英美的基督教會在19世紀比天主教在中國更投入醫療傳教工作，還有待進一步的研究考察。基督教在美國的「大覺醒」（the Great Awakening）以及在英國的「福音復興」（the Evangelical Revival）等宗教運動，使得更多的醫學生願意投身傳教工作，當然是個重要因素[9]。此外，這兩個國家的醫療行業都面臨醫師人數過剩的狀況，國內激烈的市場競爭使得更多的醫師前往海外尋找工作機會，除了投身軍旅或擔任殖民地醫官，從事醫療傳教工作也是一個選擇[10]。新教和舊教在神學思想上的差異，對雙方的傳教策略可能也有影響。非洲史學者蘭道

7　Robert Coltman Jr., *The Chinese, Their Present and Future: Medical, Political and Social* (Philadephia: F.A. Davis, 1891), p. 174.

8　對於英國和美國的傳教組織在19世紀對醫療傳教的看法的變化，參見Rosemary Fitzgerald, "'Clinical Christianity': The Emergence of Medical Work as a Missionary Strategy in Colonial India, 1800-1914," in Biswamoy Pati and Mark Harrison eds., *Health, Medicine and Empire: Perspectives on Colonial India*; Peter Williams, "Healing and Evangelism: the Place of Medicine in Late Victorian Protestant Missionary Thinking," in W.J. Sheils ed. *The Church and Healing: Papers Read at the Twentieth Summer Meeting and the Twenty-First Winter Meeting of the Ecclesiastical History Society*; Theron Kue-Hing Young, "A Conflict of Professions: The Medical Missionary in China, 1835-1890," *Bulletin of the History of Medicine*, 47 (Baltimore, 1973), pp. 250-272. 關於基督教傳教工作在中國遭遇到的困難和阻礙，參見Paul A. Cohen, "Christian Missions and their Impact to 1900," in Denis Twitchett and John Fairbank eds., *The Cambridge History of China*, vol. 10: *Late Ch'ing, 1800-1910*, Part 1, pp. 543-590.

9　Paul A. Cohen, "Christian Missions and Their Impact to 1900," in Denis Twitchett and John Fairbank eds., *The Cambridge History of China*, vol. 10: *Late Ch'ing, 1800-1910*, Part 1.

10　關於19世紀英國醫師過剩，導致許多醫師，尤其是蘇格蘭與愛爾蘭醫學校畢業的醫師，必須到海外殖民地尋求工作機會的情況，參見Douglas M. Haynes, *Imperial Medicine: Patrick Manson and the Conquest of Tropical Disease* (Philadelphia: University of Pennsylvania Press, 2001), pp. 126-151；關於同一時期美國醫師的市場狀況，參見Ronald L. Numbers, "The Fall and Rise of the American Medical Profession" in Judith Walzer Leavitt and Ronald L. Number eds., *Sickness and Health in America: Readings in the History of Medicine and Public Health* (Madison: University of Wisconsin Press, 1985), pp. 185-196.

(Paul S. Landau)研究基督教在非洲的醫療傳教活動時，認爲基督教神學具有較強的個人主義色彩，「強調個體自我的提升與個人贖罪行爲的重要性」。新教醫療傳教士則視「非洲人的身體是個由個別器官組織所組成的獨立自主場域（autonomous field）」，個人的疾病有其各自的病因。以外科手段解決局部、特定的病痛，治療個人身體的疾病，以及福音感化個人，讓個人透過信仰與贖罪來拯救個別靈魂的福音運動，兩者有著和諧對應的關係[11]。傳教機構策略的改變加上前述種種因素，使得19世紀來華的醫療傳教士的人數不斷增加。1874年，整個中國只有十名傳教醫師。直到1905年，估計在中國具有醫師資格的傳教士人數已達三百人左右[12]。醫療傳教士成爲19世紀在中國傳播西方醫學的最主要團體。

三、傳教醫學的理想與實務

醫療傳教士宣稱，他們治療中國人的病痛不只是慈善行爲，而且還有深刻的宗教意涵，因爲他們的工作是在效法耶穌基督這位「偉大治療者」（"Great Healer"）的行誼。威廉・慕爾（William Muir）在他爲約翰・洛爾（John Lawe）的《醫療傳教》（*Medical Missions*）一書所寫的序言中，形容醫療傳教士是在「追隨救主的典範。祂本人以及祂的使徒在醫治病人的同時，也宣告了天國即將到來的福音」。因此洛爾認爲醫療傳教工作具有「基督般的性質」（the Christ-like nature）[13]。醫療宣教不只涉及治療病人的實務，同時也是具有救贖意義的高度象徵性行爲。

醫療傳教士宣稱治療中國人的病痛，改善他們的健康，是西方醫學能帶來的好處之一。將現代西方醫學引進中國，是傳教士企圖啓蒙中國的遠大計劃的一

11　Paul S. Landau, "Explaining Surgical Evangelicalism in Colonial Southern Africa: Teeth, Pain, and Faith," *Journal of African History*, 37 (Cambridge, 1996), pp. 261-281, on p. 274.

12　Paul A. Cohen, "Christian Missions and Their Impact to 1900," in Denis Twitchett and John Fairbank eds., *The Cambridge History of China, vol. 10: Late Ch'ing, 1800-1910*, Part 1, p. 574.

13　John Lowe, *Medical Missions: Their Place and Power* (Edinburgh: Oliphant Anderson & Ferrier, 1895, 4th ed.), pp. vi, 147.

部分。在一些醫療傳教士眼中，中國是個「有點文明但相當神秘而崇拜偶像的帝國」[14]。中國醫療傳道會認為，如果能派遣「一支由慈善外科醫師組成的軍隊」進軍中華帝國，那麼「無知與偏見等巨大的阻礙都會被一掃而空⋯⋯」。在醫療傳教士眼中，醫療是文化征服這個異教國度最有效的武力。他們倡議要把「科學當作工具來從根掃蕩崇拜偶像的信仰。這不是因為科學可以讓異教徒改信基督教，而是要利用科學來證明他所信宗教之虛假謬誤，進而為他鋪下追求真理的道路」[15]。伯駕認為醫療傳教可以讓「中華帝國得到醫學與外科學的啟蒙，並且將福音傳播至這個國家龐大的人口」[16]。醫療傳教士常常認為當地人的傳統醫學和他們的宗教有密切的關係，只要證明傳教士的醫術要比當地醫師來的高明，就可以連帶地挫當地宗教信仰的銳氣，因此西方醫學和科學可以成為打倒地方迷信的有力武器。洛爾指出在中國以及「幾乎在所有的異教國度，當地人原始的醫學體系和他們的宗教之間有著密切的關聯，僧侶教士或是他們所控制的人常常壟斷疾病的治療」。摩熙德則以為，摧毀「非基督教徒對他們的『醫生』的信心，是摧毀他的迷信信仰最簡單有效的方法」[17]。有趣的是，這些醫療傳教士在描述現代醫學與中國傳統信仰的關係時，其說辭近乎啟蒙哲學家宣揚科學和攻擊教會權威

14　Thomas R. Colledge, Peter Parker and Elijah C. Bridgman, *Suggestions for the Foundation of a Medical Missioanry Society, Offered to the Consideration of all Christian Nations, More Especially to the Kindred Nations of England and the United States of America*, p. 5.

15　*The Medical Missionary Society in China with Minutes of Proceedings, Officers, &c. also an Appendix Containing a Brief Account of an Ophthalmic Institution at Macao for the Year 1827, 1828, 1829, 1830, 1831, 1832* (London: Royston & Brown, 1839), p. 63; Thomas R. Colledge, Peter Parker and Elijah C. Bridgman, "Address," in *The Medical Missionary Society in China: Address with Minutes of Proceedings, Etc.*, p. 19.

16　Peter Parker, *Statements Respecting Hospitals in China* (London: Edward Suter, 1841), p. 15.

17　John Lawe, *Medical Missions: Their Place and Power*, p. 148; R. Fletcher Moorshead, *Appeal of Medical Missions* (Edinburgh: Oliphant, Anderson and Ferrier, 1913), p. 76, 轉引自Rosemary Fitzgerald, "'Clinical Christianity': The Emergence of Medical Work as a Missionary Strategy in Colonial India, 1800-1914," in Biswamoy Pati and Mark Harrison eds., *Health, Medicine and Empire: Perspectives on Colonial India*, p. 115.也請參閱John M. Mackenzie, "Missionaries, Science and the Environment in Nineteenth-Century Africa," in Andrew Porter ed., *The Imperial Horizons of British Protestant Missions, 1800-1914* (Grand Rapid, Michigan: Wm. B. Eerdmans Publishing Co., 2003), pp. 106-130.

的語言。當然，在許多傳教士所服膺的自然神學傳統中，醫學和宗教之間的關係應是相輔相成，不會衝突矛盾。

醫療傳教士認為中國是個疫癘橫行的地方，而這種狀況則要歸咎於中國醫學的落後。根據他們的看法，中國盛行的疾病，尤其是在歐洲罕見的巨大腫瘤，代表的不只是患者個人的病變，更象徵整個中國文化都已經生病了[18]。對中國傳統醫學抱持輕蔑態度的合信，其評論就相當具有代表性。合信聲稱，在中國「一切對生命自然的研究都遭到忽視，人們偏好謬誤更甚於真理……」。中國醫學的謬誤只是中國文化的缺陷的一部分，合信形容道：「黑暗的迷信和精神層次的無知牢牢地附在人們身上，所有思想與知識的自由運作都已中斷，低賤的偶像崇拜帶來的影響讓人們萎縮和麻木不仁，進而阻止一切的道德提升。」[19]一但中國病人拒絕接受外科治療，傳教士通常歸咎於中國社會的迷信與無知。從傳教的觀點來看，外科手術可以治療中國人肉體的疾病，就如同基督教可以救贖他們因信仰異教而迷失的靈魂。

除了宣揚基督教信仰外，醫療傳教士認為他們的醫療工作還可以帶來其他的好處。伯駕認為傳教醫學可以促使中國人「和歐洲人彼此建立一個友善而且利潤豐厚的商業關係」。他宣稱英國的商務官員對中國醫療傳道會在廣州的工作讚譽有加，因為「外科醫師的手術刀要比任何戰爭武器更適於懷柔中國人」。醫療傳教士甚至指出西洋外科治療帶來解除病痛的好處，會使中國人更樂於接受西方的事物，包括進口的外國商品在內[20]。許多醫療傳教士一再強調，傳教醫學對於歐洲各國對華貿易與外交工作有很大的助益。中國醫療傳道會宣稱，傳教士的慈善醫療活動可以驅散中國人對西方人以及西方事物的恐懼，「讓他們了解到文明

18　John Lawe, *Medical Missions: Their Place and Power*, pp. 153-156; Sander L. Gilman, "Lam Qua and the Development of a Westernized Medical Iconography of China," *Medical History*, 30 (London, 1986), pp. 50-69.

19　Benjamin Hobson, "To the Committee of Friends of the Medical Missionary Society, Hongkong, Communicated by Benjamin Hobson," in *Report of the Medical Missionary Society in China for the Year 1847* (Victoria: Hongkong Register Office, 1848), p. 35.

20　Peter Parker, *Statements Respecting Hospitals in China*, pp. 15-16.伯駕在這本宣傳小冊中提到的病例大多是外科病人，前引書，pp. 23-26.

的西方國家眞正的性格和願望」，體認到西方基督教國家對中國高尚的善意與無私的幫助，進而使中國政府對西方各國採行較爲友善的政策，並改善中西外交與貿易關係。醫療傳教士認爲他們的慈善醫療工作，「會鋪下讓中國人對西方有更高信心與敬意的道路，也會讓我們和這個國家的往來與貿易建立在一個更爲可慾的基礎之上⋯⋯」[21]。在傳教士的論述中，透過現代醫學不僅能啓明教化中國，也是促使中國和西方各國友善交往的催化劑，亦爲提升貿易、增進商業利益的最有效手段。

醫療傳教士通常偏好施行能夠快速產生戲劇性效果的外科手術，希望這種療效明確的醫學手段，能很快地吸引更多的中國病人，讓中國人信服西方醫學既有效又遠優於中國醫學，從而建立他們對醫療傳教士的信任。醫療傳教士對長著巨大腫瘤的中國病人特別感興趣，一方面，這是因爲類似病例在英美相當罕見，提供了他們進行醫學觀察和研究的寶貴機會。另一方面，割除如此巨大的腫瘤往往不只讓病人感激涕零，還可以讓當地中國人留下深刻的印象[22]。即使沒有從事傳教工作的來華西方醫師，好比在中國海關工作的醫官，也察覺這類外科醫術往往能達到吸引中國人的效果[23]。醫療傳教士也標榜以外科手術治療罹患膀胱結石的中國人所能帶來的説服效果，因爲這種療法可以相當快速地消除病人的痛苦。許多傳教士十分推崇在廣州行醫的美國傳教醫師嘉約翰(John G. Kerr)爲當世摘除過最多膀胱結石的醫師[24]。許多來華的西方醫師都認爲，外科手術戲劇性而立

21　Thomas R. Colledge, Peter Parker and Elijah C. Bridgman, "Address," in *The Medical Missionary Society in China: Address with Minutes of Proceedings, Etc.*, pp. 13-14.

22　Peter Parker, *The Fourth Quarterly Report of the Ophthalmic Hospital at Canton, for the Term Ending on the 4th of November, 1836* ([s.l.]: [s.n.] ;1837), pp. 4-5.也可參見Robert Coltman Jr,, The Chinese, Their Present and Future: Medical, Political and Social, pp. 43-44. 在非洲的英國醫療傳教士也偏好這樣的作法，參見Megan Vaughan, *Curing their Ills: Colonial Power and African Illness*（Cambridge: Polity Press, 1991）pp. 58-59.

23　"Dr Alexander JAMIESON'S Report on the Health of Shanghai for the half year ended 31st March 1881," *The Half-Yearly Medical Reports of the Chinese Imperial Maritime Customs*, 21（1881）, pp. 78-97, on pp. 92-94; C. Begg, "Dr. C. BEGG'S Report on the Health of Hankow for the half year ended 31st March 1881," *The Half-Yearly Medical Reports of the Chinese Imperial Maritime Customs*, 21, pp. 44-47, on pp. 46-47.

24　Robert Coltman Jr., The Chinese, *Their Present and Future: Medical, Political and Social,*

即的效果，是少數能夠讓中國人信服的西醫治療手段。先後在打狗和廈門擔任海關醫官，日後返英創立倫敦熱帶醫學校（the London School of Tropical Medicine），且在寄生蟲學研究有卓越貢獻，並被後人稱為「熱帶醫學之父」的萬巴德（Patrick Manson），在廈門擔任醫官時，也同時在一家由浸信會傳教士與當地商人所資助的西醫院擔任主治醫師。他觀察到這家醫院：

> 主要有三種病人：來自各個階層罹患外科疾病的病人，他們真心相信我們的醫學比較高明。那些罹患不治之症的末期病人，他們之所以來找我們是因為他們自己的醫師沒辦法治好他們，因此他們願意到外國人這裡來碰碰運氣。那些窮得付不起醫藥費而被迫來找我們的病人。[25]

根據萬巴德的說法，西醫學各科當中，只有外科能讓各個階層的中國人都肯定其療效。許多在中國的西方醫師也提到外科在當地廣為中國人接受的現象。在重慶行醫的詹姆士·麥卡尼（James H. McCartney）醫師指出，中國人「樂意接受外科手術到令人驚訝的程度」。懷特（R.G. White）醫師則說：「嚴重的中國人病例大多是外科疾病。」[26]在他們看來，外科治療是在中國贏得病人的最佳手段。

　　不少來華西方醫師認為中國人是很好的外科病人。伯駕在1846年讚揚中國人具備忍耐疼痛的能力和不易休克的體質。另一位美國醫師科特曼則宣稱：「中國人深具承受外科手術的能耐，他們在手術後很少發生嚴重發炎的情況。」[27]這類說法常為許多來華傳教醫師所津津樂道。由倫敦傳道會派到北京的傳教醫師德貞

（續）————————————————

　　　p. 175.

25　*Minutes of a Meeting of the Friends and Supporters of the Amoy Chinese Hospital, 1874* (Amoy: A. A. Marcal, 1875), p. 4.

26　James H. McCartney, "Dr. James H. McCARTNEY'S Medical Report on Chungking," *The Half-Yearly Medical Reports of the Chinese Imperial Maritime Customs*, 42 (1891), pp. 13-16, on p. 14; R.G. White, "Dr. R.G. WHITE'S Report on the Health of Chinkiang for the Year Ended 31st March 1881," *Medical Reports*, 21, pp. 98-100, on p. 100.

27　Peter Parker, *Notes of Surgical Practice Amongst the Chinese* (Edinburgh: Sutherland & Knox, 1846), p. 2; Robert Coltman Jr., The Chinese, *Their Present and Future: Medical, Political and Social*, p. 153.

(John Dudgeon)認爲中國人之所以不太會發炎，是因爲他們肉吃得很少。德貞推論說：「吃太多含氮的食物，容易導致發炎性疾病和痛風這類的病……這是吃得太好的歐洲人常常罹患的病症。」然而，肉類在一般中國人的飲食當中所占的比例並不高，因此中國人不會像歐洲人容易發炎[28]。在寧波行醫的約翰・法蘭希斯・莫里諾(John Francis Molyneaux)則聲稱，中國人不只願意接受外科手術，一旦外科醫師贏得他們的信任之後，他們是「令人高度滿意的病人」。他認爲中國人「至少和外國人一樣有勇氣，又比較不會有發炎反應，而且他們更有耐性更能忍痛」。此外，中國人在手術後傷口復原之快速，讓莫里諾和科特曼等西方醫師都感到相當驚奇[29]。

除了摘除腫瘤和膀胱結石之外，傳教醫師還偏好進行眼科手術，因爲除了可以產生恢復視力的戲劇性療效外，眼科手術的風險比較低，病人很少會因此類治療的副作用而死亡或傷殘。此外，眼科手術還有讓盲者重見光明的宗教象徵意義。雒魏林就認爲，「眼科疾病是值得醫療傳教士投入努力的好領域」，因爲「它能夠帶來很大的改善，這種好處是清楚而自明的……」[30]。中國醫療傳道會驕傲地告訴它的贊助者：

> 盲目或許是上蒼施加在人身上最嚴重的病痛，而我們則爲數百名苦於此一病痛的人恢復了上天所恩賜的光明。長夜漫漫的黑暗被驅散了，恢復有用之身勞動通往幸福的道路再度呈現在重新張開的雙眼之前。這和聖經中的奇蹟有著同樣的效果，只不過它所仰賴的不是神靈的感召，而是

28　John H. Dudgeon, "Diet, Dress, and Dwellings of the Chinese in Relation to Health", in *International Health Exhibition, 1884, China, etc.* (London: William Clowes and Sons, 1885), pp. 63-294, on pp. 120, 123; John H. Dudgeon, *The Diseases of China: Their Causes, Conditions, and Prevalence, Contrasted with those of Europe* (Glasgow: Dunn & Wright, 1877), p. 63.

29　John F. Molyneaux, "Dr John Francis MOLYNEAUX'S Report on the Health of Ningpo, for the Half Year ended 31st March 1894," *The Half-Yearly Medical Reports of the Chinese Imperial Maritime Customs*, 47 (1894), pp. 10-13, on p. 12.

30　William Lockhart, *The First Report of the London Missionary Society's Chinese Hospital, At Peking from October 1ˢᵗ 1861, to December 31ˢᵗ 1862* ([s. n.]: [s. d.], 1863), p. 14.

人類的科學戰勝了疾病痛苦。

德貞則讚嘆說「許多肉體視力受損」的中國病人，在經過他的治療之後不只恢復了視力，而且他們的「悟性之眼也張開了，而能夠看到依據上帝的法則所寫下的奇妙事物」[31]。在自然神學的傳統下，西方人認爲上帝制定的法則是寫在大自然這本書當中，必須透過科學來加以解讀。德貞的話暗示他的病人在經過治療之後，也對西方自然知識也產生了興趣和了解。換言之，透過眼科手術讓患者重見光明，也是個啓蒙中國人蒙蔽的心靈之眼的手段。

　　傳教醫療有其戲劇展演的一面。伯駕驕傲地聲稱，成功的結石摘除手術「能夠以最強而有力的方式吸引人們的注意力」。因此，德貞建議醫療傳教士可以用「電器、攝影以及上百種不同的科學儀器」來吸引中國病人，特別是受過教育的中國人。他尤其推薦使用幻燈機(magic lantern)。根據他本人的經驗，利用幻燈機來吸引中國病人可以得到非常成功的效果。德貞解釋說：「中國人其實也不過就像兒童一樣，而這類的展覽既能娛樂又有教育效果。」除了在城裡的醫院免費行醫之外，醫療傳教士也常常帶著藥物和醫療器材遊走外地，在村莊的廟埕或馬路邊找個空地招攬病人加以治療。科特曼說：「要在任何城市成功開業建立名聲，最妥當的辦法就是到四周的村莊走動，探訪病人爲他們看診開藥、拔拔牙、動些簡單的小手術，同時告訴他們在城裡什麼地方可以找得到你。」[32]從以上的描述看來，有時候傳教醫師招攬病人的手段和走方郎中並沒有太大差別，而且常有濃厚的表演色彩。在臺灣傳教的加拿大長老教會牧師馬偕(George Leslie Mackay)，就特別善於透過拔牙來吸引當地人聽道。在他的回憶錄《臺灣寄遙》(From Far Formosa)中，馬偕對他常用的行醫手法有著生動的描述：

31　*The Medical Missionary Society in China with Minutes of Proceedings, Officers, &c. also an Appendix Containing a Brief Account of an Ophthalmic Institution at Macao for the Year 1827, 1828, 1829, 1830, 1831, 1832.*, p. 58; John H. Dudgeon, "Medical Missionary Work as an Evangelical Agency," *Chinese Recorder*, 15:1 (1884), pp. 1-13, on p. 9.

32　Peter Parker, *Notes of Surgical Practice*, p.2; John H. Dudgeon, "Medical Missionary Work as an Evangelical Agency," *Chinese Recorder*, 15:1, p. 8; Robert Coltman Jr., *The Chinese, Their Present and Future: Medical, Political and Social*, pp. 174-175.

我們在鄉下旅行的慣常作法是找個空地就定位，通常是在廟宇的石階
上，在唱過一兩首聖詩之後接著拔牙。然後開始宣講福音。患者在手術
進行時通常是站著，牙指拔出來後就放到他手裡。我們如果保留拔下來
的牙齒的話，就會在中國人心中引發對我們的懷疑。[33]

　　傳教士的出診行醫方式有著很明顯的儀式色彩，而這個特徵同樣可以見諸
他們在醫院中的醫療行為。教會醫院在開始看診之前通常都會先舉行禮拜儀式，
由傳道人或醫療傳教士本人在台上向病人佈道、為病人禱告。醫師開始看診時，
傳道人和他們的助手會招呼在等候中的病人，和他們聊天談話並勸他們信教，病
人治療結束後則會收到說明基督教教義的傳教小冊[34]。治療的空間也充滿了宗教
訊息。在教會醫院的牆上會掛著：

聖經故事的插畫或捲軸。把重要的真理傳遞到病人心中。也有大字寫著
「如果我們忽略了這樣偉大的救贖會有什麼下場？」("How shall we
escape if we neglect such great salvation")「一個人得到了全世界，卻失
去了自己的靈魂，又有什麼好處呢？」("What shall it profit a man if he
gain the whole world and lose his own soul")這類合適的經句來吸引病人
的注意力。[35]

傳教士認為公開展示外科手術治療，不只是討好中國人的有效辦法，同時也可以
克服當地人對傳教活動的排斥，馬偕宣稱：

33　George Leslie Mackay, *From Far Formosa: The Island, its People and Missions*
　　(Edinburgh and London: Oliphant Anderson and Ferrier, 1896), pp. 315-316.傅大為對於
　　馬偕如何結合拔牙、宗教儀式和公共展示來進行傳教活動和身體規訓，有相當精
　　采深入的分析。傅大為，《亞細亞的新身體：性別、醫療、與近代臺灣》（台
　　北：群學出版有限公司，2005），頁45-55。

34　Harold Balme, *China and Modern Medicine: A Study in Medical Missionary Movement*
　　(London: United Council for Missionary Education, 1921), pp. 72-74.

35　John H. Dudgeon, "Medical Missionary Work as an Evangelical Agency," *Chinese
　　Recorder*, 15:1, p. 5.

　　〔地方宗教〕的教士以及傳教事功的其他敵人，或許能夠說服人們熱病
和其他疾病不是我們的醫藥所治癒的，而是神明的幫忙。然而，牙痛的
消除卻是如此地確鑿而使得他們無法混淆視聽，因此拔牙是克服反對與
偏見的最有效方法。[36]

　　換言之，馬偕發現在他給中國患者奎寧來治療瘧疾後，當地的乩童或道士往往會
告訴病人說這是神明的功勞，而不是洋人藥物的功效。馬偕發現要反駁這種說法
並不那麼容易。可是拔牙就不一樣了，因為可以當場見效，使得傳教士的宗教競
爭者難以巧言爭功。有些醫療傳教士在中國之外的其他地方也採行類似策略。20
世紀初英國浸信會在剛果的傳教醫師進行外科手術時，常常吸引大批當地人圍
觀，想要見識白人醫師的「刀功」（"the work of the knife"）。在非洲工作的醫療
傳教士則常以「眼見為信」，來作為他們設計醫療傳教手法的準則[37]。

　　醫療傳教士很清楚中國人經常把他們的外科手術治療視為神蹟。伯駕就
說：「雖然行醫和進行外科手術在西方國家是建立在科學的基礎之上，然而，對
於一個未開化的迷信民族而言，這看來像是超自然的力量。」德貞在北京觀察
到，部分病人和他們的親友相信醫療傳教士具有「幾近行神蹟的力量」。科特曼
則說：「中國人把卓越的外科手術視為神蹟，消息不斷會傳播數以里計之遙，而
且消息傳得越遠就變得越神奇。」[38] 19世紀英國科學家常在大批觀眾面前示範具
有奇妙視覺效果的科學實驗，像是電學、磁學與化學實驗，以此來普及科學知
識，以及爭取大眾對科學研究的支持。這類的實驗示範通常需要細心的設計以及
細膩的準備工作，才能創造出表面看來似乎不費吹灰之力就能成功製造出來的戲

36　George Leslie Mackay, *From Far Formosa: The Island, its People and Missions*, p. 316.

37　Nancy Rose Hunt, *A Colonial Lexicon: Of Birth Ritual, Medicalization, and Mobility in the Congo* (Durham: Duke University Press, 1999), p. 117.關於殖民醫學「眼見為真」的操作原則，參見 Megan Vaughan, *Curing their Ills: Colonial Power and African Illness*, pp. 180-199.

38　Peter Parker, *Statements Respecting Hospitals in China*, p. 3; John H. Dudgeon, *The Third Annual Report of the Peking Hospital under the Care of J. Dudgeon, M.D.C.M. for the Year 1864* (Peking: James Ly and Co., 1865), p. 9; Robert Coltman Jr., *The Chinese, Their Present and Future: Medical, Political and Social*, pp. 174-175.

劇性效果[39]。傳教士要在中國人面前呈現西方醫學奇蹟般的治療效力，以使中國人相信基督教徒的醫術遠優於中國醫學，同樣必須謹慎施爲。科特曼主張：「……手術前必須非常小心地選擇病人，因爲到一個新的地方如果手術失敗或病人喪命，不只有害醫療工作，而且對當地所有的傳教工作都會產生非常不利的影響。」[40]在臺灣南部行醫的蘇格蘭長老教會醫療傳教士馬雅各(James Maxwell)則注意到，他的一些同事認爲「屬靈的成果是最重要的」，因而主張：

> 沒有必要太熱心地治療那些難以治療的病人，因爲這些病例會花掉很多時間，也會帶給醫療傳教士許多的焦慮和麻煩。因此，最好的辦法是只把力氣花在那些容易治療且能夠很快處理完畢的病人。持這種觀點的人——傳教組織的主管階層以及一般基督教大眾當中持這樣觀點的人還不少——對於採用這樣的作法來得到更大的收穫感到非常滿意。[41]

在廈門的醫療傳教士注意到，有些中國病人在求診時會「捏造發病的日期」，因爲他們知道教會醫院「曾經拒絕過不少久病的患者，因爲這些人痊癒無望」。負責該教會醫院的主治醫師康明(W.H. Cumming)就建議他的同事要小心檢查病人：「反覆盤問對於行醫工作的重要性，不亞於它對於執法的重要性……。」[42]外科手術要能有戲劇性的成功效果，其實要靠小心的評估病人的身體狀況，篩選有把握治癒的合適病人來達成。

39　法拉第著名的大眾實驗示範就是一個好例子，參見 David Gooding, "In Nature's School: Farady as an Experimentalist," in David Gooding and Frank A.J.L. James eds., *Faraday Rediscovered: Essay on the Life and Work of Michael Faraday, 1791-1867* (Basingstoke: Macmillan, 1985), pp. 105-136.

40　Robert Coltman Jr., *The Chinese, Their Present and Future: Medical, Political and Social*, p. 174.

41　Harold Balme, *China and Modern Medicine: A Study in Medical Missionary Movement*, p. 98.巴慕德在山東擔任齊魯大學(Shantung Christian University)醫學院院長時寫作此書。此書出版於1921年，該年巴慕德接任齊魯大學校長。

42　W.H. Cumming, "Report of the Dispensary at Amoy for the Year 1846," in *Report of the Medical Missionary Society in China for the Year 1847* (Victoria: Hongkong Register Office, 1848), p. 30.

四、醫療傳教遭遇到的困難

「沒有任何地方比中國更能彰顯醫療傳教工作的傳道價值」。如果光看接受傳教士治療的病人人數，洛爾上述說法似乎可以成立[43]。然而，在傳教運動內部並不是沒有人對這樣的樂觀評估有所懷疑和批評。威廉‧史卡布羅(William Scarborough)這位在漢口與當地衛斯理教會醫院有十年合作關係的傳教士，就發表文章強烈質疑教會醫療工作在中國的傳教成效。史卡布羅斷言：「作為一個傳道機構，這座醫院是失敗的。」受洗的九十二名中國人當中，只有5人可以說是醫療工作的成果。在詳細閱讀中國醫療傳教會從1861-1872年的報告之後，他發現在高達「四十萬九千名病人當中」只提到「十二名皈依基督的信徒」[44]。即使中國病人感激他們受到的免費治療，他們也沒有因此而接受傳教士灌輸給他們的宗教訊息。史卡布羅尖銳的批評，激起一些來華醫療傳教士為文反駁。在汕頭行醫的醫療傳教士威廉‧古德(William Gauld)就撰文為醫療傳教工作辯護。古德除了宣稱皈依基督教的病人人數要比史卡布羅所說的來得多之外，他還主張傳教醫院的主要功能是創造一個「有利於聆聽和接納真理的環境」，然而，「只有由聖靈帶到人們心靈與良心中的福音真理，才能使靈魂皈依。若企圖透過其他的來源來達成這樣的成果，那就必然會失望」[45]。換言之，古德主張醫療工作本身並不足以讓中國人信奉基督教，而只能塑造一個更適於傳道的環境。史卡布羅批評醫院沒能讓更多的病人信奉基督教是不公平的，因為醫療本來就沒有這樣的效果，還需要其他宣教活動的配合。然而，部分醫療傳教士的說法卻顯示史卡布羅的判斷並非沒有根據。淡水的醫療傳教士佛萊哲(J. B. Fraser)報告他在福爾摩莎北部的工作成果時，宣稱他在1876年看了四千五百名以上的病人，但他也承認在「屬

43　John Lawe, *Medical Missions: Their Place and Power*, p. 121.

44　William Scarborough, "Medical Missions," *Chinese Recorder*, 5:3（1874）, pp. 137-152, on, p. 149.

45　William Gauld, "Medical Missions," *Chinese Recorder*, 6:1（1875）, pp. 47-57, on pp. 53-54.另可參見Theron Kue-Hing Young, "A Conflict of Professions: The Medical Missionary in China, 1835-1890," *Bulletin of the History of Medicine*, 47, pp. 258-260.

靈的成果方面，就算不是不可能判斷，也實在很難說」。他的解釋是，醫院並沒有強制病人作禮拜，「以免病人認為我們是在利用他們的病痛來強迫他們聽福音」。他希望「當病人離開醫院時能對基督教的主要真理有點認識」，但是他也奉勸教會同事不要急功，對於醫療傳教的長遠效果要有耐心[46]。德貞在為醫療傳教事工辯護時，隱約反過來指摘一般的傳教士。他指出醫院的醫療工作非常繁重，使得醫療傳教士沒有餘力從事宣教工作。德貞問道：「難道我們的牧師弟兄不能更勤於探訪病房，在早上與傍晚舉行祈禱會以及朗讀與解說聖經嗎？」[47]德貞似乎暗示醫療傳教士已經非常努力工作，來製造一個讓病人樂於接受福音的環境，反倒是一般傳教士的怠惰，使得這樣的機會白白流失。

　　除了病人信教的情況不盡理想之外，他們的社會背景也對傳教士造成困擾。傳教醫療所吸引的病人大多是中國社會底層的民眾。德貞注意到來住院的病人：「通常都不是較上層的民眾……收治乞丐、跛腳和瞎子，讓醫院變成了難民收容所……。」[48]在1851年8月11日到1853年2月26日之間，共有六千三百五十九名病人前往伯駕在廣州的醫院求診，其中稱得上是文人或士紳階級的人數還不到一百人[49]。萬巴德這位在教會醫院工作但不從事醫療傳教工作的世俗醫生，則抱怨傳教醫療所著重的戲劇奇觀效果，只能吸引無知的民眾，卻無法讓有學識教養的中國人信服。他在1874年的醫院報告中提及，雖然已經有將近一萬名病人在這座醫院接受診察與治療，但它仍舊無法說服當地中國人西方醫學遠優於中國醫學。萬巴德將此歸咎於教會醫院免費看診治病的作法，因為慈善醫療只會吸引貧窮的病患，結果反而使中國士紳看不起西方醫學。他抱怨說：「苦力、鴉片吸食者、士兵、攤販、農工、妓女、船夫、乞丐和流浪漢成了我們主要的行醫對

46　J.B. Fraser, *Report of the Tamsui Medical Mission Hospital for 1876* (Amoy: Man-Shing, 1877), pp. 2, 5, 6.

47　John H. Dudgeon, "Medical Missionary Work as an Evangelical Agency," *Chinese Recorder*, 15:1, p. 13.

48　John H. Dudgeon, "Medical Missionary Work as an Evangelical Agency," *Chinese Recorder*, 15:1, p. 13.

49　參見伯駕的病例登記簿，收藏於耶魯大學醫學院圖書館(Cushing/Whitney Medical Library, Yale University)伯駕檔案的編號第三盒。該登記簿以工整的中文書法記下病人姓名、求診的日期、職業以及所住的村鎮。記錄者應是伯駕的中國助手。

象。」對萬巴德這種對傳教沒有興趣的醫師而言，他們的理想是要把西方的科學
醫學引進中國，讓中國上層社會廣爲接受。他們對西方醫學在中國贏得專業地
位，以及建立理想執業環境的期許，和他們的同儕在歐美的期望與努力並無二
致。贏得中國士紳階級的信任與尊重，是在中國建立西方醫學聲譽的必要條件。
萬巴德認爲，要讓中國人理解西方醫學的價值，收費制度是不可或缺的。對他而
言，醫療傳教士免費提供醫療服務，以及強調西醫外科手術神奇效果的作法，只
會吸引貧窮和迷信的病人，卻對西方醫學在中國的事業、發展造成傷害[50]。

　　萬巴德的批評點出了傳教醫療士在中國遭遇到的一個關鍵困難，那就是他
們無法贏得中國士紳階級的支持。許多傳教士其實也體認到，贏得中國社會上層
階級的支持與同情，會大有助於傳教事業的成功。來華傳教士的領袖人物李・提
摩太(Timothy Richards)就主張傳教工作要更加努力設法贏得中國官員的支持[51]。
然而，傳教士卻發現中國社會精英是最抗拒他們的努力的一群人。無法吸引中國
上層社會人士前來就診，不只使得醫療傳教失去寶貴的收入來源，而且還對傳教
事業造成了嚴重的危險後果。

五、中國人對傳教醫療的攻擊

　　醫療傳教士認爲他們的醫療活動帶有許多正面的意義，並且宣稱他們所引
進的現代西方醫學知識，會爲中國帶來進步與許多正面的影響。然而，在不同的
文化與宗教脈絡中，當地人往往會對於陌生而又充滿儀式性質的傳教醫療活動，
產生相當不同的理解和詮釋。在一個對外國人經常引起疑慮與不安的國度，中國
人對深具神奇色彩的傳教醫療的反應，有時完全出乎傳教士的意料之外。隨著醫
療傳教士來到中國行醫，不久就出現了關於他們奇特行徑的種種謠言。漢口的醫

50　Patrick Manson, *Report of the Amoy Chinese Hospital for the Year 1873*（Amoy: A. A.
　　Marcal, 1874）, pp. 3-4.

51　Lauren F. Pfister, "Rethinking Mission in China: James Hudson Taylor and Timothy
　　Richards" in Andrew Porter ed., *The Imperial Horizons of British Protestant Missions, 1800-
　　1914*, pp. 183-212.

療傳教士抱怨說：

> 我們的工作遭到各式各樣的反對。有人把毀謗的告示貼在醫院大門上，
> 散布下流惡毒的誣衊，破壞我們醫院美好的名聲。有人在那些我們設想
> 無微不至且開誠布公爲其服務的人們面前中傷我們。[52]

　　巴慕德(Harold Balme)在回顧西方醫學傳入中國的歷史的著作中，提到中國
人對於「任何來自西方的人、事、物的深刻厭惡」，而他所舉的代表性例子是：
「醫院一開設，醫師的動機馬上就成爲人們討論批評的話題。多數時候都會流傳
這位醫師如何沉溺於各種恐怖作爲的駭人謠言。內陸的醫院尤其會出現這樣的情
況。」[53]馬雅各在他的醫院報告中提到，在臺灣的「每個地方都會遭遇到神棍、
街頭醫師以及排外官員的敵意，表現在暗指我們秘密下毒、謀殺以及犯下其他的
罪行……。」1867年夏天，部分當地民眾在這些謠言的影響下攻擊馬雅各的教堂
和診所，一位追隨他的中國傳道人隨後慘遭殺害[54]。1871年，廈門也傳出謠言，
宣稱醫療傳教士對當地民眾施下「神仙粉」，中毒者只有到教會醫院求診才能痊
癒[55]。
　　傳教士很少提到這些謠言指控的具體細節，或許這是因爲他們覺得內容太
過猥褻下流。不過我們可以從其他的史料得知謠言的內容。例如，1870年張貼在
大名府的反教告示就頗具代表性。告示中指控外國傳教士挖中國人的心臟和眼睛
來煉丹，吸取年輕中國男子的精液和中國女子的經血來提煉春藥，還指控傳教士

52　F. Porter, *The First Annual Report of the Hankow Medical Missionary Hospital, in Connection with the Wesleyan Missionary Society under the Charge of F. Porter, M. B. Lon. M. R. C. S. from July 1ˢᵗ 1864, to June 30ᵗʰ 1865* (Shanghai: Presbyterian Mission Press, 1865), p. 6.

53　Harold Balme, *China and Modern Medicine: A Study in Medical Missionary Movement*, p. 63.

54　James L. Maxwell, *The Medical Mission in Formosa: Report 1867-8* (Birmingham: Martin Billings, Son and Co., 1868?), p. 3.

55　Patrick Manson, *Report of the Amoy Missionary Hospital* (Amoy: A.A. Marcal, 1873), p. 1.

用藥迷昏中國婦女然後加以強暴，並且帶領信徒集體行逆倫淫行[56]。在19世紀後期與20世紀初期，這類對傳教士的驚人指控在中國其實並不罕見。在反教的傳單、張貼與小冊中，常見的謠言還包括傳教士從中國孕婦腹中挖取胎兒來煉製神奇藥物，或是用中國人的眼睛來製造鴉片。這類反教的張貼與小冊子在一些省分被大量的印製發送，引發多起民眾攻擊傳教士的暴動事件[57]。

這些謠言其實是中國反教運動的一部分。美國歷史學者柯文（Paul Cohen）估計在1860年與1900年之間，有高達數百件的教案需要勞動總理各國事務衙門的高層外交官員出面處理，而地方政府則處理了上千件規模較小的教案[58]。反教的洪流最後終於在1900年釀成義和團事件的悲劇災難。直到1920年代，這類的反教謠言仍舊風行。美國醫療傳教士保羅・阿道夫（Paul E. Adolph）在1929年提到他到中國北方時，許多他遇見的中國人都「對我們的作為深懷疑懼，他們聽過許多關於我們的故事，像是說我們是外國鬼子，到中國來挖中國小孩的眼睛製藥，再把製好的藥送到國外去。」[59]由此可見，即使義和團事件沉寂已久之後，中國民間有關外國人採生折割的傳聞仍舊沒有消失，而且相信的人還不少。

當時中國社會與文化中有一些因素，使得中國人不但難以信任基督教傳教士，並且覺得上述反教謠言十分可信。反對邪教妖言惑眾在中國士大夫階層有著相當長遠的傳統，而且朝廷也常常支持鼓勵這樣的立場，因為中國歷來有不少朝代吃過民間宗教團體叛亂起義的苦頭，有些皇朝甚至因此傾覆。中國朝廷因而向來對可疑的新興宗教團體抱持極度戒心，甚至常訴諸嚴厲迫害來加以禁絕[60]。由

56　中央研究院近代史研究所編，《教務教案檔》，第2輯第1冊（台北：中央研究院近代史研究所，1974），頁265-267。

57　Paul A. Cohen, *China and Christianity: The Missionary Movement and the Growth of Chinese Antiforeignism, 1860-1870* (Cambridge, MA.: Harvard University Press, 1963), pp. 45-60.

58　Paul A. Cohen, "Christian Missions and Their Impact to 1900," in Denis Twitchett and John Fairbank eds., *The Cambridge History of China*, vol. 10: *Late Ch'ing, 1800-1910*, Part 1, p. 569.

59　Paul E. Adolph, *Surgery Speaks to China: the Experience of a Medical Missionary to China in Peace and in War* (Philadelphia: China Inland Mission, 1945), p. 39.

60　關於中國官方與士大夫對於「邪教」的看法以及宗教迫害的歷史，參見Paul A. Cohen, *China and Christianity: The Missionary Movement and the Growth of Chinese*

於基督教部分教義對19世紀的中國人而言仍十分陌生，有些教義甚至還和傳統中國文化觀念相互牴觸，因此會有中國人把基督教視爲一種邪教並不意外。更不巧的是，基督教的某些教義和中國社會對邪教的認知不謀而合。例如，士大夫常常嚴厲批評白蓮教和無爲教這兩個典型的「邪教」反對祭祖[61]，而基督教同樣地也要求他們的信徒不可祭祖[62]。16世紀，有不少朝臣和官員認定來華的耶穌會士在散播邪教，並以此爲由要求朝廷禁教[63]。19世紀，中國在歐洲列強武力的威脅之下，被迫再度對西方傳教士開啓大門的，這種受逼壓而開放的狀況，無助於中國政府官員與士大夫對傳教士產生好感。

　　關於邪教的謠言在中國社會引發恐慌，並不是只有發生在西方傳教士身上。18世紀以來，中國就屢次發生因爲邪教妖術的謠言，引起嚴重、大規模的集體恐慌。人們謠傳有邪教之人用剪辮的手法來喚走受害者的魂魄，也傳出有人遭到不明飛行物體攻擊。19世紀隨著西方傳教士的到來，使得這類謠言所引發的狀況更形複雜。例如，在1876年的集體恐慌中，就有一批中國基督教徒被誤以爲是行叫魂邪術的妖人亂黨[64]。發生這種誤解不是沒有原因的。最常被指控「叫魂」或是施行其他妖法的是行腳僧人和雲遊四方的道士，由於他們是來自外地的陌生人，因此常常被疑心緊張的當地人認爲形跡可疑，甚至身懷邪術[65]。醫療傳教士也同樣是外來者，而他們的形貌與身分更是陌生。當醫療傳教士到鄉下用中國人

（續）————————————

　　　　Antiforeignism, 1860-1870, pp. 3-60; B.J. ter Haar, The White Lotus Teachings in Chinese Religious History (Leiden: E.J. Brill, 1992).

61　B.J. ter Haar, *The white Lotus Teachings in Chinese Religious History*, p. 202.

62　許多基督教傳教士常以中國傳統文化的敵人自居，參見Rev. John MacGowan, *Christ or Confucius, Which? The Story of the Amoy Mission* (London: London Missionary Society, 1889).

63　B.J. ter Haar, *The white Lotus Teachings in Chinese Religious History*, pp. 219-224, 234-241.

64　對於這些集體恐慌之原因的討論，已經超過本文的範圍，有興趣的讀者可以參考 Philip A. Kuhn, *Soulstealers: the Chinese Sorcery Scare of 1768* (Cambridge, MA.: Harvard University Press, 1990).孔復禮(Philip A. Kuhn)在書中對1810和1876年類似的集體恐慌有簡短的討論。關於清代對於「邪教」的態度，以及「邪教」引發官方與士紳的恐慌與迫害行動的探討，可參見 B.J. ter Haar, *The White Lotus Teachings in Chinese Religious History*, pp. 247-288.

65　Philip A. Kuhn, *Soulstealers: the Chinese Sorcery Scare of 1768*, pp. 41-48, 105-118.

眼中新奇古怪卻有神奇效果的技術治療病人時，更容易啓人疑竇，讓當地人懷疑他們身具法術。此外，西方醫療傳教士所招攬的中國病人當中，有許多是下階層窮困無助的病人，這些來自中國社會底層與邊緣的病人，其出身背景和一般人眼中信仰邪教的民眾極爲相似[66]。信徒與病人的社會背景，使得醫療傳教士在中國官員和士紳的眼中看來更爲可疑。

19世紀中的太平天國之亂，也使得許多中國社會精英認爲基督教是一種危險的邪教。洪秀全的信仰與作爲，深受基督教傳教士和他們所翻譯散發的傳教冊子的影響。太平天國運動對清朝造成極大的衝擊，異端思想卻也激起傳統士大夫的極度反感[67]。太平天國崛起之初，有部分西方傳教士對其寄予厚望。雖然他們後來了解到這個運動的異端性質而不再熱中支持，但這個事件顯然無助於讓中國的士大夫階級接納基督教，反而加深了基督教是個叛逆邪教的印象[68]。太平天國也突顯了一個重要的現象：當中國人信仰基督教時，他們信教的動機以及他們對基督教的認知，常常和傳教士的認識與期許有所出入。

正如柯文以及呂實強等學者的研究所指出，中國19世紀反教風潮的主力，就是對基督教反感疑懼的士紳階級。承繼儒家傳統的士大夫，自視爲道統的捍衛者，也是太平天國等異端邪教不共戴天的死敵。傳教士對於祭祖以及其他中國傳統習俗的攻擊，使得許多士大夫視基督教爲對中國道統的一大威脅。在地方上，士紳的社會地位和地方官員相近，也經常擔任中介官府和百姓的角色。事實上，絕大多數政府官員都出身士紳階級，而有些地方士紳本身也是退休的官員。中國和外國所簽訂的不平等條約，讓外國傳教士享有治外法權以及其他特權，而有些行事不檢點的傳教士甚至擺出和地方官員平起平坐的姿態。他們經常介入中國信

66　Paul A. Cohen, "Christian Missions and Their Impact to 1900," in Denis Twitchett and John Fairbank eds., *The Cambridge History of China*, vol. 10: *Late Ch'ing, 1800-1910*, Part 1, p. 557; B. J. ter Haar, *White Lotus Teachings in Chinese Religious History*, p. 220.

67　關於太平天國的歷史，參見Philip A. Kuhn, "The Taiping Rebellion," in Denis Twitchett and John Fairbank eds., *The Cambridge History of China, vol. 10: Late Ch'ing, 1800-1910*, Part 1, pp. 264-317.

68　Paul A.Cohen, *China and Christianity: The Missionary Movement and the Growth of Chinese Antiforeignism, 1860-1870*, p. 4.

徒在地方上的糾紛和訴訟，為他們的中國信徒撐腰，爭取權益。這樣的傳教策略雖然有助於吸引更多人來信教，卻也招徠許多不肖之徒假借信教來謀取不當利益。外國傳教士介入訴訟的作法引起地方官員、士紳乃至一般百姓強烈的不滿。傳教士的教育事業也使得他們和中國士大夫階級處於競爭的位置，因為教育原本由士大夫所壟斷，現在卻多了一個和他們競逐知識權威的敵手。外國傳教士對於士大夫聲望地位所構成的威脅，使得許多中國士紳極度敵視傳教事業。士大夫階層的敵意也對傳教士帶來很大的困擾。透過他們在地方上的影響力，中國士紳經常阻撓傳教士的工作。士大夫不只能寫作，又常有出版印刷的資源，因此能相當有效地進行反教宣傳。19世紀中國的士大夫階級成功地掀起了許多攻擊傳教士的教案[69]。

六、反教謠言的醫療與政治成分

從今天的眼光看來，19世紀中國盛行的反教謠言，對醫療傳教士的指控顯得荒誕不稽，然而，當時卻有不少中國人相信這類說法。蘇萍針對三百四十四例教案所做的統計研究發現，其中兩百零二個案例是由反教謠言所引起的。蘇萍在對這些謠言的內容進一步分析後發現，其中有四十四例謠言指控傳教士用中國人的身體器官來煉丹製藥，有二十六例則指控傳教士對中國人下毒或下迷藥[70]。美國歷史學家路易絲・懷特(Luise White)曾分析20世紀初在中非和東非盛行有關白人綁架非洲人來抽血製藥的謠言，她的研究指出，這類謠言有一些重要特徵：「故事是假的，但人名、地名以及所使用的工具都是真的，而這些故事所述說的是這些地方和工具所引發的真實恐懼。」[71]反教謠言的內容有不少元素是從傳教

69　Paul A. Cohen, "Christian Missions and Their Impact to 1900," in Denis Twitchett and John Fairbank eds., *The Cambridge History of China*, vol. 10: *Late Ch'ing, 1800-1910*, Part 1; Paul A. Cohen, *China and Christianity: The Missionary Movement and the Growth of Chinese Antiforeignism, 1860-1870*.

70　蘇萍，《謠言與近代教案》(上海：遠東出版社，2001)，頁28-35。

71　Luise White, *Speaking with Vampires: Rumor and History in Colonial Africa* (Berkeley: University of California Press, 2000), p. 41.

醫學的治療方式或是中國醫學傳統中所汲取的，這大爲增加謠言在中國人眼中的可信度。

傳教士強調西方外科手術的驚人療效，使得中國人很容易就會誤以爲它是種邪術。事實上，某些中國病人所表現出對西方醫療傳教士能力的盲目信仰，使得其他的傳教士感到相當不安。史卡布羅表示：

> 德貞醫師提到過一個〔中國人〕信心可觀的例子。有個服毒自殺的人已經完全失去了生命跡象，也開始出現屍斑。然而這個人的朋友還是堅信，七天之內〔西洋〕醫師仍舊能讓他起死回生。像這種盲目無知的信心顯然是弊大於利的。[72]

換言之，德貞認爲這個例子說明了中國人對於西方醫學的效力印象非常深刻，對西醫師的能力有極大的信心，甚至相信他們有起死回生的醫術。史卡布羅則認爲這是一種盲信，甚至可能是把西方醫學當成一種法術來看待。除了中國人可能誤以爲西方醫師具有超自然的法力之外，醫療傳教士和他的病人之間的語言溝通，也可能導致誤解。繁忙的醫療工作使得許多醫療傳教士無暇學好中文。德貞就承認，大多數醫療傳教士學到的中文：「是零星從病人學來的」[73]。醫生和病人彼此之間的溝通不良，可能使得傳教醫療顯得更加神秘。

傳統中國醫學極少解剖屍體，重視全屍的概念更使得一般中國人排斥屍體解剖。巴慕德抱怨中國人「對屍體的迷信觀念導致根本不可能進行解剖」[74]。許多外國醫師在中國碰到他們本國國內罕見的病症，因此在中國病人去世之後希望透過病理解剖來進一步研究。這些醫師經常努力設法取得屍體，其中，最常訴諸的作法就是金錢收買。當一位「罹患異常巨大的先天性腫瘤」的中國病人過世之後，伯駕多次設法說服其家屬允許他解剖這位病人的屍體，甚至提供「五十元禮

---

72 William Scarborough, "Medical Missions," *Chinese Recorder*, 5:3, p. 140.

73 John H. Dudgeon, "Medical Missionary Work as an Evangelical Agency," *Chinese Recorder*, 15:1, p. 5.

74 Balme, *China and Modern Medicine: A Study in Medical Missionary Movement*, p. 22.

金」給對方，還請了一位翻譯人員和對方進行協商，結果卻還是無功而返。伯駕抱怨道：「也許五百元也克服不了他們的迷信。」[75]當萬巴德在廈門進行象皮病(elephantiasis)的研究時，試圖偷偷地解剖病人屍體來了解此一疾病的病變狀況以及病因。即使他已經付出一筆款項取得死者遺孀的同意，萬巴德仍舊擔心當地人如果得知此事會有的反應，因此解剖工作只好在「病人過世的房間」進行，雖然那個房間非常小，「在裡面連要轉個身都很困難」，實在不適合進行病理解剖檢查[76]。萬巴德的顧慮和小心行事不是沒有道理，因爲有一回當他和他同樣擔任海關醫官的弟弟萬大敝(David Manson)在解剖一位病人的屍體時被當地人發現，導致他們遭到民眾包圍[77]。醫療傳教士對於解剖的熱衷，他們想盡辦法甚至訴諸利誘來取得屍體的作法，以及他們秘密進行解剖時遮遮掩掩的神秘氣氛，恐怕只會讓當地中國人感到更加疑心不安。一但醫療傳教士被發現在進行屍體解剖，經常會引起當地人的恐懼與憤怒，甚至導致衝突事件。

　　中國人之所以懷疑外國醫師用人體來煉丹製藥或是施行邪術，其實有其傳統信仰、文化乃至醫學的背景。許多中國的民間傳說和道家傳奇，都提到人體某些部位可以用來煉丹製藥[78]。在中國醫書當中也不乏用人體爲藥的記載，李時珍的經典之作《本草綱目》(1596)中關於人藥的記載甚至獨立成一部，其中列舉使用不同的人體部位或體液來治療疾病的方法[79]。人體可以當成藥物來使用的想

75　Peter Parker, *The Eighth Quarterly Report of the Ophthalmic Hospital at Canton, including the Period from January 1st to June 30th, 1838* (Canton: [s.n.], 1838), pp. 13-14.

76　Patrick Manson, "Further Observations on Filaria Sanguinis Hominis," *The Half-Yearly Medical Reports of the Chinese Imperial Maritime Customs*, 14 (1878), pp. 1-26, on p. 8.

77　Philip H. Manson-Bahr and A. Alcock, *The Life and Work of Sir Patrick Manson* (London: Cassell and Company, 1927), pp. 18-19.

78　呂實強，《中國官紳反教的原因：一八六〇——一八七四》(台北：中央研究院近代史研究所，1966)，頁37、139-144。

79　William C. Copper and Nathan Sivin, "Man as Medicine: Pharmacological and Ritual Aspects of Traditional Therapy Using Drugs Derived from the Human Body," in Shigeru Nakayama and Nathan Sivin eds., *Chinese Science: Explorations of an Ancient Tradition* (Cambridge, MA.: MIT Press, 1973), pp. 203-272; 邱仲麟，〈人藥與血氣：「割股療親」現象中的醫療觀念〉，《新史學》，10：4 (台北，1999)，頁67-116；李貞德，〈漢唐之間醫方中的忌見婦人和女體爲藥〉，《新史學》，13：4 (台北，2002)，頁1-35。

法，不只可以在傳統中國醫書中找到根據，也受到「割股療親」這種充滿儒家教化色彩的傳說故事所肯定。有許多故事都提到孝順的兒女割下自己的肉讓生病的父母食用，因而奇蹟式地治好了父母的疾病[80]。關於傳教醫師挖病人的眼睛、器官以及拿孕婦的胎兒來煉丹製藥的謠言，對當時中國人而言並非純屬荒誕、難以置信的說法。

中共正統史學通常認為基督教傳教士是西方帝國主義的鷹犬。這種看法當然過度地簡化史實，因為傳教運動和帝國主義的關係其實相當複雜。例如，英國政府官員向來就不熱衷支持其傳教士在中國的傳教運動，他們認為英國在中國的主要利益是商業貿易，但傳教活動卻經常激起華洋衝突而擾亂、妨礙中英之間的商業往來。另一方面，傳教士則強烈批評英國政府的鴉片政策。然而，有些時候醫療活動所引發的反應，卻為歐美強權的帝國主義提供侵略中國的絕佳藉口。1868年分別發生在楊州和臺灣的教案就是最明顯的例子。

楊州騷亂的起因是天主教傳教士賽金納(Joseph Seckinger)開設的孤兒院發生嚴重的疫病感染，導致多名院童死亡。事發後，有中國人宣稱他們在外國醫師處所看到浸泡在玻璃罐中的胎兒，謠言於是開始流傳，指控傳教士在中國內地會(China Inland Mission)創辦人戴德生(James Hudson Taylor)所主持的教堂內，割取中國孩童的器官以及挖出懷孕婦女腹中的胎兒。楊州的民眾顯然混淆了天主教孤兒院、外國醫師的診所，以及戴德生的基督教教會這幾個不同的外國機構。在他寫給英國政府的正式信函中，戴德生寫到，有些人「無端造謠，錯誤地指控我開設一家育幼院並偷偷地將嬰兒烤來吃，而不知道我從來就沒有開設過任何的育幼院……」。憤怒的楊州民眾攻擊破壞戴德生的教堂，導致魯德蘭(William Rudland)和瑞德(Henry Reid)這兩位傳教士和他們的家人在混亂中受傷。事發

---

80 邱仲麟，〈人藥與血氣：「割股療親」現象中的醫療觀念〉，《新史學》，10：4，頁67-116；〈不孝之孝：唐以來割股療親現象的社會史初探〉，《新史學》，6：1（台北，1995），頁49-94。Sutton則認為這種故事之所以在明清時期非常盛行，是因為士大夫不只利用這種故事來標舉儒家孝道的精神，還以此彰顯儒家的神奇力量要強過那些以治病來招攬信徒的巫覡乩童。Donald Sutton, "From Credulity to Scorn: Confucian Confront the Spirit Mediums in Late Imperial China," *Late Imperial China*, 2:2 (Pasadena, 2000), pp.1-39, on pp. 28-29.

後，英國派駐上海的領事麥德赫斯特（William H. Medhurst）前往楊州興師問罪，他在協商過程中兩度召喚炮艦到楊州施壓，還率領一隊士兵浩浩蕩蕩進城。當馬雅各在臺灣的教堂和醫院遭到民眾攻擊時，恰逢英國、美國以及法國的外交官員和商人正在對中國政府施壓，要求將原本由中國政府專賣的樟腦開放給外國商人經營。在馬雅各遭受攻擊的教案發生之後，英國派遣戰艦和軍隊砲轟攻擊安平碉堡。在這兩起教案中，中國政府後來都被迫屈辱地妥協，包括向傳教士致歉、逞處滋事者、賠償傳教士的損失，以及勒令當地民眾不得侵擾外國傳教士。至於臺灣的樟腦專賣制度，當然是取消了[81]。

　　有些醫療傳教士還透過擔任翻譯以及參與外交協商的方式，進一步涉入歐美強權在中國的帝國主義活動。例如伯駕就涉入中美外交事務甚深，他後來甚至放棄醫療與傳教工作，改行擔任美國對華的外交官員。伯駕在任官時鼓吹強硬的對華政策，倡議美國占領臺灣作為殖民地，同時強烈主張美國應該用強硬的態度和軍事的手段，迫使中國接受美國的要求——雖然過去他認為這些目標最好是透過傳教醫療的懷柔手段來達成[82]。英國醫學史學者勞倫斯（Christopher Lawrence）的研究發現，19世紀美國外科的論述常常使用「拓荒」（frontier）的語言來描繪外科工作[83]。在想要用手術刀打開中國大門的伯駕身上，就可以清楚地看見這種拓荒心態。對伯駕而言，醫學和炮艦一樣是協助西方的傳教事業、商業貿易以及政

81　James Hudson Taylor, "Statement of Circumstances Connected with an Outrage Committed on the China Inland Mission at Yang-chow, on 22nd and 23rd of August, 1868"; "Correspondence Respecting the Attack on British Protestant Missionaries at Yang-Chow-Foo, August 1868," *British Parliamentary Papers: China* No. 2 (London: Harrison and Sons, 1869), pp. 3-8, on p.8.我無法查出那位被指控收藏胎兒標本的西方醫師的身分，關於這兩起教案的研究討論，參見呂實強，《中國官紳反教的原因：一八六〇——一八七四》，頁108-115。對於馬雅各的案例的研究分析，也可參閱蔡蔚群，《教案：清季臺灣的傳教與外交》（台北：博揚文化，2000），頁70-125。

82　伯駕的事業生涯可以參見Edward V. Gulick, *Peter Parker and the Opening of China* (Cambridge, MA.: Harvard Univ. Press, 1973); George B. Stevens, *The Life, Letters, and Journals of the Rev. and Hon. Peter Parker, M.D.* (Wilmington: Scholarly Resources, 1972).

83　Christopher Lawrence, "Democratic, divine, and heroic: the history and historiography of surgery," in Christopher Lawrence ed., *Medical Theory, Surgical Practice: Studies in the History of Surgery* (London: Routledge, 1992), pp. 1-47, especially pp. 28-31.

治影響力打入中國的有效手段。

　　西方強權在處理教案爭議時訴諸武力的強硬作法，以及某些傳教士和本國外交官之間的合作關係，很容易讓中國人把傳教活動和外國侵略聯想在一起。德貞曾經觀察到：「一般〔中國〕人常以爲醫院，乃至教會，都是由外國政府所設立的。」[84]在中國士大夫攻擊傳教士的文章當中，隱約可以讀出傳教活動對中國社會文化的侵犯，和被描繪成邪教術法的外科手術對中國人身體的侵犯，彼此有著對應關係[85]。

七、結語

　　從古至今，醫療向來都是一種深具象徵意義的行爲。然而，人們對於同樣的象徵卻可以有不同的解讀，而出乎意料的讀法經常會出現在跨文化交流的情境中。對醫療傳教士而言，治療身體和拯救靈魂兩者間有著象徵上的對應。雖然醫療傳教士常比附耶穌與門徒救治病人的事蹟，但他們很明白自己並不是在行神蹟。中國醫療傳道會明白宣示：「他(耶穌)以神聖力量所行之事，以及他們(使徒)透過神所賦予的神蹟所做的，今天已經沒人能做了。」醫療傳教士立志要仿效聖經中使徒治病傳教的行誼，「但運用的是知識和純正的慈善行爲……」[86]。醫療傳教士認爲西方醫學的療效是基督教文明的成就，但他們並不認爲他們的醫療技術有任何超自然的成分在內[87]。然而，很多中國人並沒有看到這樣的區別。在當時就許多中國人看來，基督教許多的教義是陌生且奇特的，而當傳教士想利

84　John H. Dudgeon, "Medical Missionary Work as an Evangelical Agency," *Chinese Recorder*, 15:1, p. 3.

85　Paul A. Cohen, *China and Christianity: The Missionary Movement and the Growth of Chinese Antiforeignism, 1860-1870*, pp. 34-60.

86　Thomas R. Colledge, Peter Parker, and Elijah C. Bridgman, "Address," in *The Medical Missionary Society in China: Address with Minutes of Proceedings, Etc.*, p. 26.

87　Maxwell, *The Medical Mission in Formosa*, p. 6; Benjamin Hobson, *An Appeal to the Religious and Benevolent Public on Behalf of a Proposal to Establish a Medical School for the Natives of China, in Connection with the Chinese Medical Mission at Hong-Kong* ([s.l.]: [s.n.], 1846), pp. 3-4.

用西方外科手術技術的神奇療效來宣揚教義時，有時反而會有增添混淆、困惑的效果。

　　對不少中國人而言，西方外科手術奇妙而戲劇性的療效，使得它看來像是魔法邪術，也難怪控訴教士醫療行為是在施妖法的謠言，會引起部分中國人的強烈反應。懷特的研究指出，謠言通常「取材自歷史掌故。不同社會團體的議論閒話，使得這些掌故保持鮮活且被賦予新的意義」[88]。反對基督教的士大夫階級擷取中國的傳說、文學作品，以及醫學理論中的資源與素材，將傳教士的西方醫療方式描繪成邪惡的妖術。在19世紀，中國與外國的關係緊張、社會與文化動盪變遷、許多人對外國人與外國事物充滿高度恐懼與敵意的氛圍中，這類謠言指控經常引發嚴重的不幸後果。

　　懷特在她對非洲吸血謠言的研究中指出，謠言「是一種更直接地討論其他事物的方法」。她認為非洲人透過白人吸非洲人血的故事，來理解和評論侵犯非洲人生活方式的公共衛生措施、擾亂地方農耕的昏睡病防疫政策、殖民行政機構高壓的管理手段，以及嚴重剝削當地人勞力的殖民資本主義。根據懷特的看法，這些故事與謠言「是最棒的混淆和誤解：它們揭露了非洲人在這個世紀所經歷充滿強權與不確定性的世界」[89]。我們也可以用類似的方式來理解中國的反教謠言。19世紀基督教傳教士的到來，是威脅清朝政府權威和造成中國社會動盪不安的重要因素之一。柯文的研究指出，「不可避免地，傳教士堅信只有透過對中國文化的秩序進行徹底改造，才能達成中國人的真正福祉」。結果，傳教士引發了中國人「最大的恐懼和憎恨」。傳教士在地方上的作為激起地方士紳、官員與一般民眾巨大的敵意，導致許多反教衝突事件。北京的中央政府在列強的壓力之下，卻又經常不得不出面維護傳教士的權益，打壓甚至懲處地方官員與士紳。柯文認為這種中央與地方的矛盾衝突，最後大大削弱了清廷的統治能力，成了促使它崩潰的重要因素之一[90]。反教的謠言以生動而駭人的方式，描述傳教士如何顛

88　Luise White, *Speaking with Vampires: Rumor and History in Colonial Africa*, p. 82.

89　Luise White, *Speaking with Vampires: Rumor and History in Colonial Africa*, pp. 41, 43.

90　Paul A. Cohen, "Christian Missions and Their Impact to 1900," in Denis Twitchett and John Fairbank eds., *The Cambridge History of China, vol. 10: Late Ch'ing, 1800-1910, Part 1*," p.

倒天理、違逆倫常的細節，以及他們如何用最令人髮指的作法來侵犯、利用中國人的身體。就其象徵層次而言，我們也可以把這樣的謠言情節，看成是當時中國人述說基督教傳教事業，衝擊顛覆中國政治秩序、擾亂社會安定，以及破壞文化傳統的一種類型敘事[91]。

自17世紀英國自然哲學家波義爾（Robert Boyle）鼓吹實驗哲學以來，在眾人面前當場實際操作實驗是科學家說服他人接受其學說的重要手段。19世紀的科學家更精心刻意地把這種科學展示的觀眾，從學術同儕延伸到其他一般觀眾，以作為民眾科學教育與說服公眾支持其研究的宣傳手段[92]。科技研究學者拉度（Bruno Latour）對法國微生物學家巴斯德（Louis Pasteur）的普利堡農場（Pouilly-le-Fort）實驗這個巴斯德研究生涯一大勝利的精采分析指出，巴斯德當眾實驗其炭疽病疫苗，不僅有助說服獸醫、農人、公共衛生學者等相關團體而獲得其支持，更得到媒體大肆報導與讚揚。巴斯德精心的策劃和巧妙的科學實作，使得實驗的田野變成一個「證明的劇場」（the theater of proof）[93]。19世紀來華的西方醫療傳教士，也試圖讓他們戲劇性的外科醫療，成為證明西方醫學療效、歐洲優越的科學文明與基督教真理的「證明劇場」。然而，對一般群眾展示具有效果驚人的科學奇觀，卻藏有產生顛覆效果的風險。皇家學會對於實驗的見證過程定下一套嚴格的規矩，包括見證人必須具有紳士（gentlemen）的資格與信譽、對實驗報告必須以一套「實事求是」（matter of fact）的語言來加以描述、反對任何的「理論玄想」

（續）───────────────

543; 也請參見Paul A. Cohen, *China and Christianity: The Missionary Movement and the Growth of Chinese Antiforeignism, 1860-1870.*

91　關於人體和社會、政治秩序之間象徵對應關係，可以參見人類學家道格拉斯的經典分析。Mary Douglas, *Natural Symbol: Explorations in Cosmology, with a New Introduction* (London: Routledge, 1996).

92　關於波義爾的實驗哲學和實驗展示，參見Steven Shapin and Simon Schaffer, *Leviathan and the Air-Pump: Hobbes, Boyle and the Experimental Life* (Princeton: Princeton University Press, 1985)。關於19世紀以一般民眾作為觀眾對象的科學展示，參見David Gooding, "In Nature's School: Farady as an Experimentalist," in David Gooding and Frank A.J.L. James eds., *Faraday Rediscovered: Essay on the Life and Work of Michael Faraday, 1791-1867.*

93　Bruno Latour, *The Pasteurization of France*, tr. Alan Sheridan and John Law (Cambridge, MA.: Harvard University Press, 1988).「證明劇場」一詞語出自p. 85。

等等。審慎小心的波義爾堅持這些規則的用意之一，就是要避免自然哲學研究所可能引發危險的宗教爭議與政治辯論[94]。18、19世紀，歐洲某些透過公開展示訴諸群眾的自然哲學實驗，尤其像是「梅斯美術」（Mesmerism）這類具有爭議性的「邊緣科學」，有時更被視爲是攻擊教會權威、擾亂社會道德，與顛覆政治秩序的危險學說[95]。這種威脅除了來自展示者本身的激進立場之外，也可能導因於無法預測文化知識背景不同的觀眾，會如何理解詮釋他們所見到的奇妙景象，以及難以控制群眾隨後的反應。醫療傳教士顯然也無法掌控中國民眾對其醫術的解釋與反應。雖然醫療傳教士試圖賦予西方醫學一套宗教與象徵的意義，但對基督教傳教活動，以及對在華外國人懷有敵意的中國勢力，卻能有效動用其文化資源，提出一套另類的詮釋，進而顛覆了傳教士的努力。在跨文化遭逢的情境中，醫療、宗教與魔法的界線很容易就變得模糊不清。

本文原發表於《科技、醫療與社會》，第8期，高雄，2009，頁9-75。

94　Steven Shapin and Simon Schaffer, *Leviathan and the Air-Pump: Hobbes, Boyle and the Experimental Life*.

95　Simon Schaffer, "Natural Philosophy and Public Spectacle in the Eighteenth Century," *History of Science*, 21 (Bucks, 1983), pp. 1-43.

第十章

天學與歷史意識的變遷：

王宏翰的《古今醫史》

祝平一(中央研究院歷史語言研究所研究員)

　　本文分析王宏翰的《古今醫史》，以分析他如何利天學重新檢視中國醫史。作為天學的信仰者，王氏認為基督宗教、儒學與醫學在上古時合而為一，只是時衰世變，中國人失去了信仰，儒學與醫學也因異端纂入而式微。王氏因而利用天學批評中國醫史中種種和道教與佛教相關的醫史資料，並以天學駁斥醫史中和咒術、數術、鬼疾、外科等相關的記載，從而定位醫療實踐為以醫典為基礎、脈診和用藥為手段的「儒醫」術。藉著分析《古今醫史》，本文有助於理解處於文化交會過程中的歷史行動者，如何挪用不同的文化資源，融合不同的文化因子，創造自我的敘事，肯定自己生涯的意義，並在敘事中宏揚自己的信仰。外來宗教因而成為信仰者重新融鑄自我的契機，而新的自我則成為體現信仰的載體。

一、引言

　　跨文化科技交流改變的不僅是物質環境，隨著新知識、技術、物質文化和科技操作方式的改變，同時變化的是人的意識和自我認知。明末隨著天主教而傳入的科學知識，不但影響了某些科學實作，也引發了有關科學知識起源的爭議[1]。

1　本人已發表兩篇關於曆算起源之論文，見Pingyi Chu, "Remembering Our Grand Tradition: *Chourenzhuan* and the Scientific Exchanges between China and Europe, 1600-1800," *History of Science*, 41:2 (Cambridge, 2003), pp. 193-215;祝平一，〈伏讀聖裁：《曆學疑問補》與〈三角形推算法論〉〉，《新史學》，16：1 (台北，2005)，頁51-84。

當時入華的傳教士宣揚天主爲萬物眞源，將人類、知識、宗教、語言之源起溯迴至西方。儘管當時的中國人對西洋起源的說法將信將疑，但身處世界新局勢的中國人，已開始反思自我與他者的關係，並在歷史意識的深處激起陣陣漣漪。

在中西的文化夾縫中，本文的主角王宏翰(1648-ca. 1700)以天學質疑中國醫學歷史的發展[2]。他的《古今醫史》承繼了宋以來醫史的撰述傳統，其形式近於張杲(ca. 1149-1227)《醫說》卷一的〈三皇歷代名醫〉和徐春甫(1520-1596)《古今醫統大全》(1556)卷一的〈歷世聖賢名醫姓氏〉，只是王氏的《古今醫史》在某些傳記後多了按語。以按語的形式評論醫史始於明代李濂(1488-1566)的《醫史》，但李濂並未利用按語解釋醫史的發展歷程。王宏翰則不然，他站在天學信仰者的立場，挪用《醫史》的按語形式，批判醫史中種種的「迷」與「妄」，定義合理的醫療手段，以及儒醫與巫、卜、庸醫等社群的關係，且塑造出天學、儒學和醫學同源的歷史觀。《古今醫史》因王氏信仰天學的立場，而在醫史傳統中獨樹一格。

藉著分析《古今醫史》，本文試圖理解處於文化交會過程中的歷史行動者，如何挪用不同的文化資源，融合不同的文化因子，創造自我的敘事，肯定自己生涯的意義，並在敘事中宏揚自己的信仰。在文化接觸的過程中，歷史行動者常在驚異與反省中，不斷協商自我的認同與對他者的認知。處於文化交會的歷史行動者，往往根據自身的處境來運用各種文化資源。沒有任何先驗的法則可以預測歷史行動者會如何結合不同的文化因子，創造對自己有意義的文化詮釋。外來宗教因而可能成爲信仰者重新融鑄自我的契機，而新的自我則可能成爲體現信仰的載體。在17、18世紀中西文化接觸的過程中，歷史意識的變遷不僅成爲當時人協商中、西文化的平台，也成爲重新定位「我群」與「他者」的重要論述。除了展現在曆算史中的「西學中源」說外，王宏翰相當特異的史觀，則表達了天主教

2　有關王宏翰的生平與交遊、他的《醫學原始》與西學和傳統醫學的關係、他如何以撰寫醫療文本突顯自己儒醫的身分，並在吳郡的醫療場域中勝出等問題，本人已在他文中論及。祝平一，〈通貫天學、醫學與儒學：王宏翰與明清之際中西醫學的交會〉，《中央研究院歷史語言研究所集刊》，70：1（台北，1999），頁165-201。

徒如何在歷史的洪流中，重探自身的文化根源和信仰的努力。

二、王宏翰的新資料、《古今醫史》的版本與本文的詮釋策略

王宏翰，字惠源，號浩然，江蘇雲間(松江)人，少時業儒，後徙居吳縣行醫[3]。王氏從他的祖父王國臣(字仰莊)時便已信仰天學。據王宏翰自述：

> 先大父仰庄公，明經老儒也。因中年酷侫佛氏，遍訪諸山南海，俱無確竟。後晤同學文定徐公諱光啓者，授天文性學，得昭事之理明宇內。[4]

據此，王國臣原先信佛教，後來爲徐光啓(1562-1633)所勸化，並因此而得見與西學相關之書籍。雖然未明說王國臣是否入教，不過教徒常以「同學」相稱，且在王國臣並沒有科名的情況下，以「同學」指稱像徐光啓這樣的大官，雖可能爲自抬身價，卻也不尋常。更何況王宏翰尚識得徐光啓的外孫許纘曾，兩家很有可能因教友身分而有交往。「性學」指的則是「人性之論」，討論人之靈魂與身體之構成與功能；在教友間，「昭事」指的是侍奉上帝[5]。這些跡象顯示，王國臣很可能已入教。除了書籍外，王家甚至還保有西方的天文儀器，然而這些西洋物件到了王宏翰的父親，亦即王廷爵那一代，竟然散失殆盡。王宏翰乃立志重新收集和西學相關的書籍和物品，並纂輯與西學相關的著作，《乾象坤圖格鏡》與《醫學原始》都是他的成績[6]。

3　有關傳統文獻中王宏翰的傳記資料與考訂，見祝平一，〈通貫天學、醫學與儒學：王宏翰與明清之際中西醫學的交會〉，頁165-201。另外，徐海松據新發現王氏所著的《乾象坤圖格鏡》，對王宏翰的生平有新的補充，見徐海松，《清初士人與西學》(北京：東方出版社，2000)，頁146-163。

4　〔清〕王宏翰，《乾象坤圖格鏡》，〈序〉(手稿)，頁1a。感謝徐海松教授見示此資料。

5　關於這些詞彙，見祝平一，〈通貫天學、醫學與儒學：王宏翰與明清之際中西醫學的交會〉，頁165-201；〈身體、靈魂與天主：明末清初西學中的人體知識〉，《新史學》，7：2(台北，1996)，頁47-98。

6　王宏翰，《乾象坤圖格鏡》，〈序〉(手稿)，頁1a-1b。

　　上述王國臣的傳中，未言王氏知醫，但《古今醫史》中的王宏翰父、祖之傳，則指明了王宏翰一家人除了是讀書人外，也是尚醫士人，王宏翰的父親行醫為業：

> 王國臣，字仰莊，雲間華亭人也。性端方，好學，兼精醫理，士大夫重之。子廷爵，字君惠，號蒲村，承父學，隱居蒲溪，更明天文度數，超徹性學，博精醫理。凡遇七情染症，積疫流行，開導世事虛偽，病人能悔過遷善，服藥無不立痊〔一本作瘥〕，咸稱神醫。著有《性原〔一本作源〕廣嗣》書六卷行世。內論人之壽天在體質有元熱有元濕二端，發明黃帝伯高論壽天之基，又辨巢元方《病源論》孕婦配定某經藏某月養胎之謬，皆發前人之未言。[7]

王廷爵除了明「天文度數」外，還「超徹性學」。超性之學指的是神學，因此，廷爵應當也是教徒。而他似乎還藉著疾疫之時傳教，他「開導世事虛偽，病人能悔過遷善，服藥無不立痊」。「開導世事虛偽」指的通常是軀命之短暫與靈魂之永生，以及地獄之長苦與天堂之永福；「悔過遷善」則指入教後踐履天主教之「懺悔」儀式 [8]。尤值得注意的是，王宏翰本人的生平和著作與其父王廷爵相當類似：

> 王宏翰，字惠源，號浩然，自華亭遷居姑蘇之西城。博通儒學，明達醫理，參格致之功。因母病精醫，以醫濟世，著有《醫學原始》十一卷、《古今醫史》九卷、《古今醫籍考》十二卷、《性原光嗣》六卷、《四診

7　徐海松未討論王宏翰之父、祖，今據《古今醫史》，〈續增〉補之。王宏翰，《古今醫史》，收入《續修四庫全書》(上海：上海古籍出版社，1997)，冊1030，頁374(下文凡引此書皆只註頁碼)。王廷爵之號，國家圖書館所藏的《古今醫史》作「蒲春」，當以《乾象坤圖格鏡》與《續修四庫全書》本作「蒲村」為是。

8　關於17、18世紀中國天主教的儀式，目前研究才剛開始。鐘鳴旦等正在編纂相關的論文集。其中告解則是當時教士與教徒都很重視的儀式。

脉鑑大全》九卷、《急救良方》一冊、《本草性能綱目》四十卷、《方藥統例》三十卷、《傷寒纂讀》九卷、《刊補明醫指掌》十卷、《女科機要》九卷、《怪症良方》二卷、《壽世良方》三卷、《天地考》九卷、《乾坤格鏡》十八卷。〔頁378〕

王宏翰也著有《性源廣嗣》，而論元熱、元濕與辨巢元方《病源論》之說亦見於《醫學原始》[9]。由於《古今醫史》〈續增〉中已另有王宏翰的傳，因此，王國臣的生平和王宏翰相似，不太可能是誤植所致，反可能是王宏翰的著作大量襲自其父所致。從今天可見王宏翰的著作，新創者少，而多纂輯現有文本，參以己見。不論是《醫學原始》、《四胗脉鑑》、《乾象坤圖格鏡》，以及本文所要討論的《古今醫史》，莫不如此。因此王宏翰承襲家學，傳抄其父之作，增刪其內容的可能性相當高，以致後人撰寫其父之傳時反與宏翰本人之行誼與思想相類。

　　《古今醫史》紀傳體的體例，襲自18世紀以前的醫史。醫家傳記，《史記》已有；貫串諸醫之傳而成史，大致始自唐代甘伯宗的《名醫傳》[10]。其後繼起者，代不乏人，王宏翰只是這一著述傳統中的一位。據現存《古今醫史》抄本的序，此書成撰康熙三十六年(1697)，乃王氏晚年之作，似未及出版。筆者所見的抄本有二，一本存於國家圖書館，上有「雲輪閣」和「荃蓀」之印鈐，當是清末的藏書家繆荃蓀(1844-1919)所藏；另一本藏於南京圖書館，現已收入《續修四庫全書》。這兩個本子除了序言每行字數不同外，版式基本相同。雖然繆荃蓀

9　王宏翰，《醫學原始》(上海：上海科技術出版社，1989)，頁25。不過，王宏翰用「元火」、「元氣」、「精血」三個傳統醫學中的概念，來取代傳教士所用的「元濕」、「元熱」。《古今醫史》，頁378的〈王宏翰傳〉中，兩個現存抄本《性源廣嗣》皆作《性源光嗣》。《古今醫史》，頁316〈黃帝傳〉的正誤中，則又略作《廣嗣》。「廣」、「光」雖可通假，但原書仍當以作《性源廣嗣》為是。王氏的另一著作《四胗脉鑑》中有王氏的著作目錄，但未收《性源廣嗣》一書。

10　《古今醫史》，頁340的「甘伯宗」條，謂伯宗「撰《歷代名醫姓氏》，自伏羲至唐凡一百二十八人，出《輟耕錄》」。案：《古今醫史》此條有誤。甘伯宗之書名為《名醫錄》，至於此書敘述醫史始自何時，目前的資料無法證明。〈歷代名醫姓氏〉乃徐春甫《古今醫統大全》卷一之名，亦是《古今醫史》主要的資料來源。

的本子曾經錢塘董志仁重校，但這個本子在抄寫時誤、衍、缺字頗多，版本較差，所以本文所引皆以《續修四庫全書》本為主，間以繆本互校。

《古今醫史》中並不純只有王宏翰的聲音。該書原有七卷，收錄了上古至元的醫家。其後又有續增二卷，收錄了明到清初的醫家傳記。續增卷一仍署王宏翰著輯，卷二收錄清朝醫家傳記的部分，未署纂輯者姓名，當非王宏翰的手筆。因其中不但收錄了王氏本人的傳記，也收錄了時代比他晚的醫家。這是否是爲他校訂文稿的子嗣，或其他重校者所增，今已難考。書中偶有引朱克柔的按語，其意見不與王宏翰全同。在安期生傳王氏的按語後，另有「余按」，但這段評論與王氏對安期生的評價相反，亦不知是誰所添(頁322)。抄本中不同的聲音，顯出王宏翰對於醫史的特殊觀點，不必然人人認同。

王宏翰的兩個兒子曾以「教中門人」的身分，爲天主教徒陳薰編輯《開天寶鑰》，因此他的兩兒子皆已入教[11]。從目前的資料看來，王宏翰家族當在其祖父時便已入教，否則難以解釋其家族對於天學強烈的信仰及其子入教的舉動。除了新資料提供王宏翰父、祖三代更多與西教相關的訊息外，《醫學原始》也是目前已出版的王氏著作中，宗教訊息最明晰的一部。在王氏的《四肹脉鑑》裡，不易看出他的信仰，其中的資料大體纂輯自其他醫書，以「儒醫」的身分，便大致可以說明此文本[12]。在《醫學原始》中，西方醫學知識只是書中的一章，而且無法和其他的章節連繫。大致可謂他是一位對「西學有興趣」的「儒醫」。即便如此，王氏希圖以「四行」取代「五行」，已很不尋常。在《古今醫史》裡，儒、醫則被整合在天主教的觀點中，文本的強度顯然和《四肹脉鑑》與《醫學原始》不同。因此，本文在討論《古今醫史》時，更強調王氏天主教的詮釋架構。雖然視王宏翰爲一「儒醫」，仍大致能解釋《古今醫史》，卻難以詮解該書和天主教相關的段落。更大的難題在於無法詮釋整個文本：王宏翰身爲「儒醫」，何以要質疑自身的系譜？雖未必是絕後(很可能也是絕後，因爲現代人很難回到儒醫的

---

11 〔清〕陳薰，〈天儒合一論〉，《開天寶鑰》(法國國家圖書館藏Courant 7043號)。

12 值得注意的是，爲此書作序的許纘曾爲徐光啓外孫，亦是清初天主教重要的贊助者。

文化中），但絕對是空前。《古今醫史》和前此的醫史一樣，主要將醫史比附儒學的傳統。然而，《古今醫史》同時也是一位「儒醫」對前此醫史的批判，而批判的動力則來自天主教所提供的文化資源。王氏也利用這一新的資源，以進行醫史中常見的區隔「儒醫」和其他醫者的劃界政治。天主教的資源使得《古今醫史》不但可以讓王宏翰抒發自己的信仰，也符合他身爲「儒醫」的信念、身分和利益。因此，天主教的信仰不但未與王氏爲醫爲儒的身分衝突，還提供了他整合混雜(hybrid)認同的契機。

三、天、儒、醫三位一體的醫學觀

　　《古今醫史》雖和其前的醫史一樣，抄輯資料成書，但王宏翰在編著《古今醫史》時，其想法顯然和其前的作者不同。王宏翰不似以前的醫史編著者，著重建立醫者的系譜，使後來者有所遵循；或將醫史視爲醫案，以利醫家行醫之用[13]。王宏翰編輯《古今醫史》的動機和他天主教徒的身分息息相關。他編選了某些傳記，加上了自己的評論。這些有如「贊語」的評論，卻多名之爲「正誤」，表達了王宏翰對於前此的醫史發展的強烈意見。當王氏有意緩和語氣時，則改用「按」字，但這樣的例子不多。王氏利用「正誤」評論史事，藉此建立醫學、儒學與天學合一的觀點。

　　王宏翰一仍前此醫史的舊慣，將醫學與儒學比附。不同的是，他對儒、醫的關係與醫史的發展，有比較清楚的解釋。他在《古今醫史》的序中說：

> 夫天下之事，宗儒理之眞實則爲正道，稍涉虛僞即爲邪說。況醫也者，
> 出上古立極之神聖，法天地生成之德，極群黎疾病之危，立經立典，垂
> 爲萬世之則，實我儒佐理治病之學，壽世保身之道也。故儒與醫皆明心
> 見性之學，脩身事君事親之本。[14]〔頁307〕

13　祝平一，〈宋、明之際的醫史與「儒醫」〉，《中央研究院歷史語言研究所集刊》，77：3（台北，2006），頁401-449。

14　類似的說法亦見王宏翰，《醫學原始》，頁1-2。

王宏翰認為天下實理唯一，醫理不外於儒道，二者同出一源，皆古聖所創。就功能而言，醫為儒之佐，同以明心見性，燮理天下為事。然而儒者之經典因洪水、秦火後散佚殆盡，以至佛、老趁隙而入，儒學衰亡。其後雖有宋儒出，但仍無法復原古儒之真意，王宏翰論道：

> 上古聖神，良有真傳。歷洪水[15]，遭秦火，書籍散亡。莊、列、淮南輩突出，立言荒唐。幸賴程、朱諸儒，援溺挽頹，性學一明。惜乎宋儒以後，講道學，辨性命，往往不入於禪，則流於老。全失《大學》明德真旨。[16]

醫學亦然，王宏翰認為醫史始於上古聖人。斯時之古人猶識醫經之況味；一如古儒仍識得「天主」之實義。其後醫與儒皆沒落，他說：「醫之一道，戰國時即衰矣。……今世之醫學日下，止講業，不講道，惟江南之尤甚也。」古儒之經典為釋、老之言所取代，亦如醫學中之《內經》為方書所代替：

> 嘗謂醫道本于《內經》，一壞於開元，再壞於大觀。研習局方，惡習《內經》，惟劉、朱、李、張得發《內經》之學云。〔頁363〕

強調醫學經典傳統之重要，原是儒醫區隔其他醫者的策略。經典散亡，經意不明，成為儒與醫淪喪的象徵，造成了儒、醫分途，也使其他醫者乘機而入：

> 世之褻視醫道者，因宋人未明醫道之大本，妄列醫為九流之首。殊不知大醫大儒，道無二理，上古儒醫盡性格物，洞徹造化，良有真傳。歷世久遠，書籍散亡。晦菴謂致知格物，而今亡矣。故儒與醫迴分兩途，然今之儒亦無真儒，不入於釋，則入乎老，無怪乎醫道之日歧也。[17]

15　王宏翰以洪水解釋古聖之傳的喪失，其靈感或亦得之於傳教士。
16　王宏翰，《醫學原始》，頁2-3。
17　王宏翰，《四肸脉鑑》，收入《續修四庫全書》，冊999，頁156。

儒與醫分途，不但使人無見於醫、儒同源，亦使醫者之地位傾頹，爲人所賤。而儒亦受影響，爲佛、道所滲透。

　　將醫統與儒統比附原是元、明以降儒醫的歷史敘述策略[18]，尤以元、明之交隱晦的醫者李湯卿爲最。他將醫統比附儒統，爲醫家建構像儒學般的道統譜系。李氏宣稱：「醫本一源，派分三歧」，伏羲、神農、黃帝乃醫道之始，後唯岐伯與仲景承此道統。仲景後，醫統下衰，至張子和、劉守眞、李東垣等人，醫統才又復興[19]。李湯卿雖不曾出現在明人所建立的醫學譜系中，王宏翰的《古今醫史》也沒提到他，但李湯卿的〈原道統〉一文曾收入李梴的《醫學入門》中，而王宏翰對《醫學入門》並不陌生。

　　除了原本醫史傳統中便有醫統中衰的說法，王宏翰以醫學比附儒學的傳統，以及醫學中衰的復興史話，亦合於明末以來，傳教士有關中國歷史的敘述。傳教士將中國的知識發展，不論是醫學、曆算或儒學皆視爲下衰史。傳教士認爲萬有一源，因此中國的人種、文字和知識無不來自西方。中國古代的儒學，仍然和天主教傳統有所聯繫，其後因秦皇焚書和異教之滲透而喪失本眞。即使宋儒重建儒統，因未識啓示眞理，也不過是向下沉淪。只有來華的傳教士才是中國神聖知識興復之機。傳教士或教徒以此歷史敘述，淡化了西方知識的新異，視之爲重返古典[20]。

　　隨著醫學的隳墮，各式行醫者也滲入醫療的場域。尤其是佛、道和巫、卜，他們除了是醫家的競爭者外，也是王宏翰眼中的異端。他批評當時吳郡之人信巫不信醫，風習甚陋：

18　祝平一，〈宋、明之際的醫史與「儒醫」〉，《中央研究院歷史語言研究所集刊》，77：3，頁401-449。

19　〔明〕李湯卿，《心印紺珠經》，收入《四庫全書存目叢書》（台南：莊嚴文化事業有限公司，1995），冊子43，頁516。

20　有關傳教士對中國知識傳統的看法，見古偉瀛，〈明末清初耶穌會士對中國經典的詮釋及其演變〉，《臺大歷史學報》，25（台北，2000），頁85-117；韓琦，〈李約瑟問題的起源──17至18世紀歐洲人對中國科學的看法及其演變〉，收入鄭培凱主編，《術數、天文與醫學：中國科技史的新視野》（香港：香港城市大學出版社，2003），頁179-206；祝平一，〈經傳眾說：馬若瑟的中國經學史〉，《中央研究院歷史語言研究所集刊》，78：3（台北，2007），頁435-472。

> 延醫不講學問之深淺，酷信師巫問卜，諂神媚鬼，要求禍福。……信鬼
> 之心堅，故延醫服藥，盡出卜者之口。則卜者肆行妄斷，欺弄愚民。致
> 使妖僧怪道，裝塑土木，囑賄卜斷，祭賽盈滿。〔頁321〕

由於病家以求神問卜代替醫療，竟有巫、卜勾結不肖醫者，盤據醫療市場，以卜
筮代替醫藥：

> 卜者又受庸醫賄囑，無論醫人學問有無，惟憑卜斷荐之。病家信心延
> 請，往往妖枉無數。屢見奸卜庸醫，平日並不深究《易》理、《內經》，
> 止賴世法，諂媚交通。而醫者誤人，仍不自咎討習。故奸卜庸醫，子嗣
> 不昌。其學問精明高雅者，不與卜筮往來。〔頁321-322〕

王氏認為庸醫都是不學無術之徒，尤其無視於醫家最重的醫經和儒家的《易》
理，只賴一般傳習之法。更糟的是，由於庸醫與其他醫者勾結，混淆視聽，模糊
了良醫與其他行醫者間的界線。

甚至有些醫生本身便是迷信者。王宏翰在他的醫案中討論了一個慕姓的病
家案例。慕氏患有「天柱骨軟，傾首於肩，口流痰涎，食減神衰」之疾。當時治
療此疾之醫者咸謂：「係造樓房風水災害所損，藥石難治，以作痼廢矣。」（頁
379）醫家放棄了醫療的責任，轉信風水之說，自是令信教的王宏翰不滿。王氏認
為這些醫者不但害人，亦玷污醫者的聲名，使人誤以為醫者與巫、卜無異。因
此，王氏呼籲良醫應與之劃清界線。

《古今醫史》的敘事模式，與傳教士和中國教徒所建構的中國知識史一脈
相承。王氏認為上古聖人建立醫學之統緒，其後佛、老思想滲入醫學中，而生出
「醫道通仙」等種種怪異的想法。其後宋儒雖立新說，卻仍出入於釋、老，無以
矯前人之弊。因此，王氏才身肩辨正醫史的重任，以拯醫史於釋、老、卜、巫之
流：

> 溯古及今，前列古帝前聖，洎歷代明哲，凡史傳所載，醫籍所紀，合於

> 聖賢之旨者則仍之，涉於怪誕之說者則辨而正其誤。或醫庸而名
> 振……。余直言而不諱，意欲挽世風而矯習俗。〔頁307〕

王宏翰從兩方面下手，辨正前史：一、他利用從傳教士的「格致書」中習得的西
方自然哲學，辯駁他認為前史中荒誕不經之事；二、王氏駁斥他認為不合理的醫
療手段，以負面表列的方式，定義合法的醫療，從而分辨出儒醫和其他醫療從業
者的差異。

四、闢妄

　　一如其前的醫史，《古今醫史》溯醫學的源流於伏羲。伏羲作為醫療始祖
之說始見於皇甫謐(ca. 215-282)的《帝王世紀》[21]，該書早已亡佚，但到了宋
代，像《事物紀源》一類的書已將皇甫謐的說法列入。伏羲成為醫學之祖或與畫
卦有關，《古今醫史》謂：「六氣六府，五行五藏，陰陽水火升降得以有象，而
百病之理得以推類，為醫道之聖祖。」(頁315)亦即從伏羲之後，醫療之理始可
論說，這或許和五運六氣之說自宋後又重新受到重視有關。

　　其實關於醫療的起源，在18世紀前醫史的敘述中，已有不同的說法。如本
草起於神農，五行、五運之理起於鬼臾區，俞跗和解肌之術相關，苗父則為祝由
之始祖，而巫咸作醫等[22]。不論如何，關於醫療起源不同的說法，正說明了中國
醫學並非來自一源，而是同時並起，由不同的來源，慢慢匯聚為一個傳統。但醫
史論述中以伏羲為醫學之源，卻加強了醫療傳統的同質性，將空間式散播的歷
史，收斂為一源的線性歷史。

　　對於一位17世紀的天主教徒而言，伏羲尚有一層重要的意義：伏羲是中國
人的始祖，乃大洪水後，諾厄(Noah)的孩子閃的後裔。換言之，伏羲是西方和

21　〔晉〕皇甫謐，〈《黃帝三部針灸甲乙經》序〉，收入張燦玾、徐國仟編，《針灸
　　甲乙經校注》(北京：人民衛生出版社，1996)，頁16-17。

22　王宏翰，《古今醫史》，頁315、317-319。王宏翰的材料則抄自張杲的《醫說》
　　和徐春甫的《古今醫統大全》。

中國的歷史臍帶。安文思（Gabriel de Magalhaes，1609-1677）在他的《中國新史》（*A New History of China*）中謂：

> 紀元前二九五二年中國人由諸王治理，而伏羲則是他們的第一位國王，是他們帝國的創建者。……依七十家注釋者版的《聖經》對歷史的計算與紀年，〔中國的〕第一個國王約在大洪水後兩百年開始統治。在這個時期，挪亞的後代可能已散布到亞洲的遠端，擴散到整個亞洲的西部，進入非洲及歐洲的一部分地區。……伏羲和堯肯定是在洪水之前出生和統治〔中國〕，因此在這個國家我們不得不依據七十家的說法。確定這點後，中國的歷史看來非常可能是真的，且能被考察；不僅符合埃及、亞述、希臘和羅馬歷史，而且更令人驚訝的是與《聖經》的紀年吻合。[23]

中國的教徒也應和西洋教士的說法。如胡璜便謂：

> 蓋上古之世，非無書史可考，然經秦火之後，古儒真傳道統，竟多失落。……是以究諸西史，幸神師指示，古經尚存，一一詳備，其內果見東海西海，此心此理。……洪水之後約經三百年，方及中土，諾厄之孫第三代，名伏羲者，初入中國為首出之君。[24]

胡璜所構築的中國史與王宏翰一脈相通，都認為秦火後，古儒之傳中斷。近時西

23　Gabriel Magaillans, *A New History of China* (London: Thomas Dewborough, 1688), pp. 251-252.本書原為稿本，首次以法文出版時名為*Nouvelle Relation de la Chine*。感謝張谷銘提供此一英譯本。本段譯文據中譯本修飾而成。必須說明的是，英文本已將傳教士之名字英化，拼法與傳教士原來的歐文名字略有差異。〔葡〕安文思著，何高濟、李申譯，《中國新史》（鄭州：大象出版社，2004），頁124-125。安文思的傳見《中國新史》後所附利類思所寫之傳。Lewis Buglio, "An Abridgement of the Life and Death of F. Gabriel Magaillans," in Gabriel Magaillans, *A New History of China*, pp. 340-352.

24　〔清〕胡璜，《道學家傳》〈小引〉，收入鐘鳴旦等編，《徐家匯藏書樓明清天主教文獻》（台北：輔大神學院，1996），冊3，頁1027-28、1066。

洋傳教士所帶入的史觀，不但開啓了通往中國古史之門，亦使中國與西方古經得相溝通。胡璜因此肯定了中國人起源於西方，而伏羲則爲諾厄之第三代孫。另外，清初在楊光先一案中犧牲性命的奉教欽天監官員李祖白亦謂：

> 開闢時初人子孫，聚處如德亞〔按：即Judea〕。此外東西南北，並無人居。當是時，事一主，奉一教，紛歧邪説，無自而生。其後生齒日繁，散走遐逖。而大東大西有人之始，其時略同。考之史册，推以歷年，在中國爲伏羲氏。即非伏羲，亦必先伏羲不遠，爲中國有人之始矣。惟此中國之初人，實如德亞之苗裔。自西徂東，天學固其所懷來也。[25]

李祖白肯定人類系出一源，往外散播，中國有人，始於伏羲，而且「天學」亦是中國之初人由西方帶來。既然伏羲爲中國人之祖和知識之源，那麼王宏翰以伏羲作爲醫學的始源，自是合理的選擇。

　　不過，王宏翰在抄寫資料時，刪去了其前醫史常提到伏羲之母華胥履大人跡而孕的神話。對當時中國的天主教徒而言，不孕而生的聖跡只發生在耶穌身上。因此，在伏羲的傳記中，王氏雖未表出任何錯誤，但藉著刪改與重編，王氏已偏離醫史一貫的寫作傳統，開始了他自己修正醫史的事業。

(一)以自然哲學辨正醫史中的神話

　　王宏翰的第一條正誤始於神農，他嚴厲批評了神農嚐百草的故事。他認爲此傳説出於道家一系的《淮南子》，説明了道教對於醫學的「污染」。他辯道：

> 神農乃立極之大聖也，察陰陽達造化，神而明之，何獨於百草必嘗而知之耶？且毒之有大小也。設一日而遇七十毒，則毒之小也，因不死而可解。若遇毒之大者，入口即死矣，孰能解之？[26]〔頁315〕

25　〔清〕李祖白，《天學傳概》，收入吳相湘編，《天主教東傳文獻續編》（台北：學生書局，1965），冊2，卷上，頁1058。

26　王宏翰的評論抄自徐春甫的《古今醫統大全》，而徐氏則襲自王履的《醫經溯洄集》。

王氏從醫家的觀點，認為嚐百草之說絕不可信。因若遇重毒，立嚐即死，何能自解。因此，他認為聖明如神農者，當不致魯莽至此。

　　王宏翰接著討論三皇的塑像問題。元代設立三皇廟，對於穩定醫家的統緒扮演了重要的角色。然而對當時的中國教徒而言，偶像崇拜本就是異端。更何況醫學始祖的塑像竟不是人，令王宏翰情何以堪？在文獻中，伏羲氏人首蛇身，而當時許多三皇廟中，則是供奉著牛首人身的神農。王宏翰評道：

> 伏羲氏蛇首人身[27]，神農牛首人身之說，甚屬虛誕。夫人得天地之最秀，陰陽之致和，尊貴乎萬物者，異於禽獸也。豈有立極之神聖，反有此獸形乎？推格致理必無此事……殊不知蛇首、牛首之言蓋模擬略似云耳。而後世之人塑二聖之像，乃塑出牛、蛇之形，污辱於大聖，莫甚於此，予是以不得不為之辨正也。〔頁315-316〕

王宏翰認為蛇首或牛首只像喻，就像「仲尼面似蒙倛，周公身如斷菑」一般，不過是「聖人不相」罷了，並非實指[28]。值得注意的是，王氏所謂的「推格致理」所用的並非儒學的概念，而是天學中建立在亞里斯多德哲學上的自然哲學（natural philosophy）。根據亞里斯多德的說法，物各有其「性」（nature），而「性」是物無法改變的本質。王氏謂「人得天地之最秀，陰陽之致和，尊貴乎萬物者，異於禽獸也」，看來是儒學中的說法，其實他說的是天主教中「上帝付畀以靈性，而覺性、生性極全，故能知綱常，別仁義」（頁323），有不朽靈魂和肉身的人。人類無法任意改變其形體，遑論人獸合體了。王宏翰批判三皇廟塑像所使用的自然哲學和論證模式，也成為《古今醫史》中「正誤」的理論基礎。

27　「牛首人身」的神農至今仍見於許多神農廟。漢代畫像石中所見之伏羲則「蛇身人首」，而18世紀以前醫史所據的伏羲傳大體引自《帝王世紀》。此書今佚，據《太平御覽》所引與現存的輯佚本，伏羲亦皆作「虵身人首」。作「蛇首人身」（原文如此）者，首為張杲《醫說》卷1的〈三皇歷代名醫〉。當是張杲一誤，後世醫史書因傳抄《醫說》之資料，便沿其誤。此正是醫史文本「摹寫的慣性」有以致之。

28　祝平一，《漢代的相人術》（台北：臺灣學生書局，1990），頁77-93。

　　王宏翰接著更正黃帝的歷史。在託名著作的書寫傳統中，黃帝和他的大臣奠立了中國醫學理論的基礎。但在道家的傳說中，黃帝乘龍而登仙。王宏翰便以他的格致之理，正黃帝傳之誤。他說：

> 按丹經所載，黃帝受青牛、紫府、玄女、九鼎[29]，丹成，鑑載黃龍下迎昇天之說，甚為虛誕。……蓋物之有肉軀者，則不能變形之大小也。或形之大小者，乃以邪術幻人之目，其實肉軀未嘗能變也。……龍王龍女之說……不但愚夫愚婦信之，而儒士文人亦信之而不疑，殊不知現形而人經目覩者，乃邪魔附會顯跡，其實不能變形，而可為龍王龍女者也。且龍王水族，生長於地不能離水而生，騰空中，其高不過一二十里，其升騰非其本性之所好。……或遇風狂則龍不能自主，遇山峯撞傷而死者，亦多有之，故深山谿谷之間有見死龍也。……而龍騰二十里，何能至天，則迎帝升天之謬顯然明晰矣。〔頁316〕

王氏的正誤策略相當有趣，他不直接考據黃帝成仙傳說之真偽，反而根據自然哲學，討論龍的「性」，證明龍無法升天。他說龍本屬水族，升騰並非其性，即使真能飛升，也無法高飛，一遇風便多有墜死山谷者。王宏翰也乘機攻擊龍王與龍女的民俗信仰。但相信龍王、龍女的不僅是愚夫愚婦，連儒士大夫也相信，而儒者卻是王氏心目中的社會領袖。他曾說：「吾儒明理之士，自無被惑，但世多鄙學，酷嗜異奇。」（頁322）現在卻連儒者都目證有龍王、龍女之事。王宏翰不直接否認這些人的目證，而謂如龍王、龍女真能現形，亦是邪魔附身或幻術所致。

　　王宏翰也把物有其性，其大小形狀不能任易變更的論點用於壺公身上。據說壺公白天販藥於市，日暮便鑽入一小壺中。對此，王宏翰評道：

> 此係幻術惑人……但人之身是皆一肉軀也，而一小壺何以容人……世人好奇好怪，被惑而不究其理……我儒格致時理之事，原不為其所惑。

29　原作「鼎九」，據繆本改。

〔頁322〕

他認為壺公之事乃幻術欺人，凡人形軀皆有一定，不可能隨意伸縮。只是常人不明究理，才會上當。

　　王宏翰以西方自然哲學中「物各有自然之性」的觀點，「闢」中國醫學史中改變形體或人獸合體之「妄」。前此醫學史所形成的文本傳統，成為他發聲的材料。藉著批評與挪用醫史的文本傳統，王氏不但肯定了西方的自然哲學，也藉此建立他自己天儒合一的醫史觀。

　　除了使用形上學中有關於「性」的討論外，王宏翰亦使用了自然哲學中四行「乾、濕、燥、熱」的性質，說明何以雲氣易令人誤認為龍之升騰：

> 又按飛龍雲中取水一端，概世認為真龍者誤矣。……此乃空中燥氣為寒雲所逼，有一線放下，而下面地上之濕氣，得吸接之燥氣直奔趨上。
> 〔頁316-317〕

王氏之說取自高一志的《空際格致》[30]，以西方的濕、燥二氣相攻，解釋「飛龍雲中取水」的現象。如王氏所述，那麼黃帝乘龍升天之說便不攻自破。王宏翰亦以同理批評馬師皇之乘龍仙去，及醫史中所引的《列仙傳》之種種傳說，「係後人好事者造作」，若能核其理，則不為所惑(頁319)。

　　另外，王宏翰還使用了西方天文學中對於朔望晦明的解釋，以破唐明皇遊月宮之事：

> 明皇遊月宮一事，誑世已久，無人辨論，信為事實[31]。但太陽為日，太陰為月，皆陰陽之精華所結而成也。月體陰暗，得日為光，故有朔望之

30　〔義〕高一志，《空際格致》，收入吳相湘編，《天主教東傳文獻三篇》(台北：臺灣學生書局，1966)，冊2，頁926-927；王宏翰，《醫學原始》，頁99、104-105。

31　「論」原作「倫」，據繆本改。

晦明，何得有宮殿嫦娥之跡？當時道士以幻術迷人，……即今道家仙遊夢符術也，此不但愚夫愚婦之惑，而文人儒士亦妄信之。余見世情沉溺邪魔，故特一并而辨正之也。〔頁337-338〕

王宏翰以月體借光，乃有朔望晦明之說，否定嫦娥月宮之神話。朔望晦明之理，雖為天文常識，然而中國的天文學以代數為基礎，對於藉由天體之相關位置來解釋朔望晦明、日月之食本不甚措意。是以西人初入中國之時，便不斷藉由文字與圖像申說其理。西人之世界地圖中，除了說明世界諸國、寒暖五帶外，更常在地圖旁的隙白，圖解日、月、地間的相關位置，以說明朔望晦明和月食日食之理[32]，以致此一天文常識烙上天學的印記。顧炎武(1613-1683)謂：

> 靜樂李鱸習西洋之學，述其言曰：「月本無光，借日之照以爲光曜。至望日，與地日爲一線，月見地不見日，不得借光，以是以無光也。」[33]

顧氏指出李鱸以西學明月體借光與朔望晦明之理，顯見當時的中國人對這種以日、月、地間的相關位置說明月相的談法相當陌生。王宏翰卻以之破民間信仰中嫦娥之月宮，一併反駁唐明皇有遊月宮之事，並謂此只是道士以幻術欺人，無奈連士人都深信不疑，逼得他不得不加以辯駁。

從以上種種例證看來，西方之自然哲學乃王宏翰訂正醫史的主要武器。此外，天主教教義也是王氏重整醫史，批駁佛、道、異端的助力。

(二)以天主教教義抨擊佛、道

對王宏翰而言，在古代的儒學與醫學式微後，佛、道趁虛而入，造成了上述種種不經之事：

---

32 祝平一，〈跨文化知識傳播的個案研究：明清之際地圓說的爭議，1600-1800〉，《中央研究院歷史語言研究所集刊》，69：3（台北，1998），頁589-670。

33 〔清〕顧炎武，《日知錄》，〈月食〉（中央研究院歷史語言研究所漢籍文獻資料庫），頁856。

後世……信釋、老。……宋儒以後不但不為之闢正反崇其說，而入其
彀。……醫理眞實，雖臻神化，而不越乎日用平常之法，何世醫之誕
妄，輒謂醫道通仙道，斯言一出更助老氏之誣。……種種不經不可勝
記。〔頁307〕

其實醫史混雜了許多佛、道和巫者的神奇異事，顯示中國醫學傳統的複雜與多
元。即便明代的李濂與徐春甫在撰寫醫史時有徵實之議，亦不過重在取材之可靠。
然而醫史原本以傳抄爲主，醫史中之神異事蹟在明代醫史中並未剔除盡淨[34]。王
宏翰承襲了徐春甫的〈歷代名醫姓氏〉的大部分內容，但卻以護教的精神，重新
詮解醫史。

　　上節所述黃帝和壺公的傳說都和道教相關，事實上，漢魏六朝時代的醫學
和道教與佛教的關係密切[35]，這遠非在「儒醫」成爲醫者信譽標籤的明、清時代
所能想像。王宏翰雖然無法改寫歷史，卻在《古今醫史》中攻擊佛、道不餘遺
力。例如他批評淮南王劉安(179-122 B.C.)「一人得道，雞犬升天」的故事，以
駁斥人能飛天成仙：

凡聖賢在世，修德純善，而死後則神形粹美，虛靈清潔，故得上帝，使
靈神上升。其有形肉軀返歸於土，何能上陟？〈大雅〉云：「文王在

34　祝平一，〈宋、明之際的醫史與「儒醫」〉，《中央研究院歷史語言研究所集
　　刊》，77：3，頁401-449。

35　關於巫在古代醫療史的角色，見林富士，〈中國六朝時期的巫覡與醫療〉，《中
　　央研究院歷史語言研究所集刊》，70：1（台北，1999），頁1-48。關於道教在古代
　　醫療史的角色，見林富士，〈試論中國早期道教對於醫藥的態度〉，《臺灣宗教
　　研究》，1：1（台北，2000），頁107-142；〈中國早期道士的醫療活動及其醫術考
　　釋：以漢魏晉南北朝時期的「傳記」資料爲主的初步探討〉，《中央研究院歷史
　　語言研究所集刊》，73：1（台北，2002），頁43-118；〈中國早期道士的醫者形
　　象，以《神仙傳》爲主的初步考察〉，《世界宗教學刊》，2（嘉義，2003），頁1-
　　32。關於佛教在古代醫療史中的角色，見范家偉，〈晉隋佛教疾疫觀〉，《佛學
　　研究》，6（北京，1997），頁263-268；《六朝隋唐醫學之傳承與整合》（香港：香
　　港中文大學，2004），頁59-90、176-185；馬伯英，《中國醫學文化史》（上海：人
　　民出版社，1994），頁292-349、350-389。

上，於昭於天。文王陟降，在帝左右。」此謂聖德全美，身雖既沒，其神昭明[36]，在帝左右也。此言文王大聖之詩也，何後世妄捏《列仙》一傳，演說雞犬升天，荒唐怪異之談。〔頁323〕

王宏翰依著天主教中善人之形軀死後入土，靈魂則上升天堂的概念，認爲劉安之肉軀、宅地與其雞、犬升天皆爲無稽之談。尤其是禽獸，「只賴生、覺二性，故止知嗜食，其形性穢濁，而無倫常，死後散滅無存也」（頁323），依據西方「性學」，動物只有生、覺二性，而無靈性，根本上不了天堂。人雖有上天堂之可能，但亦必須像文王一般之聖者，方能常伴上帝左右。王宏翰所引〈大雅〉之文，正是傳教士常引以證明中國古經通《聖經》、儒學通天學，以及中國古人已認識上帝之句。王氏則以之解釋唯人之靈魂可以陟降，如此援儒書入天學的作法，同時肯認了天、儒合一的論點。但這些士人教徒所用的儒家語言，亦使人難察其意含之天主教微言。

王宏翰除了批評道教升天成仙之說，亦批評煉丹成仙之術[37]。他評論張遠遊之傳：

醫乃神術也，可以佐理治平致……豈可同術士脩合金丸，誑惑君心？……若遠遊與術士既能脩合金丸，服之可成仙上天，何不自服成仙……毋怪宋人輕視醫道，致謂九流之屬也。〔頁333〕

王氏認爲「醫乃神術」，主在「佐理治平」。因此，張遠遊以金丹之術，媚惑君王，背離了醫學的社會功能。再者，王氏質疑如張遠遊果能成仙，何不自服金丹便罷？王氏此疑，無異否認了服食可以成仙。而道人利用金丹成仙無稽之說，遊於權貴，更損傷了醫者的集體形象。其實對於丹藥的質疑，自宋以來不斷，張杲

36　原作「則其照明」，據繆本改。

37　天主教徒批判成仙和金丹之說不餘遺力，見〔清〕方塽，〈息妄類言〉，收入鐘鳴旦等編，《徐家匯藏書樓明清天主教文獻》（台北：方濟出版社，1996），冊4，頁1649-1661。

便是一例[38]。宋代的蒲處貫與明代的唐順之(1507？-1560)則認爲金丹之藥，火性剛烈，只有性寒之人，可爲救命偶一服之，不可常用[39]。蒲、唐二人就藥性立說，以明金石藥之害。但身爲醫家的王宏翰卻未及藥性的問題，而直接否認成仙之可能性。他的論證方式實乃基於醫、儒一貫，同爲治平之具，且人命修短，乃大主之權柄的教徒觀點。

天主教崇拜一神，唯有至高無上之上帝。然而道教則別有「玉帝」之設，王宏翰乃假許遜之傳，力闢「玉帝」之說[40]。許遜在宋代被封爲眞君，而宋徽、欽二宗爲道士林靈素所惑，封其師張儀爲「玉皇大帝」。王宏翰藉題發揮，批評時人混玉帝爲上帝：

> 後世年久信傳，而不究其寔，誤認玉帝爲上帝，妄事而尊信之也。蓋宋之二帝，乃世之帝皇，豈可擅封前人爲天帝乎？欺天僭竊，罪莫大焉。若天帝可以世人封之，則人之大壽禍福更當主裁，則二帝之死於沙漠，何自己之禍福反不能自顧耶？蓋世事之盡被魔惑俗染，年久而不覺，每逢怪異，反喜而敬事之。蓋聞有明達眞儒，窮理賢士，亦闢而不信也。悲習俗陷溺，故考辨以醒世也。〔頁328-329〕

對於教徒而言，上帝至尊無上，何能由人君封賜？更諷刺的是，徽、欽二宗雖能封玉帝，卻無能自免於兵禍，連他們所封賞的玉帝亦無法庇佑他們。王宏翰因而慨嘆，此乃魔鬼魅惑所致。

除了駁斥玉帝之說外，王氏認爲藥王韋慈藏的傳說亦是流浪江湖的道士行騙之舉，因而特別辨正之：

38　〔宋〕張杲，〈金石藥之戒〉，收入氏著，《醫說》(上海：上海技學技術出版社，1984影印黃蕘圃藏宋刊本)，卷9，頁20a-23b。

39　湖北中醫藥研究所編，《經史百家醫錄》(廣州：廣東科技出版社，1986)，頁468-469。

40　教徒之批判玉帝者，見佚名，〈醒迷篇〉，收入鐘鳴旦、杜鼎克主編，《耶穌會羅馬檔案館明清天主教文獻》(台北：台北利氏學社，2002)，冊9，頁256-258。

> 正誤。宏翰按：藥王之名，出於何功？如神農、黃帝、岐伯，乃醫藥立
> 極之大聖；伊尹、仲景纘廣醫道，功垂萬世，後世莫可冀及者，方可稱
> 之。若慈藏隨身帶犬而行，乃江湖游方道流，非正人君子明矣，何可稱
> 爲藥王？但當時玄宗酷好老氏，世人好怪，時人附和，時君妄以藥王之
> 名加稱。〔頁337〕

王宏翰認爲醫家自有道統，無端在唐代生出一帶犬行醫之藥王，不免僭越。此皆
因唐玄宗好道士所致，因而游方道流如慈藏者，乃能趁機迷惑君主與世人。王氏
並認爲韋氏既「無著述遺後，學問可知。其道則不可問矣」（頁337），趁機貶抑
道流之術。

　　王宏翰對藥王傳說的駁斥看似一般儒醫對走方郎中的批判，但是這樣的聲
音從未見於其他的醫史。更何況韋慈藏在嘉靖後入三皇廟陪祀，一般醫者沒有什
麼理由加以批評。王氏對藥王的批判也不只是對走方醫的賤視，並結合了批評道
教、符術，最後連「世情沉溺邪魔」這類常見於「闢妄」書的套語都搬出來了。
可見王氏對佛、道的批判，不僅是宋以降「儒醫」邊緣化其他醫學傳統的事例，
也同時帶有強烈的天主教因子。

　　此外，王宏翰認爲醫者乃儒者格物窮理之事，因而對於精醫而非儒之人，
王氏再三致惜。如陶弘景，王氏便謂他「沉溺莊老玄門……其貞白之名，豈不憾
惜乎」（頁334）。又如初虞世由儒習醫，最後竟歸佛爲僧。王宏翰謂其「何愚，
溺佞佛若是耶？豈不惜哉！」（頁347）

　　總之，除了自然哲學外，王宏翰也使用天主教教義攻擊佛、道。漢魏六朝
時代，佛、道與醫學關係密切，其中除有修煉成仙之說外，還有以道術行醫的事
例。王宏翰認爲這些非妄即迷，並以天主教眞主唯一之說，以及靈、肉之辨，力
駁佛、道宗教醫療的可能性。藉著斥拒醫史中種種成仙、神異之說，王宏翰無異
以書寫醫史揚教，也同時符應了他以「儒醫」身分，排除其他醫療傳統的劃界政
治。除了批判異端，他也挪用了天主教義，以定義合於儒醫身分的醫療實踐。

五、定義醫療實踐

　　王宏翰雖然藉著《古今醫史》定義醫家的統緒與信仰，然而界定醫者身分的不僅是統緒，也和技術實踐相關。身為醫家，王宏翰藉辨正醫史的過程，定義合理的醫療手段與醫者的階序。

　　王氏認為醫者的方法主要是脈診和用藥，因此他亟稱《內經》，謂其「為醫書之祖。其脉理病機，鍼經運氣，詳論極明，靡不精奧。眞天生聖人，以贊化育之書也」（頁317）。王氏也是氣運學說的支持者，他的《四診脉鑑》一書便抄錄了不少相關資料。鬼臾區因此成為醫學傳統中的要角，王氏謂：「鬼臾區……佐(黃)帝發明五行五運，詳論病機……後世賴之。」（頁317)然而除此之外，王氏對於其他的醫療手段，如咒術、外科等都加以批判。

(一)批咒術

　　作為一位熱誠的天學信徒，王宏翰批判咒術醫療並不令人意外[41]。他將咒術擯除在醫學正統外，除了因其性質近乎「迷」和「妄」，也因為咒術和道教「異端」關係密切。上古苗父被視為祝由科之祖，而王氏論道：

> 按：以芻狗用咒，乃幻術怪誕，聖人所不言，惑世之首也。假使咒十言疾即愈，則上古神農、黃帝諸聖，兢兢制經詳論，何太苦而多爭乎？此即中古所出老氏之術，定屬傍門，非眞正道也。……何古之有此事，而今世獨無一見耶？故云：「盡信書不如無書。」信哉言也。〔頁318〕

王氏認為咒術乃古道沈淪後出於中古的道術，若咒術有效，上古諸醫聖就不必斤斤於制訂醫經。更何況咒術果能醫疾，何以只見於上古，而不見於今日？王氏訴

41　教徒對咒術的批判，見《丙寅會課・二月會課・符咒》，簡介見Albert Chan, *Chinese Books and Documents in the Jesuit Archives in Rome: Descriptive Catalogue: Japonica-Sinica I-IV* (Armonk, N.Y.: M.E. Sharpe, 2002), pp. 199-201.

諸實際效果駁斥咒術，暗示醫藥之效果遠勝符咒。

　　咒術療疾有賴符咒差遣神靈之能力，然而在天主教中，唯天主有行神蹟之大能，此非神靈力所能及。王宏翰因此致力於神、魔之辨：

> 神者，正神也；鬼者，邪魔也，並非同類也。……惑於釋、老之言，……夫神乃至公無瑕，毫無私欲，豈爲人之細事，反憑符咒時刻差遣乎？奔走乎？此符咒者，亦魔計所爲也。然魔性甚惡，鼓惑世人，諉言異端。……人愛惡之情不一，好奇好怪之心居多，魔承其便，愛以愛應，憂以憂應逞人所欲，借世之符咒以顯其奇跡。〔頁318〕

王氏認爲神正鬼邪，以神之正，必不從符咒差遣，時刻奔走。更有甚者，王氏辯稱咒術乃魔鬼之計，順人之愛欲，以顯其靈力，藉此操控人心。不過王宏翰也承認有時符咒的確有效，但他認爲這不過是「歪打正著」，心病所致，即便有效一時，但遺禍更大。且若病在臟腑，咒術更無所施其技：

> 或人邪淫過度，或謀慮不正，自覺罪孽，至疑鬼魔迷侮，心生魔景，借信咒語之靈，釋人之疑而病得愈者有之。若病在臟腑之間，骨髓之內，雖咒千萬語，總無一愈。〔頁318〕

王氏因而呼籲人們當究實理，勿因信賴符咒，遷延醫藥。

　　咒術無療效，除因其乃魔鬼順遂人欲之計外，亦因人之壽夭實掌握在造物主手中，非人力所能控制。王宏翰乃再假巫咸之傳，批評咒術。據說巫咸能祝延人壽，祝樹樹枯，祝鳥鳥墜。對此，王氏評道：

> 禍福壽夭皆上帝鑒降，若術可以祝福，亦可以祝禍，則能操乎禍福之權，而上帝之權似可有可無矣。……我儒素擯之而不談也。〔頁319〕

如果咒術眞能祝福祝禍，那便僭奪上帝之權柄，信仰天主教的王氏因謂祝人詛

物，眞儒不道。不過，《古今醫史》的另一個評論者朱克柔則認爲「移精變氣，可祝由。……祝由一科，上古之遺也」（頁319），顯示當時仍有人認爲咒術之使用，乃醫療手段之一，而且是上古醫療之遺跡。看來其他沉浸於中國醫療傳統的醫者，並未被王宏翰的天主教觀點所說服。禁咒之術見載於古書，無法否認它是古代醫療傳統的一部分；而王氏的教徒醫學觀，對於其他醫者仍扞格難入[42]。

(二)擯數術

除了符咒外，王宏翰還極力批判和數術有關的醫療手段，或是結合醫療與數術之舉。醫療與其他數術，古皆屬於「方伎」或「技術」，其所重容有不同，但屬於同一知識範疇。

古代醫學中，醫者以其技術預測死生，史不絕書。例如醫和以晉侯之脈，而知其良臣之將死。即便強調「徵實」的李濂，亦從君臣之脈相通的感應觀點，認爲醫和脈診已洞達造化之妙[43]。由於望、聞、問、切之診療手段，動則攸關人命，因此常被視爲與命理之術相通。

王宏翰雖亦以爲「醫和神乎色脉也」（頁320），但對於混淆醫家診療手段與命理之術則頗不以爲然。例如僧智遠善觀人氣色，王氏評道：

> 太素脉診知吉凶者，兼風鑑術數也。然智遠乃僧流，明於風鑑氣色，藉脉名以行術數。〔頁344〕

王宏翰認爲，僧智遠並非眞通醫家之道，不過假脈診以行風鑑之術。然而王氏並未否認醫家的手段可以知人之性情與壽夭，不過無法以之預測人之富貴吉凶。對王氏而言，這已僭上帝之權，乃術家欺人之術。他評楊上善傳道：

> 知藏府之病，詳審骨部，知人性善惡壽夭，載在《靈樞》，此寔學正道

42　關於中國咒術與醫療的關係，見馬伯英，《中國醫學文化史》，頁778-785。

43　〔明〕李濂，《醫史》，收入《續修四庫全書》，冊1030，頁223。

也。從無斷富貴休咎怪異之說，此上善以術數欺世，乃江湖之派，作俑
之始罪之首也。余於《醫籍考》內詳辨其誣矣。〔頁335〕

王宏翰認為知藏腑、審骨部，以知病、人性、壽夭，皆載於《靈樞》。這類事蹟
因見載於醫經，而獲得其合法性。然而若要將之用以論斷富貴吉凶，則是江湖術
士之舉，非醫家所當為。

　　王宏翰反對運用醫家之診療手段於預測富貴吉凶，認為數術乃「迷」和
「妄」之事。與宋代的張杲相比，其對照相當明顯。張杲的伯祖張擴以脈學預測
了當時許多高官之富貴吉凶，以是遊於公卿之間，知名於世[44]。張杲敘述此事
時，頗引以為榮。張杲的例子顯示，醫家並不以診療判斷富貴吉凶為恥，甚至以
此神術沾沾自喜。不過，王宏翰以天學信徒的立場，認為醫者的技術有其極致，
不當侵犯上帝之權柄。

(三)斥鬼疾

　　鬼、魔致病向為民間之信仰，但醫家的態度通常較為曖昧[45]。不過信仰天主
教的王宏翰則認為此為荒誕不經之說：

> 夫世人皆有形體肉軀，因七情攻於內，六淫蕩於外，以致血氣不和，而
> 染疾焉。〔頁330〕

王氏從醫學的觀點主張七情、六淫攻擊肉體，導致血氣不和，才是疾病的主因。
據此病因論，王宏翰論定李子豫治腹中鬼之事為虛構：

> 刺史弟病，乃心腹中先有積滯、痰飲或虫積等作楚日久，而後鬼魔乘此
> 附會，託言惑人。故子豫用毒攻打而愈，則鬼無所憑而去也，並非鬼能

44　李濂，《醫史》，卷6，頁263-264。

45　關於鬼與疾病的關係，見李建民，〈祟病與「場所」：傳統醫學對祟病的一種解
　　釋〉，《漢學研究》，12：1（台北，1994），頁101-148。

先入腹中而作患也。〔頁327〕

晉朝李子豫殺腹中鬼，典出《搜神記》。豫州刺史許永之弟患心腹痛，將死，乃腹中有鬼作怪所致。其時李子豫已儼然當代神醫，然而此鬼不畏。後子豫至患者家，視得鬼病，因出八毒丸殺之。王宏翰並不否認鬼魔之存在，但究非病因。然而王氏認為此一「鬼病」乃患者腹中已有疾在先，而後鬼乃能託身於此。因此，李子豫以毒攻之，治癒其疾，鬼自然離去。

其次，鬼既不能致病，亦不患病，因鬼乃無形軀之存在。王宏翰以此反駁徐秋夫以針法治鬼腰痛之事：

> 蓋鬼無形，乃虛靈之性，既無有形之肉軀，何得患病？此鬼魔弄人，或秋夫捏造邪說，假以驚人耳。〔頁330〕

王宏翰認為此事若非徐秋夫造假以驚人，便是鬼魔裝病，捉弄徐秋夫。總之，王氏認為鬼疾之事，不是人戲人，便是鬼戲人。鬼既為虛無之存在，自亦無法如醫者般治人疾病。王宏翰因此認為南朝劉涓之之《鬼遺方》乃姓「鬼遺」之人所授，非真由鬼所傳。只因世人好怪，以訛傳訛。〔頁331〕

不但鬼不患病，即能幻化人形之狐精亦不患病。相傳元末名醫范益曾治癒變成人形的狐精，並因此得知即將改朝換代。王宏翰評道：

> 正誤。宏翰曰：夫狐果歲久能得日月之精華以成妖，又能變幻人形，則病不能侵矣，何得染疾求藥於醫？以理推論，此附魔見形，侮弄世人也。或范益設言以奇異，其醫術詭騙愚人。……夫真主出世，乃天命所歸，自有豪賢輔佐，理勢已定。然臣下興託此奇異之言，乃欲驚服天下之眾心也。〔頁357〕

王宏翰認為范益治狐之事與徐秋夫治鬼之事，本質相同，非愚即妄。所不同者，鬼無形軀，故不患病；而狐如能超越其本性，化成人形，則其道行已高，亦不會

生病。王氏跟隨著西方自然哲學物各有本性之說，聲稱：「非狐之能變，乃邪魔附會耳。」(頁357)否定了狐精能變爲人，而以邪魔附身，作爲解釋狐妖之張本。至於狐精前知江山即將移換，王宏翰認爲可能是當時輔佐朱元璋的臣子所造的謠言，意在收服人心。

　　在討論鬼疾時，王宏翰從未否認鬼魔的存在。不過他一本其人之身心先行敗壞，鬼魔才得以入侵的邏輯，爲宗教與醫療間建立了橋樑：

> 世之男女，先有邪淫之念存於心，而魔得以知之，則附託有形之物迷之。惟止本人獨見魔形，而旁人不得見也，則知其魔本人之身心明矣。若人能悔過正心，則其妖魔立消，何敢現形也。〔頁357〕

王宏翰認爲只有患者能見鬼魔之形，而他人則無從見之。因此，鬼魔實與人之邪念並存。必人先有淫邪之心，而後鬼方能迷其心竅。因而治療之法不在醫藥，而在修行，他因此建議以悔過去疾。雖然修德以療疾亦是儒醫之常談，但王宏翰的悔過，指的乃天主教之懺悔。他甚至還勸病人行善以癒疾：

> 宏翰一生自愧無德，深夜每思日之所爲，稍有不合，恐神鑒察。凡人有遭患難，染危疾者，予每勸行一眞善。而眞善扶危濟困，間有眞心肯行，無不化凶爲吉。或有力能行，吝財而不願，借言爲善不能速及者，何蹈危殆而不悔[46]。嗚呼，身死空留田產，而歸烏有。此等之事，通世不悟，難以勝述，聊以勉世。〔頁355〕

王氏之深夜省思，雖亦儒士修省之法，但王氏所體會的罪感，則來自天主教，以修省悔過，面對上帝的鑒察[47]。王宏翰將宗教的修行一併納入醫療的範疇，且以

46　「蹈」原作「踏」，據繆本改。

47　有關罪與悔罪的問題，見〔比〕衛方濟，《人罪至重》(上海：慈母堂，1873)；〔義〕艾儒略，〈滌罪正規略〉，收入：《天主教東傳文獻三編》，冊三(台北：學生書局，1984)。關於悔罪療疾的理論基礎，見祝平一，〈身體、靈魂與天

醫史爲例，說明邪魔不足以致病，疾病實人自招，惟有宗教修行，施財好善，才是養命全生之道。

(四)貶外科

中國古代雖有割皮解肌或洞見腑臟，以療人疾之說，但此一神技自宋以來便不斷受到質疑。爲徐春甫《古今醫統大全》作序的沈一貫，對於「打開」身體的醫療技術，頗有疑慮。尤其在醫、病關係緊張之下，如何能談「割皮解肌，浣腸剔骨之難乎？」[48]虞摶(1438-1517)則更明的地說華佗「刳腹背，湔腸胃而去疾，則涉於神怪矣」[49]。虞摶的話其實抄自宋濂(1310-1381)。宋濂在〈贈醫師周漢卿序〉中亦言，古代神醫俞跗的「割皮解肌，決脈結筋，搦髓揲，荒爪幕」的神技，「今則人誰知之？」[50]將這類切開身體的技術歸於已失的傳統。南宋的葉夢得(1077-1148)亦謂：

> 華陀固神醫也。然范曄、陳壽記其治疾，皆言若病結積在內，針藥所不能及者，此決無之理。人之所以爲人者以形，而形之所以生者以氣也。陀之藥能使人醉無所覺，可以受其刳割與能完養，使毀者復合，則吾所不能知。然腹背腸胃既已破裂斷壞，則氣何由含？安有如是而復生者乎？

(續)——————————

主：明末清初西學中的人體知識〉，《新史學》，7：2，頁47-98。本文未引吳百益與Brokaw的說法，正是怕混淆了教徒的原罪與明、清一般士人的罪感。中國文化，尤其在明、清時代，也發展出「罪」的觀念和悔罪的儀式。但我不願將吳百益與Brokaw所討論的罪感與天主教的罪感混淆，因爲「罪感」不止是觀念和感受，還有實踐的問題。一般中國文化中的罪不是從創世中原祖的罪而來。另外「罪感」與「悔罪」有其自身的脈絡，而天主教教義中關於人罪成因、罪的內容、解罪的儀式、場所都和一般明、清時所發展出來的悔罪文化有異，不同的文化脈絡會影響主體對「罪」的感受。從歷史行動者的角度而言，明、清的士人教徒恐怕不會同意他們理解的罪和功過格、吳百益等所談的「罪」同等。

48　〔明〕沈一貫，〈序〉，收入徐春甫，《古今醫統大全》(台北：新文豐出版社，1978影印明萬曆宋禮刊本)，頁16-17。

49　〔明〕虞摶，《新編醫學正傳》，收入《續修四庫全書》，冊1019，頁243。

50　〔宋〕宋濂，〈贈醫師周漢卿序〉，收入氏著，《宋學士全集》(台北：新文豐出版公司，1985)，卷8，頁303-304。

審陀能此，則凡受支解之刑者皆可使生，王者之刑亦無所復施矣。[51]

葉氏從氣的身體觀立說，認為開腸破肚以療人疾，理所必無。因氣存乎脈與臟腑，一旦破壞，氣無由而存，人亦無理而生。從上述批判割皮解肌以療疾的事例看來，至少從宋以降，士人或儒醫對於以打開身體的外科技術疑慮甚深。

　　以儒醫自命的王宏翰大體認同士人對於割皮解肌的觀點。然而以剖開身體，洞見內臟著名的俞跗、扁鵲和華佗皆為醫史名流，乃醫家系譜之要角。為此，王宏翰預立說詞，為之開脫，將開腸破肚之事，排除在醫療之外。他對俞跗之事以誤傳解釋之：

> 取出腸胃而滌之，甚為怪誕。假如皮膚之內，肌肉之間，病生癰毒，或瘀血壅滯，則可以割皮解股而劇除之可也。其湔浣漱滌乃用藥煎服，蕩滌腸胃之病而去之，非是取出腸胃而浣洗之也。後世好奇好異，誤傳其事，而又神異其言，以為其事也。〔頁317〕

王宏翰認為湔洗腸胃乃怪誕之事，不足為訓。其實俞跗不過用藥浣腸，並非真正取出腸胃而洗之。所謂「蕩滌腸胃」乃為寓言，後世誤傳其事，又神奇之，致生種種誤解。至於扁鵲之洞見五臟，王氏亦以相同的手法處置：

> 扁鵲……精於望問之奧……非目能另見內臟之形也。至飲上池之水，此言譬喻之辭，非真有上池之水，飲之而見內臟之形也。〔頁321〕

王宏翰認為扁鵲之洞見內臟不過設喻之詞，以譬扁鵲診斷之精。至於漢末能開頭刮骨之華佗，王氏亦有一番道理：

> 世傳曹操有頭風之疾，陀欲破首治之，遂為操所殺等語。……頭為六陽

51　〔宋〕葉夢得，《玉澗雜書》，收入《叢書集成續編》（台北：新文豐出版公司，1988），冊213，頁292-293。

之首，因虛而外風乘入，理應辛熱之葯服之，或湯葯薰之，使風寒之邪
從汗而出，則愈矣。若劈破其首，欲取其病，不但前疾不去，而反又增
入外邪矣。病何能得愈耶？……當時陀在左右，見操奸不端，實有謀操
之心，故爲操先殺之也。〔頁325-326〕

王氏先從醫理論斷，破首以治頭風，反益其疾，理所必無。因此，傳說華
佗欲破曹操之首以治其疾，不過譬喻，實指華佗欲藉此取曹操性命。不幸曹操視
破其謀，故先殺之。在王宏翰的解釋之下，華佗成爲漢室之忠臣烈士，欲開頭殺
操，非眞以此療疾。

王宏翰將醫史上開腔破肚之醫療手段，一概以比喻視之，從而否認了其可
能性。他雖認爲皮肉之間的癰疽，或能剖開治之，其他直取臟腑的方式，則不過
是史事之誤傳。值得注意的是，西學中雖包含了不少解剖知識，但王宏翰並未因
此而對解體之術稍有優容。這可能是因爲西學中的解剖知識，大體被置於自然神
學的架構中，用以解說上帝造人之精妙，而少與療治相關。另外，王宏翰否定
「割皮解肌，浣腸剔骨」這類屬於外科的醫療手段，還與當時醫界的劃界政治有
關。自宋代以後，「儒醫」主要的醫療手段以脈診和草藥爲主，而外科一類動手
的技術則漸邊緣化[52]。王宏翰因此對外科醫者頗有成見：

瘍醫博學精明者，百無一二；而内科明外科者，百中二三。且病家慳吝
居多[53]，若瘥後要其服藥，反疑醫者設法貪謝，不肯信任。以致人財俱
喪，尚貿貿然而不知悔者。正〔所〕謂重財喪命[54]，眞癡愚不覺，奈世
情之通陋也夫。〔頁381〕

52　Angela Ki Che Leung, "Medical Learning from the Song to the Ming," in R. von Glahn and
　　Paul Smith eds., *The Song-Yuan-Ming Transition in Chinese History* (Cambridge: Harvard
　　University Press, 2003), pp. 374-398.
53　原文病家後衍一「家」字，據繆本改。
54　「所」字據繆本增。

王宏翰認爲瘍醫多爲貪財無術之徒，而外科可以內科手段治之。只是世人多不明其理，致疑醫家令外科病者服藥，不過貪其財謝，以致人財兩失。

　　王宏翰批評瘍醫的治法與病家之吝財來自他親身經驗。在他的醫案裡記載了兩件治項疽的例子。第一個案例中，病人董孝若年近六旬，患項疽。瘍醫予之解毒劑，卻無法治癒。王宏翰接手後，先診脈，再望診其疽之形勢，最後論定其病根乃因「平日勞心嗜酒，腸胃痰積所致。再用寒涼，且晚必危」（頁381）。他反其勢而用藥，溫補病人，並在藥膏中加減溫補之劑。百餘日後，病人已然康復。然而王宏翰建議病人繼續用藥，並遠離俗務。不過病人拒絕，後來在其子苦勸之下，又服了一年半的藥，並延長了五年的壽命。不過王宏翰卻認爲病人之「早逝」乃因中斷服藥之故。另一項疽的案例，亦是疾癒後，服藥中斷，逾載而逝。

　　從王氏的醫案中，大體可看出他遵循內科的方式治理瘍醫無法治癒的疾病，並依當時流行的溫補之法治療外科瘍傷。王氏認爲採溫補優於攻擊之法，他說：「用攻擊之法，必令人充實秉氣，方可行之，病根去而不復矣。」（頁358）王氏的觀點應和明末以來，以內科治外科疾病和溫補之法漸在江南流行的趨勢。藉著定義合宜的醫療手段，並「理性化」醫史中剖身療疾的傳說，王宏翰將外科的地位置於內科醫師之下。

六、朱熹與醫者之社會地位

　　在醫史中討論朱子的地位，的確是王宏翰「前無古人，後無來者」的創舉。朱子蔚爲一代儒宗，雖在其著作中曾論及醫，或以醫爲喻，但本身並非醫者，很難和醫學攀得上關係。然而王宏翰卻爲朱熹立傳，並謂其：「博通醫理……深於醫也。」（頁345）不過，這只是爲了要將朱子列入醫史中，藉此批判朱子貶醫家爲技流。

　　王宏翰在孫思邈的傳中謂：「朱子《小學箋註》云：思邈唐之名進士，因知醫理貶爲技流，惜哉。」（頁336）其實朱子並未有《小學箋註》之書，亦不曾貶孫思邈爲技流。現存朱子作品中引用孫氏之語，主要是「膽欲大而心欲小」的

名言[55]。事實上《古今醫史》這條資料引自李梴《醫學入門》卷一的〈歷代醫學姓氏〉「孫思邈」條，而李梴則是採用了李濂《醫史》中王冰傳的贊語，卻將王冰誤植爲孫思邈[56]。不意王宏翰「集九州之鐵，鑄成大錯」，批評朱子混醫者與巫人，並列二者爲賤役：

> 宏翰按：晦庵註《論》云：「巫所以交鬼神，醫所以寄生死，故雖賤役，而又不可以無常。」據此言，則晦庵不知巫之與學醫[57]。蓋巫乃陰陽之術，虛僞之理，實賤役也。而醫要分業與道。業者不過明達方藥，參究病機，其療治，上則帝王宰輔，下及庶民，有生死之寄，難以賤役稱之。若夫大醫之道，徹通天地造化之本，三才格致之理，性命之原，能爕理陰陽，佐理治平。謂之醫道。肇自古聖、軒、岐、桐君、伊尹也。……然醫道亦格致之學，因世人祇圖財利，不深究其原，志在養生之業，以致賤視而不尊。[58]〔頁345〕

此處王宏翰引用朱子注《論語·子路》「人而無恆，不可以作巫醫」之語，藉題發揮，認爲朱子既不知巫亦不知醫，以致誤植了醫者之社會地位。其實朱子之注文，原本強調雖巫、醫之賤役，亦皆得以恆心操持之，重在「任事必以恆」。然而王宏翰的讀法卻重在朱子並列巫、醫爲賤業。王氏視巫者之技藝爲迷信，多所批判，自不容朱子並巫、醫爲一道。王宏翰將醫分爲業與道。從業之醫，以救人爲職志，不容以賤役稱之。至於醫道則傳自古聖，與儒術不分。王氏再借孫思邈之傳論道：

> 大儒大醫，皆知致格物之學，均在佐理治平之道，是醫出神農、軒、

---

55 《文淵閣四庫全書》全文資料庫(香港：迪志出版有限公司，1999)。

56 祝平一，〈宋、明之際的醫史與「儒醫」〉，《中央研究院歷史語言研究所集刊》，77：3，頁401-449。

57 原文作「不知巫與之醫學」，據繆本改。

58 「賤」原作「淺」，據繆本改。

岐、伊尹大聖之立言立法。拯民於袵席，萬世賴之，故醫爲神術也。……豈後世之醫，盡庸庸碌碌不深究性命格致之學，止傳習方書，諂媚貴顯，爲利殖技業，毋怪後人輕視，以致朱晦庵有貶爲技流之說[59]。……我儒明德正心昭事之學，貿然未考醫儒眞學，道同一體也。……但其〔按：指孫思邈〕耽好玄門，溺於虛妄。……皆旁門技術，非虞廷孔孟精一危微之正學。但朱子不深知醫理乃格致大學問，而不評其誤入旁門技術，竟貿貿然謂其因知醫理貶入技流之說何哉？余亦甚爲思邈惜之也。〔頁336-337〕

王宏翰重申儒術醫道，理無二致，皆源於古聖佐理治平之術。但後世醫者，只圖錢財，才爲世人所賤，猶如儒者重詩文，以圖青紫一般。二者之敗壞，皆因不講格致之理所致。王氏認爲朱子因孫思邈知醫而貶之爲技流，實未深考。王宏翰以爲孫氏眞該受批評之處在於他貴爲名進士，卻耽溺於莊、老異學，因而朱子之批評完全未能中孫氏之弊。

　　王宏翰甚至說朱子雖爲註釋六經之大儒，卻未「虛心窮究其(醫學)大本大原，得徹造化之理」（頁345），才會鄙薄醫學爲賤役。在一個以朱子學爲官學，視朱子爲儒統之復興者的時代，王氏卻認爲朱子虛心不足，識理不透，其批評不可謂不大膽。不過王宏翰的評語必須和他自己的儒、醫一貫和天主爲萬物眞源比觀，方能理解何以朱子成爲王氏的標靶。朱子的例證亦印證了當時教徒的史觀：宋以來所復興的儒學，其實是儒學的衰退，愈遠離天主之眞道。而朱子耽迷於風水之說，更是朱子識見未徹之證：

正誤。宏翰曰：晦翁癖好堪輿，酷信風水，將父母分地各葬。仲理明地理及撥沙圖，故晦翁就見而親熟之也。夫葬地……非圖富貴子孫之本念也，然猶在本人行實若何。……俗云：「陰地不如心地。」此在德不在地者明也。何晦菴乃宋之大儒，亦酷信風水，致後世效尤。故徽、歙世風更甚，但通俗盡貪富貴之地，使堪輿者百計誑騙，屢屢破家而噬臍，

---

59 「貶」原作「賤」，據繆本改。

　　　　求富貴而未得即旋敗，豈不痛者。余陳數言以警世云爾。〔頁346-347〕

此條正誤出於楊文修之傳。楊文修成爲醫史中之人物，首見於《古今醫統大全》中的〈歷代名醫姓氏〉，其中提到了朱子曾與談竟夕，但並未明言二人所談何事。然而王宏翰卻想當然耳地認爲朱子乃因楊文修精熟風水才與之親近，並藉題發揮，批判朱子的家鄉徽州地區篤信風水之習俗。在王宏翰的敘述中，朱子因附會風水迷信之說，成爲儒學衰頹的表徵，並大膽宣稱此實朱子識理不精所致。

　　王宏翰以攻擊朱子，批判醫者與巫、卜混淆的現象。這和當時支持西方天文學者抨擊一行、郭守敬的策略如出一轍，都是以低貶中國技術傳統中的重要人物，以突顯西學之高明。藉著討論朱子注「人而無恆，不可以作巫醫」，王宏翰建立了他對朱子的特殊詮釋，認爲朱子因爲未受天學啓示，誤認了醫與儒之本質，此舉不但混淆了巫、醫的界線，也不明醫學之所以爲神術和其他巫、卜間的差異。王氏對朱子的評論，不僅護衛了儒醫與其他行醫者之界線，同時也護衛了天學信仰者與其他社群的界線。

七、結語

　　17、18世紀在華的傳教士招收了各式各樣的信徒，不但有士人，更多的是販夫走卒和兒童婦女。不過能留下記錄的仍多以士人爲主，因此王宏翰以醫兼儒的身分所留下的資料愈是彌足珍貴，讓我們理解其他生涯的人如何理解天學，又如何利用天學豐富其生命的意義。

　　王宏翰身爲醫家，撰寫醫史；他現身說法，評古論今，爲《古今醫史》注入了特定的詮釋。不過《古今醫史》斷無法孤立於王宏翰所理解的天主教義。它不似前此的醫史，或爲達成醫案的功能而撰，或爲令習醫者知其源流而寫。王宏翰在《古今醫史》中使用了天學的教誨，以「正」前史之「誤」，不但攻擊了醫史中種種不經之說，更批評了佛、道異端，他甚至還推薦以省心悔罪來療疾。所有的醫史材料，全被他置於天主教教義的結構中，並以之和儒學比較，以摶成其天、醫、儒三位一體的史觀。

　　王宏翰正醫史之誤的文本策略多仰賴天學。他一方面以自然哲學，物各有性，性無法改變的理論，駁斥醫史改變形體性質的故事，並利用醫史中道、釋醫者的傳記，批評二者違犯天主教教義之處，一面破迷，一面宣教。此外，他也由教徒醫者的觀點，駁斥咒術、數術、鬼疾等和「迷」和「妄」性質相近的醫療行為，認為這些若非邪說幻術，便是鬼魔附身所致。王氏亦應和了當時以內科治外科疾病和用溫補藥的風潮，低貶外科和瘍醫的地位，並以象徵或誤傳，來解釋醫史中有關剖身治疾或洞見五臟的記載。最終，他還是將醫療歸諸宗教，宣稱悔罪行善，才是養身療疾的根本之計。對教徒而言，最根本的醫療實踐，必須從宗教入手。

　　從王宏翰對道、釋、巫、卜的批評中，可以見到他對當時醫者被視為賤役或工的社會印記(stigma)相當在意。因此，他便藉著劃界政治，釐清良醫和其他行醫者的界線。有趣的是，他的策略卻是從朱子入手。朱子貴為儒宗，卻非醫者，但在《古今醫史》中卻成了重要的象徵人物。朱子注「人而無恆，不可以作巫醫」時，認為醫與巫皆為賤役，王宏翰因此批評朱子模糊了醫者與巫、卜的社群邊界，並暗示著朱子因不曾受天主教的啟示，未能洞徹事理之本原。一代儒學宗師，在王宏翰的手中，卻成了醫史的反派角色。

　　王宏翰評論和解釋醫史的資源來自天主教。但他身為天學信仰者的身分，不但沒有與他的儒醫認同矛盾，還相互為用。自上古醫道式微後，僧、道、巫、卜、走方郎中等各類醫療者進入醫療市場。藉著批評僧、道、巫、卜等天主教眼中的異端，王宏翰捍衛了「儒醫」的正統地位。他藉著駁斥韋慈藏藥王的稱號，排除了走方醫在醫史中應有的位置。在王宏翰的敘事中，儒醫才是醫史中應有也是唯一的主角，而來自天主教的資源成了王氏劃界政治的助力。

　　對於信仰天主教的王宏翰而言，過去的醫史文本並非最終的權威，前人所寫就的醫史並未宰制他對醫史的新詮，因此他自己才是文本意義的裁奪者。王氏認為古代醫儒合一，完全忽略了儒醫其實是宋代以後才興起的社會範疇，而他所批判的道、釋、巫、卜，可能在宋以前與醫療的關係還更密切。然而這種現代人看來「非歷史」性的眼光，並沒有妨礙他將以前多元的醫療起源，納入一元的「儒醫」敘事中。前此的醫史文本，都被王宏翰重新安置在天學架構中，產生了

新的意義。身爲天主教徒，他自外於醫史的傳統，還以自己的信仰挑戰醫史中的成說，更正歷史，使合於他的信仰。因此，《古今醫史》與其說是中國醫學的歷史，還不如說是一本闢妄醒迷之書。

本文接受中央研究院歷史語言研究所「宗教與醫療」計劃之資助，特此致謝。本文原發表於《中央研究院歷史語言研究所集刊》，第77本第4分，台北，2006，頁591-626。

第十一章

癩病園裡的異鄉人：

戴仁壽與臺灣醫療宣教

王文基(國立陽明大學科技與社會研究所副教授)

　　本文以加拿大籍的外科醫師戴仁壽(Dr. George Gushue-Taylor, 1883-1954)為中心，探討醫療宣教在20世紀前半葉台灣癩病防治中扮演之角色。

　　戴仁壽於1911年抵台後，逐漸發覺台灣癩病問題的嚴重性。1925年，出任馬偕紀念醫院院長後，他便開始積極推動癩病門診工作。他一方面使用大風子油與其他藥劑治療患者，但另一方面，他亦認為單憑門診診療仍有不足之處，應教導患者如何注意日常生活的飲食作息，以提高個人抵抗力。

　　為落實其理念，戴仁壽於1934年創設「樂山園」(Happy Mount Leprosy Colony)。該機構不僅收容、治療患者，更強調社區生活的精神，要求病患從事勞動工作，以提高自身的抵抗力，最終則企盼恢復健康的患者能重返社會。

　　戴仁壽在馬偕醫院癩病專門診療所與樂山園的創建與經營過程中，著實扮演重要角色。然而，在了解其個人行誼外，也必須將之放在20世紀前半葉殖民公共衛生防治，以及醫療宣教高度參與癩病防治的脈絡中理解。而透過本研究，吾人亦可理解當時不同公共衛生系統間之差異性。例如，戴仁壽創辦的「樂山園」，顯然與日本殖民政府因著重隔離政策而設置「樂生院」判然二分。

一、治療身體或/與拯救靈魂

　　日治初期，癩病(又稱「痲瘋」或「漢生病」)並不像霍亂、鼠疫等重大傳染病一樣，受到在臺日人關切。隨著對殖民地國民衛生保健的重視，台灣總督府逐漸採行當時廣泛使用的強制隔離政策，讓癩病病患人數自然減少。不過，台灣

殖民政府在公共衛生的規劃以及實際執行上兩者之間，普遍存有落差[1]。台灣官方推動的防癩工作，落後日本本土及朝鮮一、二十年[2]。此外，一般日人興辦的醫院，也大多不歡迎癩病病患[3]。1924年10月，George Williams牧師在多倫多演講時，便提到台灣癩病病患生活條件極差，若非藏匿，便被逐出家門，以乞討為生。雖然當時各國一般作法將病患隔離，但日本殖民政府既無任何減輕其痛苦的措施，也並未將之隔離以保護大眾。他亦提及一般日人的態度。日本本土雖有幾所官立癩療養院，但民眾大多將癩病患者視為廢人，不值得照料[4]。1932年在上海舉行的中國癩病會議上，「美國癩病防治會」（American Mission to Lepers）日本支部秘書長A. Oltmans也提到，像日本這樣高度文明化的國家，本應全力防治疾病。然而，現代文明的進步卻也衍生出一些難題：「當一個社群或國家越開化，越容易避免揭露自己醜陋的傷口。」[5]

在此情況下，許多癩病防治工作便落在身負醫療與傳教責任的基督教醫院上[6]。台南新樓醫院1911年起便進行癩病的診療，1922年完成營房式的癩病專用

1　關於殖民政府的公共衛生政策在計畫與執行上的落差，見David Arnold, "Crisis and Contradiction in India's Public Health," in Dorothy Porter ed., *The History of Public Health and the Modern State* (Amsterdam: GA Editions Rodopi B. V., 1994), pp. 335-355.

2　〔日〕宮原敦，〈臺灣ノ癩人〉，《臺灣醫學會雜誌》，201（台北，1919），頁801-802；〈官公立癩療養所一覽〉，《社會事業の友》，27（台北，1931），頁213-214；The Leprosy Mission International Archives(以下作LMI) 118/5, George Gushue-Taylor to W.M. Danner, 19 February 1931.

3　LMI 118/5, George Gushue-Taylor, "Plans for Leprosy Work in Formosa," 1929.例外之一是台台總督府台北醫院皮膚花柳病科。宮原敦，〈臺灣ノ癩人〉，《臺灣醫學會雜誌》，201；〈癩ノ治療例〉，《臺灣醫學會雜誌》，219（台北，1921），頁592-598。雖然台北醫院同時診治內地與本島癩病患者，不過宮原在〈臺灣ノ癩人〉一文中所列舉的20個病例中，17名為在臺日人，包括職工、學生、商人與官吏的妻子等。他一再強調殖民地不良的衛生狀況，以及與本島人「交際接觸」的危險。關於癩病與日據時代的人種衛生，見范燕秋，〈日本帝國發展下殖民地台灣的人種衛生(1895-1945)〉（台北：國立政治大學歷史系博士論文，2001）。

4　LMI 118/5, Extract from Rev. George A. Williams's Letter to A. E. Armstrong.摘錄於A.E. Armstrong to R.J. Grundy, 26 December 1924.

5　"One of these [difficulties] is that the more enlightened a community or nation becomes, the more it is inclined to guard against exposure of its ugly sores." A Oltmans, "Anti-Leprosy Movements in Japan," *Leprosy Review*, 4:2 (London, 1933), p. 84.

6　LMI 118/5, George Gushue-Taylor, "Happy Mount Leprosy Colony (Rakusanen),

診療室一棟。彰化基督教醫院自1896年創立後就從事癩病醫療工作，並於1926年完成專用的診療房舍[7]。

　　教會與宣教士既不屬於台灣，也不屬於日本殖民帝國。他們是處於邊緣的第三者，來自神的國度。這種身分的曖昧性，使得他們可以在日本殖民帝國的庇護（與監視）下，在台灣從事醫療工作，彌補了日人不願處理的這個縫隙。癩病在基督教中具有高度的象徵意義。醫療宣教師們仿效耶穌基督「醫治病人……叫長大痲瘋的潔淨」的作法[8]，爲「文明落後」地區的人民提供服務，藉以吸收信徒[9]。這些宗教慈善活動除了爲一群被社會所遺棄的人們提供身體與生活上的照料之外，更由於宣教士模仿基督的事工，使得癩病的意義本身產生變化。根據Zachary Gussow與George S. Tracy的說法，在宗教的論述中，癩病逐漸得以擺脫代表世俗道德淪喪，或種族與文明落後的污名。而由於身體病變而衍生的被救贖的可能性，使得癩病病患這群社會邊緣人被賦予一種「比喻性的道德地位」（a parabolized moral status）。癩病因此被視爲一種「道德情境」，或是一種由道德來診斷的疾病[10]。

　　除了新教團體治療身體，拯救靈魂的強烈企圖外，西方社會當時對癩病的關注也需放在另一個更大的脈絡下理解。19世紀後半葉，新帝國主義的興起使該病再度成爲矚目焦點。新殖民擴張的浪潮讓西方人在多爲熱帶的殖民地見到他們認爲中古世紀之後已逐漸於歐洲消失的疾病，對癩病的注視因此充滿種族與文化的成見。癩病從一種令人懼怕的疾病實體，轉變爲一種被「污名化」的現象。例如，在夏威夷與澳大利亞等地，癩病被稱爲「中國人的疾病」，此現象表現出西

（續）───────
　　　Formosa, Japan," *News Letter*, 6, May 1934.
　7　〔日〕加藤卯吉，《臺灣豫防衛生概觀》（台北：臺灣總督府，1935），頁51-52；李騰嶽等，《臺灣省通誌》（台北：臺灣省文獻委員會，1972），卷3，〈政事志・衛生篇下〉，頁331。
　8　《新約聖經》，〈馬太福音〉，第10章，第8節。
　9　Michael Worboys, "Tropical Diseases," in W. F. Bynum and Roy Porter eds., *Companion Encyclopedia of the History of Medicine* (London: Routledge, 1993), Vol. 1., pp. 512-536.
　10　Zachary Gussow and George S. Tracy, "Stigma and the Leprosy Phenomenon: The Social History of a Disease in the Nineteenth and Twentieth Centuries," *Bulletin of the History of Medicine*, 44:5 (Baltimore, 1970), p. 446.

方人對他者與異地的恐懼。這種被視爲「帝國威脅」的疾病，其流行與否，也經常被當作衡量當地文明高低的判準[11]。

　　來自加拿大紐芬蘭，並於英國倫敦接受完整外科醫師訓練的戴仁壽（Dr. George Gushue-Taylor, 1883-1954），在台南新樓醫院服務期間（1911-1918）便發覺台灣癩病問題的嚴重性。1925年起，他開始個人的癩病撲滅事業，於馬偕紀念醫院院長任內（1925-1936）從事癩病門診工作。有鑑於台灣患者眾多，總會設於倫敦的「癩病防治會」（The Mission to Lepers）也幾乎於同一時間主動提議協助。然而戴於1925年提出興建容納五十人的小型療養院的計畫，並未被該會接受[12]。兩年後，癩病防治會援助三千元，戴仁壽在妻子的建議下，購買馬偕醫院對面的雙連教會教堂，將之改建爲癩病專門診療所。1927年10月8日啓用的診療所建築包括藥局，診療室，男、女候診室，醫務人員更衣室，患者用廁所等多間。診療所周圍有磚牆圍繞。

　　圖一是診療所的工作情形。最左方寧靜地站立在明亮且敞開的窗前的是戴仁壽夫人Margery（Miller）Gushue-Taylor（1882-1953）。她在英國的醫院受過專業訓練，與同時期許多外籍醫生娘一樣，爲合格護士[13]。相片中的其他工作人員爲臺籍護士，以及身影晃動的注射士。「每週六輪值人員包括醫生一至兩名，外籍護士一名，本地女護士兩名，本地男注射士兩名，藥劑師一至兩名，職工一名，苦力一名，傳道人一名。」[14]照片中在女性病患身上施行皮下或肌下注射者，應爲大風子樹系油脂與其他化學物的混合藥劑。癩病門診每週兩次，不收費用，但部分病患也能支付少許治療費。患者來自社會各階層，男女人數比例約爲3.3：1。1927年全年登記有案的病患爲一百八十七人，總就診數達五千二百七十八人

11　Zachary Gussow, *Leprosy, Racism and Public Health*（Boulder: Westview Press, 1989）；李尚仁，〈十九世紀後期英國醫界對中國痲瘋病的研究〉，《中央研究院歷史語言所集刊》，74：3（台北，2003），頁445-506。

12　LMI 118/5, W.H.P. Anderson to A. Oltmans, 11 January 1929.

13　Charles G. Roland, "George Gushue-Taylor and the Medical Missions of Formosa," *Journal of Medical Biography,* 4（London, 1996）, p. 84.

14　George Gushue-Taylor, "The New Out-Patient Dispensary at Taihoku," *Without The Camp: The Magazine of the Mission to Lepers*, 125（1928）, pp. 20-21.

次，共注射四千六百九十九劑[15]。70%的患者情況好轉[16]。

　　圖中的空間配置、醫療行為，與新療法的興起有關。在20世紀初期，癩病究竟是遺傳性疾病還是感染性疾病的爭議已漸平息。當時各地癩病學家對不同植物或化學藥劑進行實驗研究。在印度與中國等地使用的大風子油，成為西方現代醫學治療癩病的新希望。1910、1920年代左右起，大風子油療法使得癩病機構的功能從單純被動的收容、照料與隔離，改變為積極治療。不過，對於大風子油是否真正具有療效，也有爭議。由於沒有特效藥，每個醫生根據自己的經驗與喜好來醫治癩病[17]——這也包括戴仁壽與其同事。當時簡稱Moogrol的大風子油由於過於昂貴，且注射時相當疼痛，所以馬偕醫院逐漸採用其他配方。除了癩病防治會支付購藥費用外，部分藥劑由暹羅國立實驗室的A. Marcan提供。另外，總督府也補助一半的癩病治療費用[18]。雖然大部分病患經治療後病情改善，但大風子油並無「驚人」功效。以前被認為是「不治之症」的癩病，此時療程仍需時數年。此外，癩病桿菌也無法從人體內完全除去。一位當時的癩病學家表示，大風子油這種新療法的意義不在於治癒癩病，而是促使早期患者願意主動被治療與觀察，幫助人們更了解這個疾病[19]。

　　新療法的使用的確減輕病患的痛苦，甚至完全解除少數病患的症狀。但是戴仁壽一再質疑癩病防治會所建議的門診或治療站的方式。在這個癩病的診斷、

15　George Gushue-Taylor, "The Year's Work at Taihoku, Formosa," *Without The Camp: The Magazine of the Mission to Lepers*, 126（1928）, pp. 51-52；ジー・グシウ・テイラー，〈癩病撲滅に就て〉，《社會事業の友》，1（台北，1928），頁31。

16　George Gushue-Taylor, "Leprosy in Formosa," *The China Medical Journal*, 43:1（Shanghai, 1929）, p. 6ff; LMI 166/2, Foreign Countries General Book 1902-39, Book I.

17　Anonymous, "Treatment of Leprosy To-Day," *The Lancet*（London, 1934）, p. 748.

18　George Gushue-Taylor, "The Leper in Formosa," *Without The Camp: The Magazine of the Mission to Lepers* 120（1926）, pp. 113-115; George Gushue-Taylor, "Leprosy in Formosa," *The China Medical Journal*, 43:1, pp. 4-12; LMI 38/16, George Gushue-Taylor, "Report of the Mackay Memorial Hospital of the Presbyterian Church in Canada for 1927. Taihoku, Formosa, Japan." 加藤卯吉，《臺灣豫防衛生概觀》，頁49-51。

19　Robert G. Cochrane, "Progress in Treatment for Leprosy 1924-1934," in *Sixty Years of Service 1874-1934*（London: Mission to Lepers, 1934）, pp. 73-79.

分類、治療與研究逐漸國際化與標準化的時代[20]，戴仁壽和許多癩病工作者一樣，始終堅持地方的差異性與特殊需要。他一方面指出，門診診療所使得大量病患集結，成爲傳播疾病的溫床；另一方面，他反覆強調，病患抵抗力的提升有賴於良好的醫療與居住環境，如營養、清新空氣、日光、規律運動與身體衛生等。若僅以門診爲主要防治癩病方式，無法達到上述目標。因此，戴仁壽強調，在「落後」地區，「貧窮」是不施行適當防治措施的唯一藉口[21]。他因此不顧癩病救治會的反對，以及島內外教會成員對外籍教會人士在日本殖民體制下是否能夠獨立承擔起經營責任的質疑[22]，一直以興建專門收容機構爲念。

爲彌補門診的缺陷，馬偕醫院準備宣傳小冊，以「福音」方式發送給患者，教導他們如何注意日常生活的飲食作息，並與醫生合作[23]。事實上，從1872年馬偕博士來臺工作以來，癩病工作便一直是偕醫館與馬偕紀念醫院醫療宣教的重心。戴仁壽強調，癩病工作使馬偕醫院在政府與一般人民心目中的地位越發重要[24]。在他主持的診療所裡，院內牧師利用癩病病患候診的四、五個小時，向他

20　Etienne Burnet, "The League of Nations and the Fight against Leprosy," *Leprosy Review*, 2:4 (London, 1931), pp. 122-129; Anonymous, "Report of the Leonard Wood Memorial Conference on Leprosy," *The Philippine Journal of Science*, 44:4 (Manila, 1931), pp. 449-480. 這場於1931年1月9-23日於馬尼拉所舉辦的國際癩病會議，討論的重點之一便是名詞與防治方法的統一。戴仁壽不僅參加會議，並擔任大會秘書一職。

21　LMI 118/5, George Gushue-Taylor, "Mackay Memorial Hospital, Taihoku, Formosa, Japan, Leprosy Department 1930."

22　在與戴仁壽幾年的通信中，倫敦「癩病救治會」的秘書長W. H. P. Anderson一直重複他的立場：不管就興建或之後的管理而言，癩病療養院的計畫過於龐大，戴仁壽或教會無法負擔。Anderson建議戴仁壽應該以門診工作站的方式，從旁影響並監督日本政府建立自己的癩病院，進行防癩工作。許多教會人士也抱持類似的看法：一方面防癩等公共衛生工作是日人的責任，另一方面，教會的力量也有限。見LMI 118/5檔案。

23　George Gushue-Taylor, "Leprosy in Formosa," *The China Medical Journal*, 43:1; George Gushue-Taylor, "The Year's Work at Taihoku, Formosa," *Without The Camp: The Magazine of the Mission to Lepers*, 126, p. 51.

24　Anonymous, "Foreign Mission Report," in The Acts and Proceedings of the Sixtieth General Assembly of the Presbyterian Church in Canada (Toronto: Murray Printing Company, 1934), p. 32.

們傳道[25]。1927年年度報告記載，有三十六名門診病患固定讀經，三十一名在自家中禱告[26]。戴仁壽在兩年後的報告中提到，有四位病患要求入教，他建議他們日後再加入。這種作法可能的理由是一般病患不願與癩病病患接觸，而教會方面也不願因此嚇跑其他信徒。不過，戴也指出，患者對宗教活動意興闌珊：「參加主日學最多時為十人，一般平均約有五位病患左右。他們比較關切的是治療身體，而非拯救靈魂」[27]。

1930年，戴仁壽在《癩病評論》上發表〈健康工作人員預防法〉一文，目的在宣傳當時在國際癩病防治上具有領導性地位的菲律賓庫里昂癩病園(Culion Leper Colony)所採取的預防措施。若醫療工作者因與病患接觸而罹患癩病，便對防治工作造成傷害，違反預防醫學的規則。過去五十年中，戴仁壽發現世界各地有十多位醫生罹患癩病。為避免醫療人員受到感染，在馬偕醫院的癩病診療室中，健康的工作人員若沒戴手套就不能為病患注射。病患幫工作人員開門，後者不許坐在病患用的桌椅或床上。病患使用的凳子為桃花木色，醫生用的則漆成白色，兩者不能交互使用[28]。當時在馬偕醫院服務的Robert McClure醫師回憶道，戴仁壽事實上曾無數次暴露在被感染的危險下，罹患過與癩病有關的尺骨神經炎，並接受尺骨神經移植。戴對癩病的畏懼幾乎達到恐懼症的程度，在診療所中總是戴著橡皮手套。對於是否直接接觸病患，McClure則持不同的看法。戴仁壽輪休時，McClure便除去手套，以免刺激病患[29]。

25　George Gushue-Taylor, "The New Out-Patient Dispensary at Taihoku," *Without The Camp: The Magazine of the Mission to Lepers*, 125, p. 21

26　George Gushue-Taylor, "The Year's Work at Taihoku, Formosa," *Without The Camp: The Magazine of the Mission to Lepers*, 126, pp. 51-52.

27　LMI 118/5, George Gushue-Taylor, "Mackay Memorial Hospital, Taihoku, Formosa, Japan, Leprosy Department 1930."

28　George Gushue-Taylor, "Personal Prophylaxis by Healthy Workers," *Leprosy Review*, 1:3 (London, 1930), pp. 21-25.

29　Charles G. Roland, "George Gushue-Taylor and the Medical Missions of Formosa," *Journal of Medical Biography*, 4, pp. 87-88.另外一種解釋是因為大風子油讓針筒變得相當容易滑脫，所以McClure必須脫掉手套。McClure之後設計並製造出一種針筒夾，使注射過程更容易。不過，「他也發現，雖然他外表自信，但自己對這疾病的恐懼還是相當深」。Munroe Scott, *McClure: The China Years of Dr. Bob McClure* (Toronto:

　　值得深究的是，後來在北台灣長老教會部分成員質疑樂山園的工作時，戴仁壽將自己類比爲將一生奉獻給夏威夷的癩病患者，後來卻因此受到感染而去世的達彌盎神父(Father Damien)[30]。不過，在這個同時充滿著自然、宗教、道德、啓蒙與醫學凝視之光的空間內，戴仁壽對疾病的焦慮始終存在。雖然他表示對庫里昂癩病園裡醫生與病患之間的團結精神印象深刻，但醫病之間必須保持不可、也不應跨越的距離：「必須盡量排除，或減少健康工作者與具傳染性病患之間的接觸，這不僅是爲了工作者與其家人，以及整個社會，也是爲了我們所投入的這個撲滅世界癩病的偉大計畫。」[31]此一保留的態度，與我們在宗教文宣中經常聽聞的醫療宣教士犧牲奉獻的說法看似頗有出入。不過，在當時不怕癩病便表示社會的「原始」的時代，戴仁壽這種對疾病的深層恐懼代表其較高的文明程度，以及對現代醫學知識的掌握[32]。對他而言，宗教與醫療的關懷雖然同時並存，但也常存在隱微的緊張關係。在重要時刻，仍應堅持現代專業醫療工作者的身分。

二、樂生院與雙重教化工作

　　戴仁壽周遊世界各地募款及考察前後約十年。這期間，他也在明有德(Hugh MacMillan, 1892-1970)與郭水龍(1881-1970)兩位牧師以及其他人士的協助下，於台灣島內訪查數十多處地點，尋覓設立癩病療養機構的最佳地點。「樂山園」(Happy Mount Leprosy Colony)於1934年3月底在台北州淡水郡八里庄開幕。興建與設備經費來源包括總督府補助兩萬五千圓，日本皇太后賜金五千圓，島內捐贈六萬餘圓，國外捐贈約六萬圓[33]。成立之初，樂山園供病患居住的房舍共有二十

(續)———————————————————

　　　　Canec, 1977), pp. 161-162.

30　Presbyterian Church in Canada Archives, 101-D-31, Gushue-Taylor to James Wilson, 31 January 1934, p. 29.

31　George Gushue-Taylor, "Personal Prophylaxis by Healthy Workers," *Leprosy Review*, 1:3, p. 25.

32　Megan Vaughan, *Curing Their Ills: Colonial Power and African Illness* (Stanford: Stanford University Press, 1991), pp. 80.

33　不著撰人，〈淡水私立癩病院樂山園落成式〉，《臺灣日日新報》，昭和九年四月一日；LMI 118/5, George Gushue-Taylor, "Happy Mount Leprosy Colony. Annual

棟，每間四人，收容定額爲八十人[34]。

創辦人與首任院長戴仁壽原擬將這所癩病機構稱作「醫院」，但後改爲「樂山園」[35]，以與台灣總督府癩療養所「樂生院」區隔。戴仁壽強調：「我們要建的並非就是一間醫院，而是要建像一個庄社，一間一間的好像自己的家，讓那些患者住。」[36]戴仁壽的構想與我們之前提到的使用大風子油的新療法有關。例如，1925年，「癩病防治會」的秘書長William Anderson便提議停止使用「療養院」（Asylum）的字眼來指稱隸屬該組織的各個機構。就機構的名稱而言，「療養院」所指的是社會邊緣人的庇護所。「癩病之家」（Leprosy Home）延伸療養院的概念，不過更強調社區生活的精神，以彌補病患被社會排斥的疏離感。之後，由於新療法的興起，以及隨之而來的積極治療，原本多被稱爲癩療養院或癩病之家的機構，逐漸轉變爲「癩病院」（Leprosy Hospital）[37]。因此，我們可由機構名稱的改變，看到癩病防治工作方向的改變。就經營與管理方式而言，樂山園仿效的是癩病救治會在英屬非洲與印度等地所推行的「自願隔離」的「癩病園系統」（colony system），其目的在使院民盡量以正常的方式生活，並自給自足。

除了施行特殊療法之外，「癩病園」（Leprosy Colony）及「癩居留地」（Leprosy Settlement）的名稱也反映出對「工作治療」的強調。George M. Kerr在介紹印度Dichpali癩病園的治療方式時強調：「信心——油——工作，不過最主

Report 1935."

34　LMI 118/5, George Gushue-Taylor, "Happy Mount Leprosy Colony（Rakusanen), Formosa, Japan." *News Letter*, 6, May 1934.

35　不著撰人，〈癩病院改名樂山院〉，《臺灣日日新報》，昭和六年十二月三日。

36　不著撰人，〈戴仁壽博士至臺灣癩病救治會函二(一九三一年六月二十四日)〉，《樂山五十》（台北：樂山療養院，1984），頁56。1937年至38年間，代理戴仁壽夫婦管理樂山園的吳阿玉（Gretta Gauld）曾對樂生院與樂山園做過有趣的比較。樂生的病患被「趕」進「營房」（barracks）裡。反之，樂山的病患則每四個人一間，住在小「屋舍」（cottages）中，所以他們「或許能享有某種程度的自主與隱私」。Gretta Gauld, "Happy Mount Leprosy Colony—Formosa 1937-1938. Living with Lepers at Rakusanen," "Foreign Mission Report," *The Acts and Proceedings of the Sixty-Fifth General Assembly of the Presbyterian Church in Canada*（Toronto: Murray Printing Company, 1939), p. 39.

37　The Leprosy Mission, *This Spreading Tree: The Story of The Leprosy Mission from 1918 to 1970*（London: The Leprosy Mission, 1974), p. 25f.

要的是工作。」[38]在朝鮮服務的醫療宣教師R. M. Wilson指出，癩病園應該是所「學校」，教導病患隔離的重要，個人衛生，並且個別為他們安排工作與學習。由於當時採取隔離措施，同時院內資源缺乏，患者必須從事生產以自立自足，因此勞動主要考量的是經濟因素。不過，後來勞動也證明是治療癩病最佳的方式之一。勞動能夠提高抵抗力，增強肌肉，並且減輕皮膚與神經的症狀。Wilson寫道，對癩病患者及一般民眾而言，「怠惰是萬惡之源」[39]。

圖二是樂山園中工作治療的情形。包括數位兒童在內的十五名男性患者，正在整理休憩用之預留地[40]。樂山園內的患者種菜、修剪花木、砍柴、修路、興建整修房舍，也飼養雞鴨兔豬羊等家禽家畜。部分患者經過訓練後，擔任簡單的醫護工作。戴仁壽強調，這些工作可達到「道德」與「肉體」上健全的效果，「生活忙碌的人是幸福的人」[41]。工作同時也讓患者不會胡思亂想，進而罹患精神疾病[42]。事實上，當時許多結核病與精神病療養院也採用類似的工作療法[43]。

38　George M. Kerr, "The Organization of Occupational Therapy," *Leprosy Review*, 8:2 (London, 1937), pp. 64-69.

39　R.M. Wilson, "Industrial Therapy in Leprosy," *Leprosy Review*, 1:1 (London, 1930), pp. 25-28.至於樂山園一般經費，總督府補助30%，癩病防治會35%，其餘款項來自各地捐款與病患親友。

40　1935年5月，樂山園住院患者達到三十五人，該年底總人數為五十三人。LMI 118/5, George Gushue-Taylor to W. H. P. Anderson, 2 May 1935; "Foreign Mission Report," *The Acts and Proceedings of the Sixty-Second General Assembly of the Presbyterian Church in Canada* (Toronto: Murray Printing Company), 1936, p. 49.圖中兒童皆為入院病患。當時樂山園剛成立，還沒有照料病患產下嬰兒的問題。

41　不著撰人，〈社會事業功勞者の略歷及所感〉，《社會事業の友》，2(台北，1928)，頁89。

42　George Gushue-Taylor, "Happy Mount Leprosy Colony (Rakusanen), Formosa, Japan," *News Letter*, 7, May 1935.美國國立Carville癩療養院中精神疾病的罹患率相當高，達到19.5%。Ernest Muir, "Some Mental Aspects of Leprosy," *Leprosy Review*, 10:2 (London, 1939), pp. 114-118.

43　關於結核療養院與工作療法，見Thomas Dormandy, *The White Death: A History of Tuberculosis* (London: The Hambledon Press, 1999).不僅就病菌的類型而言，20世紀初期癩病的治療環境與結核病也非常類似：舒適，休養，營養的飲食，規律的作息與清新的空氣。在討論19世紀精神療養院中的「道德治療」時，Robert Castel指出工作所具有的社會控制意涵。精神療養院內所施行的「工作原則」，再次確立當時社會的主流規範：工作、規訓、精確地利用時間。Robert Castel, "Moral

圖中最左方執手杖者爲戴仁壽。其左側著西裝上衣、雙手放置身後者應爲臺籍許姓藥劑師。樂山園由於經費與人手短缺，醫務人員也必須負責院內生活的管理。在介紹奈及利亞一所農工業癩病園時，Russell L. Robertson說明了院長身分的多樣性：「他必須是父親、顧問、所有工作的監督者、園丁、園藝家、木匠、建築工、鐵匠、工匠、水電工、老師、法官、律師、辯護人，最重要的任務是監工。」[44]不過，戴仁壽當時的主要職務仍是馬偕醫院院長，並需主持該院的癩病診療所。許多樂山園的日常管理工作，因而落在園內教會郭水龍牧師及戴仁壽夫人身上。他們同時照顧患者的身體與靈魂。另外，成爲長老與執事的病患，也接受經營教會的訓練，協助監督與管教院民[45]。一如戴仁壽所言，樂山園的興建不僅只在修路與造屋，更是在「預備主的道，在沙漠中修直上帝的大路」[46]。與馬偕醫院癩病門診相較，樂山園病患中基督徒比例相當高，1939年達到79%左右[47]。

　　這種日常生活與屬靈生活之間的類比關係，也表現在癩病園管理的另一個面向上。醫療宣教士們強調工作、自足與自治的倫理，事實上也大致符合基督教海外宣教原則，即本地教會必須達到「自治」（self-government）、「自養」（self-support）與「自傳」（self-propagation）的目標[48]（不過，「自傳」並非癩病園的目

（續）————————————————————

　　　　Treatment: Mental Therapy and Social Control in the Nineteenth Century," in Stanley Cohen and Andrew Scull eds,. *Social Control and the State*（New York: St. Martin's Press, 1983), pp. 248-266.同時期結核病、精神病與癩病機構間異同的諸多議題值得學者更深入研究。

44　Russell L. Robertson, "Garkida Agricultural-Industrial Leprosy Colony," *Leprosy Review*, 3:2（London, 1932), pp. 50-58.

45　George Gushue-Taylor, "Happy Mount Leprosy Colony," *The Presbyterian Record*（Toronto, 1937.12), pp. 372-373.

46　Anonymous, "Happy Mount Leprosy Colony," *The Presbyterian Record*（Toronto, 1932.4), pp. 114-115.

47　LMI 118/5, George Gushue-Taylor, "Raku-san-en（Happy Mount Leprosy Colony), Tansui-gun, Formosa, Japan," *News Letter*, 14, February 1940.樂山園中基督徒的比例與當時隸屬於癩病防治會之下的療養機構內信徒的比例相近。The Leprosy Mission, *This Spreading Tree: The Story of The Leprosy Mission from 1918 to 1970*, p. 46.

48　"The work of the Presbyterian Church in Canada in Formosa, is Kingdom of God 'Empire Building., Every part of the missionary enterprise there is directed to one end—the building up of a vigorous, intelligent Native Church, manned by native leaders, and developing in self-support and self-propagation." Mrs G. Mackay, *The Glad Tidings*, 7:1（1931), p. 9. 關

的。男女病患隔離的作法，乃力圖減少將疾病傳染給下一代的危險。）。根據相同的邏輯，神在世間的國度也體現在癩病園中。在這裡，我們可以看到癩病園這個封閉空間成爲不同理念操演的場所。在各殖民地的癩病園中，殖民者進行各種管理上的實驗。當時經常實施的地方自治，實際上反映外在殖民地半自治的現狀[49]。例如，許多癩病機構施行「頭人」制，以方便院內生活的管教，培養院民的責任感，並將「被社會遺棄的人」轉變爲「公民」[50]。在上述奈及利亞的癩病園中，院長Robertson原本計劃將不同種族的病患區隔管理。不過，院民們後來自動融洽地一起生活、工作與學習。Robertson因此寫道：「〔癩病〕園只不過是另一個機關，將奈及利亞這些數以百計的部落集結在一個中央政府之下，讓他們日後變成一個能夠管理自己事務的獨立國家。」[51]在這個宣教士大量參與殖民癩病防治工作的時代，這些世俗的關切也很自然地融入他們管理方式的一部分。不過，宣教士所主持的癩病園，除了反映整個殖民社會的社會與道德秩序[52]，或將這些價值與規範移植到世界的其他角落（如，淡水郡八里庄）之外，在癩病園中強調工作治療與自給自治，還隱含另一層意義。宗教及醫療的論述與實作在這個多義的空間中合而爲一，相互支持。換言之，宗教信念合理化並強化工作治療的效果，反之亦然。

戴仁壽曾多次表示，院內生活是「家庭的」、「常態的」[53]。工作、運動與

（續）―――――――

於「三自原則」，另見 Hugh MacMillan, "The Second Formosan Ministers' Conference," *The Presbyterian Record* (Toronto, 1937.12), pp. 368-370.

49　Anonymous, "South Africa—Self-Government in a Leper Institution," *The Lancet*, 2 (London, 1926), p. 44.

50　F.H. Cooke, "History of the Ho Leper Settlement," *Leprosy Review*, 2:1 (London, 1931), pp. 8-11; J. Hugh McKean, "The Place of Local Self-Government in Leprosy Home Administration," *Leprosy Review*, 3:3 (London, 1932), pp. 105-107. 關於癩病園中公民身分的形塑，見Warwick Anderson, "Leprosy and Citizenship," *Positions: East Asia Cultures Critique*, 6:3 (Durham, 1998), pp. 707-730.

51　Russell L. Robertson, "Garkida Agricultural-Industrial Leprosy Colony," *Leprosy Review*, 3:2, p. 57.

52　Megan Vaughan, *Curing Their Ills: Colonial Power and African Illness*, p. 88.

53　不著撰人，〈社會事業功勞者の略歷及所感〉，《社會事業の友》，2，頁88-89；ジー・グシウ・テイラー，〈樂山園の事業と其の前途〉，《社會事業の友》，67（台北，1934），頁21。

學習使得「癩患者生活，與出於普通世間，生活不殊」[54]。然而，來自不同教育、社會與年齡階層的患者，因長期集體工作與共同生活所組成的新社群，無論在性質與形式上，皆與院外頗爲不同。我們清楚地看到，醫療體系主動介入所改變的不僅是單純的醫病關係（從單純照料轉變爲積極防治），也重新形塑管理者與病患雙方的日常生活型態。整個癩病園成爲一個宗教與醫療的環境，每個細節、規範與價值都具有治療與啓蒙的效果。

　　再者，樂山園的生活實際上與外界生活之間有複雜的象徵關係。戴仁壽藉由強調工作與治療，來批評台灣當時由官方所主導的防癩事業。對他而言（或許逐漸地對部分的院民也是如此），樂山園不只是個現代文明的「示範村」[55]，也爲日人提供了「示範」，教導他們如何推展公共衛生工作。樂山園的目的在讓病患的症狀消失之後，能夠重新回到社會。而包括日本本土、台灣總督府與樂生院在內，所提出的撲滅癩病計畫或社會事業，始終是從衛生防治的角度來思考。例如日本內相安達謙藏提出癩病撲滅案的二十年、三十年以及五十年計畫，各需三千七百萬、四千萬以及六千六百萬日圓來完全根絕日本本土的患者[56]。樂生院的院長上川豐，也提出類似讓病患在療養院內逐漸死亡的計畫，如「台灣癩根絕十五年策」[57]。事實上，許多英、美癩病工作者逐漸發現，在「熱帶國家落後與未開化的種族」之間執行強制隔離政策，只會迫使病患隱匿。就行政與經費的角度而言，強制隔離的作法對全世界99%的病患而言並不切實際[58]，隔離無法眞正解決問題[59]。戴仁壽批評上川只不過是個統計學家：「癩病不會依照空談的統計數

54　戴仁壽，〈臺灣癩病撲滅計畫〉。

55　George Gushue-Taylor, "Happy Mount Leprosy Colony (Rakusanen), Formosa, Japan," *News Letter*, 7, May 1935; George Gushue-Taylor, "If Thou Wilt Thou Canst Make Me Clean," *The Glad Tidings*, 14 May 1938, pp. 195-196.

56　不著撰人，〈安達内相の示レた癩病撲滅案〉，《社會事業の友》，27，頁70。

57　上川豐，〈癩豫防根絕事業と社會的運動〉，《社會事業の友》，27，頁112-121；上川豐，〈臺灣の癩救濟根絕計畫案〉，《社會事業の友》，100，頁44-61。

58　H.W. Wade, "Evolution of the Campaign in the Philippine Islands," *Leprosy Review*, 1:2 (London, 1930), pp. 3-7; Leonard Rogers, "Memorandum on the Present Position of Prophylaxis against Leprosy in Relation to Recent Improvement in Treatment," *Leprosy Review*, 2:3 (London, 1931), pp. 102-109.

59　José Albert, "Letter to the Editor. Leprosy in the Philippines: A Correction," *The Lancet*

字表而就此根絕。」[60]

　　從戴仁壽希望透過治療讓患者回到社會這點上看來，樂山園並非封閉的隔離機構。樂山園不同於清朝體制下的地方恤政(彰化八卦山的養濟院)，或單純藉治療異教徒受苦的身體來進行醫療宣教活動。學者Megan Vaughan曾指出傳教醫學與殖民政府所推動的醫學之間的差異：前者關切的是對個別病患的醫療照料，而後者著重的則爲對病原體、病媒、人口的管控[61]。就樂山園與馬偕醫院的癩病診療所而言，這兩個單位實際上已構成一張小型公共衛生網的核心。診療所除醫療外，也發放以漢字書寫的個人生活與衛生小冊[62]。在樂山園內，年輕病患被教導基本的醫護與衛生知識，以便出院後能進行防癩的宣導工作[63]。戴仁壽與其同事或藉由廣播、或利用環島募款與診療機會，向大眾解釋癩病的性質，以及當時所謂新療法的願景，因爲一般民眾若無癩病正確知識，早期病患將因社會誤解而害怕被強制終生隔離，不願接受治療。馬偕醫院的醫生們在施乾(1899-1944)所興辦的「愛愛寮」中設立門診站，定期治療流浪的病患[64]。戴仁壽與同事們也提供幾位台籍地方名醫專業知識與藥劑，在當地爲癩病患者進行治療[65]。透過以上種種工作，戴仁壽凸顯他與日本殖民政府作法的不同。

(續)————————————

(London, 1920), p. 575.

60　LMI 118/5, George Gushue-Taylor to W.H.P. Anderson, 24 March 1929.

61　Megan Vaughan, *Curing Their Ills: Colonial Power and African Illness*, p. 60.樂山園與樂生院兩個單位醫療活動的比較分析，另見王文基、王珮瑩，〈隔離與調查：樂生院與日治臺灣的癩病醫學研究〉，《新史學》，20：1 (台北，2009)，頁61-123。

62　George Gushue-Taylor, "The Year's Work at Taihoku, Formosa," *Without the Camp: The Magazine of the Mission to Lepers*, 126, pp. 51-52.

63　這也是當時英屬殖民地常見的作法。在專家的規劃之下，癩病園或癩療養所變成是地方重要的公共衛生機構。康復出院後的病患可以在地方上進行一般公共衛生的調查與宣導工作。Ernest Muir, *Leprosy: Diagnosis, Treatment and Prevention* (Delhi: The Indian Council of the British Empire Leprosy Relief Association, 1938), pp. 167-169.

64　LMI 118/5, Robert B. McClure to W. Hayward, 14 March 1930.愛愛寮的癩病患隔離病室由明治救濟會、台灣婦人會、慶福會等組織捐助，於昭和五年(1930)年成立，台北仁濟院委託收容癩病患者。李騰嶽等，《臺灣省通誌》，卷3，〈政事志·衛生篇上〉，頁186；〔日〕中村不羈兒，〈臺灣に癩療養所の設置せられろまで〉，《社會事業の友》，27，頁149-158。

65　只有臺籍的地方名醫不怕因爲診治癩病而嚇跑其他患者。LMI 118/5, Robert B McClure to W.H.P. Anderson, 25 June 1929.

　　由戴仁壽對台灣總督府的批評，我們可以發現日本在當時外籍宣教師心目中的地位。在這段既批判又合作的關係中，戴仁壽反覆強調日本的殖民事業有待加強。戴仁壽希望教化的不僅是院民與台灣人民，也包括日本這個後起的殖民政權。雖然，戴曾於1937年前後在倫敦熱帶醫學校接受短期訓練，樂山園的組織架構與管理形式也與英屬殖民地的癩病園相當類似，但他也並非單純從大英帝國殖民行政者的角度來審視亞洲唯一殖民帝國的表現。對他而言，大英帝國在印度與非洲的癩病防治工作亦流於怠廢，這點與當時癩病權威的看法相當近似。在英屬印度，一般而言，治療成效最好的是傳教士所辦的機構。1938年3月在開羅所舉辦的國際癩病會議達成幾項決議，其中之一為，癩療養院不能無限期地由非營利組織維持，應該逐漸成為政府的義務。不過，就新防癩計畫的管理而言，最好是由非營利組織來負責[66]。由此可知，同為殖民者的醫學專業人士的關切與殖民政府的關切，有時並非疊合。

　　建立一個能夠同時增強身體抵抗力、促進工作倫理、提升道德與衛生水平，並且引進現代(基督教)文明的「示範村」計畫並不順利。就戴仁壽與官方的關係而言，他將癩病工作的重心從馬偕醫院癩病門診移轉到樂山園的作法，事實上符合日本政府對癩病防治採取強制隔離的基本原則。因此，總督府樂意在經費與行政方面大力支持。在一個更大的架構下來看，個人的醫療宣教工作時常被整個龐大的殖民計畫所收編。不過，依照戴仁壽的說法，總督府在對外宣傳上卻又經常刻意貶低，或甚至根本忽略樂山園的重要性。這使得樂山園的總人數一直無法提高。其次，就院民的觀點而言，並非所有人都欣然接受這種在英屬印度、英屬非洲所普遍施行的墾殖地作法。戴仁壽曾抱怨院民「懶惰」、「埋怨」和「賭博」[67]。運動與勞動也從不受歡迎。1939年，兩個經濟狀況較好的病患(其中一名為病患代表，同時也是基督徒)因為不願勞動，慫恿連他們在內的十名病患離

66　"International Congress of Leprosy. Reports of the Subcommittees," *Leprosy Review*, 9:4 (London, 1938), pp. 142-162.此次國際癩會議，戴仁壽以臺灣代表與日本專門委員的身分出席。George Gushue-Taylor, "The International Congress of Leprosy, Cairo, 1938.,"《社會事業の友》, 115（台北，1938）, pp. 38-42.

67　LMI 118/5, George Gushue-Taylor to W.H.P. Anderson, 7 April 1936.

開樂山園。其中絕大部分轉到就當時而言要求較少、且福利較好的官立樂生院。對病患出走一事，戴仁壽表示，樂山園的病患們之所以願意工作，全是因爲院方支付工資。不論在院外還是院內，動機都是一樣[68]。由這個事件以及戴仁壽之後的態度看來，他所強調的「充分自治的精神」[69]，並無法確保機構的良好運作。新社群意識的建立，也還是不足以改變院民習以爲常的生活型態。基督徒身分與自治公民身分的取得，並不意味清教徒的工作倫理也能同時轉移。

三、結語：作爲文明任務的醫療宣教

從日治時期馬偕醫院癩病專門診療所與樂山園的發展，吾人可清楚看出台灣史與世界史緊緊扣連。這兩個機構的形式、功能與意義，必須放在不同殖民公共衛生體系下方能理解。從初步的比較分析，戴仁壽志業的形貌方能更爲凸顯。若用後殖民科技研究的說法，唯有跳脫國家(乃至於日本殖民帝國)的疆界，跟隨醫療宣教士的腳步，研究者方能對於醫療實作有正確且全面的掌握[70]。

此外，醫療宣教並非只是對病態身體的救治，以及傳統定義下的基督教義的傳播有關。的確，宣教士在封閉或半封閉的療養院中所進行的宗教活動，與當時在自給自足的社群中所施行的隔離醫療措施，兩者相互配合極佳。然而，由於當時醫學理論定義下癩病的特性、相應的醫療措施，以及當時宣教士所強調的基督教與現代文明間的關連性，使得極具宗教家情懷的戴仁壽主持下的兩個機構具有相當濃厚「文明任務」的目的。這兩個機構向當地人民(不論罹患癩病與否)散發的不僅是現代公共與個人衛生知識，還包括現代健康生活的準則。擁有現代化設施的樂山園成爲教會人士心目中的「示範村」，與其他教會興辦的機構(教

68 LMI 118/5, George Gushue-Taylor, "Raku-san-en（Happy Mount Leprosy Colony），Tansui-gun, Formosa, Japan," *News Letter*, 14, February 1940.

69 LMI 38/16, George Gushue-Taylor, "Notes on the Appeal to the Government-General of Formosa for Aid to Mission Leper Work," February 1928；グシウ・テイラー，〈樂山園の事業と其の前途〉，《社會事業の友》，67，頁23。

70 Warwick Anderson, "Postcolonial Technoscience," *Social Studies of Science* 5:6 (London, 2002), pp. 643-658.

會、教堂、學校、幼稚園、醫院、宣教活動等），聯合起來構成展現現代西方基
督教文明的展示品。很明顯地，這跟19世紀在中國、台灣，乃至非洲等地活動的
宣教士（如馬偕）以拔牙或外科手術的神奇效果來吸引信眾的作法有所不同[71]。作
爲慢性傳染病，癩病並無神蹟式的療效，需要長期治療與調養。基於這點，再加
上當時醫療宣教活動著重以現代醫院爲活動中心的特性[72]，醫療宣教士需發展出
另外一套修辭與操作方式。

　　癩病園引進所謂「現代文明」，或所擔負的「文明任務」，不僅只是「先
進」的醫學知識與實作，以及一套因時制宜的宗教觀，而且還在實際操作上移植
了一套必須經過嚴格訓練方能獲得的生活方式。然而，在地的人民如何選擇性地
看待或收受這一整套東西，則是另一個值得深究的議題。

　　本文原發表於《古今論衡》，第9期，2003，台北，頁115-124。此版本對原
稿部分内容、論證進行補充。本文爲本人於中央研究院歷史語言研究所「生命醫
療史研究室」進行博士後研究期間（2002年3月至2003年7月）之部分成果。撰寫過
程中，得「宗教與醫療」研究計畫主持人林富士先生、祝平一先生及其他計畫成
員協助處甚多，並得《古今論衡》兩位評審寶貴意見，特此致謝。本文照片由
The Leprosy Mission International Archives及The Presbyterian Church of England
Archives提供。

---

[71]　Paul S. Landau, "Explaining Surgical Evangelism in Colonial Southern Africa: Teeth, Pain
and Faith," *Journal of African History*, 37 (Cambridge, 1996), pp. 261-281;李尚仁，〈展
示、説服與謠言：十九世紀傳教醫療在中國〉，《科技、醫療與社會》，8（高
雄，2009），頁9-74。

[72]　C. Peter Williams, "Healing and Evangelism: The Place of Medicine in Later Victorian
Protestant Missionary Thinking," in W. J. Sheils ed., *The Church and Healing* (Oxford:
Basil Blackwell, 1982), pp. 271-285.

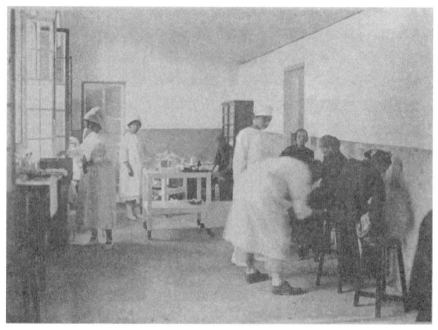

圖一　台灣台北癩病門診診療所診療室一景，1927年12月

（照片來源：國際癩病防治會檔案室〔The Leprosy Mission International Archives〕）

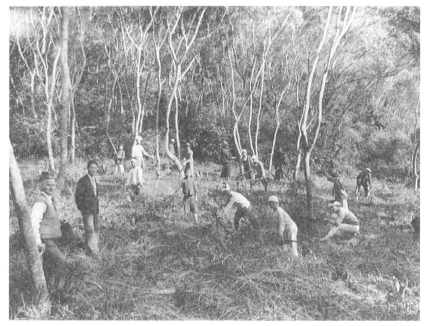

圖二 患者清理休憩用土地,左方兩人為工作人員。淡水郡八里庄,樂山
園,1935。

(照片來源:英格蘭基督長老教會檔案〔The Presbyterian Church of England
Archives, School of Oriental and African Studies, University of London〕)

第十二章

從師母到女宣：

孫理蓮在戰後台灣的醫療傳道經驗

李貞德(中央研究院歷史語言研究所研究員)

　　本文以美國宣教士孫理蓮(Lillian R. Dickson, 1901-1983)為例,探討二次大戰後基督教在台灣醫療傳道的轉變及其中的性別與政治意涵。孫理蓮於1927年隨夫孫雅各(James Dickson, 1900-1967)奉加拿大長老會差派來台,1940年因美日關係漸趨緊張而轉往南美圭亞那,1947年重回台灣宣教,至1983年去世為止。最初十三年以師母身分協助丈夫的教會事工,戰後返台則表示「不願只當宣教師的妻子,而要當宣教的妻子」,於是寫信募款,成立芥菜種會,創建宣教事業。本文利用孫理蓮的書信、報告、傳記和新聞資料等,嘗試呈現醫療傳道、性別政治和殖民議題在20世紀下半葉台灣的風貌。初步觀察所得有三。

　　首先,是關於醫療傳道性質的轉變。19世紀中葉以降,西方宣教士藉著帝國主義擴張之便投入海外傳道,其中仰賴外科手術在東方醫病行神蹟者不乏其人。然而,經過日本殖民政府的強力推行,西方醫學在20世紀中葉的台灣已然成為主流。洋鬼醫生挖眼剖心的焦慮已息,手術治療雖非司空見慣,似乎也不再是神蹟奇事了。反而,自始至終都和這些著名外科故事並存的醫療照護工作,如施藥包紮、宣導衛生和緊急接生等,在戰後醫療資源不足的地區依然活躍。孫理蓮便是在西醫不成問題的時代展開她的傳道生涯。她的宣教事業包羅萬象,大多以醫療救助開始,而後擴及育幼和生技訓練,最終則以改信建堂為目標。她回應需求,寫信募款,網羅人才,集資建院。在戰後政局不穩、百廢待興的台灣,外科手術已非神蹟,關懷照顧才算稀奇,而孫理蓮便是在這個轉變中施展長才,也為這個轉變推波助瀾。

其次，孫理蓮是以妻母的非正式形象從事她的宣教工作。她雖然受過醫護訓練，也穿著護士服從事第一線救助工作，卻不以醫護人員自居，反而以母親自況，認為發現貧病、傾聽痛苦、緊急救助、尋求支援，並解決問題，是任何母親都會身體力行的事。雖然她不願自限於師母的角色，而在返台之後追尋女宣的生涯，並且成立正式的事業機構，但不論是她本人或她的傳記作者，都有意無意地持續塑造她非正式的形象。這種非正式的形象符合她隨機應變、彌縫補缺的行事風格，也彰顯芥菜種會和作為創辦人的她二而為一的實況，更重要的是，這種以退為進的自敘手法，也是孫理蓮遭遇各種困難和質疑時最有效的應對方式。

最後，孫理蓮得以在戰後台灣以非正式形象從事醫療救助的宣教事業，實與她的美籍身分有關。她初次抵台是在日治時代，身為美國人受加拿大差派，到一個統治者和被統治者互為異族的地方。這和19世紀以降由殖民母國差派到殖民地的宣教士不同，也和清末來台的英國或加拿大長老會傳教師有別。她和丈夫之前既未受日本殖民政府的支持保護，之後更因美日之間戰雲密布而備受監控。然而，戰後中華民國政府遷台，不論在政治、經濟或軍事方面，都仰賴美國的協助。孫氏夫婦因美國人的身分經常得以便宜行事。芥菜種會每個月收到的捐款信紙大多數來自美國，僅少數來自加拿大。孫理蓮定期返美巡迴演講、拜訪教會慈善機構尋求贊助，或接受媒體採訪、報導在台宣教需要，然後將獲得的金錢和實物捐贈，透過美國軍方和在台使館人員的協助運達分發。一方面，在戰後的台灣，美援、慈善救助和基督教幾乎成為同義詞，而另一方面，孫理蓮也藉由各種管道介紹美國鄉親認識這個反共最前線的「自由中國」。如此一來，「基督教的美國」便先和日本殖民者對照，後與共產敵人抗衡，成為「自由中國」的盟友，而孫理蓮的醫療救助事業也在這個關係與形象的塑造過程中推展開來。

一、前言

《路加福音》第十章記載耶穌到馬大和馬利亞的家中拜訪，馬大為伺候的事多而忙亂，抱怨妹妹馬利亞只顧坐在耶穌的腳前聽道。耶穌回答說：「馬大！馬大！你為許多的事，思慮煩擾；但是不可少的只有一件；馬利亞已經選擇那上

好的福份，是不能奪去的。」自中世紀以來，基督教會鼓勵婦女服事，便常以新約聖經中這段故事申論「天父取代家父，求道勝於家務」的道理。1954年為推廣台灣傳道事業而創立芥菜種會(The Mustard Seeds Inc.)的美籍宣教士孫理蓮(Lillian R. Dickson, 1901-1983)，在向丈夫申述自己走出家庭、服事社會的志向時，便曾表示「馬大的工作已處理好，想做馬利亞的事了」，並且宣稱自己「不願只當宣教師的妻子(missionary's wife)，而要當宣教的妻子(missionary wife)！」[1]

中年立志走出家庭的孫理蓮，其宣教事業包羅萬象，卻大多以醫療救助始，以職訓教育終。自1927年抵台之初，便以師母身分接待馬偕醫院痲瘋病患。1947年戰後重返則入山施藥、宣導衛生，在各山地鄉鎮設立巡迴診療所，並介入改善省立樂生療養院痲瘋病患福利。1960年代更因救助台南北門鄉烏腳病患而聲名大噪，除數度獲得中華民國政府表揚之外，亦引起美國宣教機構與社會大眾的重視。孫理蓮並非醫療專業人員，但其參與醫療傳道獨樹一幟，有目共睹，是現代醫療傳道史中的重要人物。

孫理蓮雖受過基本的醫護訓練，但不以醫護人員自居；她雖參與第一線的醫護工作，卻不以醫護技術為傳道主力。寫信募款，創設機構，在台灣各地建立病院、診所、產院、育幼院和職訓班等，才是她的宣教模式。她網羅歐美各國在台傳道的醫護專業人士，卻大量仰賴美國本土信徒的捐贈推動事工。而在戰後台灣特殊的政經環境下，愛與關懷的宗教情操毋寧是透過「美國」此一象徵網絡傳達和表現。

自19世紀中葉以降，醫療救助一直是西方傳教士進入東方社會、宣揚基督

1　Kenneth L. Wilson, *Angel at Her Shoulder: Lillian Dickson and Her Taiwan Mission*, forwarded by Daniel A. Poling (New York: Harper & Row, 1964; Christian Herald Paperback Library, 1970), p. 90.本書中譯本名為威爾森博士，《天使在她身旁》(台北：基督教芥菜種會，1983)。本論文中引文皆以英文原本為準，所有中譯皆出自筆者，不一一說明。有中文譯本者隨註說明中譯本出版資料，若干人物姓名參考中譯本者則另外註出。除孫理蓮夫婦之外，其餘歐美人士在第一次出現時註明中文譯名，之後則仍以英文原本稱呼為主。又，由於孫理蓮在書信中以mountain people和the aborigines兩詞交互使用形容她在山地接觸的人群，因此本文行文時亦不特別限定使用山地人或原住民。

教義的重要媒介，西方醫學亦藉此傳入中國。其間所引起的異文化接觸與殖民經驗，乃至傳教士與醫師之間的論爭問題，相關研研方興未艾[2]。由於最初女性難以按立為牧師，有志於海外宣教者，若非以醫生、護士或教師等專業身分接受差派，便是以「醫生娘」或「牧師娘」等宣教士之妻的角色前往傳道地區[3]。她們或持有醫護執照，或受過基礎護理訓練，在宣教人力總是不足的情況下，大多曾有協助醫療照護的經驗。可惜的是，雖然自始至終醫療傳道都有女性的參與，她們的角色、行止與掙扎，卻因論之者少，故隱而不顯。針對19世紀到中國的女傳教士，不論是女醫師或女教師，最近都有學者論及，逐漸嶄露頭角[4]。但自1870年代即參與台灣傳道的女性，不論其醫療救助的型態如何，則仍少見學術專文討論，僅在教會紀念與宣導文字中偶現身影[5]。

2　李尚仁，〈展示、說服與謠言：19世紀傳教醫療在中國〉，《科技、醫療與社會》，8（高雄，2009），頁9-74；亦收入本書，頁371-402。

3　美國女性海外宣教運動在19世紀末到20世紀初達到顛峰，而以專業身分遠赴他鄉的女性亦藉此塑造其科學宣教的形象，爭取和男性宣教士的平等待遇。相關討論見Patricia R. Hill, *The World their Household: the American Woman's Foreign Mission Movement and Cultural Transformation, 1870-1920* (Ann Arbor: University of Michigan Press, 1985).

4　關於19世紀美國女傳教士在中國的活動，林美玫有一系列的研究，最近的成果，見林美玫，〈十九世紀美國聖公會女傳教士在華活動：女性特質的傳接，抑或女性主義的引導？〉，《臺灣宗教研究》，5：2（台北，2006）。至於女性參與醫療傳道方面，見Hsiu-yun Wang, "Stranger Bodies: Women, Gender, and Missionary Medicine in China, 1870s-1930s" (Ph.D. dissertation, Wisconsin University, 2003).此外，她亦曾經從文獻的種類和性質分析此一課題的幾個面向，見王秀雲，〈有關西方女傳教士與中國婦女的幾個歷史問題：從文獻談起〉，《近代中國婦女史研究》，8（台北，2000），頁237-252。

5　教會為紀念或宣導而出版的著作中，偶爾可在眾多介紹男醫生的文字裡發現零星的女性故事，如鄭仰恩主編，《臺灣教會人物檔案(一)》（台南：人光出版社，2001），其中收錄了介紹台灣初代女醫伊利沙伯（Elizabeth Christie, 1864-1901）和彰化基督教醫院婦產科醫師高仁愛（Jean Murray Landsborough, 1920-1993）的紀念文章。過去幾年，好消息電視臺出版「臺灣的天使們」一系列著作，則介紹了幾位在戰後來台服務，獲得醫療奉獻獎的醫療宣教人士，見好消息電視臺著，《天使的系列》（台北：未來書城，2003-2004）。至於新近學術專著中討論女性醫療宣教士者，可參考傅大為，《亞細亞的新身體：性別、醫療與近代臺灣》（台北：群學出版社，2005），第二章〈馬偕的早期近代化——殖民帝國勢力下的傳道醫療、身體與性別〉，第五節「傳道醫學的另類策略：女醫療宣教師」，頁73-78。

　　孫理蓮1927年初次抵台，可謂承美國婦女宣教運動之遺緒東來[6]。至1983年逝世，經歷日本殖民和國民黨政府兩個時代。她雖因丈夫接受加拿大長老會差派而來，卻是以美國人的身分在台灣生活與行動。當孫理蓮宣稱不僅要做妻子，還要做宣教士時，她採用傳統的聖經故事，將馬大和馬利亞作為兩種不同的象徵符號，用以詮釋自己中年之前與之後的活動。然而，孫理蓮的馬利亞工作包括哪些？和之前的馬大工作有何異同？她如何自我理解？別人又如何看待她？孫理蓮的宣教事工大多藉由她的書信向美國贊助教會報導，引起廣泛注意之後則又有宣教機構派員來台參訪，為她撰寫傳記並製作宣傳影片[7]。透過這些交流，美國人認識了什麼樣的台灣？而台灣人又如何理解美國和基督教？其中內涵具有何種性別意義？表現什麼醫療傳道發展上的現象？又傳達了什麼特殊的台灣經驗？本文利用孫理蓮的書信、報告、傳記和新聞資料，嘗試回答上述問題。期望透過一位女性參與宣教的個案，呈現醫療傳道、異文化接觸和殖民議題在20世紀台灣的風貌[8]。

6　第一次世界大戰之後，受到基督教偽善的批判和婦女回歸家庭的呼聲等衝擊，美國婦女海外宣教運動逐漸緩歇。討論見Patricia R. Hill, *The World their Household*, Chapter 6, "Other Times, Other ways," pp. 161-192.

7　孫理蓮曾於1956年返美，在電視台接受教友捐贈醫療器械及藥品，1962年《基督教先鋒報》(*Christian Herald*)曾經報導她的事蹟，當年7月由《讀者文摘》(*Readers' Digest*)轉載，1972年世界展望會(World Vision)創辦人皮爾斯博士(Bob Pierce)則為她製作了宣傳紀錄影片*While it is Day: Lillian Dickson's Taiwan*.該片所呈現的台灣宣教印象及其相關問題，見李貞德，〈宣教影片中的疾病、醫療與文化：以《趁著白日：孫理蓮的臺灣》為例〉，「醫療與視覺文化國際學術研討會」宣讀論文(台北：中央研究院歷史語言研究所主辦，2010年11月24-26日)。

8　台灣自著的傳道史中最早大量介紹孫理蓮事蹟的，可能是董顯光，《基督教在臺灣的發展》(台北：著者自印，1962/1970)。雖然這位駐美大使(1956-1959)的著作並不限於孫理蓮或長老會的活動，但因他將三分之二以上的篇幅用來介紹戰後台灣的宣教工作，並曾隨同孫理蓮到花蓮山區訪問，因此書中處處可見孫理蓮工作的影子。至於學術研究，截至目前最完整的當屬劉慧華，〈孫理蓮(Lillian R. Dickson, 1901-1983)與基督教芥菜種會(The Mustard Seed, Inc. 1954-)〉(新竹：國立清華大學歷史所碩士論文，1997)。其中除了介紹孫理蓮在台數十年的工作外，並詳述芥菜種會各種事業的興衰和轉型。不過，對於孫理蓮作為20世紀西方女性東來宣教的個案所展現的性別意涵，以及其福利救助事業所傳達的醫療傳道轉變和20世紀台灣政經社會的特色，則未嘗觸及。本文將就這些部分深入分析。

二、孫理蓮的傳道生涯

孫理蓮出生於美國明尼蘇達州湃洱湖(PriorLake)畔的小鎮，1925年自該州聖保羅市的馬加勒斯特學院(Macalaster College)畢業，在紐約聖經學校受訓兩年，1927年新婚不久便隨同丈夫孫雅各(James Dickson, 1900-1967)接受加拿大長老會差派來台宣教[9]。由於1925年加拿大長老會內部分裂，導致原屬加拿大長老會教區的北台灣人心浮動，1926年宣教士多人離台或南下加入英國長老會，因此北台灣人手極度缺乏[10]。美國籍的孫氏夫婦便是呼應加拿大長老會的緊急招募而來，並且一抵達台灣便加入宣教，除了努力適應環境、學習語言之外，亦協助當時留守北台灣的偕叡廉牧師(Rev. G. W. Mackay)、明有德牧師(Rev. Hugh MacMillan)和戴仁壽醫師(Dr. George Gushue-Taylor)[11]。孫氏夫婦來台兩個月之

9　孫理蓮1927年5月18日結婚，隨即登船渡海，10月16日抵台。見Marilyn Dickson Tank ed., *Chuckles behind the Door: Lillian Dickson's Personal Letters* (Taipei: [n.d.]), pp. 1, 183.該書由孫理蓮的女兒Marilyn編輯整理，由台北芥菜種會出版，書內頁無出版年，但有向孫理蓮致敬的前言，以其英文採過去式觀之，應為1983年孫理蓮逝世後的事。其中所收私人信件與孫理蓮寫給其他親友或教會的信件有時日期相同，部分內容重疊，但並不完全一致。這可能是因為孫理蓮在寫信時將同樣的故事或段落剪裁納入不同的信中，分別寄給親友和教會，也可能是Marilyn在編纂時經過刪節合併所致。本文所引孫理蓮之資料，部分來自中華福音神學院文化研究資料中心，部分則來自美國耶魯大學神學院「中國計畫」(China Project)之收藏，徵引時不另外註明出處。私人書信主要引自Marilyn Dickson Tank ed., *Chuckles behind the Door: Lillian Dickson's Personal Letters*，徵引時則註明頁碼。

10　加拿大長老教會為了是否與衛理會(Methodist)及公理會(Congregational)聯合而在1925年分裂。持贊成意見之70%會眾加入加拿大聯合教會(United Church of Canada)，另30%反對者則繼續留在加拿大長老會中(Presbyterian Church of Canada)。雖然當時在北台灣的宣教士絕大多數贊成聯合，但北台灣教區卻被劃歸原長老會，造成1926年多數宣教士離開。多位資深男性宣教士南下造成人心浮動的情況，參見劉忠堅牧師(Rev. Duncan Macleod)寫給聯合教會外國宣道會牧師A. E. Armstrong的信，"Duncan Macleod to A. E. Armstrong," February 11, 1927. 加拿大長老教會分裂曲折，可參見張雅玲，〈北部臺灣長老教會研究1872-1945〉(高雄：國立中山大學中山學術研究所碩士論文，1990)，頁23-25，以及加拿大聯合教會之歷史介紹網頁，http://www.united-church.ca/ucc/history/home.shtm. 2010年12月5日查詢。

11　明有德留任對北台灣教會的重要性，見鄭仰恩，〈開創新時代的普世宣教者——

後寫信回國，以自嘲的語氣形容在上街購物時抓住機會和客氣恭謹的店家練習台語，並提及必須在新年期間準備餐點招待戴仁壽醫師在馬偕癩病診療所的兩百多名病患[12]。事實上，到1940年11月因第二次世界大戰局勢緊張暫時離台之前，孫理蓮大多也是以學習適應和協助招待的方式參與宣教工作。

(一)「馬大」的歲月

1927-1940的十三年間，孫理蓮以師母，也是宣教士之妻的身分在台灣生活。孫雅各在1930年代理淡水中學校長，翌年又出掌臺北神學校(臺灣神學院前身)，身兼數職加上慷慨好客，同事學生往來聚會頻繁，家中經常高朋滿座[13]。雖然宣教士的薪水在初來乍到時尚稱夠用，但各種細節卻不能不靠孫理蓮打點，幾年下來，亦不無捉襟見肘的時候[14]。身為女主人，除了張羅訪客的飲食起居，還得在同工意見相左、爭執不休時，巧妙介入、化解僵局。孫家被台灣教友暱稱為旅店，孫理蓮便以旅店主婦自況[15]。水土不服加以辛勞持家，使她最初三年兩

<hr>

(續)——

　　明有德牧師小傳〉，《新使者》，31（台北，1995）；後收入鄭仰恩主編，《臺灣教會人物檔案（一）》，頁64-73。其中提及明有德牧師的妻子道安（Donalda MacIntosh）是一位護士。

12　Mr. and Mrs. James Dickson, Letter to "Dear Christian People," December 27, 1927. 孫理蓮日後一直以台語生活並宣教，雖然曾隨夫前往東京學習日語，但仍經常以效果不佳自嘲。戴仁壽醫師1927年10月開辦馬偕癩病診療所，後又創建樂山園醫治台灣痲瘋病患，討論見王文基，〈癩病園裡的異鄉人：戴仁壽與臺灣醫療宣教〉，《古今論衡》，9（台北，2003），頁115-124；後收入本書，頁441-459。又，以下所引信件若為孫理蓮署者則不再特別說明作者。

13　孫雅各擔任各種宣教事工，見〈孫雅各牧師重要年譜〉，收入蘇光洋主編，《孫雅各牧師紀念專集》（台北：臺灣神學院校友會，1978）。

14　Letter to "Dear Christian People," December 27, 1927. 信末表示台北生活費用高但宣教士的薪水大致夠用。但Letter to "Dear Friends," November 23, 1938的信中卻細述各種聚會時廚房食材迅速用罄、臥室床鋪不敷分配的窘境。

15　關於化解僵局，Kenneth L. Wilson, *Angel at Her Shoulder: Lillian Dickson and Her Taiwan Mission*, p. 43. 當中提及當本地教會長老開會吵架時，孫理蓮引發別的話題，例如讓每個人說說自己處理蛇的故事，嘗試暫緩爭議。關於旅館主婦(The inn keeper's wife)的說法，見Letter to "Dear Friends," November 23, 1938. 該信部分亦收入Marilyn Dickson Tank ed., *Chuckles behind the Door: Lillian Dickson's Personal Letters*, p. 49.

度喪子，見證了宣教生涯的代價[16]。她的家信亦透露在台外國人士因長期處在緊張狀態以致於身體患病或道德崩潰。面對勞累困難，她選擇到淡水海邊散步，保持平靜。由於宣教士之間住房分配之故而數度搬家，她則形容窗簾因頻遭修剪已面露憂鬱之色[17]。事實上，嘗試幽默以對，是孫理蓮早期以師母身分在台生活時自處處人之道，使她的書信一方面洋溢著風趣的文采，另方面也透露對自己生活並不滿意，但對環境也無可奈何的態度[18]。

　　寫信是孫理蓮調整情緒、記錄人事、報導台灣的方式。由於這個時期她並非以宣教士而是以師母的身分寫信，她的信中充滿側面觀察的奇聞逸事，比較少關於教會事工的直接說明。來台初期，她筆下的台灣人具有勤儉、率直、不諳文明禮儀的形象。她形容教堂敬拜時男女分坐兩邊[19]；本地牧師講道比手劃腳、充滿戲劇感[20]。她描繪台灣婦女面容光潔、個性堅毅，有如聖徒；但姊妹會時卻人聲嘈雜，私下交談者有之，小孩奔跑哭鬧者有之，以致於領會講道者會施行權威式的震撼教育，不如北美教會來得溫柔安靜[21]。至於在孫家舉行的茶會，則因本

16　孫理蓮第一次難產，第二次早產，小孩皆未能存活，直到1931年才平安產下一男Ronny，次年再得一女Marilyn，當時醫師曾安慰她，表示在中國的宣教士生五名兒女總會死喪其二。事見Kenneth L. Wilson, *Angel at Her Shoulder: Lillian Dickson and Her Taiwan Mission*, p. 40.

17　Letter to "Dear Friends in the Homeland," October 15, 1936, in Marilyn Dickson Tank ed., *Chuckles behind the Door: Lillian Dickson's Personal Letters*, p. 20-21. Marilyn將此信題名為"Volcanoes and Sulky Curtains". 另外在Letter to "Dear Friends," March 6, 1939中亦提及帶著兒女到海邊安靜心神。此時日本和美國的關係日趨緊張，宣教士已陸續離台，她的小孩失去不少玩伴，而她因日本政府的敵意對前景深感困惑。

18　對環境的無可奈何也包括夫妻間協調的問題。在Letter to "Dear Friends," November 23, 1938，她描述原本預計招待四十五位長老的茶會，因孫雅各無預警地邀請了台灣神學院的三十位學生參加，致使食物不夠分配而孫理蓮手忙腳亂的情形。Marilyn Dickson Tank ed., *Chuckles behind the Door: Lillian Dickson's Personal Letters*, pp. 49-50.

19　Letter to "Dear Friends," January 10, 1929.同信中也提及在台宣教士的房舍簡陋，隱藏在教堂背後，而非如在北美般面對大街。

20　Letter to "Dear Friends," March 31, 1928. 這種針對外在形式而非講道內容的感覺，也可能和她對本地語言的聽講能力尚未有效掌握有關。

21　Letter to "Dear Friends," March 6, 1939. 同信中則建議應當以唱詩歌引導聚會，而非以獅子吼的方式開場。

地人號召鄰里「到外國人家裡喝茶」而造成人數爆滿，加上「從山地來的女人不了解我們的方式」，只顧著取用茶點，並不會暫停和女主人寒暄，以致於蛋糕總是供不應求[22]。孫理蓮的家信中充滿這類寫異述奇的小故事，透露了她來台初期經由人我差異認識他人並定位自己的過程。

不過，自1937年日本大舉侵華，殖民政府在台軍事演習日益增加，軍事管制漸趨嚴格，在台宣教士的生活也越發困難。雖然孫理蓮在信中仍努力以詼諧的筆調形容槍尖下的生活，嘲笑自己的日文能力僅足以"kon nichi wa"面對日本哨兵的刺刀，不過物資日漸困乏、家中頻遭監視，都使她深感寂寞和危險[23]。同時她筆下的台灣人也開始充滿苦難的形象。她描述1937年9月的某天傍晚和孩子吃過晚餐，便看見日本軍機紅光閃過淡水上空，不禁為成千上萬即將喪子的中國母親哀痛；又形容自己在震耳欲聾的轟炸機飛越時努力撰寫代禱信，卻不知該如何請求在美親友為台灣禱告。由於台灣的統治者發動戰爭，孫理蓮擔心美國信徒不能體會台灣人民的進退維谷。她在信中轉述宣教士和本地信徒之間口耳相傳的故事，描寫台灣男丁如何不願當兵、女孩不願隨軍服務，而他們又如何遭到日本統治者的監視逮捕[24]。同時，美國政府對於堅守崗位的海外宣教士並未積極支援，

22　Letter to "Dear Friends," November 23, 1938, in Marilyn Dickson Tank ed., *Chuckles behind the Door: Lillian Dickson's Personal Letters*, pp. 49-52.

23　關於日本的軍事訓練和危險寂寞之感，見Letter to "Dear Friends Invisible," 1937, in Marilyn Dickson Tank ed., *Chuckles behind the Door: Lillian Dickson's Personal Letters*, pp. 28-30. Marilyn將信題名為"At Bayonet Point"。關於物資日益缺乏，見Letter to "Dear Friends," November 10, 1939。該信提到宣教士為補充營養考慮養羊擠奶，同時強調台灣生活水準難以提升，營養不良和醫療資源不足造成兒童貧病交加。

24　Letter to "Dear Miss Doty," August 18, 1938. 收信人Margaret Doty是美國明尼蘇達州聖保羅市馬加勒特學院的院長。孫理蓮便是從這所學院畢業，到紐約聖經學校就讀兩年之後隨夫來台的。這封信的寫作時間斷斷續續，從1937年秋到1938年夏，內容駁雜，如同隨機寫下的日記，信首則說明由於日本政府監視宣教士並且檢查信件，因此只有透過偷渡才能將信件和日記傳出，並要求收信人千萬不要出版，以免危及無辜。該信是由日本柏原寄出，原件藏於耶魯大學神學院圖書館，收入Marilyn Dickson Tank ed., *Chuckles behind the Door: Lillian Dickson's Personal Letters*, pp. 34-45. Marilyn將之題名為"Leaves from a Wartime Diary"。在此信中，孫理蓮稱台灣父母盡快將女兒出嫁，以免她們被徵召為"camp-followers"。關於戰爭期間台灣男女被殖民政府動員徵召的研究，見楊雅慧，〈戰時體制下的臺灣婦女(1937-1945)——日本殖民政府的教化與動員〉(新竹：國立清華大學歷史研究所碩士論

則令她產生怨尤，認爲「美國政府看待我們就如我們看待一些腦袋壞掉的窮親戚一般，雖生氣丟臉卻又不能完全斷絕關係」[25]。這種同處邊緣流離的經歷，似乎使她和她傳道對象的台灣人產生了特殊的情感認同。

由於美日關係日趨緊張，在台宣教士安全堪虞，孫氏一家終於決定在1940年11月離台[26]。在美短暫停留之後，孫氏夫婦旋經加拿大長老會重新差派，前往南美洲英屬圭亞那宣教。在圭亞那的五年令孫理蓮對自己的認識頗有轉變。雖然同屬白種人，孫理蓮自覺和英國殖民婦女風格迥異。她形容白種殖民人士以各種舊社會的繁文縟節來展現特權，而來自民主新世界的她則完全不理會這一套。她騎自行車出入，令有司機駕車的英國婦女目瞪口呆，又親自擦洗教會地板，對比當地女性只會坐而言、不能起而行，而且她還是殖民地唯一一位自己做飯的白種女人，但她卻自豪地表示她的家人都「擁有良好、清潔、健康的食物」[27]。

孫理蓮從圭亞那寄回家鄉的信中，那些來台初期用以形容台灣婦女勤儉率

（續）

文，1994）；周婉窈，〈日本在臺軍事動員與台灣人的海外參戰經驗，1937-1945〉，《臺灣史研究》，2：1（台北，1995），頁97-102；游鑑明，〈受益者抑被害者？第二次世界大戰時期的臺灣女性(1937-1945)〉，收入王政、陳雁編，《百年中國女權思潮研究》（上海：復旦大學出版社，2005），頁202-219。

25　Letter to "Dear Friends," November 23, 1938.此部分亦收入Marilyn Dickson Tank ed., *Chuckles behind the Door: Lillian Dickson's Personal Letters*, p. 52.

26　孫家離台前已被日本殖民政府長期監視，除了信件遭檢查之外，亦不准收聽廣播，對外聯絡。1941年太平洋戰爭爆發之前，在台宣教士亦有遭逮捕而不歸者，孫家於是決定離台。關於宣教士被視爲間諜逮捕之事，見Letter to "Dear Miss Doty," August 18, 1938, in Marilyn Dickson Tank ed., *Chuckles behind the Door: Lillian Dickson's Personal Letters*, pp. 34-45.關於孫理蓮信件遭到檢查，她半夜偷聽廣播而聽到宋美齡演講的故事，以及離台過程緊張，孫雅各行李被仔細搜查的情形，見Kenneth L. Wilson, *Angel at Her Shoulder: Lillian Dickson and Her Taiwan Mission*, pp. 55, 58, 66-67.

27　Letter to "Dear Friends," November 12, 1942.部分亦收入Marilyn Dickson Tank ed., *Chuckles behind the Door: Lillian Dickson's Personal Letters*, pp. 66-67。Marilyn將此信題爲"The Real Ruler"，並且日期作November 9, 1942. 其實，二次大戰期間有不少英國婦女嘗試在殖民地突破窠臼，以教育和護理開拓生活空間，見Thomas R. Metcalf, "Imperial Towns and Cities," in P.J. Marshall ed., *The Cambridge Illustrated History of the British Empire* (Cambridge: Cambridge University Press, 1996), pp. 224-254，特別見"British women in the tropics," pp. 246-247。不過，在孫理蓮的觀察和敘述中，她和英國殖民婦女之間顯然異大於同。

眞卻不符合文明禮儀的形象，似乎轉而用來描繪她自己，成爲區隔美國新世界宣教婦女和英國舊社會殖民婦女的一種方式。此外，由於在圭亞那宣教的人手和資源匱乏，孫理蓮必須參與家戶以外的事工。她在路邊向人佈道，拜訪平民家庭，負責農場上的聚會，對著成百的兒童講道等等[28]。這些超越過去照顧食衣住行等妻母角色的服事，令她深感快樂。1947年戰後返台，孫理蓮回憶在圭亞那的兒童事工和戶外宣教經驗，希望能在台灣繼續類似的服事[29]。

（二）「馬利亞」的事工

　　第二次世界大戰一結束，孫雅各便迫不及待重返台灣，藉著爲美國政府發放救援物資的名義，於1946年返台考察教會情況，發現山地教會在日治末期的威脅迫害之下反而經歷復興[30]。由於一雙兒女此時皆已返美就讀中學，孫理蓮傾向留在比較靠近家鄉的南美圭亞那，然而敵不過孫雅各對台宣教的熱誠，最後兩人還是在1947年4月再度來台[31]。四十六歲的孫理蓮這次來台，沒有兒女之累，卻

28　Letter to "Dear Friends," October 10, 1941.此信部分亦收入Marilyn Dickson Tank ed., *Chuckles behind the Door: Lillian Dickson's Personal Letters*, pp. 58-62.

29　她在返台之後回憶在圭亞那的經驗，宣稱希望能在台繼續該種事工，見Kenneth L. Wilson, Angel at Her Shoulder: Lillian Dickson and Her Taiwan Mission, p. 90.

30　關於台灣山地教會在日治末期信仰復興的情況，以及其中關鍵人物泰雅族婦女姬望的故事，孫理蓮有生動的描繪。Lillian Dickson, *Theses My People: Serving Christ among the Mountain People of Taiwan* (Grand Rapid: Zondervan Publishing House, 1958), Chapter 2, "Pentecost in the Hills," pp.16-27.*These My People: Serving Christ among the Mountain People of Taiwan*中譯本名爲孫理蓮宣教師，《這是我的同胞》（台北：基督教芥菜種會山光雜誌社，1972）。Kenneth L. Wilson在其書中對姬望的故事亦有所鋪陳，見*Angel at Her Shoulder: Lillian Dickson and Her Taiwan Mission*, pp. 81-89.姬望是1929年孫雅各從花蓮帶到淡水婦學堂就讀的第一位原住民女性，日後有「山地教會之母」之稱，她的故事在台灣宣教史上流傳甚廣，見臺灣基督長老教會總會歷史委員會編，《臺灣基督長老教會百年史》（台南：臺灣基督長老教會，1965），頁365-371。

31　教會考察之旅，見James Dickson, "In Formosa Again," *The Glad Tidings*, September 1946, pp. 316-321, 346. 部分收入Marilyn Dickson Tank ed., *Chuckles behind the Door: Lillian Dickson's Personal Letters*, pp. 74-78，題爲"Survey Trip Made by James Dickson"以及James Dickson, "Wide Open Doors in Formosa," in *Presbyterian Record*, September 1946, pp. 238, 249和Letter to "Dear Friends," February 26, 1947, from S. S. Marine Lynx. 關於孫理蓮希望留在南美，見Letter to "Dear Little Girl," January 5, 1945, from

有了圭亞那的佈道經驗，便提出新的期望和計畫，宣稱自己「不願只當宣教師的妻子，而要當宣教的妻子」[32]。

孫理蓮返台之後，仍持續寫信回家鄉的習慣，聊天敘舊般的信件在親友之間流傳，一方面介紹她眼中的台灣，另方面也成為募款的管道。她的文字親切動人，筆下的台灣百廢待興，北美教會機構和個人紛紛要求轉寄以便考慮捐款。從複寫到鋼板油印，至1954年時，每個月寄出的募款信已超過兩萬五千份。為了方便美國捐款人節稅，鼓勵奉獻，她終於在友人的勸說之下，成立非營利事業機構芥菜種會，透過設在加州的總部接受捐款[33]。而她在台五十年近千封的信件，在當時是美國教友認識台灣的途徑，在今日則成為研究的主要史料來源。

從1947年再度來台到1983年逝世的三十六年間，孫理蓮或透過信件向在美親友和教會募款，或藉返回北美述職的機會巡迴演講、拜訪教會慈善機構尋求贊助，或接受媒體採訪、報導在台宣教需要，然後將獲得的金錢和實物捐贈，透過美國軍方和在台使館人員的協助運達分發，救濟台灣各地不足之處[34]。經由孫理蓮的努力，在台成立的機構無數，包括各山地診療所、護理訓練班、肺病療養院、馬利亞產院、托兒所、育幼院、未婚媽媽之家、中途之家、女子習藝所、男子職業訓練班，以及轟動一時的台南縣北門鄉烏腳病院等。在1967年孫雅各逝世之後，她為了實踐丈夫的遺志，創立「焚棘海外傳道會」（Burning Bush

（續）————————————————

    Georgetown, British Guiana, in Marilyn Dickson Tank ed., *Chuckles behind the Door: Lillian Dickson's Personal Letters*, pp. 71-72.

32 Kenneth L. Wilson, *Angel at Her Shoulder: Lillian Dickson and Her Taiwan Mission*, p. 90.

33 芥菜種會的創立，見Kenneth L. Wilson, *Angel at Her Shoulder: Lillian Dickson and Her Taiwan Mission*, Chapter 17, "A Grain of Mustard Seed," pp. 162-170.其中提到每月5000封航空信和兩萬封平信的收信人名單，還是1954年Marilyn大學畢業後返台協助父母的宣教事工才得以整理出來。而單單將這些信謄寫裝封貼郵票，每個月就要4500元美金的郵資。此外，Letter to "Dear Marilyn," December 5, 1956, 提到每次大約有10名工作人員同時處理信件，收入Marilyn Dickson Tank ed., *Chuckles behind the Door: Lillian Dickson's Personal Letters*, pp. 165-166.

34 1964年Daniel Poling為*Angel at Her Shoulder: Lillian Dickson and Her Taiwan Mission*作序時，稱芥菜種會每年經手用於台灣福利事工的捐款超過二十五萬美元。以當時匯率推算則一年超過一千萬新臺幣。Daniel Poling, "Foreword," in Kenneth L. Wilson, *Angel at Her Shoulder: Lillian Dickson and Her Taiwan Mission*, pp. 11-12.

Mission），派遣台灣原住民宣教師至北婆羅州沙勞越等南洋地區，進行「部落對部落」的傳道工作[35]。

　　大致觀之，她的傳道事工初期多為醫療救助和衛生宣導，後則輔以教育訓練。雖然她從圭亞那經驗中得到的靈感是戶外佈道和兒童主日學，而她自稱最有興趣的是婦幼工作，但她吸引美國教友注意、獲得大量捐贈的，卻是山地醫療服務、救助痲瘋病患，以及興建北門烏腳病院等事蹟。她自己曾經為前兩項工作著書立說，而美國教會媒體則對最後一項事工關切有加[36]。以下先分別介紹孫理蓮這些醫療救助事工，然後再分析其中的性別與政治意義。

三、從施藥包紮到集資建院的醫療救助事業

　　1947年8月，原在日本宣教的馬文夫婦（MacIllwaine）來台，其中瑤珍妮・馬文（Eugenia MacIllwaine）是護士，因此孫理蓮打算帶她入山協助原住民。孫理蓮在寫給女兒的信中，形容自己在花蓮山地的工作計畫：

> 我要告訴他們耶穌的故事、環境衛生，以及各種事情。我要教導這些原住民洗澡和洗衣服。聽說他們從不洗衣服，而是穿到破爛為止。我要讓他們蓋有隔間的公共澡堂，給他們澡缸和肥皂，並且獎賞那些每天洗澡洗衣服的人。[37]

35　關於焚棘海外傳道會的創立源起和事工，見Marilyn Dickson Tank, *Lillian Dickson's South Sea Story* (Taipei: Mustard Seed Inc., 1985).

36　孫理蓮介紹山地醫療服務，見Lillian Dickson, *These My People: Serving Christ among the Mountain People of Taiwan*；關於救助痲瘋病患，見Lillian Dickson, *Loving the Lepers* (Taipei: The Mustard Seed, Inc., [n.d.]).*Loving the Lepers*一書不見出版年代，但書末以孫雅各戰後第一次返鄉作結，而孫雅各該次返美在1953年3月，推測書稿應為該年稍晚時完成。該書序言是Marilyn說明為紀念母親而將舊稿付梓，則出版年或為孫理蓮去世的1983年。至於興建烏腳病院，不論是Kenneth L. Wilson為她寫的傳記*Angel at Her Shoulder: Lillian Dickson and Her Taiwan Mission*，或皮爾斯博士為她製作的紀錄片*While it is Day*，對此事都著墨不少。

37　Letter to "Dear Marilyn," August 23, 1947, in Marilyn Dickson Tank ed., *Chuckles behind the Door: Lillian Dickson's Personal Letters*, p. 94.孫理蓮日後在自己的著作《這是我

帶著醫護人員前往探訪，禱告宣講耶穌，然後施藥包紮、改善環境衛生、建立醫療救助設施，最後則蓋教堂，可以說是孫理蓮一系列結合醫療與傳道的工作模式。不論是1947年起進入山地施藥佈道，或1949年介入省立樂生療養院的管理，大多循此進行。而在醫療救助的資源逐漸穩定時，便另立育幼或生技訓練機構，協助病患及其家屬自立謀生。

(一)穿著護士服的師母

　　孫理蓮最初進入花蓮山區，僅由一兩位外國醫護人員和一兩位本地牧師或師母陪同。後來孫雅各請求其他教會協助，遂有門諾會組成的醫療團隊參與支援[38]。為了吸引群眾，孫理蓮將兒童佈道的方式納入山地宣教之中。她以法蘭絨壁畫講故事，並學手風琴邊彈邊唱[39]。從她的信中可知，她每到一處會先唱詩歌，召集兒童，並將醫療團隊來訪的消息傳開，等群眾逐漸聚集，便說一些安慰的話、講一兩段聖經故事(通常是耶穌和尼哥底母的故事)，接著便請原住民將病患領來，表示可以為他們看病[40]。此時她也會穿上護士服分發奎寧，說明服藥須

(續)────────────────

　　　　的同胞》中亦提及初次入山時看見原住民部落衛生不良的情形。Lillian Dickson, *These My People: Serving Christ among the Mountain People of Taiwan*, Chapter 4, "Bath in a Pigpen," pp. 29-36.

38　孫理蓮最初上山除了Eugenia MacIllwaine之外，曾由台灣牧師黃文欽和一位牧師娘陪同，見Lillian Dickson, These My People: Serving Christ among the Mountain People of Taiwan, p. 22; Kenneth L. Wilson, *Angel at Her Shoulder: Lillian Dickson and Her Taiwan Mission*, p. 98.Wilson形容Eugenia是一位年約三十五歲、個性獨立的護士。門諾會的醫療團隊，除了負責監督的門諾會牧師高甘霖(Glen Graber)和孫理蓮之外，由兩位台灣醫生、一位調藥師、一位具有醫療經驗的傳道人組成，見Lillian Dickson, *These My People: Serving Christ among the Mountain People of Taiwan*, pp. 45-46.

39　孫理蓮學手風琴，見Letter to "Dear Marilyn," November 11, 1947, in Marilyn Dickson Tank ed., *Chuckles behind the Door: Lillian Dickson's Personal Letters*, pp. 99-100.Marilyn將此信題為"Mother meets music"。

40　Letter to "Dear Harold and Ethel," September 27, 1947.孫理蓮便提及和初抵台灣的Eugenia MacIllwaine進入花蓮玉里山區，當時並曾遭遇颱風。此信收入Marilyn Dickson Tank ed., *Chuckles behind the Door: Lillian Dickson's Personal Letters*, p. 95.又，Letter to "Dear Friends," October 12, 1947則提及再度入山施藥佈道。人類學的調查資料亦顯示原住民對宣教團隊的來訪印象深刻，充滿好奇，稱他們「有如巡迴演戲團一般，有很精采的大會節目，有歌有舞，也有講故事等，每次都吸引了不

知，塗抹疥癬藥膏，協助包紮潰爛、燙傷、感染和刀割等外傷[41]。她在信中不只一次提到自己面對病患時的痛苦，最初入山時是因為尚無醫藥可供救助，她感到「無力醫治他們，只能愛他們並為他們禱告」，後來則因施藥包紮時目睹各種傷口而幾乎暈厥。她聲明自己不是天生的護士材料，靠的只是一股精神意志力[42]。不過，護士服所提供的專業印象，顯然使她和其他醫療人員沒有外觀上的差異。當她在花蓮山區救助難產婦女時，也為自己能在醫療器材極端不足，以圍裙包裹新生兒、在炒菜鍋中洗嬰的應變能力頗感自豪[43]。

　　巡迴醫療團在山區的活動並非每次都受到原住民的歡迎。雖然她的信中曾經提到在花蓮山地有全村改信、要求聽道的故事，但在南投山區也曾面臨村民懷疑醫療團隊所發放的腸道寄生蟲藥有毒。來自中國的門諾會牧師則將這種現象歸咎於日治時期的霧社事件，認為造成原住民對外國人的敵意[44]。

　　不過，醫療團隊發現最棘手的問題尚非寄生蟲，而是原住民感染肺結核的情況嚴重，難以處理[45]。由於埔里位於中部山區的中心，可以服務附近約兩萬名原住民，因此孫理蓮倡議在埔里設立山地診所，並積極寫信募款。然而1948年國共內戰日趨激烈，1949年國民政府遷台，1950年韓戰爆發，接二連三的戰事，使

（續）────────────────────

少人」。黃貴潮原著，黃宣衛整理，〈再談宜灣阿美族的Kawas觀念〉，《臺灣風物》，38：4（台北，1988），頁149-164。

41　Letter to "Dearest Girl," April 10, 1950, in Marilyn Dickson Tank ed., *Chuckles behind the Door: Lillian Dickson's Personal Letters*, pp. 119-121.

42　如Letter to "Dear Friend," October 2, 1947, 以及Letter to "Dearest Girl," April 10, 1950, in Marilyn Dickson Tank ed., *Chuckles behind the Door: Lillian Dickson's Personal Letters*, p. 121.

43　"Letter from Taipei," 1950, in Marilyn Dickson Tank ed., *Chuckles behind the Door: Lillian Dickson's Personal Letters*, pp. 112-116.Marilyn將此信題名為"Personal but Pertinent".

44　花蓮三笠村村民聽道勝於治療、山里村民挽留宣道團隊，以及崙山全村改信的故事，見Letter to "Dear Friends," October 2, 1947.門諾會高甘霖牧師認為霧社事件影響南投山區泰雅族原住民的態度，見Kenneth L. Wilson, *Angel at Her Shoulder: Lillian Dickson and Her Taiwan Mission*, Chapter 1, "Among the Headhunters," pp. 17-24.不過，霧社事件發生在1930年，距離教會醫療團進入南投山區已經將近20年。原住民對醫療團隊存疑，或未必全由於此。

45　孫理蓮稱山地肺結核嚴重，有如白色殺手。Lillian Dickson, *These My People: Serving Christ among the Mountain People of Taiwan*, Chapter 18, "The White Killer," pp. 100-102.關於肺結核病在台灣的防治發展史，見張淑卿，〈防癆體系與監控技術：台灣結核病史研究(1945-1970s)〉（新竹：國立清華大學歷史研究所博士論文，2004）。

得美國民眾不確定是否要將經費花在前途未卜的台灣。直到世界展望會伸出援手，允諾提供藥品和員工薪資，1955年埔里基督教診所終於開張[46]。由於肺結核病患需要隔離治療，又爲免陪同就診參與照顧的家屬長途跋涉往返於部落和醫院之間，孫理蓮計劃蓋療養院和宿舍支援，便繼續寫信回美加募款，向個人、主日學班級、教會社團等不同單位請求每個月六美元的贊助，提供床位，並將該床位的病患拍照寄給贊助者，以便贊助者認識自己所招待的「客人」[47]。

　　最初埔里基督教診所的數百名病患，皆仰賴區區幾位員工照顧。由孫理蓮贊助自美習醫返台的謝緯醫師負責看診，而挪威籍的護理師徐賓諾(Bjarne Gislefoss)和一位護士、一名工友則協助治療[48]。之後在謝緯的倡議和孫理蓮募款支持之下，於1958年成立山地護士訓練班，一方面提供山地少女訓練和工作，另方面也補充診所病院的人力資源[49]。孫理蓮則每週前往埔里視察，了解當地需要，然後回台北寫信募款。這類持續不斷寫信回北美、大量匯集小額捐款的方式，正是孫理蓮接著在花蓮等其他山區陸續設立肺病療養院、產院、護理班和技訓所、乃至蓋教堂的主要管道[50]。1956年美國電視台爲了表揚世界展望會創辦人包伯皮爾斯博士(Bob Pierce)的慈善事蹟，邀請曾經受惠的孫理蓮自台返美擔任貴賓，結果在節目中，孫理蓮意外獲得了由惠輝(Charles Pfizer Co.)等藥廠贊助

46　Lillian Dickson, *These My People: Serving Christ among the Mountain People of Taiwan*, Chapter 19, "A Dream Came True in Po-li," pp. 103-110.

47　Lillian Dickson, *These My People: Serving Christ among the Mountain People of Taiwan*, p. 110.

48　Lillian Dickson, *These My People: Serving Christ among the Mountain People of Taiwan*, p. 107.徐賓諾的專業是護理師，但在1950年代孫理蓮的書信以及1960年代的報導中皆稱他爲醫師。徐賓諾及其醫師妻子紀歐惠(Alfhild J. Gislefoss)在埔基長年服務，令當地人銘感於心，稱二人爲埔基的阿公阿媽。最近的報導，見鄧相揚，《愛在福爾摩莎》(台中：晨星出版社，2003)。

49　謝大立，《謝緯和他的時代》(台南：人光出版社，2000)，頁111-1115。

50　Lillian Dickson, *These My People: Serving Christ among the Mountain People of Taiwan*, pp. 112-113.除了寫信之外，出書向美國社會報導台灣宣教事工也是募款的一種形式，並且版稅也可挪做宣教之用。孫理蓮在信中便曾提到要用版稅租屋以便寫作，見Letter to "Dear Marilyn and Vernon," August 4, 1959, in Marilyn Dickson Tank ed., *Chuckles behind the Door: Lillian Dickson's Personal Letters*, pp. 194-195.

價值兩千美元的肺結核藥，以及一台由猶太醫院贈送的X光機[51]。在滯美的三個禮拜期間，孫理蓮寫就 These My People 一書，報導在台灣山地的工作經驗。該書在1958年出版，書末肯定美國教會作為「大哥哥教會」（Big Brother Church）伸出援手的榜樣[52]。

（二）募款高手集資建院

孫理蓮雖然參與實際的醫療行為，但她的長才顯然不在施藥包紮，而在網羅人才、寫信募款、集資建院。這不僅在山區，也在她的平地事工中表現無遺。

1949年，位於台北縣新莊的省立樂生療養院陸續傳出痲瘋病患自殺事件，在院中牧會的蔡牧師幾度向孫理蓮尋求協助。孫理蓮先邀請神召會（Assemblies of God）的何師母（Mrs. Hogan）同往探訪，彈手風琴講聖經故事安慰院內信徒，並藉以了解院內情況，發現院長苛扣衣食津貼，置病患於不顧。在長期沒有醫生訪視的情況下，患者或營養不良，或灼傷跌倒而手足殘缺，或臥病等死，慘況不一，以致部分病患計劃群聚抗爭[53]。孫理蓮允諾協助，勸退抗爭，遊說剛從大陸

51　贊助廠商包括Squibb Drug company、Charles Pfizer Co.，贈送機器的則是The National Jewish Hospital（Denver）。Lillian Dickson, *These My People: Serving Christ among the Mountain People of Taiwan*, Chapter 22, "America and Television," pp. 119-121.

52　Lillian Dickson, *These My People: Serving Christ among the Mountain People of Taiwan*, p. 121.孫理蓮在Letter to "Dear Marilyn," October 11, 1956提及將為每一間台灣山地小教會在美國尋求一間「大哥哥教會」（Big Brother Church），透過彼此通信交流並贊助需求。收入Marilyn Dickson Tank ed., *Chuckles behind the Door: Lillian Dickson's Personal Letters*, p. 164.三週內寫完該書的事，見Marilyn Dickson Tank ed., *Chuckles behind the Door: Lillian Dickson's Personal Letters*, p. 165.

53　孫理蓮開始介入樂生療養院的醫療與管理，見Lillian Dickson, *Loving the Lepers*, pp. 1-8, 以及Kenneth L. Wilson, *Angel at Her Shoulder: Lillian Dickson and Her Taiwan Mission*, Chapter 13, "Three Suicides a Week," pp. 115-125.兩書中皆未說明是哪一位蔡牧師。根據劉集成，《樂生療養院志》（板橋：台北縣政府文化局，2004），頁129，此蔡牧師是自1949年至1952年間每月一次探訪樂生院的桃園教會蔡長義牧師。孫理蓮在*Loving the Lepers*中未說明首次造訪時同往的女宣教士姓名，*Angel at Her Shoulder: Lillian Dickson and Her Taiwan Mission*則說是Mrs. Hogan。此外，孫理蓮在給女兒的信中亦提及樂生的問題，見Letter to "Dear Marilyn," October 23, 1949, in Marilyn Dickson Tank ed., *Chuckle behind the Door: Lillian Dickson's Personal Letters*, pp. 108-110.Marilyn將此信題為"Lean Meat for Encouragement"。關於樂生療養院與

撤退來台，在馬偕醫院服務的白姓女醫師(Dr. Signe Berg)一同前往，在樂生院的大廳設立臨時診所，每天從上午八點半到下午四點為患者看病。由於患者操臺語而白醫師說國語，孫理蓮便一方面權充醫病之間的翻譯，另方面為頭痛、胃痛或症狀比較輕微的患者施藥包紮。這些問題，根據她的說法，都是「母親在家中就會處理的小毛病」[54]。白醫師義診之後，孫理蓮又聯絡受過護士訓練的路德會女宣教士杜愛明(Miss Alma Drucks)長期駐院照顧病患[55]。

　　初步的醫療救助之後，孫理蓮判斷樂生院長採取觀望態度，既不支援也不會干涉，便繼續其他部分的改革[56]。一方面她仰賴一貫寫信回鄉的方式，向美國的親友和教會募款購買奶粉、魚肝油、維他命、糧食、毛毯，乃至睡床和有靠背的椅子，並且在病房裝擴音器播放音樂、設圖書室[57]。另方面她聯絡美國新聞處(United States Information Service)到院內播放影片娛樂病人，又請求在台美援總部(American Aid Headquarters)贊助，為院內六百多名病患改建房舍[58]。1952年則

<hr />

(續)

　　　近代台灣醫療史的關係，見陳威彬，〈近代臺灣的癩病與療養──以樂生療養院為主軸〉(新竹：國立清華大學歷史研究所碩士論文，2001)。

54　Lillian Dickson, *Loving the Lepers*, pp. 5-7.

55　Lillian Dickson, *Loving the Lepers*, p. 45.長期照顧和定期義診不同，想必更加辛苦難堪。孫理蓮日後在信中提到痲瘋病院的工作令這位德國路德會的護士抓狂，於是藉著巡迴山地病院的機會帶她一起出去透透氣。Letter to "Dear Marilyn," March 31, 1957, in Marilyn Dickson Tank ed., *Chuckles behind the Door: Lillian Dickson's Personal Letters*, pp. 179-180.此外，Letter to "Dearest Girl," August 31, 1952曾提到一位德國浸信會的Sister Kuni乃專業牙醫護士，為痲瘋病人看牙。收入Marilyn Dickson Tank ed., *Chuckles behind the Door: Lillian Dickson's Personal Letters*, p. 147.董顯光則稱這位白倫納博士(Dr. Kunignnle Brunner)是西德馬巴格會(Marburger Mission)的教士兼牙醫，見董顯光，《基督教在臺灣的發展》，頁115-116。

56　孫理蓮的書中幾度以「貪污腐敗」(corrupt)形容該院長，並稱群情沸騰，院長擔心病人暴動，因而放任孫理蓮介入救助。Lillian Dickson, *Loving the Lepers*, p. 4-5, 11, 14.根據《樂生療養院志》，當時的院長應為楊仁壽醫師(1948年6月至1950年12月)。樂生院在戰後因收容大陸來台病患、公共衛生觀念轉變，加上新研發藥物的功效，院區陸續擴建並逐漸開發，見范燕秋，〈從樂生療養院看傳染病隔離的歷史空間〉，收入青年樂生聯盟主辦，「回首痲瘋百年──樂生院歷史與空間國際研討會」會議論文(台北：樂生療養院，2004年4月24-25日)。

57　Lillian Dickson, *Loving the Lepers*, pp. 9-18, 20-21.圖書設備由國際婦女俱樂部(International Women's Club)贊助，睡床則由美國高中生以一人一美元一床的方式捐贈。

58　Lillian Dickson, *Loving the Lepers*, pp. 51-57.請求美國新聞處(United States Information

在病患養雞賺錢、美加教友聯合捐助之下，以兩千兩百美元的資金，爲痲瘋病友蓋了一座教堂[59]。

　　孫理蓮在台灣救助痲瘋病患的事蹟經由她的信件傳回美國，美國遠東廣播公司(Far East Broadcasting Company)的羅伯牧師(William F. Roberts)1951年來台時便拜訪孫理蓮，並在返美之後透過廣播代爲募款，所得兩千五百美元即轉爲樂生病患所生兒女成立育幼院「安樂之家」[60]。患者的病痛獲得照顧，子女亦得安頓，樂生院中卻仍傳出病人企圖自殺之事。經過懇談，孫理蓮發現痊癒患者不得留院又無家可歸，以致了無生趣。她宣稱忙碌的人沒有功夫自殺，便決定讓他們勞動振作[61]。她再度向世界展望會的皮爾斯博士請求協助設立中途之家，並在1953年返美述職時，繞道紐約拜訪《基督教先鋒報》(Christian Herald)負責人波林博士(Daniel Poling)，詢問贊助職訓工作的可能性。皮爾斯博士伸出援手，爲痊癒的男女患者各建一棟房屋。波林博士由於事工過多，起初不敢首肯，卻在數天之後接到一筆指定救助痲瘋病人的捐款，於是便順理成章地轉給孫理蓮在樂生建立了職業治療室(Occupational Therapy Room)，讓患者透過木工，一方面紓解心情，另方面製作工藝品販賣貼補[62]。

（續）

　　Service)爲痲瘋病患播放影片的故事，見Kenneth L. Wilson, *Angel at Her Shoulder: Lillian Dickson and Her Taiwan Mission*, pp. 131-132.

59　Lillian Dickson, *Loving the Lepers*, p. 15; Kenneth L. Wilson, *Angel at Her Shoulder: Lillian Dickson and Her Taiwan Mission*, pp. 134-135.基督徒戮力興建聖禮拜堂令院内佛教徒大爲所動，也在1954年統籌自建佛堂。繼之，鄰近的輔仁大學亦在神父的推動下，於1971年在院内建築天主堂，以致院中有三教並立的特殊景觀。范燕秋，〈從樂生療養院看傳染病隔離的歷史空間〉。

60　Letter to "Dear Marilyn," December 10, 1951, in Marilyn Dickson Tank ed., *Chuckles behind the Door: Lillian Dickson's Personal Letters*, p. 137; Lillian Dickson, *Loving the Lepers*, pp. 37-38; Kenneth L. Wilson, *Angel at Her Shoulder: Lillian Dickson and Her Taiwan Mission*, Chapter 15, "Save my baby," p. 149.安樂之家一度由門諾會山地巡迴醫療團高甘霖牧師之妻負責，她是一位受過訓練的護士，見Lillian Dickson, *Loving the Lepers*, p. 36; Kenneth L. Wilson, *Angel at Her Shoulder: Lillian Dickson and Her Taiwan Mission*, pp. 165-166.

61　Lillian Dickson, *Loving the Lepers*, p. 51.以勞動鍛鍊痲瘋病患自立求存的方式，在戴仁壽醫師所創設的基督教樂山園中表現得更加明顯。討論見王文基，〈癩病園裡的異鄉人：戴仁壽與臺灣醫療宣教〉，收入本書，頁441-459。

62　Lillian Dickson, *Loving the Lepers*, pp. 51-53, 87.除了在樂生之外，孫理蓮在花蓮等地

　　孫理蓮長期透過書信報導台灣狀況並且募款，因此不少美國教友在訪台期間主動和她聯絡甚至登門造訪。芥菜種會救助台南北門鹽區烏腳病患的源起，正是因為1960年某天孫理蓮接獲一位到臺南神學院訪問的外國人的電話，告訴她在北門所見慘狀，請求她的支援[63]。在初步探訪了解狀況之後，孫理蓮邀請在埔基服務的謝緯醫師和負責樂生病患的護士杜愛明同往協助。由於當時尚未確定烏腳病的成因，孫理蓮採取一貫改善居民生活條件的作法[64]。她一方面借用原本在當地開業的王金河醫師診所，成立「憐憫之門」(Mercy's Door)免費看診，另方面徵得基督教救濟會(Church World Service)的協助，在沿海鹽區設立牛奶和維他命分發站，增進貧困居民的營養。不久之後，孫理蓮募得好萊塢長老教會主日學的捐贈，在北門購地建舍，設立「基督教芥菜種會北門免費診所」，又獲得在台美軍夫人俱樂部的贊助，購買手術臺的照明設備等[65]。1961年沿海地區的營養品分發站擴充到二十五個據點，而診所則在1965年賴一位因烏腳病過世的台灣富翁捐贈遺產新臺幣十萬元而得以整修[66]。

(續)────────────

　　醫療救助機構為男性所設立的職業訓練所也都以木工為主。未知是否由於耶穌是木匠出身，木工在基督教傳統中亦有特殊意義。就如耶穌醫治過痲瘋病患，使得其實台灣患者人數並不多的痲瘋病在醫療傳道事業中占有一席特殊的地位。

63　Kenneth L. Wilson, *Angel at Her Shoulder: Lillian Dickson and Her Taiwan Mission*, p. 221.根據當時在北門看診的王金河回憶，這位從日本東京神學大學到臺南神學院訪問的法蘭克林博士，在看過烏腳病患之後，曾向台灣眾多教會機構提出請求，但只有孫理蓮立即回應。梁妃儀，〈王金河先生訪問記錄〉，《臺灣史料研究》，21（台北，2003），頁234-251。另見台灣烏腳病醫療史紀念館籌備處，《北門嶼足有情》（台南：臺灣烏腳病醫療史紀念館籌備處，2004）。最近的口述訪問紀錄，見〈烏腳病之父王金河醫師〉，收入好消息電視臺著，《奉獻的力量‧臺灣的天使系列五》（台北：未來書城，2004），頁51-87，以及陳正美，黃宏森主編，《烏腳病之父王金河醫師回憶錄》（台南：王金河文化藝術基金會；南投：臺灣文獻館；台南：台南縣政府，2009）。

64　台灣第一篇烏腳病的報告，見高聰明、高上榮，〈考察特發性脫疽的原因〉，《臺灣醫學會雜誌》，53：2（台北，1954），頁272。為了進行研究，臺大醫院在1958年提供六個床位收容病患，至於其他上百成千的患者，則端賴孫理蓮的資助才能獲得照顧。

65　Letter to "Dear Friends," June 30, 1960; Kenneth L. Wilson, *Angel at Her Shoulder: Lillian Dickson and Her Taiwan Mission*, p. 233. 在台美軍夫人俱樂部捐贈手術照明設備，見蒲菲力，《芥菜仍在茁長中》（台北：芥菜種會出版，1974），頁147。

66　Letter to "Dear Friends," September 30, 1965。

　　烏腳病的成因在於飲用水中含砷量過重。砷中毒的患者因末端血管不通，四肢肌膚或逐漸脫水而變乾，或日益壞疽，發黑發臭，若再遭細菌感染，則傷口化膿潰瘍，腐爛蔓延，最後則可能導致死亡[67]。最初幾年醫生們除了截肢之外，可說束手無策。謝緯醫師每個禮拜四一早從埔里南下為病患開刀，由王金河醫師協助，通常工作到入夜才能休息[68]。而原本生計困難的病患，截肢之後更加辛苦，孫理蓮請求美援單位贊助，王金河則向農復會和縣政府申請補助，成立了草蓆編織工廠，讓失去雙足但仍有雙手的病患自力更生[69]。烏腳病患的慘狀和芥菜種會等教會機構的努力，透過新聞媒體不斷披露，總算引起政府的重視。在中央和省府官員陸續造訪之後，1971年終於頒布台灣省烏腳病防治第一期五年計畫，1973年在北門郊區成立了「省立北門烏腳病防治中心」[70]。政府出面之後，烏腳

67　臺大研究團隊在1962年大致獲得砷中毒致病的結論，見K. P. Chen(陳拱北)& H. Y. Wu(吳榮新), "Report," *Journal of Formosan Medical Association*(臺灣醫學會雜誌)61 (Taipei, 1962), pp. 611-618. 砷中毒影響病程發展，見Tseng Wen-ping(曾文賓), "The Natural History of Blackfoot Disease(烏腳病的自然史)," *Journal of Formosan Medical Association* 72:1 (Taipei, 1973), pp. 11-24. 不過，後來又有學者提出致病因素非砷，而是深井水中的螢光物質，或兩種因素交互影響的結果。見呂鋒洲，〈烏腳病地區飲水中螢光物質之研究及烏腳病致病原因之再檢討〉，《科學發展》，6：4 (台北，1978)，頁388-403；呂鋒洲，〈螢光物質、腐植酸與烏腳病之相關研究〉，《中華公共衛生雜誌》，15：3 (台北，1996)，頁139-149；陳建仁，〈烏腳病的奧秘——多階段、多因子致病機轉的探討〉，《科學月刊》，20：238 (台北，1989)，頁758-763。關於烏腳病在台灣公共衛生史上的意義，最近完整的討論，見吳昭儀，〈從遷村到防治：臺灣公衛史上的烏腳病〉(台南：國立成功大學歷史研究所碩士論文，2009)。

68　Letter to "Dear Friends," June 30, 1960.謝緯醫師後來便是因過度勞累，在奔波看診途中車禍過世。謝緯作為醫師，找不到防治方法，只能為病患截肢，曾在日記中表達痛苦心情。謝大立編，《謝緯日記》(台南：人光出版社，2001)，頁95-96，「1964年1月4日」。

69　Letter to "Dear Friends," February 28, 1964. 美援單位僅承諾贊助草蓆編織工廠六個月，之後向美國教會繼續募款則仍靠孫理蓮的報導信。而草蓆工廠則由王金河的夫人毛碧梅女士負責管理、採購和產品行銷。梁妃儀，〈王金河先生訪問記錄〉，頁248-250及〈烏腳病之父王金河醫師〉，頁74-75。

70　〈烏腳病之父王金河醫師〉，頁83。當中稱歷年來造訪的官員包括蔣經國、謝東閔、李登輝、連戰和張寶樹等。張寶樹還曾以國民黨中央五組主任的身分，在1963年贈送孫理蓮「博濟群黎」的匾額以示感謝，見《中央日報》(台北)，1963年3月5日，第3版。關於台灣省衛生處的五年防治計畫和後續發展，見台灣省烏腳

病患得以轉院治療，芥菜種會的財政負擔才逐漸減輕。不過，北門的免費診所則是到了1984年才正式停辦[71]。

　　孫理蓮在大學畢業之後、新婚來台之前，曾經在紐約聖經學校就讀，接受宣教訓練，其中包括基本的醫護課程[72]。但在她最初十多年的台灣生活中，很難看到她描述自己這方面的活動。1947年她再度來台開展傳道事業，時移事變加上風雲際會，她的醫療傳道活動除了施藥包紮、衛生宣導和緊急接生之外，募集資源並創立醫療救助機構反而成爲最主要的工作。和她一同上山進行第一線醫護工作，或經她邀請參與痲瘋和烏腳病患救助的醫療傳道人士，來自英、德、挪威、加拿大等各個國家，但當她需要集資建院時，從捐贈、運輸到在地發放，卻都少不了美國人的影子。

　　綜觀孫理蓮的宣教事工，大多以醫療救助起始，而後擴及育幼及生技訓練等教育事業。有些工作是延續戰前孫雅各的宣教活動而展開，例如入山探訪原住民部落；有些是本地牧師碰上困境前來尋求支援，例如樂生的事；有些則是來台訪問的外籍人士告知，例如台南北門烏腳病患的苦情。孫雅各是臺灣神學院的院長，而孫氏夫婦是戰前最後一批撤走，戰後最早返台的宣教士，他們在本地教會中的聲望和長期的人際網絡，都使他們成爲求援的對象，而孫理蓮的宣教事工，也從起初的搭配服事走向獨立作業。

四、從非正式到正式的女宣工作

　　1947年返台，孫理蓮受到二次大戰期間山地教會復興故事的啓發，向丈夫提出獨立傳道的意願，稱自己要從事馬利亞的工作，做一個宣教的妻子。孫雅各表示贊成，並且建議她「非正式地(unofficially)做一些事，做那些應該做而我們

（續）————————————————————————————————

　　　病防治小組，《烏腳病之研究報告》（台中：臺灣省政府衛生處，1976-1992）。

71　同爲救助烏腳病患努力的孫理蓮和王金河之間，也曾因誤會而幾乎導致診所停業。謝大立編，《謝緯日記》，頁132，「1966年6月1日」。該診所建物在荒廢十八年後，於2002年底由北門嶼長老教會向文建會提案整修，改建爲地方文化館中的「烏腳病醫療史紀念館」，並於2007年啓用。

72　Kenneth L. Wilson, *Angel at Her Shoulder: Lillian Dickson and Her Taiwan Mission*, p. 30.

其他人做不了的事」[73]。「非正式」似乎一直是孫理蓮的自我認知和工作型態，即使在1954年正式成立芥菜種會推動醫療救助事業之後，她仍經常以「我只是一個女人，我所做的是每個母親在家裡都會做的事」之類的說法自況並尋求支持。由於並非專業醫療人員，她雖動手實作，卻總說自己不適任，甚至因患者身故而傷心難過時，也訴諸不是醫護專業的理由，宣稱自己不像正式人員一樣能對死亡處之泰然[74]。不過，針對集資建院，孫理蓮則毫不猶豫，即使面臨質疑或批評，依然訴諸愛心，振振有詞。

　　1961年孫雅各在寫給女兒女婿的信中提到：「我羨慕理蓮，她可以進行各種活動而不必面對委員會。」[75]孫雅各是加拿大長老會差派的宣教士，又是臺灣神學院的院長，各種事工需透過正式的委員會進行，並向委員會負責。相對於此，孫理蓮則是從家裡的客廳開始，寫信募款以彌縫補缺，而她和自創的芥菜種會之間可說是二而為一，難以分割。以此觀之，孫理蓮在台的宣教工作，或可總括為以女性非正式的妻母角色、藉由代理或過渡的身分、隨著需求應變、成立正式機構推動各種層次的醫療照顧，並藉此傳揚基督信仰。

(一)宣教的妻子

　　戰前的孫理蓮以師母的身分接待痲瘋病患、神學院學生和山地婦女，戰後這些工作並未停頓。由於芥菜種會最初是在淡水孫家的客廳餐桌上辦公，人來人往的情形並未改變[76]。她除了在家中招待宣教士和美國訪客之外，也依然協助孫

73　Kenneth L. Wilson, *Angel at Her Shoulder: Lillian Dickson and Her Taiwan Mission*, p. 90.

74　1953年，一名樂生痲瘋病人自殺，孫理蓮在寫給女兒的信中說：「我不是一個適合的醫療人員，因為醫療人員即使面對難堪的死亡也習以為常，我卻悲痛數日、一思想起便夜不成眠。」Letter to "Dearest Girl," February 6, 1953, in Marilyn Dickson Tank ed., *Chuckles behind the Door: Lillian Dickson's Personal Letters*, p. 149.

75　James Dickson, Letter to "Dear Vernon and Marilyn," March 1961, in Marilyn Dickson Tank ed., *Chuckles behind the Door: Lillian Dickson's Personal Letters*, pp. 214-215.

76　直到1956年皮爾斯博士訪臺見此情況，才由世界展望會贊助正式在重慶北路三段設立辦公室。Letter to "Dear Marilyn," October 11, 1956, in Marilyn Dickson Tank ed., *Chuckles behind the Door: Lillian Dickson's Personal Letters*, pp. 163-164.

雅各舉辦各種大型活動[77]。她爲加拿大長老會寫的報導，文章雖然署名Lillian Dickson，但在宣教定位上一直是Mrs. James Dickson[78]。

孫理蓮對自己妻子的角色無時或忘，她在宣導台灣山地服務的著作《這是我的同胞》中，許多篇章皆以「我的丈夫」起始[79]。除了描述與孫雅各同行上山的種種，最重要的是透露了自己作爲代理人的不可或缺與不可替代性。當孫雅各必須巡視山地教會卻因平地事工走不開時，他需要一位「可以信賴又會誠實回報的人」，孫理蓮首肯代爲前往。不過，她要求必須有一位本地牧師同行，因爲「女人在東方社會不太受到重視，但若由具有權威的台灣牧師陪同，就沒問題」，至於她自己，則會「帶著手風琴和法蘭絨壁畫，講聖經故事給兒童和婦女聽」[80]。這一趟在四個月間拜訪七十所山地教會的事，發生在1950年，這時孫理蓮其實已經有好幾次和醫護人員上山傳道的經驗了。

孫理蓮對於她的主婦身分也一直敏銳自覺。戰前她曾以旅店主婦自況，回應宣道大會來賓對她了無貢獻的誤會。戰後她的書信中亦經常將宣道類比爲家務。當她發現山地幼童缺乏保暖衣褲，下山立即邀集婦女信徒共同縫製；當她了解到埔里診所中的肺結核病患與家屬需要大量衣服換洗，便回家清理舊衣送去。她在書信中對這類活動的評語是：「擔任宣教士其實涉及許多家務呢！」[81]

孫理蓮對於「宣教士形象」有一些特定的看法，而對於家務更有一套完整

77 例如1956年世界展望會舉辦全國牧師大會，共有六百人參加，孫理蓮協助後勤工作。Letter to "Dear Marilyn," September 18, 1956; February 14, 1957, in Marilyn Dickson Tank ed., *Chuckles behind the Door: Lillian Dickson's Personal Letters*, pp. 163, 170.

78 如Lillian R. Dickson, "Christmas among the Lepers of Formosa," *Presbyterian Record*, December 1950, pp. 341-342; "Formosa Today," *Presbyterian Record*, June 1951, pp. 168-169.介紹欄中皆稱 "Mrs. James (Lillian R.) Dickson is one of our missionaries in Taipeh, Formosa"（孫雅各夫人理蓮是我們在福爾摩莎的一位宣教士）。

79 如Lillian Dickson, *These My People: Serving Christ among the Mountain People of Taiwan*, Chapter 4, p. 29; Chapter 10, p. 65; Chapter 13, p. 81; Chapter 14, p. 85; Chapter 15, p. 88; Chapter 17, p. 96.

80 Lillian Dickson, *These My People: Serving Christ among the Mountain People of Taiwan*, Chapter 10, p. 65; Chapter 13, p. 81.

81 Lillian Dickson, *These My People: Serving Christ among the Mountain People of Taiwan*, p. 112.爲山地兒童縫製衣褲，見Letter to "Dear Friends," October 2, 1947.

的觀念。她在給女兒的信中，不只一次提到家中訪客太多有時令她手忙腳亂，但她仍盡量維持風度，而她四處奔波，疲憊不堪，有時在火車上眞想小睡片刻，卻仍努力保持坐姿，唯恐有辱宣教士的形象[82]。雖然語帶幽默，她的「宣教士形象」毋寧和高雅的主婦樣貌大同小異，而她也將自己的傳道活動放在家務的脈絡中來理解。她所謂的家務，包括整理清潔、照顧幼兒和病人、教導青少年選擇良師益友、創造溫馨的氣氛歡迎訪客等等[83]。她在來台之初所扮演的確實是家庭中的母親角色，符合她自己的期望。在正式開展傳道事業之後，雖然創建了獨立於加拿大長老會之外的宣教機構，在原住民、國民黨政府、美國教會、媒體和駐台人員之間奔走遊說、合縱連橫，乃至左右逢源，卻仍將自己的所作所爲定位在家務的脈絡中。而在這個家庭中的樞紐人物，毋寧是一位充滿愛心、不厭其煩的母親。

（二）無所不在的母親形象

孫理蓮在來台的最初幾年中並非完全未涉入宣教事業。1932年產後不久，她便協助孫雅各組織艋舺教會的查經班。她帶著還在吃奶的女兒同往，正查經時，一名嬰孩因母親外出購物而嚎啕大哭，孫理蓮便抱起嬰孩餵奶，哄他入睡，以便查經班順利進行。她在寫給美國親友的信中頗爲自豪地提到此事，她的傳記

82　Letters to "Dear Marilyn," June 14, 1957; August 15, 1957, in Marilyn Dickson Tank ed., *Chuckles behind the Door: Lillian Dickson's Personal Letters*, pp. 184-187.

83　孫理蓮曾經在英屬圭亞那宣揚這些「女人的工作」，但根據她的觀察，殖民的英國婦女並不親自處理家務，而圭亞那本地婦女必須下田勞動，顧不及此。Kenneth L. Wilson, *Angel at Her Shoulder: Lillian Dickson and Her Taiwan Mission*, p. 75.我們可以推測不論是英國或圭亞那本地婦女應當也有一套女人的工作或家務的觀念，只是和孫理蓮從20世紀美國新世界所發展出來的觀念不同罷了。1950年代，戰後的美國盛行婦女回歸家庭、相夫教子的言論。中產階級受過大學教育的女性，期待嫁給擁有高收入的丈夫，住在郊區兩層樓的洋房中，而創造家中清潔的環境和溫馨的氣氛，除了爲歡迎訪客之外，更是爲了維持夫妻情感和家庭和樂。這類婦女大夢在1960年代初期遭到質疑，挑戰者著書立說，掀起婦運風潮。關於挑戰婦女大夢、家庭迷思而掀起婦運風潮，見Betty Friedan, *Feminine Mystique* (New York: Norton, 1963).這一波婦運中「母親角色」問題的介紹，見俞彥娟，〈美國婦女史研究中的「母親角色」〉，《近代中國婦女史研究》，11（台北，2003），頁189-214。

作者則在敘述這個故事之後，評論台灣似乎充滿著需要母親的兒童，而孫理蓮則正扮演著這位母親的角色[84]。

　　母親形象不僅是孫理蓮的自況、文宣和傳記作者的形容，也是本地教友認識她的重要角度。她收養孤兒、創立育幼院、入監探訪青少年，固然都是帶有母職意味的工作，但她的母親認同並不限於嬰幼兒或青少年。如前所述，不論在山地或在痲瘋病院包紮傷患、安慰病人、宣導衛生，或說明用藥方式，孫理蓮皆將之比擬為「母親在家中所做的事」。埔里的免費診所成立之後，一名山地婦女向她致謝，表示過去山上嬰兒無醫療資源，經常患病死亡，如今可向診所求援，兒童得以存活，宣稱「這都是美國人來了的緣故」。孫理蓮趕緊提醒她：這些救援背後最重要的推手乃是上帝自己。在敘述這段對話的募款信中，孫理蓮特別說明「教育山地人就如同教育小孩子一樣」[85]。在介紹樂生病院事工的書中，孫理蓮不只一處敘述自己只要短暫離開，痲瘋病院便發生病友爭鬥之事：「就如同母親在家則一切平安無事，母親一不在小孩就會吵架。」她形容病友爭相向她訴說原委，而她則扮演自古以來母親的職分：「傾聽問題，試圖解決。」[86]

　　馬利亞產院(Room for Mary)可說是孫理蓮傳道事工中結合宗教、醫療與母親角色的一個絕佳範例。1960年她首先在花蓮設立產院，聘請護士值班接生，提供貧困的山地孕婦分娩和產後照顧，之後又在關山、台東、屏東和埔里等地陸續增設。孫理蓮的說法是，倘若身處耶穌降生的時代，任何母親都會為即將臨盆的馬利亞預備場所[87]。孫理蓮在台初期曾因早產和難產而兩度喪子。1958年世界展

84　Kenneth L. Wilson, *Angel at Her Shoulder: Lillian Dickson and Her Taiwan Mission*, p. 45.

85　Letter to "Dear Friends," March 31, 1959.

86　Lillian Dickson, *Loving the Lepers*, pp. 65, 102.國民政府撤退來臺之後，軍中痲瘋病患也由樂生院收容，台籍舊病患和大陸新病患之間彼此猜忌、不時衝突，甚至爆發謀殺事件。Lillian Dickson, *Loving the Lepers*, pp. 58-59.

87　馬利亞產院首創於花蓮，後在關山(布農族)、台東、屏東(排灣族)和埔里(附近幾族)增設。除由護士值班接生並照顧之外，每位產婦出院時可獲得一籃嬰兒用品和小禮物。1964年時每個月至少接生兩百四十名新生兒。Kenneth L. Wilson, *Angel at Her Shoulder: Lillian Dickson and Her Taiwan Mission*, p. 195.雖然關山屬於台東，而埔里隸屬南投，但孫理蓮提及這兩地的機構如馬利亞產院和肺結核病院時，大多單獨標出。

望會創辦人皮爾斯博士為《這是我的同胞》作序時、1964年 Kenneth Wilson所撰
《天使在她身旁》中，以及1983年孫理蓮去世不久，女兒Marilyn在芥菜種會的
報導信中綜論母親的一生，都曾經談到此事，但孫理蓮自己卻似乎從未提起[88]。
她說明創立產院救援孕婦的緣由，遠因起於戰後初期在山區手無寸鐵的緊急助產
經驗，近因則是山地頻傳嬰兒死亡的消息。在她報導各項事工的一千封信中，完
全不曾涉及在台生產的喪子經驗對自己造成過什麼影響。

　　即使如此，孫理蓮的母親形象卻是眾所週知的，人們稱她為「山地之
母」、「痲瘋病人之母」、「盲胞之母」、「孤兒之母」，不一而足。在一封給
女兒的信中，她提到為教會建堂、購買墓園，玩笑地說真怕會被冠以「教堂之
母」或「墓園之母」的名號[89]。話雖如此，她卻不僅以各種病友之母自居，也以
台灣之母自期。在共黨威脅陰影籠罩下的1950、1960年代，美國教友質疑繼續捐
助台灣是否妥當，孫理蓮訴諸母愛來回應：

> 有時在家中，母親讓所有的孩子都上床之後，在暗夜中聽到一兩個孩子
> 的啼哭。她會輕輕地走到床邊安慰他們。我知道許多人認為暗夜的長臂
> 已經伸向這個島了。但若我們在暗夜之前聽到人們痛苦的哭聲，看在基
> 督的分上，讓我們像母親一樣安慰他們，直到他們入睡。[90]

1930年代由於日本發動戰爭，以致於孫理蓮不知該如何請求遠方的鄉親繼續為日
本治下的台灣人民代禱。那位受困焦慮的宣教士之妻如今已然不見。起而代之

88　Bob Pierce, "Foreword," in Lillian Dickson, These My People: Serving Christ among the Mountain People of Taiwan, p. 5; Kenneth L. Wilson, Angel at Her Shoulder: Lillian Dickson and Her Taiwan Mission, p. 40; Marilyn Dickson Tank, Letter to "Dear Friends," January 14, 1983.

89　「山地之母」的稱呼見《聯合報》（台北），1965年3月3日，第2版，其中發表《中國婦女》第325期的出刊消息時提到。其他母親稱號，見Letter to "Marilyn and Vernon," May 16, 1961. in Marilyn Dickson Tank ed., Chuckles behind the Door: Lillian Dickson's Personal Letters, p. 223.

90　Kenneth L. Wilson, Angel at Her Shoulder: Lillian Dickson and Her Taiwan Mission, p. 236.

的，是一位以母之名振振有詞的女宣教士。

(三)只是女人

從美國到台灣宣教的孫理蓮，常以「我只是一個女人」、「所提意見僅供參考」來描述人我互動，又以「我所做的只要是母親都會這麼做」來界定自己包羅萬象的醫療救助事業。這固然是基於她對台灣社會兩性關係的體認，也未嘗不是她面對正式宣教機構的一種策略。這種「不得已而爲之」的形象，不僅孫理蓮個人，包括她的傳記作者也參與形塑[91]。

在報導台灣山地宣教的書中，孫理蓮寫到：「女性在東方表達意見時必須非常委婉，例如說明這只是一個建議，而且顯然不是太好的建議。」[92]而她的傳記作者在轉述這段自敘之後，附帶表示，其實孫理蓮種種自謙的建議，最終總會有某位男士當作是自己的想法提出來。而她對此則處之泰然，宣稱只要不在乎功名歸我，就能推動任何事情[93]。類似的敘事手法在描寫樂生問題時也曾出現。孫理蓮在書中表示當她最初發現病友的抗爭計畫時，召集了當中三位領袖到一個避人耳目的小丘上，「力勸他們取消抗爭聚會」，因爲此時適逢戰後的失序狀態，所有政府部門都不穩定，而院長又極其腐敗，抗爭聚會可能造成傷亡，院方可能在鐵絲網通電，派持槍帶刀的哨兵看守，「他們會說，對外國人而言太危險了，而我可能幾年都無法再來看你們。你們不可能藉這個方式獲得所求」[94]。從孫理蓮的自敘看來，她深具政治敏感度、分析精到而語氣堅定，最終三位領袖同意她的看法，取消了抗爭行動。不過，在Wilson的傳記中，孫理蓮在和三人登上小

91　其實這種以退爲進的敘事手法，在女性書寫傳統中並不罕見，而自歐洲中古以來，基督教女性訴諸「奉天父之名，不得已而爲之」等自述方式來面對男性主導的教階制度，例子不一而足。Peter Dronke, *Women Writers of the Middle Ages: a Critical Study of Texts from Perpetua (†203) to Marguerite Porete(†1310)* (Cambridge: Cambridge University Press, 1984).

92　Lillian Dickson, *These My People: Serving Christ among the Mountain People of Taiwan*, p. 70.

93　Kenneth L. Wilson, *Angel at Her Shoulder: Lillian Dickson and Her Taiwan Mission*, pp. 109-110.Kenneth L. Wilson同時說明這次上山是由台籍崔牧師陪同。

94　Lillian Dickson, *Loving the Lepers*, pp. 4-5.

丘、開始遊說之前，先說了一句話：「我只是一個女人，你們比我了解這些事。但我一想到抗爭可能造成的後果，就感到悲傷。」[95]

　　孫理蓮常說救助痲瘋病患，並非她的初衷，純粹是「天使推她的肩膀」，決定了她的方向[96]。她在給女兒的信中曾經抱怨「某些人」批評她的醫療水準太低，她雖不打算為自己辯護，卻表示需要幫助的人多而服事的人少，時間緊迫，勢在必行，「難道為了建築粉白牆壁的醫院和組織全部白人的醫療團而讓病人等死？」[97]孫理蓮並未指明「某些人」是誰，不過，當她為芥菜種會的方向定位時，卻評論太多機構以裝點門面的心態和照章辦事的方式宣教，而她寧願保持彈性，以人的需求為主。Wilson在敘述完這段評論後，特別總結她的意見，認為「宣教應該是熱情而不是專業」（Mission work has to be a passion, not a profession）。

　　熱情驅使原本相夫教子的師母奮起力行。《基督教先鋒報》在出版Wilson的《天使在她身旁》之前，曾經在1962年報導過孫理蓮在台灣的事蹟。這篇題為〈人小心大的女士〉（Littlest Lady with the Biggest Heart）的文章，一開始便描述加拿大長老會海外宣道部對孫理蓮傳道正當性的質疑。由於她乃宣教師之妻，未奉海外宣道部的正式差派，也不受其指導和支援，卻從事各種醫療救助傳道事業，因此加拿大長老會宣道部要求她提出說明。面對質疑，孫理蓮「挺起她的五尺之軀，為奔放的同情心而自訴有罪，她的藍色眼睛閃爍，大聲地質問：倘若上帝敦促你就像敦促我一樣，你會怎麼辦？」[98]其實，加拿大長老會並未否定孫理蓮的傳道事工，在她寄回刊登於《長老會記事》（*Presbyterian Record*）的各篇報告上，通常會有一欄注記，說明「孫雅各夫人是我們在福爾摩莎的一名宣教

95　Kenneth L. Wilson, *Angel at Her Shoulder: Lillian Dickson and Her Taiwan Mission*, p. 124.

96　Lillian Dickson, *Loving the Lepers*, pp. 3, 104.

97　Letter to "Marilyn and Vernon," April 17, 1961, in Marilyn Dickson Tank ed., *Chuckles behind the Door: Lillian Dickson's Personal Letters*, pp. 219-220.

98　Clarence W. Hall, "Littlest Lady with the Biggest Heart," first published by *Christian Herald*（May 1962）, condensed and reprinted by *Reader's Digest*（New York: The Reader's Digest Association, Inc., July, 1962）.

士」。海外宣道部質疑的，與其說是她的宣教士職分，不如說是她另創機構、獨立作業[99]。《先鋒報》的這篇報導不久之後由《讀者文摘》轉載，將孫理蓮的故事傳遍美國[100]。事實上，在孫理蓮的傳道生涯中，美國遠比加拿大來得重要。芥菜種會的總部便設在美國加州。

五、基督教的美國與自由中國

孫理蓮為了避免原住民婦女誤會，像教導小孩子一樣地提醒她們：真正的援手來自上帝。不過，在戰後初期的台灣，這位上帝是透過美國人展現的。她將自己為山地婦女釐清信仰的事寫在募款信中，一方面透露受助的台灣人將她視為基督信仰和美國善意的代表，另方面則向美國捐贈者傳達台灣人的純樸與感謝。而這個基督教的美國與自由中國的交流，最先是以對比日本，之後則以對抗共同的共黨敵人展現出來。

(一)「基督教美國」的代表

孫理蓮除了在募款信中提到原住民感謝美國、信仰基督的心情，在《這是我的同胞》一書中，更透過和日本殖民政府的比較來強調基督教和美國的關係。

99　孫理蓮在1967年孫雅各逝世之後，是否曾受加拿大長老會重新差派為正式的宣教士，筆者遍查資料而不可確知。不過，從芥菜種會的募款成果看來，對大力支持孫理蓮宣教事業的美國鄉親而言，她是否正式受長老會差派顯然並無差別，而對她傳教對象的台灣人而言，她的身分則絕不限於孫牧師娘。教會各種紀念回憶她的文字中，或稱她為宣教士、宣教師或傳教師，甚至也有稱她為孫牧師者。1972年芥菜種會出版These My People: Serving Christ among the Mountain People of Taiwan 的中譯本，原著作者便寫作「孫理蓮宣教師」。至於孫理蓮自己則毫不懷疑，並在書信中多次提到自己身為宣教士(missionary)的職分。換句話說，孫理蓮自成一格的宣教士身分，未嘗不是另一從非正式挑戰正式體制的例子。

100　1962年10月25日古巴危機時，孫理蓮正在澎湖籌建孤兒院。在台美國宣教士靠日本廣播電台和美國之聲收集消息。孫理蓮擔心共產黨攻台，請求民航局(Civil Air Transport，由陳納德飛虎隊演變而來)協助自澎湖飛回台灣。飛行員稱讀過《讀者文摘》上介紹孫理蓮的文章。Kenneth L. Wilson, *Angel at Her Shoulder: Lillian Dickson and Her Taiwan Mission*, p. 215.

書中她藉著一位原住民青年之口，敘述遭拉伕當兵、在菲律賓巴丹半島被美軍俘虜的經驗。這位青年不但沒有如日本政府所恐嚇地遭到刑求虐待，反而由美軍療傷供餐，並且遣返台灣。故事中的青年回鄉之後，和同胞討論美日兩國對待戰俘的差別，最後判斷日本人信神道而美國人信基督教，此正是美國所以特別之處[101]。

　　原住民對基督教的熱衷，根據孫理蓮的看法，除了「美國」此一因素之外，還包括對現代生活的嚮往。她觀察戰後山地一片啓蒙景象，早先過著原始生活的原住民因爲山地開放而突然暴露在現代生活之中，「他們渴望受教、期待改善自己、不願在新世界中過著原始野蠻的日子」，這就是爲什麼他們從村落來到教會[102]。這個學習現代生活的起點是托兒所。當原住民父母皆在山區田地工作時，小孩便無所事事，一位山地牧師提議要在山地創立幼稚園，訓練年輕女性擔任老師，孫理蓮大表贊同。1958年山地農忙托兒所成立，年輕女老師由教會資助學費，訓練結業之後，負責講聖經故事、教唱遊、讓小朋友喝牛奶，並且爲課室和教堂彈風琴，以便組成青年人的唱詩班[103]。

　　山地女性除了擔任幼教老師之外，也可接受其他訓練。在孫理蓮的持續贊

---

101 Lillian Dickson, *These My People: Serving Christ among the Mountain People of Taiwan*, pp. 28-29.原住民青年因到南洋當兵而接觸基督徒，以至於回鄉後改信基督教的故事不一而足。現代人類學調查資料中亦顯示類似情況。黃貴潮原著，黃宣衛整理，〈再談宜灣阿美族的Kawas觀念〉，頁156。該文中並說明宜灣阿美族將耶穌基督稱爲「歐美人之神」，以對比漢人之神，如佛或關羽，以及日本人之神天照大神。

102 Kenneth L. Wilson, *Angle at Her Shoulder: Lillian Dickson and Her Taiwan Mission*, pp. 199-200引用孫理蓮的話。當然原住民部落中也有因傳統禮俗和輩分倫理等各種因素而排斥基督教者。黃貴潮原著，黃宣衛整理，〈再談宜灣阿美族的Kawas觀念〉，頁157-158。關於阿美族接觸外來宗教的情況，討論見Huang Shiun-wey, "Accepting the Best, Revealing the Difference-Borrowing and Identity in an Ami Village," in Philip Clart and Charles B. Jones eds., *Religion in Modern Taiwan: Tradition and Innovation in a Changing Society* (Honolulu: University of Hawai'i Press, 2003), pp. 257-259.

103 Kenneth L. Wilson, *Angel at Her Shoulder: Lillian Dickson and Her Taiwan Mission*, p. 200.這些措施，由山地牧師提出計畫而孫理蓮贊助支持，在當時是否有非基督徒的原住民表示異議，由於缺乏資料，難以確知。

助之下，埔里和花蓮等山地紛紛成立護理訓練班、保母訓練班，以及教導毛線編織、裁縫、燙髮等手藝的職業訓練班供女生就讀。而男生則在農藝班和駕訓班等處學習農耕、畜牧、駕駛、木工等來增加收入。這個學習現代生活的過程，在提供就業和改善環境的同時，也經由仿效美式教會敬拜、體會西式飲品等經驗，展現了性別分工和職業區隔的觀點[104]。

　　孫理蓮的努力有目共睹。1962年底，她受到內政部表揚爲好人好事代表，並由宋美齡接見[105]。孫理蓮對同是基督徒並且受美式教育的宋美齡似乎特別敬重。當孫家在日治末期遭日本殖民政府監控時，孫理蓮曾在半夜偷聽廣播而聽到宋美齡的演說，令她印象深刻。戰後返台，宋美齡在招待來訪的美國慈善機構和教會人士時，曾經邀請孫氏夫婦作陪。孫理蓮將收養的一名孤女取名美蓮，因爲美蓮一詞的台語發音和美齡相近。她並且對宋美齡透過婦聯會發起的救助越南難民等活動大力支持[106]。不過，在給女兒的信中，她對這次獲獎、接見的事表現

---

104 在台灣的歐美傳教士基於生活經驗或營養觀念，大概都盡量保持喝牛奶的習慣。日治末期物資匱乏時，戴仁壽醫師還曾經自己蓄養了幾隻羊，以便取乳代替牛奶。Letter to 'Dear Friends,' November 10, 1939. 不過，台灣有能力自己提供鮮奶恐怕要到1957年行政院退除役官兵委員會開發東部酪農專業區以後。在此之前，一般人頂多能經由美援取得福樂或克寧奶粉。關於此點，筆者感謝劉士永教授的提示。至於喝牛奶所代表的經濟、健康和文化意義，值得進一步探討。其實，不論是荷據時代的宣教士或清末來台的馬偕，都曾經企圖在傳教過程中改變台灣人的言行舉止與生活習慣。關於17世紀荷蘭人在台灣的宣教，見William Campbell, *Formosa under the Dutch: Described from Contemporary Records, with Explanatory Notes and a Bibliography of the Island* (London: Kegan Paul, 1903); 中譯本：甘爲霖英譯，李雄輝漢譯，《荷據下的福爾摩莎》(台北：前衛出版社，2003)。最近的回顧介紹，見程紹剛，〈《東印度事務報告》中有關福爾摩莎史料〉，收入程紹剛譯註，《荷蘭人在福爾摩莎：De Voc en Formosa, 1624-1662》(台北：聯經出版公司，2000)，頁ix-lx。至於馬偕透過宗教儀式和醫療訓練規訓台灣人的身體，討論見傅大爲，《亞細亞的新身體：性別、醫療與近代臺灣》，第二章〈馬偕的早期近代化──殖民帝國勢力下的傳道醫療、身體與性別〉，第二節「早期近代化中的身體規訓」，頁45-55。

105 《中央日報》，1951年12月7日，第3版；12月10日，第3版；12月14日，第1版。

106 收聽廣播一事，見Kenneth L. Wilson, *Angel at Her Shoulder: Lillian Dickson and Her Taiwan Mission*, pp. 58-59, 143；宴客作陪，見Letter to "Dear Marilyn and Vernon," September 6, 1962, in Marilyn Dickson Tank ed., *Chuckles behind the Door: Lillian Dickson's Personal Letters*, pp. 260-261；養女名字，見Kenneth L. Wilson, *Angel at Her*

出一種自嘲嘲人的低調[107]。雖然她在新聞報導中表示並不期求感謝和報答，但由於她在醫療救助和少年輔導教育方面的事工，1969年之後又陸續四次獲得中華民國政府的頒獎表揚[108]。

　　作為生活在台灣的美國人，孫理蓮在二次大戰前後的經驗與感受確實不可同日而語。她的美國人身分，在日治末期引來監視搜查，在光復後的台灣卻有助於她的宣教事工。返台初期，她希望繼續在圭亞那的戶外佈道模式，孫雅各提醒她台灣仍處戒嚴，集會活動恐惹麻煩[109]。儘管如此，她依然力邀本地教會支持，但第一次戶外佈道一開始即遭警察制止，要求次日至警局說明。她想起孫雅各的提醒，告誡她遇到警察不必太過客氣，便向警察表示將帶美國大使館人員同往，並報告給華府備查云云！結果次日前往，警署表示一切都是誤會，乃因執勤員警最近剛自大陸撤退來台，錯將信徒群聚當作共產黨所致[110]。諸如此類與地

（續）————————————————————

Shoulder: Lillian Dickson and Her Taiwan Mission, p. 143；支持救濟越南難民，見《聯合報》，1968年2月16日，第3版。

107 信中稱內政部和國民黨各派了一位代表來通知她，由內政部的人翻譯。由於譯者不斷強調孫理蓮在台灣「表現良好」(It is because of your good behavior)，她便自嘲大概是因為沒有在街上倒立的關係(It is because I don't stand on my head in the streets, I guess.)。見Letter to "Marilyn," December 12, 1962, in Marilyn Dickson Tank ed., Chuckles behind the Door: Lillian Dickson's Personal Letters, p. 267.

108 1969年獲內政部頒發「辦理社會救助有功人士特種獎狀」，1970年則獲司法行政部頒發對監獄及地方法院少年保護管束「熱心公益」獎狀，1978年再度獲頒司法行政部「熱心公益」獎狀，1981年則獲內政部頒發「社會服務」銀質獎章。《中央日報》，1969年2月21日，第3版；1981年1月27日，第3版；1981年1月28日，第3版；《聯合報》，1969年2月11日，第3版。

109 孫氏夫婦在1947年4月返台，並未目睹二二八事件，但從孫理蓮1951年寫給加拿大長老會的報導中，可知他們聽聞此事。該篇名為〈今日福爾摩沙〉("Formosa Today")的文章中提到戰後初期「無能的政府官員造成零星的反叛，事件遭到激烈鎮壓」。Lillian Dickson, "Formosa Today," p. 168. 此外，Kenneth L. Wilson在Angel at Her Shoulder: Lillian Dickson and Her Taiwan Mission, p. 82簡介孫雅各1946年考察之旅時，曾以一段不到五十個字的篇幅稍微提及。又，1947年5月孫理蓮寫給女兒的信中提及因為戒嚴她們暫時不得入山，因此她先在基督教女青年會(YMCA)教授英文聖經課程。見Letter to "Dear Marilyn," May 12, 1947, in Marilyn Dickson Tank ed., Chuckles behind the Door: Lillian Dickson's Personal Letters, pp. 85-87.

110 事件始末見Kenneth L. Wilson, Angel at Her Shoulder: Lillian Dickson and Her Taiwan Mission, pp. 91-92.其中描繪孫理蓮對執勤警察不屑，而以美國人自豪並自保，和日治時期畏懼日警、抱怨美國政府的書信語氣大不相同。

方政府交涉的故事，不一而足，顯示身爲美國宣教士在日治和戰後台灣的處境迴異[111]。

美國人的身分在面對戰後台灣各級單位時看似遊刃有餘，但宣教士的職分在和美國在台機構應對時卻並非無往不利[112]。爲了安慰樂生的痲瘋病友、提振士氣、增加生趣，孫裡蓮邀請美國新聞處到院中播放介紹美國生活的教育影片。她的提議遭到婉拒，美新處的承辦人宣稱痲瘋病友不具政治影響力，不是該處在台的服務對象。受了氣的孫理蓮在募款信中抱怨，引起紐約的教會向美國外交部抗議。不久之後，一位美新處官員到孫理蓮家中拜訪，表示願意提供影片給痲瘋病友觀賞[113]。峰迴路轉的例子鼓舞了孫理蓮，在爲患者整建病房時，她便前往美援總部求助，同樣地，承辦人員簡潔地告訴她：「我們不是慈善機構，是來台灣協助政經發展的。」幸運的是，這名人員不久之後調職，孫理蓮獲得重新提案的機會。她從經驗中學到教訓，在大力陳述痲瘋病友的苦情之餘，也訴諸政治意義：救助痲瘋病友，以彰顯自由世界的可貴來防堵共產政權的攻擊，「這實在是一場意識型態之戰呢！」根據孫理蓮的說法，新任官員在聽了她滔滔不絕一小時之後，次日即赴樂生視察，決定補助[114]。

111 見Kenneth L. Wilson, *Angel at Her Shoulder: Lillian Dickson and Her Taiwan Mission*, pp. 90-97.又如一次前往少年監獄粉刷，孫理蓮還帶了美援機構的人同去，並且刻意介紹給典獄長。Kenneth L. Wilson, *Angel at Her Shoulder: Lillian Dickson and Her Taiwan Mission*, p. 176.另一次則是花蓮山地的肺病療養院因爲太靠近國民小學而遭警察取締時，孫理蓮威脅要拍照寄給美國的《自由中國》雜誌刊登。不過，1962年芥菜種會另覓遠離人群聚居的場所重建療養院時，有些病人經過一年折騰已然身亡。Kenneth L. Wilson, *Angel at Her Shoulder: Lillian Dickson and Her Taiwan Mission*, p. 199.

112 孫理蓮除了在請求美援單位支持宣教事工方面遭遇挫折，也曾因遺失護照重新申請而遭美國使館官員的口頭訓斥。Kenneth L. Wilson, *Angel at Her Shoulder: Lillian Dickson and Her Taiwan Mission*, pp. 95-96.

113 故事見Kenneth L. Wilson, *Angel at Her Shoulder: Lillian Dickson and Her Taiwan Mission*, pp. 131-132.孫理蓮自己的書中倒未記載這個曲折的歷程，只說到美新處借影片，一禮拜只能借一部。Lillian Dickson, *Loving the Lepers*, p. 15.不過，這些挫折故事顯示宣教士和母國政策的歧異，表現宗教人士自身的關懷，對於19世紀以來殖民史中宣教士扮演帝國前鋒的相關研究，可以提供另一種角度的思考。

114 Lillian Dickson, *Loving the Lepers*, pp. 54-55.

(二)「自由中國」的代言人

　　富裕的基督教美國，協助困頓的自由中國，對抗如影隨形的共產敵人，這不僅是孫理蓮募款的說辭，也是她自1950年代以來的行動方針和真實感受。以美國為基地的大型教會機構中，孫理蓮最常求助的便是為處理韓戰孤兒問題而發起的世界展望會，以及總部設在紐約的《基督教先鋒報》。世界展望會贊助的事工甚多，大自埔里山地巡迴診療所(日後的埔里基督教醫院)、少年犯中途之家，小至痲瘋病友自組樂團、芥菜種會辦公室，乃至孫理蓮上山代步的吉普車等[115]。創辦人皮爾斯博士和孫氏夫婦合作多年，意氣相投，私交亦篤[116]。《基督教先鋒報》則贊助樂生病院成立職業治療室、捐助孤兒院和育幼院，並兩度報導孫理蓮在台事工。1962年的專文後經《讀者文摘》轉載，1964年又派專員來台，住在孫理蓮台北家中，隨她走訪全島並跨海至澎湖，參觀她在西海岸各地、山地部落，以及離島設立的醫療救助機構，寫成《天使在她身旁》一書，廣為宣傳[117]。先鋒報的負責人波林博士和宋美齡有私誼，來臺視察孤兒院運作期間，宋美齡以私用飛機接送，請他在官邸教堂講道，並邀孫氏夫婦上陽明山晚宴作陪[118]。

115 埔里診所得以開張，全賴世界展望會協助，見Lillian Dickson, *These My People: Serving Christ among the Mountain People of Taiwan*, p. 106.少年犯中途之家由皮爾斯博士邀請孫理蓮返美巡迴演講共同募款而成立，見Kenneth L. Wilson, *Angel at Her Shoulder: Lillian Dickson and Her Taiwan Mission*, p. 177.痲瘋病友組成樂團由世界展望會提供樂器，見Lillian Dickson, *Loving the Lepers*, p. 92.芥菜種會辦公室，見Letter to "Dear Marilyn," October11, 1956, in Marilyn Dickson Tank ed., *Chuckles behind the Door: Lillian Dickson's Personal Letters*, p. 164.孫理蓮的吉普車，見Kenneth，L. Wilson, *Angel at Her Shoulder: Lillian Dickson and Her Taiwan Mission*, p. 137.世界展望會亦贊助芥菜種會以外的其他台灣宣道機構，此不贅述。

116 1967年孫雅各過世，皮爾斯特別來台參加喪禮，並未上台致詞，反而坐在家屬席上默哀。Letter to "Dear Marilyn and Vernon and two dear little folks," June 30, 1967, in Marilyn Dickson Tank ed., *Chuckles behind the Door: Lillian Dickson's Personal Letters*, pp. 282-283.

117 Daniel Poling, "Foreword," in Kenneth L. Wilson, *Angel at Her Shoulder: Lillian Dickson and Her Taiwan Mission*, p. 11-12.

118 宋美齡以私人飛機接送Daniel Poling, 見Letter to "Dearest Girl," September 26, 1950, in Marilyn Dickson Tank ed., *Chuckles behind the Door: Lillian Dickson's Personal Letters*, p. 126.邀請講道和官邸晚宴，見Letter to "Dear Marilyn and Vernon," September 6, 1962,

　　儘管有重量級的人物襄助，孫理蓮絕大部分的事工仍得靠她寫報導信、巡迴演講、接待訪客來募款支持。她最初寫信是爲了抒發心情、記錄人事、寫異述聞，但1951年起，她開始固定每月寄出報導信，流傳轉閱的結果，到1954年時郵寄名單增加到兩萬五千人次。芥菜種會成立，信件內容漸趨正式，報導事工之後便有募款專欄。1953年孫理蓮接受皮爾斯博士的建議，爲籌措中途之家的經費返美巡迴演講。之後，不論是休假述職或年度返鄉，她都會在報導信中預告行程，接受教會、社福和媒體機構邀請，帶著幻燈片走訪全美、反覆介紹台灣的情形。奔波各地使她喉嚨疼痛沙啞，1974年，高齡七十三歲的她從下榻的旅館寫信給在台北的女兒，形容自己聲音有如小老鼠，已無能耐做獅子吼。但1976年她仍按計畫旅美，表示只有募款順利才能讓芥菜種會的同工放心[119]。1976年返美寄回的這封信，是Marilyn收錄母親私人書信集中的最後一封。不過，孫理蓮爲芥菜種會所寫的報導信則持續到她1983年去世之前[120]。

　　孫理蓮爲傳道募款鞠躬盡瘁，正因爲絕大多數的贊助，皆不源於正式宣教機構，而是來自美國各地方教會和個人的小額捐款。例如某高中團契以「一張床一美元」的方式協助樂生六百五十位病人買床；孫理蓮的某位好友開具一張兩千美元的支票贊助殘障兒童之家；某位婦人變賣家中收藏的郵票爲謝緯醫師購買往返埔里和北門之間的汽車；某位商人貸款兩千美元幫忙樹林少年之家建立教堂；某次巡迴演講之後獲得三十九個獎學金名額等等。有時則是募得舊衣物、用品、玩具或糖果等實物，經由美軍的「握手計畫」（Operation Handclasp）不定期地運送來臺。偶爾因爲孫理蓮在美國接受電視探訪，或協助美國在台使館招待重要訪客，則可募得較多經費。例如加州某基金會看到孫理蓮的電視訪問後，捐贈四千

（續）─────────────────

　　　　in Marilyn Dickson Tank ed., *Chuckles behind the Door: Lillian Dickson's Personal Letters*, pp. 260-261.

119　Letter to "Dear Marilyn and Vernon," August 18, 1961, Letter to "Dear Marilyn," October 1, 1974 和 Letter to "Dear Marilyn, Vernon and all,' September 19, 1976, in Marilyn Dickson Tank ed., *Chuckles behind the Door: Lillian Dickson's Personal Letters*, pp. 228-229, 334-335, 351-352.

120　在1983年1月12日孫理蓮去世之前，除了幾次因生病體弱由Marilyn代筆之外，所有信件皆親力親爲。而Marilyn亦在孫理蓮過世兩天後寄出該月分的報導信，綜述其母一生的志業。見Letter to "Dear Friends," January 14, 1983.

美元給屏東退役盲胞；國際基金會(International Foundation)提供一萬三千四百美元開辦少年之家和花蓮產院等等[121]。

小額捐款，雖有積沙成塔的效果，卻十分辛苦，因此若偶有教會機構開放大筆金額時，孫理蓮便會全力爭取。例如1961年全美衛理公會提撥專款救助在台灣和香港的中國人，她便製作了一份詳盡的計畫書，申請經費加蓋兩所育幼院和一間中途之家。在給女兒的信中，孫理蓮帶著疲憊的語氣說：「這樣總比回家鄉東奔西跑、東湊西湊容易些。」[122]然而，正是仰賴如此東奔西跑、東湊西湊，1964年波林博士爲《天使在她身旁》作序時，宣稱芥菜種會經手用於台灣福利事工的捐款，每年超過二十五萬美元[123]。並且，也正是在如此東奔西跑、東湊西湊的過程中，孫理蓮向鄉親介紹了台灣。

孫理蓮所介紹的台灣，正是處在反共前線卻百廢待興的「自由中國」[124]。如前所述，1949年她爲痲瘋病人請命時，以意識型態之戰爲訴求。1950年韓戰期間她正爲埔里基督教醫院奔波，爲免美國教友猶豫導致前功盡棄，她強調正因爲台灣如此靠近敵人，所以最適合介紹基督信仰、宣揚自由世界[125]。1951年她在《長老會記事》刊登〈今日福爾摩莎〉("Formosa Today")一文，宣稱台灣教會

121 以上獲得捐款事例，分別見Letters to "Dear Marilyn," December 5, 1956; February 14, 1957; March 2, 1957; Letter to "Dear Marilyn and Vernon," October 30, 1969, Letter to "Dear Folks," July 13, 1970等，收入Marilyn Dickson Tank ed., *Chuckles behind the Door: Lillian Dickson's Personal Letters*, pp. 165, 170-172, 175-176, 299-302，以及Kenneth L. Wilson, *Angel at Her Shoulder: Lillian Dickson and Her Taiwan Mission*, pp. 139, 206.

122 Letter to "Dear Marilyn and Vernon," August 18, 1961, in Marilyn Dickson Tank ed., *Chuckles behind the Door: Lillian Dickson's Personal Letters*, pp. 228-229.

123 Daniel Poling, "Foreword," in Kenneth L. Wilson, *Angel at Her Shoulder: Lillian Dickson and Her Taiwan Mission*, p. 11-12.以當時匯率推算，則一年超過一千萬台幣。

124 戰前孫理蓮的寄信地址慣寫「台北、福爾摩莎、日本」(Taihoku, Formosa, Japan)或「淡水、台灣」(Tamsui, Taiwan)。戰後重返，則多以「台北、台灣」(Taipeh, Taiwan)或「台北、福爾摩莎」(Taipeh, Formosa)自稱。芥菜種會成立，正式的信紙信封則以「台北、台灣、中華民國」(Taipei, Taiwan, Republic of China)標示，但每每在遭逢政治變動時，她就會特別指明信件寄自「自由中國」(Free China)。

125 Lillian Dickson, *These My People: Serving Christ among the Mountain People of Taiwan*, p. 104.

獨自面對強敵，應得協助[126]。1960年代她的募款信中則不時出現「爲了基督、也爲了自由世界」，仰仗「愛的堡壘贏得人心來抵擋敵人滲透」的說法[127]。1971年中華民國退出聯合國，在台美國宣教士大多不能諒解美國政府，孫理蓮當時正爲北門烏腳病患籌措義肢經費，宣稱只好動用自己的逃難存款贊助[128]。當時政治氣氛緊繃，孫理蓮該年返美，不得不縮短行程，取消巡迴演講[129]。1975年春，她再度返美和皮爾斯博士接受採訪錄影，之後則評估自己對美國政府的言論還算客氣，應該不會被消音剪片[130]。同年4月蔣介石過世，美國派洛克斐勒（Rockefeller）來台參加喪禮，孫理蓮評論但願可以減輕美國對自由中國不忠的形象[131]。1978年美國和中共建交，孫理蓮請求美國教友爲台灣的宣教事業迫切禱告，擔心「兩千家教堂和一百年來的宣教工作恐怕要消失了」，只要看看「即使到今天，連《聖經》都還得靠走私才能進入共產國家！」她爲美國的政策向台灣的計程車司機道歉，其中焦慮、無奈和憤怒的語氣交織，不禁令人想起1930年代的歲月[132]。

然而，或正由於美國已非台灣正式的「反共盟友」，曾經代表「自由中國」發言的孫理蓮對中華民國政府而言更顯得彌足珍貴。1981年初孫理蓮八十大壽時，內政部頒贈社會服務銀質獎章和獎狀給她，卻是由中國大陸災胞救濟總會理事長谷正綱出面宴請各界，爲她舉行祝壽茶會，在救總的茶會上頒獎[133]。不過，孫理蓮在三天後寄出的芥菜種會報告信中，對此事隻字未提，反而在絮絮滔滔

---

126 該文亦形容1950年夏天韓戰危機中台灣教會如何迫切禱告，而後則有美國第七艦隊巡防台海。Lillian Dickson, "Formosa Today," *Presbyterian Record*, June 1951, pp. 168-169.

127 如Letter to "Dear Friends," June 30, 1960; Letter to "Dear Friends," July 30, 1960.

128 蒲菲力，《芥菜仍在茁長中》，頁155-156。

129 Letter to "Dear Friends," October 30, 1971.

130 Letter to "Dear Ron," March 14, 1975, in Marilyn Dickson Tank ed., *Chuckles behind the Door: Lillian Dickson's Personal Letters*, pp. 337-338.

131 Letter to "Dear Marilyn," April 15, 1975, in Marilyn Dickson Tank ed., *Chuckles behind the Door: Lillian Dickson's Personal Letters*, pp. 338-339.

132 Letter to "Dear Friends," December 31, 1978.不過信中提到該名計程車司機表示台灣應自立自強，不應繼續依賴美國。

133 《中央日報》（台北），1981年1月27日，第3版；1981年1月28日，第3版。

了兩頁關於台灣和南洋的各種事工之後，引了一首17世紀的日本詩做結[134]。

寄居異鄉的人常有雙重身分，多種認同。自19世紀下半傳道運動初起，宣教士便扮演著文明代言人的角色。醫療宣教士所代表的不僅是新興技術或宗教信仰，也是兩者所從出的社會、文化及其價值，而其傳回宣教母國的，則不僅是有待開化與救助的外邦形象，也是身處外邦的自己所切身感受的情緒。孫理蓮在二次大戰前後所認識的台灣人及其統治者有如天壤，她對他們的意義也截然不同。戰後她因身為美國人之便，得以大顯身手，展開自己的宣教事業，卻以《這是我的同胞》作為標題向家鄉人介紹台灣。不過，作為訊息傳遞者的孫理蓮雖有她自己的筆觸形容，作為訊息接受者的他人卻可能理解層次各異。

從芥菜種會的募款信和教會文宣看來，孫理蓮有如美國和台灣之間的物資輸送帶，但從字裡行間或私人信函中，卻不難發現令人氣餒或尷尬的事。《這是我的同胞》初稿於1956年完成之後，在美國四處碰壁，費時兩年才找到一家願意刊印的教會出版社[135]。1963年孫理蓮返美演講募款時，一位廣播電台的主持人介紹她是「從馬達加斯嘉島來的傑克森太太」[136]。有些捐款人則提出苛刻的條件，如要求孫理蓮親筆回覆私人信、堅持要來臺參加芥菜種會事工，或來訪時必須參觀全島才肯捐贈禮物等等。即使是看似善心人士從美國運來的大宗包裹，也曾出現拆開一看盡是回收空罐或斷頭娃娃的事，使她每每在接收捐贈時祈禱送來的不是垃圾[137]。1974年，某捐助單位建議孫理蓮在募款信末加些中菜食譜，順便介紹中國的飲食文化。孫理蓮猜想咕咾肉（sweet and sour pork）是美國人最愛的

---

134 Letter to "Dear Friends," January 30, 1981.孫理蓮表示戰後的日本今非昔比，已經是她可以接受甚至喜歡的國家了。

135 出版曲折的事，見Letter to "Dear Marilyn," February 14, 1957, in Marilyn Dickson Tank ed., *Chuckles behind the Door: Lillian Dickson's Personal Letters*, pp. 170-172.另一封信則提到負責代尋出版社的Roy Wolfe親自來台訪問山地育幼院。Letter to "Dear Marilyn," August 15, 1957, 收入Marilyn Dickson Tank ed., *Chuckles behind the Door: Lillian Dickson's Personal Letters*, pp. 186-187.

136 Marilyn Dickson Tank ed., *Chuckles behind the Door: Lillian Dickson's Personal Letters*, p. 269.

137 Letter to "Dear Marilyn and Vernon," March 22, 1961, in Marilyn Dickson Tank ed., *Chuckles behind the Door: Lillian Dickson's Personal Letters*, pp. 210-212.

中國菜，便找了一份英文食譜附上。這份廣式咕咾肉食譜以雪利酒調味，結果一位美國教友寫信給她，宣稱「想不到妳竟然會鼓勵飲酒，請將我從捐助名單中刪除」[138]。

六、結論

19世紀中葉以降，西方宣教士藉著帝國主義擴張之便投入海外傳道，其中靠著外科手術在東方醫病行神蹟者不乏其人。醫療宣教士期望透過治療身體的手段，達到拯救靈魂的目的，在散發宗教慈善情操的同時，亦呈現西方先進文明的形象[139]。台灣自1865年起便有英國和加拿大長老會宣教士分別在南北兩地傳教，雖然其中具有專業醫師資格的男性僅占三分之一，但即使並無執照者，也有參與醫療照顧的記錄[140]。馬雅各醫師（James Maxwell）在台南和高雄各地分設醫館禮拜堂，號稱以藥丸和手術刀傳道；馬偕牧師（George Leslie Mackay）在淡水等地為人拔牙、治療瘧疾，並宣稱：「我在多倫多和紐約的準備訓練中，沒有比學習醫療更實際有用的了！」[141]醫療行為起初雖然引起恐慌排外，後來卻也成為吸引民眾並融入當地社會的重要管道。這些19世紀的著名故事，展演有如神蹟奇事般的醫療技術，在漢醫為主流的時代，夾雜著特異的外來風格，卻傳達進步而有效的訊息[142]。

---

138 Letter to "Dear Marilyn," October 1, 1974, in Marilyn Dickson Tank ed., *Chuckles behind the Door: Lillian Dickson's Personal Letters*, pp. 334-335.

139 外科手術在中國傳道的作用，討論見李尚仁，〈展示、說服與謠言：十九世紀傳教醫療在中國〉，收入本書，頁371-402。

140 根據李欣芬的統計，1865到1895這三十年之間來台的二十位男性宣教士中，有七名具專業醫師資格，而1895到1945年之間的六十位之中則有二十三位是專業醫師，各占三分之一左右。李欣芬，〈基督教與臺灣醫療衛生的現代化——以彰化基督教醫院為中心之探討，1896-1936〉（台北：國立臺灣師範大學歷史研究所碩士論文，1989），頁61。

141 George Leslie Mackay, *From Far Formosa: the Island, its People and Missions* (New York/Chicago/Toronto: Fleming. H. Revell Company, 1896), p. 308.馬偕醫療宣教行蹟，見陳宏文，《馬偕博士在臺灣》（台北：東輝出版社，1972）。

142 台灣南北兩地醫療傳道史，討論見賴志忠，〈臺灣醫療傳道史之研究——英國長

　　教會在台灣醫療現代化的發展中占有一席之地，已是學界的共識[143]。然而，經過日治時期殖民政府的強力推行，西方醫學在20世紀中葉已然成為主流。洋鬼醫生挖眼剖心的焦慮已息，手術治療雖非司空見慣，似乎也不再是神蹟奇事了[144]。反而，自始至終都和這些著名外科故事並存的醫療照護工作，如施藥包紮、衛生宣導和緊急接生等，在戰後醫療資源不足的地區依然活躍。這些工作女性投入甚多，並且不論是否具有醫師資格或護理執照，只要是醫師娘或牧師娘便有可能參與其中。孫理蓮便是在西醫不成問題的時代重返台灣。她最初在毫無醫療資源的情況下上山，面對病患，只能祈禱，求的是有朝一日募集人力物力，協助村民，完全未提靈恩治療的可能，也不見她特別強調西式醫藥的吸引力。而當她邀請專業醫護人員攜帶藥品再度上山時，她也換上護士服參加工作。在戰後政局不穩、百廢待興的台灣，外科手術已非神蹟，關懷照顧才算稀奇，而孫理蓮便是在這個轉變中施展長才。

　　孫理蓮雖然參與第一線醫護工作，卻經常自評為不適任，並宣稱傳道的基礎應該是熱情而非專業。她所謂的熱情投入，並不限於醫護工作，也包括宣教。她主張發現貧病、傾聽痛苦、緊急救助、尋求支援，並解決問題，是任何母親都會身體力行的事，不必等到正式機構的許可，也不能因為缺乏專業便裹足不前[145]。其實，她的確受過護理訓練，參與醫護並非暴虎馮河。1954年在友

（續）————————————

　　老會與加拿大長老會之比較》（台北：輔仁大學歷史研究所碩士論文，2000）。

143 如陳永興，《臺灣醫療發展史》（台北：月旦出版社，1997）。另見傅大為，《亞細亞的新身體：性別、醫療與近代臺灣》。

144 日治時代彰化基督教醫院蘭大衛醫師移植夫人連瑪玉女士(Marjorie Learner, 1884-1985)的皮膚來治療男童的手術，最後雖然並未成功，卻以「切膚之愛」的故事流傳下來。魏喜陽，《蘭醫師在臺灣》（台南：臺灣教會公報社，1967）。教會醫學歷經清末、日治和戰後三個階段，內部亦產生醫療倫理的論辯和轉折，討論見鄭仰恩，〈臺灣教會醫學史中道德觀的演變〉，《臺灣神學論刊》，24（台北，2002），頁189-214。

145 台灣戰後正式醫療體系形成的過程中，護理人員也逐漸專業化。1949年臺大醫院增設「高級護士職業學校」，成立護理科，1956年成立四年制護理學系，1962年政府公佈之「醫事人員檢覈辦法」中稱「醫事人員」包括醫師、藥劑師、牙醫師、護理師、護士、助產士、藥劑生、鑲牙生。在一系列護理專業化的發展中，原先雖不具有護士證照卻擔任護理工作的教會女性，是否因此轉而投入其他如募款或行政方面的事工？欲從此一方向探求孫理蓮的轉變，須先考察戰後護理專業

人的督促下，也正式成立了芥菜種會事業機構。在那之前和之後，她都曾投稿《長老會記事》報導台灣宣教事工，雖然對長老會而言，她的身分是宣教士孫雅各之妻，但文章的作者確實是以孫理蓮之名標示。儘管有這些正式的活動，孫理蓮本人和她的傳記作者們卻仍有意無意地持續塑造她非正式的形象。

「非正式」的意義，一則或許是由於她的理念和風格，推動醫療救助時大多屬於隨機應變、彌縫補缺，哪裡有需要就往哪裡去，幾時有錢就幾時補助，而非設定年度計畫或特定事工[146]。這由她雖傾心於兒童佈道，卻意外介入痲瘋病和烏腳病的救治可窺得一二。其次，芥菜種會的成立，主要在以正式機構之名為美國捐款人節稅，雖然總部設在加州，後來在加拿大也設立了分部，但其中的靈魂人物一直都是住在台北的孫理蓮。不論寫信募款、巡迴演講或招待訪客，大多靠她親力親為，邀請人才、分發工作、配送資源，大多也都仰賴她的人脈和網絡。最後，非正式的妻母形象似乎是面對各種困難和質疑的最好方式。不論是在面對原住民領袖的不信任時，在處理痲瘋病患的抗議時，在回應醫護專業的水準評估時，在答覆加拿大長老會的質詢時，或是在祈求自由世界共同保護台灣時，孫理蓮都曾經採用這種非正式的角度提出呼籲。她的論述和訴求或可綜括為：「我只是一個女人，這些原非我所能推行的事，但情況嚴重，我不得不投入，就像任何母親看到孩子受苦時都會採取行動一樣。」換句話說，孫理蓮在宣示志向時，雖然借用了馬利亞在耶穌腳前聽道的故事，但她的信仰活動卻以行道為重，並且是藉由馬大操持家務的形象推展開來。

不論是否為醫護專業，來台宣教的女性被受惠者視為具有母親形象的，並

(續)
　　化的情況，這是筆者有意進一步思考的課題。感謝劉士永教授的提示。臺大醫院護理系和護理人員國家檢覈相關資料，見莊永明，《臺灣醫療史——以臺大醫院為主軸》(台北：遠流出版公司，1998)，附錄「臺灣醫療大事記」。
146 孫理蓮有「女颱風」之稱，也有人認為她做事沒系統，而她自己也曾自嘲確實看不出什麼特別的體系。「女颱風」見《聯合報》，1983年1月15日，第7版。做事缺乏系統，見劉慧華，〈孫理蓮(Lillian R. Dickson, 1901-1983)與基督教芥菜種會(The Mustard Seed, Inc. 1954-)〉，頁75；Letter to "Dear Marilyn," April 12, 1957, in Marilyn Dickson Tank ed., *Chuckles behind the Door: Lillian Dickson's Personal Letters*, pp. 181-182.

不限於孫理蓮一人[147]。然而，論募款能力之強、推動事工之多、影響範圍之廣，則恐無人能出其右。其中原因，除了孫理蓮的文筆和行動力之外，身為美國人毋寧是一個關鍵。她和丈夫孫雅各是戰前最後一批撤走、戰後第一批返台的宣教士，以台語和本地人溝通，和台灣長老會有長期的歷史淵源。國民黨政府自大陸撤退之後，不論政治、經濟或軍事各方面，都仰賴美國的協助。孫氏夫婦雖然受加拿大長老會的差派，在戰後的台灣卻因美國人的身分經常得以便宜行事。芥菜種會每個月收到的捐款信絕大多數來自美國，僅少數來自加拿大[148]。在美援、慈善救助，和基督教幾乎是同義詞的時代，孫理蓮的許多事工透過美國在台人員協助進行。當對台灣的援助因為政局緊張出現危機時，她則將宣教事業和「自由中國」掛勾來說服反共的美國教友。1972年皮爾斯博士贊助製作影片，記錄並宣傳孫理蓮在台灣的事工。記錄片的主標題 *While it is Day*，用的是《約翰福音》第九章第四節：「趁著白日，我們必須做那差我來者的工。黑夜將到，就沒有人能作工了。」附標題則是 *Lillian Dickson's Taiwan*，將她的醫療救助事業，以自由白日對抗共產黑夜的比喻，和基督教信仰結合展現。

　　1927年孫理蓮以師母身分隨夫來台，相夫教子，寫信抒情。1947年戰後返台，自創機構，在醫療傳道風格丕變的20世紀下半葉，因著美國籍之便，募款集資，興建牛奶維他命分發站、山地巡迴診所、肺病療養院、產院、未婚媽媽之家、孤兒院、幼稚園、烏腳病院和各種職訓學校。每到一處先唱詩、禱告、講聖經故事，醫療救助教育順行之後，最終則以建教堂為目標。在台五十年，志向專一卻心情數變。1935年，她在家鄉享受了第一次的安息年後，自美赴台，在船上寫了兩首詩，其中之一的首句：「我們又要回到那長期的放逐中了。」(And now to that long exile we're returning)另一首則吶喊著：「啊，大船！回頭！回

---

147 謝緯受孫理蓮贊助赴美求學時，曾經到處演講，呼籲教友來台傳道，其中一位年輕寡婦瑪喜樂(Joyce Macmillan)受到感召，自美來台，由孫、謝二人協助，在二林創立喜樂保育院，人稱「二林媽祖婆」，見好消息電視台，《站在第一線‧臺灣的天使系列四》，頁105-146。另外前已言及，埔基成立幾年後加入醫療傳道的挪威女醫師紀歐惠，至今仍為埔基人視為阿媽。

148 Kenneth L. Wilson, *Angel at Her Shoulder: Lillian Dickson and Her Taiwan Mission*, p. 146.

頭！」其中離鄉背井的感傷不言可喻[149]。然而，1951年孫理蓮在參與山地和痲瘋病院的各種事工之後，回美短暫休假。當她再度搭船來台時，卻寫下了不一樣的心情：

> 我回來了，回到福爾摩莎，我的家，我所歸屬、深深紮根的地方！不論太平洋是多麼綺藍，對我而言都太寬廣而無止境。我的心勝過船的速度，有時真想下水推它一把，看船是否會走快一點兒。[150]

1983年初孫理蓮垂垂老矣，臥病在床，常常提起回老家，詢問女兒湃洱湖的現況，Marilyn覺得母親想要歸葬湖畔外祖父母身邊。1月12日清晨，她在台北過世，喪禮由教會負責，安排她永眠於臺灣神學院中孫雅各的墓旁。

本文原發表於《新史學》，第16卷第2期，台北，2005，頁95-156。本次修訂，主要增補近五年來新出版之相關研究。

149　Marilyn Dickson Tank ed., *Chuckles behind the Door: Lillian Dickson's Personal Letters*, p. 14.

150　Letter to "Dear Friends," May 4, 1951.

生命醫療史系列
宗教與醫療

2011年12月初版　　　　　　　　　　　　　　　定價：新臺幣650元
2019年8月初版第二刷
有著作權·翻印必究
Printed in Taiwan.

主　　　編　林　富　士
叢書主編　沙　淑　芬
校　　　對　王　中　奇
封面設計　蔡　婕　岑
編輯主任　陳　逸　華

出　版　者　聯經出版事業股份有限公司　　　總　編　輯　胡　金　倫
地　　　址　新北市汐止區大同路一段369號1樓　總　經　理　陳　芝　宇
編輯部地址　新北市汐止區大同路一段369號1樓　社　　　長　羅　國　俊
叢書主編電話　(02)86925588轉5310　　　發　行　人　林　載　爵
台北聯經書房　台北市新生南路三段94號
　　　電話　(02)23620308
台中分公司　台中市北區崇德路一段198號
暨門市電話　(04)22312023
郵政劃撥帳戶第0100559-3號
郵撥電話　(02)23620308
印　刷　者　世和印製企業有限公司
總　經　銷　聯合發行股份有限公司
發　行　所　新北市新店區寶橋路235巷6弄6號2F
　　　電話　(02)29178022

行政院新聞局出版事業登記證局版臺業字第0130號

國家圖書館出版品預行編目資料

宗教與醫療／林富士主編．初版．新北市．聯經．
2011.12．504面．17×23公分．（生命醫療史系列）
ISBN　978-957-08-3933-3（精裝）
［2019年8月初版第二刷］

1.中國醫療史　2.宗教療法　3.文集

410.92　　　　　　　　　　　　　100024682